《黄帝内经》饮食法

常学辉 编著

天津出版传媒集团
天津科学技术出版社

图书在版编目（CIP）数据

《黄帝内经》饮食法 / 常学辉编著 . —天津：天津科学技术出版社，2013.8（2021.4 重印）
ISBN 978-7-5308-8094-4

Ⅰ . ①黄… Ⅱ . ①常… Ⅲ . ①《内经》—食物养生 Ⅳ . ① R221 ② R247.1

中国版本图书馆 CIP 数据核字（2013）第 158366 号

《黄帝内经》饮食法
HUANGDINEIJING YINSHIFA

| 责任编辑： | 孟祥刚 |
| 责任印制： | 兰　毅 |

出　　版：	天津出版传媒集团 天津科学技术出版社
地　　址：	天津市西康路 35 号
邮　　编：	300051
电　　话：	（022）23332490
网　　址：	www.tjkjcbs.com.cn
发　　行：	新华书店经销
印　　刷：	三河市万龙印装有限公司

开本 720×1020　1/16　印张 24　字数 494 000
2021 年 4 月第 1 版第 2 次印刷
定价：55.00 元

前言

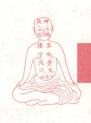

《黄帝内经》是现存最早、地位最高的中医经典巨著，有"医学之宗"的美誉，亦被后人称为"养生圭臬"。《黄帝内经》成书于春秋战国时期，是当时人们对医学、养生经验的总结和记录，吸收了秦汉以前有关天文、历算学、生物学、地理学、人类学、心理学，运用阴阳、五行、天人合一的理论，对养生、诊病、治病等方面进行了全面的阐述。

《黄帝内经》是饮食养生的源头，认为"饮食为生人之本"，即饮食是人体营养的主要来源，是维持人体生命活动的必要条件。饮食调理得当，不仅可以保持人体的正常功能，提高机体的抗病能力，还可以治疗某些疾病；饮食不足或调理不当，则可诱发某些疾病。《黄帝内经》提出了"五谷为养，五果为助，五畜为益，五菜为充，气味合而服之，以补精益气"的膳食配伍原则，即五谷用来滋养，五果作为辅助，五肉作为补益，五菜作为充养，将谷果肉菜的气味配合调和而服用，可以补益精气。《黄帝内经》在饮食养生方面，提出了"饮食有节""药食同源""不时不食"等重要而精辟的理论。

"饮食有节"：即饮食要有节制，才能保证身体健康，而"饮食不节"则会导致疾病的发生。一味追求想吃什么就吃什么，什么好吃就吃什么，甚至高兴吃多少就吃多少，想什么时候吃，就什么时候吃，往往造成饮食失宜，损伤脾胃，导致多种疾病。要想拥有健康的身体，就必须养成良好的饮食习惯，从生活细节入手，及时补充身体所需，均衡营养搭配，安排好一日三餐，做到饥饱得当、寒温适宜与五味调和。

"药食同源"：食物即药物，它们之间并无绝对的分界线，每种食物具有"四气""五味"之分。"四气"即寒、热、温、凉。寒和凉的食物能起到清热、泻火、解毒的作用；热和温的食物能起到温中除寒的作用。"五味"即辛、甘、酸、苦、咸。在日常生活中，只有注意饮食五味的搭配合理，谷肉果菜互相调和，才能有效地补益人体的精气，更好地维护人体健康的需要。如果偏爱某味，食用过多，就会导致人体的脏气偏胜，出现脏腑功能失调而发生疾病，甚至危及生命。

"不时不食"：饮食要遵循四季变化的规律，将各类食物季节化，依养生需要、调养身体、以应季食物为准，选择合适的食物，不合时令的食物不吃，这才是正确的观念。而现代人的暴饮暴食、吃反季水果等生活方式也等常常成为疾病的根源，要避免各类疾病，不妨按照《黄帝内经》中的饮食养生之道去调整自己的生活方式。

本书详尽介绍了《黄帝内经》中饮食原则、五脏食养方案、阴阳平衡的饮食法、不同体质饮食、四季饮食、不同人群的饮食调理等。科学地分析了《黄帝内经》中平衡饮食、食物的四性五味及归经、食物的营养属性等理论，介绍对身体各个内脏器官有补益作用的食物，让五脏六腑都保持正常运转；针对气虚、阳虚等9大体质，提供适宜不同体质者的食物，以改善体质，确保健康；顺应四季自然变化，提供了大量具有可操作性的饮食疗法；并根据男女老少不同人群所需营养，提供切实可行的食疗方，让每个人都吃出健康。

目录

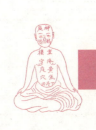

第一章 《黄帝内经》养生大道

第一节 认识《黄帝内经》..................................2

中国三大奇书之一：《黄帝内经》..................................2
《黄帝内经》对后世中医影响深远..................................3
以人为本——《黄帝内经》的养生特色..................................4
因人施养——《黄帝内经》养生原则..................................5
健康人生，就在《黄帝内经》之"道"..................................8
《黄帝内经》是医书，更是生活之书..................................9

第二节 《黄帝内经》的饮食精要..................................10

大自然什么时候给，我们就什么时候吃..................................10
人有三宝精气神，食补补的就是"精气神"..................................11
平衡膳食，为你的健康加油..................................12
你想吃什么，就是身体需要什么..................................14
食物的四性、五味和归经..................................15
膳食中暗藏科学的黄金分割法..................................17
中医养生告诉我们：食物也分阴阳..................................18
一日三餐，必须要吃得科学..................................20

第二章 《黄帝内经》五脏食养方案

第一节 五行五脏相对应，和谐平衡才健康..................................22

《上古天真论》：五脏六腑本性最天真..................................22
五行相生相克，五脏自成一体..................................23
治未病：养护脏腑要遵照五行对应关系..................................23

天人合一：天地需要能量，脏腑需要营养 24
脏腑气血的盛衰决定了人能否长寿 25
五行相生克，五脏有神明——养生要身心互动 26
五行土居中，五脏以脾胃为本 26

第二节　金生水，相应肺——肺主皮毛 28

肺为相傅之官，脏腑情况它全知道 28
养肺要谨防：风、寒、暑、湿、燥、火 30
五味五色入五脏：肺喜白，耐辣 31
补肺要多吃蔬菜、水果、花、叶类食物 32
肺经当令在寅时，养好肺气可安眠 34
药食疗法助你狙击肺结核 36
消气解肿，肺气肿的食疗王道 37
以食养肺益气，让支气管炎知难而退 38
以食理虚润肺，拒绝哮喘来访 39
快乐食物让你远离忧郁 40

第三节　木生火，相应肝——肝主疏泄 41

肝为"将军之官"，藏血疏泄都靠它 41
中医解释的肝胆相照总有时 43
养肝三要：心情好，睡眠好，饮食好 43
五味五色入五脏：肝喜绿，耐酸 45
保肝润肺还是离不开中草药膳 46
春季阳气萌，养肝要先行 48
大蒜是保护肝脏的上佳选择 49
每天一杯三七花，保肝护肝全靠它 50
玉米是清湿热、理肝胆的宝石 51
肝硬化患者要做到从细节爱惜自己 52
清肝饮食，让肝炎乖乖投降 53

第四节　水生木，相应肾——肾主生发 55

肾为先天之本，为身体提供原动力 55
五味五色入五脏：肾喜黑，耐咸 56
冬养肾，藏阳气保精气 57
女怕伤肾，女人也需治肾虚 59
以食利尿消肿，肾炎患者的出路 60
肾病综合征，降"三高"升"一低" 62
治疗肾结石，就找消坚排石汤 63
以食养肾调虚，走出尿毒症这片险滩 64

第五节　火生土，相应心——心主神明 ... 65

心为"君主之官"，君安才能体健 ... 65
养生先养心，心养则寿长 ... 66
五味五色入五脏：心喜红，耐苦 ... 66
夏季养心，防暑更要防贪凉 ... 67
用透明的食物来补养我们的心脏 ... 70
菠菜——敢与大自然作斗争的补心之神 ... 70
莲子性平温，最是养心助睡眠 ... 71
南瓜能补中益气、益心敛肺 ... 72
暴饮暴食最容易引发心脏病 ... 73
治疗心绞痛，四款食物最有效 ... 74

第六节　土生金，相应脾——脾主统血 ... 75

脾为"后天之本"，主管血液和肌肉 ... 75
内热伤阴，生湿化热——饮食过度会伤脾 ... 76
五味五色入五脏：脾喜黄，耐甜 ... 78
不吃早餐最伤脾胃 ... 79
胃经当令吃好午餐，就能多活十年 ... 80
人参善补气，脾肺皆有益 ... 81
茯苓性平和，益脾又安神 ... 82
小米最补我们的后天之本——胃 ... 83
对付胃痛，食物疗法最见效 ... 83
十宝粥——补脾胃的佳品 ... 84

第三章　阴阳平衡的食疗法

第一节　平衡阴阳，调节人体健康 ... 86

阴阳为万物生存法则 ... 86
阴阳出错会生病：阳胜则热，阴胜则寒 ... 87
掌握阴不足的警讯，及时阻止疾病入侵 ... 88
疾病分阴阳，防治各有方 ... 91
亚健康是轻度阴阳失衡 ... 91
上火了，说明你阴阳失调了 ... 92
运动就可以生阳，静坐就可以生阴 ... 93

第二节　多元膳食是平衡营养的法则 ... 94

熟知食物的阴阳属性是健康之本 ... 94
少吃热性食物是对付秋燥的有效方法 ... 95

温性食物是阴型肥胖者的最佳选择..................................95
粗细阴阳平衡：粗粮为主，细粮为辅..................................96
生熟阴阳平衡：生熟互补才合理......................................96
荤素阴阳平衡：有荤有素，不偏不倚..................................97
酸碱阴阳平衡：膳食不可多点酸......................................97
寒热阴阳平衡：热者寒之，寒者热之..................................98

第三节　食物是提升阳气最好的大药..................................99

阳气像太阳，维持生命要用它..99
脾胃运转情况，决定阳气是否充足...................................100
津为阳，液为阴，阻止外邪入侵.....................................101
植物的种子最能补肾壮阳...102
人体阳气不足，不可盲目补气.......................................103
骨气即阳气，栗子鹌鹑汤养骨气，享天年.............................104

第四节　阴平阳秘靠饮食...106

阴阳不平衡，阴弱于阳，就会内热...................................106
寒湿伤阳气，损阳易生病...107
姜红茶是除寒湿的"工具"...108
吃出来的火气，食物祛火以毒攻毒...................................109
银耳胜燕窝，对付火气还得要靠它...................................110
荷叶用处多，清热祛火不能少.......................................111
小小豆芽也是祛火的能手...112
男女老少，清火要对症食疗...112

第五节　有泻有补才不会被食伤...................................114

养生求平衡，"补"的同时不要忘了"泻"...............................114
进补如用兵，乱补会伤身...115
清茶一杯，补泻兼备...116
食物是最灵验的"消毒剂"...117
轻松排毒法：一日三餐要健康.......................................117
体内自然排毒法——断食排毒.......................................119
断食排毒的"双行道"...120

第四章　9种体质饮食法

第一节　《黄帝内经》中体质养生的智慧............................122

《黄帝内经》是体质养生法的鼻祖...................................122
饮食影响体质的变化...124

先天禀赋决定体质基调 124
体质随年龄的变化而变化 125
性别影响体质 126
体质变化决定健康的变化 127
不同的疾病偏爱不同体质 128
体质养生必须注重生活调摄 129
自我检测,看一看自己属于哪种体质 131

第二节　平和体质饮食养生 134

平和体质,饮食调理最关键 134
饮食不伤不扰,顺其自然养护平和体质 135
平和体质的四季饮食规则 136
平和体质饮食上要注意调和五味 137
平和体质进补,要选食补远离药补 138
戒酒,别让坏习惯毁了你的体质 139

第三节　阳虚体质饮食养生 141

阳虚体质养护阳气最重要 141
阳虚体质四季饮食调养规则 142
阳虚体质,多吃点养阳、补阳食物 143
清凉祛火最易伤阳 144
姜糖水,快速升阳的饮料 145
现代阳虚体质者,需要注意你的冰箱 145
食疗治便秘,阳虚体质告别"秘密忧愁" 147
阳虚体质≠阳气不足 148

第四节　气虚体质饮食养生 149

气虚体质饮食要注意清淡,营养多样化 149
忌冷抑热,气虚体质要防脾气虚 150
气虚者最怕硬熬伤气,气伤可多吃胖头鱼 151
越细碎的食物越补气血 152
几颗红枣加一觉闲眠,补气消病的好方法 153

第五节　痰湿体质饮食养生 155

改善痰湿体质需要健脾祛湿 155
多食粗少食细——痰湿体质的饮食法则 156
菊花薏仁粥:为大肚腩改善痰湿体质 157
痰湿体质者要多吃枇杷,调节情志 157
有痰咳不出,就找瓜蒂散 158
饮食改变痰湿体质,糖尿病不治而愈 159

第六节　气郁体质饮食养生 161

补益肝血，戒烟戒酒方能缓和气郁体质 161
气郁体质者要多吃萝卜 162
用药膳调理气郁，远离失眠 163
三款中草药，治疗气郁型阳痿 164

第七节　湿热体质饮食养生 166

少吃甜食，口味清淡——湿热体质的饮食原则 166
红豆是湿热体质者的保健佳品 167
湿热体质最好远离冬虫夏草 167
养脾三食法，让"苦夏"成为轻松之旅 168
春天祛湿排毒就吃海带绿豆汤 169
对付湿热型痤疮，不可错过的七款中药疗法 170

第八节　阴虚体质饮食养生 171

镇静安神，化解阴虚体质"五心烦热症" 171
清淡饮食养阴，益寿延年 172
阴虚体质要养阴生津，多吃甘凉滋润食物 173
阿胶眷顾阴虚之人，不妨试试 174

第九节　血瘀体质饮食养生 175

忌食凉食：血瘀体质者的饮食调理法则 175
当归田七乌鸡汤——血瘀体质者的良药 176
山楂红糖汤加全身按摩，改变血瘀体质有奇效 177
生姜蜂蜜水：调通气血，让"斑"顺水流走 179
简易净血方——排除血内毒素的健康秘诀 180
脑力型血瘀者，多吃行气散结的食品 180
青筋暴突正是气血瘀滞的结果 181

第十节　特禀体质饮食养生 182

过敏体质，健康的危险信号 182
特禀体质者慎用寒性食物 183
特禀体质补充维生素要慎重 184
皮肤过敏者的注意事项 185
如何让过敏性鼻炎不"过敏" 186

第五章 《黄帝内经》四季饮食法

第一节 随着季节养身体 ……………………………………… 188

养生顺应自然变化，才可达到天人和谐统一 ……………………… 188
做健康人，要懂得和大自然同呼吸共命运 ………………………… 190
天气变化也与我们的健康息息相关 ………………………………… 191
养生之道在于顺应四时 ……………………………………………… 192
《黄帝内经》四季养生总原则 ……………………………………… 194
《黄帝内经》中的四气调神大论 …………………………………… 195
春夏养阳，秋冬养阴——万物生发的根本 ………………………… 196

第二节 春季食养——不宜过油腻 …………………………… 197

春季食补养生"六宜一忌" ………………………………………… 197
葱香韭美，春天是多么美妙的季节 ………………………………… 199
春季补铁养肝，鸭血最佳 …………………………………………… 200
春季应选择温补阳气的蔬菜 ………………………………………… 201
多吃水果可以帮您远离春季病 ……………………………………… 203
摆脱"春困"的5款独家"汤术" ………………………………… 203
春季多吃蜂蜜防感冒 ………………………………………………… 205

第三节 夏季食养——不宜过寒 ……………………………… 206

葱郁茂盛，夏季养生注养"长" …………………………………… 206
夏季饮食要注意"清淡"二字 ……………………………………… 206
夏日吃西瓜，药物不用抓 …………………………………………… 207
夏吃茄子，清热解毒又防痱 ………………………………………… 209
夏季尽享西红柿营养餐 ……………………………………………… 209
夏季丝瓜，美丽"女人菜" ………………………………………… 211
夏季吃黄瓜，最爱那一口清凉 ……………………………………… 213
清热解暑，"香薷饮"功不可挡 …………………………………… 215
夏天一碗绿豆汤，巧避暑邪赛仙方 ………………………………… 216
防暑降温粥伴你清凉度夏 …………………………………………… 217
夏季要多补水和维生素 ……………………………………………… 217
夏日喝凉茶有讲究 …………………………………………………… 218
祛除湿邪，夏季最当时 ……………………………………………… 219
正确用膳，预防三种夏季病 ………………………………………… 220

第四节 秋季食养——勿食生冷 ……………………………… 221

万物收获，秋季养生注"收" ……………………………………… 221
秋季进补，滋阴润肺就选乌鸡 ……………………………………… 222

秋季补虚健脾，猪肚功效颇佳..................223
秋季补充胶原蛋白，必吃猪蹄..................225
莴笋就是秋季主打菜..................226
西蓝花——滋阴润燥的秋季菜..................227
秋季阳气"收敛"，用香蕉和梨滋阴润燥..................228
为什么"饥餐渴饮"不适合秋季养生..................229
秋季可用当归把冻疮拒之门外..................230
秋季，别让"五更泻"缠上你..................230
初秋时节应怎样防中风..................231

第五节　冬季食养——以暖为宜..................232

寒水结冰，冬天养生注"藏"..................232
冬季进补也应讲原则..................233
冬季喝御寒粥可预防疾病..................234
药食同源，冬季养生最便宜的"药"..................234
冬食萝卜，温中健脾，不用医生开药方..................235
在冬季餐桌上享受牛肉的滋补..................236
驴肉补益气血，走俏冬季餐桌..................237
冬季护肤防癌，餐桌少不了大白菜..................238
冬季暖身找洋葱..................240
冬季吃圆白菜可杀菌消炎..................242
平常土豆冬季不平凡..................244
常喝茶可摆脱冬季瘙痒的困扰..................246

第六节　24节气食养之道..................247

岁首开年春意满——立春食养之道..................247
春回地暖草如丝——雨水食养之道..................248
神州大地待惊雷——惊蛰食养之道..................249
春来遍是桃花水——春分食养之道..................250
佳节清明桃李笑——清明食养之道..................250
谷雨青梅口中香——谷雨食养之道..................251
骤雨当空荷花香——立夏食养之道..................252
轰雷雨积好养鱼——小满食养之道..................253
割稻季节尽喜色——芒种食养之道..................254
昼长天地似蒸笼——夏至食养之道..................255
蝉鸣正烦田丰盛——小暑食养之道..................256
大汗淋漓皆是夏——大暑食养之道..................256
凉来暑退草枯寒——立秋食养之道..................257
伊人去处享清秋——处暑食养之道..................258
碧汉清风露玉华——白露食养之道..................259

凉意舒情果清芬——秋分食养之道 ... 260
天高云淡雁成行——寒露食养之道 ... 260
梅映红霞报晚秋——霜降食养之道 ... 261
万物收藏梅开红——立冬食养之道 ... 261
保暖增温雪初降——小雪食养之道 ... 262
朔风怒吼飞瑞雪——大雪食养之道 ... 263
日短阳生炉火旺——冬至食养之道 ... 264
冷风寒气冰天地——小寒食养之道 ... 265
银装素裹腊梅飘——大寒食养之道 ... 266

第六章　不同人群的饮食调理

第一节　女子以血为本，避免形寒饮冷 ... 268

血，以奉养身，莫贵于此 ... 268
爱上补血食物，养出好气色 ... 269
中医气血双补要方：十全大补汤 ... 270
鸡肉馄饨补气血，马上"泻立停" ... 270
桃红四物汤——活血养颜第一汤 ... 271
常见的菠菜、小米最能滋阴补血 ... 272
经期饮食巧调理，还你好心情 ... 272
温暖女人冰河时期的食疗方 ... 274
女人以肝为天，荞麦养肝最当先 ... 275

第二节　助阳增寿，男人要养好后天之本 ... 277

均衡饮食："吃饱"更要"吃好" ... 277
男人要食之有道：饮食因体质而异 ... 278
多吃这些食物对男人健康有帮助 ... 278
看看这些让男人望而生畏的食物 ... 279
命门之火温暖，男性不育自愈 ... 280
锁阳，男人的"不老药" ... 281
淫羊藿：一只公羊带来的启示 ... 282
甲鱼，滋阴补阳之上上品 ... 283
鳗鱼被誉为壮阳补肾的"鱼类软黄金" ... 284
虾——带给肾阳亏者的福音 ... 285
珍贵的"水中人参"海参，真男人的好选择 ... 286
利尿通闭是治疗前列腺增生的王道 ... 286
日常小食物是消除疲劳的首选 ... 287

第三节 加强营养，让小儿茁壮成长 289

- 宝宝千万选好"第一餐" 289
- 营养好了，孩子怎么还贫血 290
- 流食最能养孩子娇嫩的脏腑 291
- 孩子一定要少吃桂圆和虾 292
- 给孩子喝牛奶三注意 293
- 保证孩子茁壮成长的饮食关键 293
- 孩子怎样吃饭最健康 294
- 别忘了给大孩子补钙 295
- 健脾消积，掐断小儿腹泻的病根 296
- 警惕孩子成为"小胖墩" 296
- 青春期饮食要诀 297
- 青少年的营养均衡搭配 299
- 青少年养好大脑，才能有好成绩 299

第四节 中老年人饮食要注重固守精气神 302

- 固守精气神，是中老年健康长寿的秘诀 302
- 强壮中年人身体的六大宝 304
- 适当补充维生素 305
- 适合中年人的八大钻石级食物 306
- 是否人到中年就一定要补肾 307
- 营养素助中年人防衰老 308
- 用好老年人的"膳食金字塔" 309
- 老年人不要盲目补铁，小心中毒 310
- 饮食保健，预防中老年人疾病 311
- 老年人健康饮食"十要" 313
- 老年人饮茶要"浓淡"适宜 314
- 高维生素C食物——抗击中老年白内障的首选 315
- 食疗有法宝，老年痴呆症"束手就擒" 315

第七章 《黄帝内经》的治病食疗方

第一节 常见内科疾病的饮食调养 318

- 胸膜炎的饮食调理方案 318
- 动脉硬化的饮食调理方案 319
- 消化不良的饮食调理方案 319
- 腹泻的饮食调理方案 320
- 便秘的饮食调理方案 321

感冒的饮食调理方案..322
痛风的饮食调理方案..323
泌尿系统结石的饮食调理方案..324

第二节 常见外科疾病的饮食调养..326

背痛的饮食调理方案..326
白癜风的饮食调理方案..327
痤疮的饮食调理方案..327
脱发的饮食调理方案..328
痔疮的饮食调理方案..329
骨质疏松症的饮食调理方案..330
骨质增生的饮食调理方案..330
关节炎的饮食调理方案..331
腰椎间盘突出症的饮食调理方案..332
肥胖症的饮食调理方案..333
膀胱炎的饮食调理方案..333

第三节 常见五官科疾病的饮食调养......................................335

青光眼的饮食调理方案..335
白内障的饮食调理方案..336
近视眼的饮食调理方案..336
鼻出血的饮食调理方案..337
慢性鼻炎的饮食调理方案..337
口臭的饮食调理方案..338
牙周病的饮食调理方案..339
口腔溃疡的饮食调理方案..339
牙痛的饮食调理方案..340

第四节 常见儿科病的饮食调养..341

小儿感冒的饮食调理方案..341
小儿百日咳的饮食调理方案..342
小儿营养不良的饮食调理方案..343
小儿肥胖症的饮食调理方案..343
小儿贫血的饮食调理方案..344
小儿厌食症的饮食调理方案..345
小儿麻疹的饮食调理方案..345
小儿支气管炎的饮食调理方案..346
小儿风疹的饮食调理方案..347
小儿水痘的饮食调理方案..348
小儿腮腺炎的饮食调理方案..349

第五节　常见妇科病的饮食调养 350

乳腺增生的饮食调理方案 350
月经不调的饮食调理方案 351
痛经的饮食调理方案 352
流产的饮食调理方案 352
经前期综合征的饮食调理方案 353
阴道炎的饮食调理方案 354
子宫肌瘤的饮食调理方案 355
女性性冷淡的饮食调理方案 356
女性更年期综合征的饮食调理方案 357

第六节　常见男科病的食物调养 358

前列腺炎的饮食调理方案 358
前列腺肥大的饮食调理方案 359
不育症的饮食调理方案 360
阳痿的饮食调理方案 360
遗精滑精的饮食调理方案 361
早泄的饮食调理方案 362
性欲低下的饮食调理方案 363

第一章
《黄帝内经》养生大道

第一节

认识《黄帝内经》

中国三大奇书之一：《黄帝内经》

当代著名中医学家张其成教授曾经在自己的作品中说过这样一段话："作为一个大学图书馆馆长，我可以负责任地说，现代很多书没有必要多读，但古代的经典一定要读。我认为只要读透五部经典，就可以掌握博大精深的国学精髓了。第一部《易经》，第二部《道德经》，第三部《黄帝内经》，并称为三大奇书，再加上《论语》和《六祖坛经》，共五部经典，我把它称为'国学五经'。这五经当中《易经》代表易家，《道德经》代表道家，《黄帝内经》代表医家，《论语》代表儒家，《六祖坛经》代表中国的佛家。各家的主要思想都集中在这五部经典里面。"

在张教授看来，《黄帝内经》不仅是中国三大奇书之一，同时也是"国学五经"之一。那么，这部在我国传统文化中占据如此重要地位的《黄帝内经》究竟是怎样一部书呢？下面，我们就先来笼统地了解一下。

《黄帝内经》在国学经典中的地位非常独特，不仅是唯一一部以圣王命名的书，也是我国医学宝库中现存成书最早的一部医学典籍。它以生命为中心，记载了天文学、历算学、生物学、地理学、人类学、心理学等知识，并运用朴素的唯物论和辩证法思想，对人体的解剖、生理、病理以及疾病的诊断、治疗与预防，做了比较全面的阐述，确立了中医学独特的理论体系，成为中国医药学发展的理论基础，为人类健康做出了巨大的贡献。

《黄帝内经》分为《素问》和《灵枢》两部分。"素"就是素质，一个人本来的体质，在这里就是生命的本质。"灵"是神灵，"枢"是枢纽，是关键。灵枢的意思就是神灵的关键，生命的枢纽。《黄帝内经》分为162篇，《素问》《灵枢》各占81篇。古代以阳数为王，而九为阳数之最，"九九八十一"，81表示最大的阳数，也是最大的"王"。

在中华文化里，很多经典之作都是以"经"命名的，比如《道德经》《易经》《神农本草经》等，还有《黄帝内经》。怎么理解呢？"经"在古代是指丝线，丝线的原始意象是脐带。我们知道脐带是连接先天和后天的根本，所以它也是人之根本。看过织布，或者是见过地球仪的人，都会知道南北为经的概念。织布时先拉过来的那条线叫经，经线有个特性，就是只要一旦被拉过来，就不许再动，所以，经书都有亘古不变的特性。这也说明《黄帝内经》一书的地位之重要。

那为什么又叫"内经"，而不叫"外经"呢？有人说内经就是讲内科的，讲内在人体规律的，其实《黄帝内经》是一部讲"内求"的书，要使人健康长寿，它主张的不是求医问药，而是要往里求、内炼，通过调整气血、经络、脏腑来达到健康，达到长寿。

另外，在世界古代的经典著作中，有一个很有趣的现象，就是它们大部分都是采用对话体的。比如古希腊苏格拉底与柏拉图对话集，还有中国孔夫子和弟子们的对话集——《论语》等，当然《黄帝内经》也不例外。它基本上就是采用对话的形式，记录黄帝与岐伯、伯高、雷公等大臣的对话，以与岐伯的对话为主，基本上采取黄帝问、岐伯答的形式。后来，人们就用岐伯和黄帝这两个名字的开头"岐黄"表示《黄帝内经》，所以《黄帝内经》又叫"岐黄之书"。同时，因为它是中医的开创性著作，所以又把中医称为"岐黄之术"，把我们的医道称为"岐黄之道"。

总之，《黄帝内经》是一本非常了不起的书，作为祖国传统医学的理论思想基础及精髓，在中华民族近两千年繁衍生息的漫漫历史长河中，它的医学主导作用及贡献功不可没。另外，它还奠定了我国养生学的理论基础。

《黄帝内经》对后世中医影响深远

《黄帝内经》确立了中医学的理论体系，是公认的中医学的奠基之作，为中国数千年来的医学发展奠定了坚实的基础，因此被后世尊为"医家之宗"。后来的无数名医，如华佗、孙思邈、皇甫谧、张仲景等，多是在钻研学习《黄帝内经》的基础上，发展创新并独树一帜的，从这个意义上讲《黄帝内经》是后世名医的师傅、先辈。

首先，让我们看看扁鹊的"上医医国，中医医人，下医医病"。扁鹊弟兄三人均是名医，尤以扁鹊最负盛誉。某日扁鹊为魏王针灸，魏王问扁鹊："你们兄弟三人到底哪一位医术最高？"扁鹊不假思索道："长兄最高，我最差。"魏王诧异。扁鹊接着说道："我长兄治病于病发之前，一般人不知他是在为人铲除病源、防患于未然，所以他医术虽高，名气却不易传开；而我是治疗于病情发作和严重之后，人们能看到我为患者把脉开方、敷药刺穴、割肉疗伤，我也确实让不少病人化险为夷，大家就以为我的医术比长兄高明。"扁鹊认为能够及早消除疾病的隐患，将身体遭受疾病侵害的危险降到最小，这才称得上是"上医"。而扁鹊的这种思想正是《黄帝内经》所说的"治未病"。

然后，再看华佗的心理疗法。有一个郡守因为思虑过度，造成身体里有瘀血。华佗收了这个郡守很多礼，不但不给他治病还写了一封信骂他，说他不仁不义。太守一怒之下竟然吐出了几口黑血，说也神奇，郡守吐出瘀血后病居然好了。华佗巧医郡守用的就是《黄帝内经》中的"情志生克法"。郡守是因为思虑太多而得的病，《黄帝内经》中说，愤怒可以战胜思虑，所以华佗用"怒胜思"法把郡守激怒，怒则气上，这样就把郡守身体中的瘀血一下子全倒出来，病也就好了。

此外，还有张仲景的神奇医术，也多和《黄帝内经》一脉相承。有两个人来找张仲景看病，这两个病人都是大便不通、发烧、头痛，结果张仲景给一个病人用的是泻下通便的药，给另外一个病人用的是发汗的药，两个病人吃完药后都好了。张仲景的治病思想正是《黄帝内经》中的辨证施治，因人而养的写照。

诸如此类的例子，举不胜举。治病救人，救死扶伤，无数的名医先贤们遵循的是《黄帝内经》。养生也是如此，比如华佗运动养生的"五禽戏"，就是出自《黄帝内经》所说的"吐纳导引"，孙思邈的"十二多与十二少"，就是《黄帝内经》中的凡事要节制，不为过的体现，等等。

《黄帝内经》是一部伟大之作，不管是养生还是疗疾，如果不懂得《黄帝内经》的理论精髓，不遵循里面的养生之道，那么这个人的健康是令人担忧的。

以人为本——《黄帝内经》的养生特色

我们去医院看病，经常会遇到这样的问题：你这边刚说哪儿哪儿不舒服，还没等你来得及描述病情时，那边医生大笔一挥，已经给你开出了药方，这在西医院和中医院都很常见。西医看的是病，注重的是数据、客观指标；但是中医讲究扶正祛邪、治病求本。

《黄帝内经》是经典之作，是祖国医学的理论渊源。它以人为本，尊重生命，从不草率"行事"。在《黄帝内经》看来，身体就是天下，就是国家，是从事一切生命活动的根本。中国人一直讲"修身、齐家、治国、平天下"，这恰恰在说明修身乃一切之本。《黄帝内经》认为生命是自自然然的一种存在，是自足的，人体本身就是一个和谐机制，它不需要人为的强制和主观意愿。也就是说，人体比头脑更聪明，头脑是有为，人体是无为。身体不适时，《黄帝内经》所主张的不是求医问药，而是固本强身，先把脏腑调理好，把气血养足，让经络畅通起来……它给予人体的是尊重。

《黄帝内经》认为，人体本身便是最完美、最和谐、最无为的，同时也具有最好的功能，套用一句佛家的话语："这个创造所赋予的本贵肉身，原本就是万法俱足。"人体原本就配备着最精密的功能，例如自我治疗甚至组织再生的功能。就像现代个人计算机即插即用的简单特性一样，如果按照使用手册使用个人计算机，计算机就不太容易出现故障。同样的，人体具备了许多功能，如果能依照人体所设定配备的条件来使用人体，让人体原先具备的各种能力都能发挥，就能确保人体随时都拥有足够的能量，许多疾病就都不会发生。就算生病了，人体的自我修复功能，也会像个人计算机的磁盘驱动器自我修复程序一样，有能力自行修复大多数的损伤。

但是，现代人都不好好使用身体，经常熬夜、经常烦躁、经常过食等，使得自己的身体不能正常运转，于是故障——疾病经常登门造访。这都是不尊重自己的表现。你不尊重身体，又怎么能让身体健健康康的呢？《黄帝内经》一个宗旨是：健康长寿需要自制，不靠人不靠药，完全靠自己。其实，我们的身体是最无为的，只要我们好好地、正确地使用它，就可以达到百病不侵的良好状态。

世界上最高的学问是研究人的学问，最聪明、最智慧的举动是对人的尊重，因为"身体才是革命的本钱"，是假借修真的载体，是我们要蓄之、养之的精品。事实上，《黄帝内经》正是这样一本书，学习它，我们就可以完善人生，开始新的航程。

因人施养——《黄帝内经》养生原则

日常生活中，我们可能见过这样的事情：有时候，两个人吃了同样的东西，一个人没事，而另一个人可能就会出现问题。为什么呢？这是因为人与人之间的体质、年龄、性别等不同，所以对同一个事情会有不同的反应。而这就要求我们在养生的过程中，应当以辩证思想为指导，因人施养，这其实也是《黄帝内经》所主张的。

因人施养，主要就是按照人的年龄和体质进行护理、保健。

1. 按照年龄不同采用不同的保健

人之生命，本源于先天精气，它制约着机体脏腑、经脉、气血的盛衰变化，从而使人的生命活动表现出由幼稚到成熟、由盛壮到衰竭的生长壮老的过程。对此，《黄帝内经·灵枢·天年》中以百岁为期，以十岁为一阶段，详细论述了各段的表现及生理特点。原文是：

"人生十岁，五脏始定，血气已通，其气在下，故好走；二十岁，血气始盛，肌肉方长，故好趋；三十岁，五脏大定，肌肉坚固，血脉盛满，故好步；四十岁，五脏六腑十二经脉，皆大盛以平定，腠理始，荣华颓落，发颇斑白，平盛不摇，故好坐；五十岁，肝气始衰，肝叶始薄，胆汁始灭，目始不明；六十岁，心气始衰，苦忧悲，血气懈惰，故好卧；七十岁，脾气虚，皮肤枯；八十岁，肺气衰，魂魄离散，故言善误；九十岁，肾气焦，四脏经脉空虚；百岁，五脏皆虚，神气皆去，形骸独居而终矣。"

由此可见，生命过程的各个阶段均具有不同的生理、心理特点，养生要取得预期的效果，必须因年龄不同而选择适宜各个年龄阶段的养生方法，这样才能达到益寿延年的目的。

儿童生长发育迅速，但同时脏腑娇嫩、形气未充，抗病能力低下。心理发育也未臻完善，易受惊吓致病，情志不稳，可塑性大，易于接受各方面的影响和教育。因此，这一时期养生的特点是养教并重，以保养元真，教子成才为目标。除了合理喂养，注意寒温调护，培养良好的生活习惯外，还要重视早期教育，促进孩子智力发展。

处在青春发育期的人，这时候机体精气充实，气血调和。随着生理方面的迅速发育，心理行为也出现了许多变化。此时期的养生保健工作一方面要提高身体素质，进行全面合理的饮食调摄，满足青少年生长发育迅速，代谢旺盛的生理需求。另一方面要培养他们有健康的心理。家长和教师要以身作则，给青少年以良好影响，同时又要尊重他们独立意向的发展和自尊心，采用说服教育、积极诱导的方法，与他们交友谈心，关心他们的学习与生活。

中年是生命历程的转折点，生命活动开始由盛转衰，这时候的养生保健至关重要。如果调理得当，就可以保持旺盛的精力而防止早衰、预防老年病，可望延年益寿。中年是承上启下的关键，肩负社会、家庭的重担，加上现实生活中的诸多矛盾，易使思想情绪陷入抑郁、焦虑、紧张的状态，长此以往，必然耗伤精气，损害心神，引起早衰多病。此时就要求中年人静神少虑，精神畅达乐观，不要为琐事过分劳神，不要强求名利、患得患失。同时要注意避免长期"超负荷运转"，善于科学合理地安排工作休息，节制房事，防止过度劳累，积劳成疾。

人到老年，脏腑、气血、精神等生理机能的自然衰退，机体调控阴阳协和的稳定性降低。再加上社会角色、社会地位的改变，退休和体弱多病势必限制老人的社会活动。狭小的生活圈子带来心理上的变化，常产生孤独垂暮、忧郁多疑、烦躁易怒等心理状态，其适应环境及自我调控能力低下，若遇不良环境等刺激因素，易于诱发多种疾病，较难恢复。老年人养生保健时应注意这些特点，做到知足谦和，老而不怠，树立乐观主义精神和战胜疾病的信心，多参加一些有意义的活动和锻炼，分散注意力，促进气血运行。审慎饮食起居，老年人食宜多样，食宜清淡，食宜少缓，食宜温热熟软，谨慎调摄生活起居，防止外邪侵袭。同时还要合理用药，药宜平和，药量宜小，多服丸散膏丹，少用汤药，只有这样，方能收到补偏救弊、防病延年之效。

2. 按照体质不同采用不同的保健

《黄帝内经·素问·调经论》中有"阴阳匀平……命曰平人"。《黄帝内经·素问·生气通天论》中有"阴平阳秘，精神乃治"。但是机体的精气阴阳在正常生理状态下，总是处于动态的消长变化之中，使正常体质出现偏阴或偏阳的状态。因此人的正常体质大致可分为阴阳平和质、偏阳质和偏阴质三种类型。正是由于个体体质的差异，所以养生也必须根据不同的体质特点，采用相应的养生方法和措施，纠正其体质之偏，达到防病延年的目的。

阴阳平和质的人，其特征表现为：身体强壮，胖瘦适度；面色与肤色虽有五色之偏，但都明润含蓄；食量适中，二便通调；舌红润，脉象缓匀有神；目光有神，性格开朗、随和；夜眠安和，精力充沛，反应灵活，思维敏捷，工作潜力大；自身调节和对外适应能力强。具有这种体质特征的人，不易感受外邪，很少生病。只要各种养生方法调养得宜，没有不良生活习惯和嗜好，不受暴力外伤，其体质不易改变，容易获得长寿。

偏阴质人的体质特征为：形体适中或偏胖，但较弱，容易疲劳；面色偏白而欠华；食量较小，消化吸收功能一般；平时畏寒喜热，或体温偏低；唇舌偏白偏淡，脉多迟缓；性格内向，喜静少动，或胆小易惊；精力偏弱，动作迟缓，反应较慢，性欲偏弱。具有这种体质特征的人，对寒、湿之邪的易感性较强，受邪发病后多表现为寒证、虚证；表证不发热或发热不高，并易传里或直中内脏；冬天易生冻疮；内伤杂病多见阴盛、阳虚之证；容易发生湿滞、水肿、痰饮、瘀血等病症。由于本类体质者阳气偏弱，长期发展，易致阳气不足，脏腑机能偏衰，水湿内生，从而形成临床常见的阳虚、痰湿、痰饮等病理性体质。所以此类体质的人在精神调养上，要善于调节自己的感情，消除或减少不良情绪的影响，保持乐观豁达的心境。"动则生阳"，平时加强体育锻炼并长期坚持，注意"避寒就温"，培补阳气。可多食羊肉、狗肉等壮阳之品，或选用鹿茸、蛤蚧、冬虫夏草等补阳祛寒、温养肝肾的药品调养。

偏阳质人的体质特征为：形体适中或偏瘦，但较结实；面色多略偏红或微苍黑，或呈油性皮肤；食量较大，消化吸收功能健旺，大便易干燥，小便易黄赤；平时畏热喜冷，或体温略偏高，动则易出汗，喜饮水；唇、舌偏红，苔薄易黄，脉多滑数；性格外向，喜动好强，易急躁，自制力较差；精力旺盛，动作敏捷，反应灵敏，性欲较强。具有这种体质特征的人，对风、暑、热邪的易感性较强，受邪发病后多表现为热证、实证，并易化燥伤阴；皮肤易生疖疮；内伤杂病多见火旺、阳亢或兼阴虚之证；易发生眩晕、头痛、心悸、失眠及出血等病症。由于此类体质的人阳气偏亢，多动少静，故日久必有耗阴之势。若调养不当，操劳过度，思虑不节，纵欲失精，嗜食烟酒、辛辣，则必将加速阴伤，发展演化为临床常见的阳亢、阴虚、痰火等病理性体质。所以此类体质的人在精神调养上，一定要遵循《黄帝内经》里所说的"恬淡虚无""精神内守"养生之道，平日要有意识控制自己，遇到可怒之事，用理性克服情感上的冲动，自觉地养成冷静、沉着的习惯。饮食起居方面，应注意避暑，保持居室环境安静，饮食宜清淡，多食西瓜、苦瓜等清凉之品，忌食辣椒、姜、葱等辛辣燥烈食物，少食羊肉、牛肉等温阳食物。此外，要积极参加锻炼，比如跑步、游泳等，以散发多余阳气。

关于根据年龄养生与体质养生，在后面我们还将分别以章的形式详加讨论，这里就不再赘述。

❀ 健康人生，就在《黄帝内经》之"道"

古代具有高度智慧的人，对于疾病，不着重于治疗，而是着重于预防疾病的发生。正和治理国家一样，不是国家出了乱子才去整治，而是在平时便加以防范。假如等发生了疾病再去治疗，国家出了乱子才去整顿，这样做就像口渴了才去挖井、打仗了才去铸造武器一样，为时已太晚了。《黄帝内经》恰恰正是提倡这种思想，《素问·四气调神大论》认为："圣人不治已病治未病，不治已乱治未乱。夫病已成而后药之，乱已成而后治之，譬犹渴而穿井，斗而铸锥，不亦晚乎？"

因此，《黄帝内经》整本书很少涉及什么病怎么治，而是在讲一个"道"，就是养生之道，如何让自己的身体更好地适应大自然，达到身体内部的和谐和身体与自然的和谐。只要领悟了《黄帝内经》的内涵，并且真正运用到生活中去，就能达到天人合一，长命百岁。《黄帝内经·素问·上古天真论》将养生调摄方法归纳为"法于阴阳，和于术数，饮食有节，起居有常"，也就是说养生应做到：适应周围环境，避免外邪侵袭；锻炼身体，强壮体魄；节制饮食，注意起居；保养精神，保持精气充足，等等，这些都是。概括起来，主要就是下面三点：

1. 阴阳平衡

阴阳平衡的人就是最健康的人，养生的目标就是求得身心阴阳的平衡。身体会生病是因为阴阳失去平衡，造成阳过盛或阴过盛，阴虚或阳虚，只要设法使太过的一方减少，太少的一方增加，使阴阳再次恢复原来的平衡，疾病自然就会消失于无形了。我们讲究起居有节、作息有时、节制情欲、调理饮食等都是为了达到平衡。

2. 天人合一

人是天地的产物，养生要随着四时的气候变化，寒热温凉，做适当的调整，我们所说的"春捂秋冻"就是天人合一养生观的体现。

3. 身心合一

中医养生注重的是身心两方面，不但注重有形身体的锻炼保养，更注重心灵的修炼调养。你见过一个斤斤计较、心事重重、杂念丛生、心胸狭窄的人长寿吗？没有。身体会影响心理，心理也会影响身体，两者是一体的两面，缺一不可。

总之，《黄帝内经》是适合老百姓的养生宝典，是每个家庭的福音，是每个家庭成员的保健武器。不管你是男人还是女人，是老人还是孩子，掌握《黄帝内经》的养生之道，并真正运用到生活中去，那么你就能健康，就会少生病。

《黄帝内经》是医书，更是生活之书

《黄帝内经》是研究人的生理学、病理学、诊断学、治疗原则和药物学的医学巨著，是医书。然而，它并不像西医书籍那样讲数据，谈病理以及普通人看不懂的术语，恰好相反，《黄帝内经》一开篇即讲东南西北、春夏秋冬……这都是老百姓耳熟能详的事物。

《黄帝内经》不仅涉及医学知识，还涉及一种文化。它所说的大多来源于对天地自然的感悟，它力求让人们的身体顺应自然，把整个身体与大自然相联系，做到天人合一。与其说《黄帝内经》是部医书，倒不如说是一本生活之书。学习《黄帝内经》，可以让我们更深刻、更轻松地领悟和了解世界以及世界上存在的各种事物和现象。

在日常生活中，很多人不懂医学，但却每天都在用这些东西，这叫"日用而不知"，但是如果学习了《黄帝内经》，你就可以领悟其中的因果以及来龙去脉。这是因为中华文化，大部分都能通过中医来体现，实际上，中华医道是中国文化最集中的体现，明白医道了，中国文化里面的很多东西就都能懂了。例如，大家都知道北京东边是崇文门，西边是宣武门，崇文门是文官走的门，宣武门是武官走的门，为什么会那么讲究呢？东边的崇文门，只可以走一种车，就是酒车，大家都喝酒，都要应酬，实际上酒在中国文化的概念里是具有生发的性质。而宣武门一方面是武官走的路，另外一方面只可以走一种车，就是刑车，说明宣武门守着肃杀之气。这是按气机来运行的。

《黄帝内经》是一本包罗万象的巨著，学习它就能参透人生，参透万事万物。此外，学习《黄帝内经》还可以使我们更多地向内看，向内地去观察自身，是在培养我们向内看的能力。中医是很伟大的，它能通过人体的外在表现来了解人体的内部运行状况，而这种能力又是非常难培养的。

在西方社会，追求的目标是认识自己，而我们中国社会，是要天人合一，就是外面这个天和人、大宇宙和小宇宙的和谐，而这种和谐，就是人与自然的和谐程度越高就越接近于至善。所以关键要看这种和谐度，这就是向内看的问题。

此外"取象思维"的运用，更是《黄帝内经》的智慧之所在。"取象思维"就是打比方，例如，"心为君主之官，神明出焉"，没有直接说出心的形状、功能，但一个比喻，把心的重要性说得很形象，读者也会很明白。《黄帝内经》在描述一个概念、一种器官的时候，从不像西医那样直接解释某某是什么，用大概念来压人；而是说它像什么，通过挖掘生活的点滴来映照人们的心灵，留下足够的空间让读者自己去感悟。由此可见，《黄帝内经》是一部接近老百姓的书，是一本值得我们反反复复去揣摩阅读的书。

第二节

《黄帝内经》的饮食精要

❀ 大自然什么时候给，我们就什么时候吃

按照中医的理论，一年四季的气候变化是春生、夏长、秋收、冬藏，人的身体也是如此。中医讲究天人合一，特别注重顺应自然。因此，顺时而"食"也是膳食养生的关键。《黄帝内经》中说："不时不食"，就是要求我们，饮食一定要顺应大自然的规律，说白了就是大自然什么时候给，我们就什么时候吃。

目前，我们有各种先进的栽培技术，一年四季都可以买到自己想吃的东西。现在再讲"不时不食"似乎有点过时了，但这里还是要提醒你：尽量吃应季的东西。因为，无论什么食物，只有到了它的时令才生长得最为饱满且最有营养，虽然通过一些栽培技术在别的季节也能吃到，但是只有其形而没有神。

就像我们很常见的甜瓜，一般是7月份才成熟，那时候的甜瓜经过了充分的阳光照射，味道很香甜，放在屋子里比空气清香剂还好使，但现在大棚里种的甜瓜，5月份就上市了，看上去也是甜瓜的样子，但是根本不好吃，有的甚至都是苦的，完全失去了应有的风味，营养功效自然也比不上自然成熟的。有些催熟的食物，不光味道不好，人吃了还会生病，就是因为它的生长过程中用了很多化学药剂。所以，我们吃东西一定要吃应季的，不仅经济实惠而且对身体有好处，我们吃东西不能只为了尝鲜或者寻求一种心理上的满足，吃得放心吃得健康才是最重要的。

在关于什么季节该吃什么食物方面，很多民间习俗就是很好的答案：韭菜有"春菜第一美食"之称，"城中桃李愁风雨，春到溪头荠菜花"，荠菜

也是很好的春菜，"门前一株椿，春菜常不断"……这些都是符合自然规律的；夏天有"君子菜"苦瓜，"夏天一碗绿豆汤，解毒去暑赛仙方""夏季吃西瓜，药物不用抓"……夏天多吃这些食物可以解暑除烦，对身体是有好处的；秋天各种水果都上市了，"一天一苹果，医生不找我""新采嫩藕胜太医"，还有梨、柑橘等都是不错的选择；冬天最常吃的就是大白菜，此外冬季是进补的好时节，可以多吃些羊肉、狗肉等温补的食物，可以补中益气，来年有个好身体。

人有三宝精气神，食补补的就是"精气神"

古人认为，天有三宝"日月星"，地有三宝"水火风"，人有三宝"精气神"。养生，主要养的就是人的"精气神"。古代养生家遵循正确的修炼方法，往往能够获得健康和高寿。中医有"精脱者死""气脱者死""失神者亦死"的说法，可见"精气神"三者，是人体生命存亡的关键所在。只要人能保持精足、气充、神全，自然会祛病延年。《灵枢·本藏篇》云："人之血气精神者，所以养生而周於性命者也。"（人体血气精神的相互为用，是奉养形体，维护生命的根本。）可见古人对这三方面的调护、摄养极为重视。

那么，精气神到底是什么呢？"精"就是食物的精华，说明养生首要在于良好的饮食，充沛的营养；"气"可以当作是外在之气，如"地气""清气"等，代表了人们生存的外在环境，气还可以当作是人体的元气；而神则代表了人的思想、心灵、精神和灵魂及其表现。

精气神，构成中国传统养生和生命学说的重要部分。那么，我们如何来养护我们的精气神呢？可以说方法有很多种，而食补则是其中极为重要的一环。

所谓"食补"，就是根据身体的需要，调整膳食结构，科学配餐。注重蛋白质、碳水化合物、脂肪、矿物质、维生素、水、膳食纤维等营养素的比例，粮食、果蔬和动物性食物的合理搭配。"五谷宜为养，失豆则不良，五畜适为益，过则害非浅，五菜常为充，新鲜绿黄红，五果当为助，力求少而数，气味合则服，尤当忌偏独，饮食贵有节，切切勿使过。"这是中华民族对传统膳食结构的精辟论述。

此外，膳食应结合四时气候、环境等情况，做出适当的调整。

比如，夏季暑热兼湿，肌腠开泄，出汗亦多，因此，炎暑之季，宜食甘寒、利湿清暑、少油之品，如西瓜、冬瓜、白兰瓜等，常饮绿豆汤，并以灯芯、竹叶、石膏、酸梅、冰糖煎水代茶饮，取其清热、解暑利湿、养阴益气之功。盛夏季节，平素为阳虚体质，常服人参、鹿茸、附子等温补之品的人，也应减少服用或暂停服用。

总之，食补的根本目的，就是调养人体的精气神，最终达到精气神的统一和圆满，使身心得到健康，成就养生的最高境界。

平衡膳食，为你的健康加油

说到饮食，大家都知道一个健康观念，那就是：平衡膳食。什么是平衡膳食呢？从营养科学来讲，能使营养需要与膳食供给之间保持平衡状态，热能及各种营养素满足人体生长发育、生理及体力活动的需要，且各种营养素之间保持适宜比例的膳食，叫平衡膳食。

为什么要平衡膳食？平衡膳食能为人体提供充足的热量、蛋白质、脂肪、碳水化合物以及充足的矿物质、维生素和适量的纤维素，既满足人体的各种需要，又能预防多种疾病。

那么，我们又如何才能做到平衡膳食呢？最主要的是要做到以下几点：

1. 食物多样，谷类为主

人类的食物是多种多样的，各种食物所含的营养成分不完全相同。除母乳外，任何一种天然食物都不能提供人体所需的全部营养素。平衡膳食必须由多种食物组成，才能满足人体各种营养需要，达到营养合理、促进健康的目的，因而提倡人们要广泛食用多种食物。多种食物应包括以下五大类：

（1）谷类及薯类：米、面、杂粮、马铃薯、甘薯、木薯等，主要提供碳水化合物、蛋白质、膳食纤维及B族维生素。

（2）动物性食物：肉、禽、鱼、奶、蛋等，主要提供蛋白质、脂肪、矿物质、维生素A和B族维生素。

（3）豆类及其制品：大豆及其他干豆类，主要提供蛋白质、脂肪、膳食纤维、矿物质和B族维生素。

（4）蔬菜水果类：鲜豆、根茎、叶菜、茄果等，主要提供膳食纤维、矿物质、维生素C和胡萝卜素。

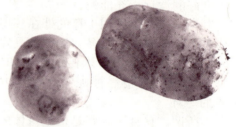

马铃薯

（5）纯热能食物：动物油、植物油、淀粉、食用糖和酒类，主要提供能量，植物油还可提供维生素E和必需脂肪酸。

2. 多吃蔬菜、水果和薯类

蔬菜与水果含有丰富的维生素、矿物质和膳食纤维。蔬菜的种类繁多，不同品种所含营养成分不尽相同，甚至悬殊。红、黄、绿等深色蔬菜中维生素含量超过浅色蔬菜和一般水果，我国近年来开发的野果，如猕猴桃、刺梨、沙棘、黑加仑等也是维生素C、胡萝卜素的丰富来源。而水果含有的葡萄糖、果糖、柠檬酸、果胶等物质又比蔬菜丰富。红黄色水果，如鲜枣、柑橘、柿子、杏等是维生素C和胡萝卜素的丰富来源。薯类含有丰富的淀粉、膳食纤维，以及多种维生素和矿物质，我国居民近十年来吃薯类较少，应当鼓励多吃些薯类。

多吃蔬菜、水果和薯类的膳食，对保持心血管健康、增强抗病能力、减少儿童发生眼干燥症的危险及预防某些癌症等方面起着十分重要的作用。

3. 常吃奶类、豆类或其制品

奶类除含丰富的优质蛋白质和维生素外，含钙量较高，且利用率也很高，是天然钙质的极好来源。我国居民膳食提供的钙质普遍偏低，平均只达到推荐供给量的一半左右。大量的研究工作表明，给儿童、青少年补钙可以提高骨骼密度，给老年人补钙也可以减缓其骨质丢失的速度。因此，应大力发展奶类的生产和消费。豆类是我国的传统食品，含丰富的优质蛋白质、不饱和脂肪酸、钙、维生素B等，所以应大力提倡多吃豆类，特别鼓励对大豆及其制品的生产和消费。

4. 经常吃适量鱼、禽、蛋、瘦肉，少吃肥肉和荤油

鱼、禽、蛋、瘦肉等动物性食物是优质蛋白质、脂溶性维生素和矿物质的良好来源。动物性蛋白质的氨基酸组成更适合人体需要，且赖氨酸含量较高，有利于补充植物性蛋白质中赖氨酸的不足。肉类中铁的利用较好，鱼类特别是海产鱼所含不饱和脂肪酸有降低血脂和防止血栓形成的作用。动物肝脏含维生素A极为丰富，还富含维生素B、叶酸等。我国相当一部分城市和绝大多数农村居民平均吃动物性食物的量还不够，应适当增加摄入量。但部分大城市居民食用动物性食物过多，吃谷类和蔬菜不足，这对健康不利。

肥肉和荤油是高能量和高脂肪食物，摄入过多往往会引起肥胖，这也是某些慢性病的危险因素，应当少吃。目前猪肉仍是我国居民的主要肉食，猪肉脂肪含量高，应发展瘦肉型猪。鸡、鱼、兔、牛肉等动物性食物含蛋白质较高，脂肪较低，产生的能量远低于猪肉，应大力提倡吃这些食物，适当减少猪肉的消费比例。

5. 食量与体力活动要平衡，保持适宜体重

进食量与体力活动是控制体重的两个主要因素，食物提供人体能量，体力活动消耗能量。如果进食量过大而活动量不足，多余的能量就会以脂肪的形式积存，即增加体重，久之发胖；相反，若食量不足，劳动或运动量过大，则会因能量不足引起消瘦，造成劳动能力下降。因此，需要保持食量与能量消耗之间的平衡。脑力劳动者和活动量较少的人应加强锻炼，参加适宜的运动，如快走、慢跑、游泳等，而消瘦的儿童则应增加食量和油脂的摄入，以维持正常生长发育和适宜体重。体重过重或过轻都是不健康的表现，可造成抵抗力下降，易患某些疾病，如老年人的慢性病或儿童的传染病等。经常运动能增强心血管和呼吸系统的功能、保持良好的生理状态、提高工作效率、调节食欲、强壮骨骼、预防骨质疏松。三餐分配要合理，一般早、中、晚餐

的能量分别占总能量的 30%、40%、30% 为宜。

6.吃清淡少盐的膳食

吃清淡膳食有利于健康，少吃咸、甜、油性食物，不要过多地吃动物性食物和油炸、烟熏食物。目前，城市居民油脂的摄入量越来越高，这样不利于健康。我国居民食盐摄入量也过多，平均值是世界卫生组织建议值的两倍以上。流行病学调查表明，钠的摄入量与高血压发病呈正比，因而食盐不宜过多。世界卫生组织建议每人每日食盐用量不超过 6 克为宜。膳食钠的来源除食盐外，还包括酱油、咸菜、味精等高钠食品，及含钠的加工食品，应从幼年就养成少盐的膳食习惯。

你想吃什么，就是身体需要什么

大概每个人都有这样的感觉：某段时间特别想吃辣的，某段时间就很想吃甜的，有时候很喜欢吃某种东西，有时候又很讨厌，飘忽不定，很少有人长年累月总是喜欢吃一种口味一种东西，这是怎么回事呢？

其实，想吃什么就是身体需要什么，不用想太多，想吃就去吃。食物都有自己的性味，如酸味的食物入肝经，具有收敛、固涩、安蛔等作用；苦味的食物入心经，可清热去火、安神养心；甘味的食物可养肺，具有调养滋补、缓解痉挛等作用；辛味的食物具有发散风寒、行气止痛等作用；咸味的食物入肾经，具有软坚散结、滋阴潜阳等作用。五味入五脏，当身体哪个脏腑虚弱时，反映到身体上就是想吃某种食物。所以说，饮食偏好也是身体发出的信号：

（1）爱吃甜味。甜味与脾脏关系密切。爱吃甜食是脾脏的需要，突然爱上甜食，可能是脾脏机能退化的征兆。当你脾虚的情况改善了，你就不会那么爱吃甜食了。

（2）爱吃酸味。首先联想到的就是怀孕，这是由于体内荷尔蒙变化而改变口味。胆道功能和肝功能不佳，也会偏爱酸味。

（3）爱吃苦味。苦味入心脏，当心脏机能衰退的时候，会突然变得"能吃苦"或"爱吃苦"。

（4）爱吃咸味。口味重，爱吃咸味的人，可能是体内缺碘。口味过咸会有损肾脏，造成高血压。

（5）爱吃辣味。阴阳五行说中有辣入肺的说法，即如果想吃辣的食物，则表示肺脏的气过虚。科学资料显示，口腔癌癌前病变的前兆——口腔白斑，正是因为人群喜吃烫、辣食物而致。

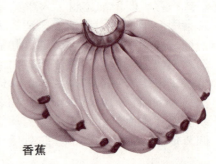

香蕉

（6）爱吃香蕉。香蕉中钾质含量丰富。当你特别想吃香蕉时，说明你的身体缺钾。当感到压力紧张时，我们的新陈代谢就会加快，因而使钾的水平下降。钾含量高的香蕉，正好作补充。

（7）爱吃冰淇淋。冰淇淋是乳制品，含有钙质，砂糖含量很高，低血糖患者和嗜吃甜食的人，很难抵挡它的诱惑。

（8）爱吃咸鱼。因咸鱼中含有高盐分，人体肾脏在排除这些过高的盐分的时候，负担非常重。爱吃咸鱼的人应注意肾脏病、高血压。肾脏不好的人最忌讳吃得太咸，对咸鱼，能不碰就不碰。

（9）爱吃泡菜。泡菜又酸又咸，胆、肝和肾脏功能不佳的人，可能对泡菜特别喜欢。

总之，如果你的口味突然发生了变化，这是身体内部的反应，这也是身体的智慧，可能医生都不知道你体内缺什么，但身体已经用口味偏好的方式告诉你了。而你所要做的，除了想吃什么就吃什么之外，更要注意自己的健康状况，一旦有什么不适，应及时就医。

食物的四性、五味和归经

中药有四气五味和归经之说，中医认为食物同中药一样，不同的食物具有不同的性味与归经。食物的性味指的就是就是食物的"寒、热、温、凉"四性，和"酸、苦、甘、辛、咸"五味。"四气五味"，归经则是指不同的食物对五脏六腑产生不同的滋养和治疗作用。了解食物的四性、五味与归经对合理膳食具有重要意义。

1. 食物的"四性"

寒凉性的食物。大多具有清热、泻火、消炎、解毒等作用，适用于夏季发热、汗多口渴或平时体质偏热的人，以及急性热病、发炎、热毒疮疡等。例如，西瓜能清热祛暑，除烦解渴，有"天生白虎汤"之美称；绿豆能清热解毒，患疮疡热毒者宜多选用之；其他如梨、甘蔗、莲藕等，都有清热、生津、解渴的作用。

温热性的食物。大多具有温振阳气、驱散寒邪、驱虫、止痛、抗菌等作用，适用于秋冬寒凉季节肢凉、怕冷，或体质偏寒的人，以及虫积、脘腹冷痛等病症。例如，生姜、葱白二味煎汤服之，能发散风寒，可治疗风寒感冒；大蒜有强烈的杀菌作用，对肺结核、肠结核、急慢性肠炎、痢疾等都有很好的补养作用；韭菜炒猪肾能治肾虚腰疼；当归生姜羊肉汤能补血调经。

平性的食物。大多能健脾、和胃，有调补作用，常用于脾胃不和、体力衰弱者。例如，黄豆、花生仁均饱含油脂，煮食能润肠通便，为慢性便秘者的最佳食补方法。

上述平性的食物，无偏盛之弊，应用很少禁忌。但寒凉与温热两种性质的食物，因其作用恰好相反，正常人亦不宜过多偏食。如舌红、口干的阴虚内热之人，忌温热性的食物；舌淡苔白、肢凉怕冷的阳气虚而偏寒的人，就应忌寒凉性的食物。

食物的温热寒凉属性也要因人、因时、因地而异，灵活运用，才能维持人体内部的阴阳平衡，维持生命的健康运转。因人而异来食补尤为重要，不同工作性质的人群食补方式也不一样。建筑工人等体力劳动者因为经常晒太阳，体内容易有热气，需要多进食寒凉食物以滋阴降火；而办公室一族因为有空调等设备调节室内气候，温度适宜，极少出汗，经常食用寒凉食物就可能伤身。

胡椒

2. 食物的"五味"

酸味的食物。具有收敛、固涩、安蛔等作用。例如，碧桃干（桃或山桃未成熟的果实）能收敛止汗，可以治疗自汗、盗汗；石榴皮能涩肠止泻，可以治疗慢性泄泻；酸醋、乌梅有安蛔之功，可治疗胆管蛔虫症等。

苦味的食物。具有清热、泻火等作用。例如，莲子心能清心泻火、安神，可治心火旺的失眠、烦躁之症；茶叶味苦，能清心提神、消食止泻、解渴、利尿、轻身明目，为饮料中之佳品。

甘味的食物。具有调养滋补、缓解痉挛等作用。例如，大枣能补血、养心神，配合甘草、小麦为甘麦大枣汤，可治疗悲伤欲哭、脏燥之症；蜂蜜、饴糖均为滋补之品，前者尤擅润肺、润肠，后者尤擅建中气、解痉挛，临症宜分别选用。

辛味的食物。具有发散风寒、行气止痛等作用。例如，葱姜善散风寒、治感冒；芫荽能透发麻疹；胡椒能祛寒止痛；茴香能理气、治疝痛；橘皮能化痰、和胃；金橘能疏肝解郁等。

咸味的食物。具有软坚散结、滋阴潜降等作用。例如，海蜇能软坚化痰；海带、海藻能消瘿散结气，常用对治甲状腺肿大有良好功效。早晨喝一碗淡盐汤，对治疗习惯性便秘有润降之功。

其实，辛酸味也好，苦甘咸味也罢，只有适度食用才能滋养身体。五味过甚，就需要我们用身体内的中气来调和，这就是火气，"火"起来了自然要"水"来灭，也就是用人体内的津液去火，津液少了阴必亏，疾病便上门了。因此，吃任何东西都要有节制，不要因为个人喜好而多吃或不吃，要每种食物都吃一点，这样才能保证生命活动所需。

3. 食物的"归经"

所谓食物的归经，是指不同的食物分别对五脏六腑产生不同的滋养和治疗作用。如养生学认为，小麦、绿豆、赤豆、西瓜、莲子、龙眼等归于心经，有养心安神的功效；小米、大米、黄豆、薏米、山楂、苹果、大枣等归脾经，有健脾益胃的功效；西红柿、樱桃、油菜、香椿等归肝经，有疏肝理气的功效；白萝卜、胡萝卜、芹菜、柿子、生姜、大葱等归肺经，有益肺解表的功效；禽蛋、肉类、桑葚、黑芝麻、枸杞子等归肾经，有补肾益精的功效。对于我们来说，五脏六腑哪里有问题就应该多吃一些相应的食物，以起到补养作用。

膳食中暗藏科学的黄金分割法

所谓"黄金分割"最初是古希腊人毕达哥斯拉的重大发现，又称黄金比，是一种数学上的比例关系。黄金分割具有严格的比例性、艺术性、和谐性，蕴藏着丰富的美学价值。如今，黄金分割法被应用到了很多领域，如摄影、股票，还应用到了人们的膳食养生之中。

平衡膳食建议用0.618的黄金分割比例，也就是主食6，副食4；粗粮6，细粮4；植物性食物6，动物性食物4。这就告诉我们主食一定要吃，而且一定要比副食吃得多，要多吃粗粮，多吃蔬菜和水果，不要总是大鱼大肉。

1. 主食6，副食4

在现代人的饮食观念里，很多人主食吃得很少，甚至几乎不吃主食，而是副食吃得多，膳食的重点都放在菜上，认为这样不但能控制体重，而且营养更加丰富。但从科学营养的角度来看，如果长期这样下去，对身体健康极为不利。

因为米饭以及面食的主要成分是碳水化合物，而碳水化合物是我们身体所需的主要"基础原料"。在合理的饮食中，人一天所需要的总热能的50%至60%来自于碳水化合物。如果我们每顿都少吃饭，多吃菜，那么就不能摄取足够的碳水化合物来满足人体的需求，长期下去，人就会营养不良，疾病也会不请自来。

2. 粗粮6，细粮4

我们平时习惯把大米、白面称为"细粮"，玉米面、小米、高粱米等称为"杂粮"或"粗粮"。近年来，吃粗粮成了一种时尚。很多人喜欢吃粗粮，认为它营养高、口感好，而且对牙齿、面部肌肉等都比较有益。可是，粗粮虽好，也不宜多吃。因为其中含有过多的食物纤维，会阻碍人体对其他营养物质的吸收。

"食粗吃杂"要视不同人群而定。以25～35岁的人群为例，过量食用粗粮的话，会影响人体机能对蛋白质、无机盐以及某些微量元素的吸收，甚至还会影响到人体的生殖能力。尤其对处于这一年龄段的男性来说，饮食中应含有丰富的锌、硒、维生素B和维生素C，而长期进食过多的高纤维食物，会使人体的蛋白质补充受阻，脂肪摄入量大减，微量元素缺乏，以致造成心脏、骨骼等脏器功能以及造血机能的发展缓慢，降低人体的免疫能力。

目前，联合国粮农组织已经颁布了纤维食品指导大纲，给出了健康人常规饮食中应该每日含有 30～50 克纤维的建议标准。研究发现，日常饮食以 6 分粗粮、4 分细粮最为适宜。

3. 植物性食物 6，动物性食物 4

植物性食物主要是指包括水果、蔬菜、粮食、豆类为主的食物，动物性食物是指主要包括鸡、鸭、鱼、肉、蛋、奶为主的食物。以植物性食物为主的膳食最有利健康，也最能有效预防和控制慢性疾病。这并不是说不能吃动物性食品，是要多吃粮食、蔬菜和水果，少吃鸡鸭鱼肉蛋奶，提倡以植物食物为主，动物性食物为辅的膳食结构，搭配合理。

对于世界长寿之乡的饮食结构研究也显示了高度的一致性：以谷菜为中心。豆类、薯类、玉米、水果吃得多，动物食品吃得很少。其中，格鲁吉亚的谷菜食的比率为 65% 左右，新疆维吾尔自治区和田与广西壮族自治区巴马的谷菜食率高达 80%。外高加索的长寿乡除谷菜食外，还摄取一些水果、坚果、乳制品、蛋等。除去其他条件（如遗传、环境、劳动等），谷菜食的偏重程度决定长寿的程度。

但是，如果长期单纯吃植物性食物，会使人体内掌管食物消化的酶系统功能逐渐遭到破坏，最后导致百病丛生，且人体所需脂肪、蛋白质、维生素、微量元素等无法全面供给。所以，只有植物性食物和动物性食物合理搭配，才能全面满足人体对各种营养物质的需要。植物性食物为 6，动物性食物为 4 的比例就非常科学合理。

具体到每天的饮食标准，医学营养专家建议每人每天吃一个鸡蛋，一瓶 250 毫升牛奶，500 克蔬菜。并且增加大豆摄入，豆制品蛋白质含量高于牛奶，且易于消化吸收，除了含有脂肪、碳水化合物外，并含有一定量的 B 族维生素和矿物质。每星期餐桌上应有一顿鱼，这样可以保证营养摄入的均衡。

❀ 中医养生告诉我们：食物也分阴阳

在中国古代医学家的观念中：自然界的任何事物都是分阴阳的，食物当然也是如此。东方人从食物的外形与味道，食物进入人体产生的寒热温凉作用，向上向外或向下向内作用的方向，以及食物生长的地点、气候、季节的不同，来判断食物的阴阳属性。

1. 区分阴阳 4 个小原则

（1）辨味道。具有苦、辛味的生姜、紫苏、韭菜、大蒜、葱类、猪肝等属阳，咸味的鱼类、蛤类、海藻类则偏属阴性。

（2）看形状。根和茎叶相比属阳，茎叶属阴。因此，牛蒡、洋葱、人参、藕、红薯、芋头、土豆等根菜属阳。在根菜当中，牛蒡的阴性较强，藕和芋类的阴性也比较强。

另外，萝卜虽是根菜，但由于含水分较多，其性属阴。白菜、菠菜、卷心菜等叶菜和含水分较多的黄瓜、茄子、西红柿等果菜与根菜相比，皆属阴。不过，卷心菜由于靠近根部，水分较少，在叶菜当中，却偏于阳性。

（3）看生长环境。生产于温暖的地区、及塑料大棚中的食物属阴，这些场所以外的地方生产的食物属阳。因此，像土豆、大豆等生长在寒冷地方的食物属于阳性，而香蕉、西瓜、甘蔗等生长在温暖地方的食物属于阴性。海洋中的海产品属于阳性，而陆地上产的肉类食品及普通的植物食品，属于阴性。

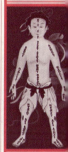
韭菜

（4）看季节。食物的盛产期在冬季还是在夏季决定了其阴阳属性。比如盛产于夏季的西瓜、西红柿、茄子等食物与盛产于冬季的胡萝卜和藕相比较，当然应属阴性。

但是，世界上没有纯阴之体，也没有纯阳之体。任何物质总有阴阳两个方面，但阴阳不可能绝对相等，总有差异，而且阴阳之间是可以相互转化的，所以在区分食物的阴阳属性时，要全方位、多方面地考虑食物生长的地带与气候、生长方式与速度、外形大小、颜色、气味、口感、体温、主要化学成分，以及烹饪所需时间的长短等诸多因素，最后才能给食物进行阴阳定性。

2. 看体质，挑选阴阳食物

那么，了解了食物的阴阳属性对我们的日常膳食来说有什么意义呢？这就需要我们进一步了解自己的体质，因为人的体质也是分阴阳的，我们摄取的食物应该与体质相契合，达到阴阳调和的目的，这样才能在获得食物中充足阴阳的同时，保持平和，改善体质，获得健康。看体质挑选食物也要遵循几个原则：

（1）阴阳互补原则。一般来说，体质属于阳性的人，应该多吃阴性食物；而体质为阴性的人，则必须多摄取阳性食物，这样才能使身体达到阴阳和谐的状态。

（2）变化原则。饮食应该随着季节、性别、年龄、工作特性、机体的个别差异而不断变化。比如，如果你居住在热带气候区，那么在炎热的夏季，要尽可能进食阴性食物；而与此相反，北方居民则需要多摄入一些阳性食物。随着年龄的增长，当在机体内冷的能量开始积聚的时候，就应该转向阳性饮食。

（3）当地原则。尽量选择你所处的气候带生长的食品，因为在不同地带生活的人所适合的消化酶是不一样的。一般来说，我们人体内的消化酶，比较适合消化生长于当地气候和土壤的食物。而其他的一些酶可能没有或者其数量比较少，这就是为什么很多人到了别的地方会水土不服的原因。

3. 看你的体质属阴还是属阳

阴性体质的膳食注意事项：

①最好选择盛产于冬季的，以及生长于寒冷地区的阳性食物，避免食用产于温暖地方的水果。

②食物的烹调尽量采用煮、蒸、烤、炒的方式。

阳性体质的膳食注意事项：

应尽量避免食用肉类，动物类食品应以淡水鱼、贝类及海鱼的生鱼片为主，植物类食品应以黄瓜、茄子、西红柿等生野菜为主。

一日三餐，必须要吃得科学

一日三餐对人体健康至关重要，要定时、定量、饥饱适中，才能有好的身体。两餐间隔的时间要适宜，时间间隔太长常会引起高度饥饿感，影响人的劳动和工作效率。间隔时间如果太短，上顿食物在胃里还没有消化，就接着吃下顿食物，会使消化器官得不到适当的休息，消化功能就会逐步降低，影响食欲和消化。

（1）生物钟与一日三餐：人体内的消化酶在早、中、晚这三段时间里特别活跃，就说明了在什么时候吃饭是由生物钟控制的。

（2）大脑与一日三餐：人脑每天占人体耗能的比重很大，而且脑的能源供应只能是葡萄糖，每天需要110～145克。而肝脏从每顿饭中最多只能提供50克左右的葡萄糖。经过一日三餐，肝脏才能为人脑提供足够的葡萄糖。

（3）消化器官与一日三餐：固体食物从食道到胃需30～60秒，在胃中停留4小时才到达小肠。因此，一日三餐间隔4～5小时，从食物的消化时间上看也是比较科学的。

（4）三餐中食物的选择：一日三餐的主食和副食应该荤素搭配，动物食品和植物食品要有一定的比例，最好每天吃些豆类、薯类和新鲜蔬菜。一日三餐的科学分配是根据每个人的生理状况和工作需要来决定的。如按食量分配，早、中、晚三餐的比例为3：4：3，如果按照每天吃500克主食来算，那么早晚各应该吃150克，中午吃200克比较适合。

第二章

《黄帝内经》
五脏食养方案

第一节

五行五脏相对应，和谐平衡才健康

《上古天真论》：五脏六腑本性最天真

　　《黄帝内经》的第一篇就是《上古天真论》。所谓天真，也就是指本性，就是本性最为天真。在我们的身体中五脏六腑的本性是天真的，它们处于一种非常和谐自足的状态当中。在前文中我们已经知道了，所谓"五脏"，即心、肝、脾、肺、肾，其共同特点是能贮藏人体生命活动所必需的各种精微物质，如精、气、血、津液等；所谓"六腑"，即胆、胃、小肠、大肠、膀胱、三焦，其共同特点是主管食物的受纳、传导、变化和排泄糟粕。

　　《黄帝内经》中对五脏六腑进行了明确的分工。其中，心为"君主之官"，肝为"将军之官"，肺为"相傅之官"，脾胃为"仓廪之官"，肾为"作强之官"，胆为"中正之官"，大肠为"传道之官"，小肠为"受盛之官"，膀胱为"州都之官"，三焦为"决渎之官"。这里的五脏六腑已经超越了具体的组织器官，上升为一个国家的若干种官职，通过这几种官职把同类功能的组织器官整合在一起，没有提到名字的器官都归这些有名称的官员统帅，再通过经络把各个器官联系起来，就形成了身体这个"国家"了。只要五脏六腑各司其职，就能把身体这个"国家"治理得井井有条。

　　《老子》中有一句话非常适合来形容五脏六腑的关系："故美其食，任其服，乐其俗，高下不相慕，其民故曰朴。"意思是，每个脏腑都只得自己该得到的东西，小肠该得到的是液，那它就只要那个液；每个脏腑也都有自己的本分，脾主运化、肝主生发等，谁也不羡慕谁的"工作"，可见它们的本性是非常朴实的。由此可见，我们保养五脏六腑，就是要顺应它们的本性，使它们的本性能够得到合乎自然的发挥，简而言之，也就是使五脏六腑能够各得其所、各司其职。

五行相生相克，五脏自成一体

在中医理论中有这样一种观点，就是人体各系统固有的机能活动是一个动态平衡，在此平衡下人体本身就存在着对外界环境的适应力、对损伤组织的修复力以及对各种疾病的抵抗和自愈能力。也就是说，人体本身就是一个最和谐的灵体，它不需要任何外在的东西，只依靠自身的能力就可以达到和谐。

那么，人体内部的这种和谐存在是靠什么来维持的呢？中医把这一切归结到脏器之间存在着相生相克的密切关系上。古代的中医学家将五行理论整理后，再依照各个脏器的特性对应到五行之中就得出了：心属火、肝属木、脾属土、肺属金、肾属水。

在五行学说中，存在着相生相克的关系，即木生火，火生土，土生金，金生水，水生木，而木克土，土克水，水克火，火克金，金克木，传统中医理论正是根据五行学说来指导临床诊断和治疗的。如木克土，联系到五脏，肝属木，脾属土，那么肝就可以抑制脾，所以中医治疗脾脏方面的疾病往往是肝脾共治，这也是"扶土抑木"的原则。再比如，肝色属青，味属酸，如有面色发青、喜食酸味等症状，一般也可诊断为肝经受病。

五行生克的关系，也经常用于精神对五脏功能的影响。《黄帝内经·素问》说："怒伤肝，悲胜怒""喜伤心，恐胜喜""思伤脾，怒胜思""忧伤肺，喜胜忧""恐伤肾，思胜恐"，也就是说，我们完全可以运用五行相克关系来调整情志，从而治疗精神性病症。

在五行关系中，讲究的是平衡，如果五脏中的任何一个脏器的能力较其他脏器强或弱，就会破坏这种平衡。例如夏天天气炎热，自然容易产生心火太旺的症状，但是冬天肾气不足时，水克不住火，也会造成心火太旺的症状出现。所以心火旺的人冬季就应该早睡晚起，做一些力所能及的运动，多晒太阳，以保养肾阳。

从以上的论述中我们可以知道，人体本身其实就是最和谐的整体，五脏之间的关系是相互滋生、相互制约的，它们共同维持整体的内环境稳定状态，脏腑功能正常协调，化生精气血津液充足，脏腑形神得以充养，是身体健康的基本保障。五脏六腑间的协调，是通过相互依赖，相互制约，生克制化的关系来实现的。有生有制，就可以保持一种动态平衡，以保证生理活动顺利进行。

治未病：养护脏腑要遵照五行对应关系

《黄帝内经》有个最重要的医学理念："是故圣人不治已病治未病，不治已乱治未乱。"对这句话通常有两种解释：一是，中医注重预防，在没生病前就要把致病因素弄清楚，从而将疾病消于未形成之前。另一种解释是，高明的中医不治已经生病的这个脏器，而是要治还没有生病的脏器。举个例子，如果得了肝病，就暂时把肝放在一边不治。首先我们要弄清楚，肝病是由什么造成的。中医认为水生木，水是肾，木是肝，肝病在很大程度上是由肾精不足造成的，所以我们要先把肾水固摄住，让肾精充足了，肝病自然就好了。还有一点就是木克土，如果患有肝病，可能还会伤及脾脏，因为脾是土。公司管理也是一样，这里出现问题了，就要查明到底是什么造成现在的糟糕状况，同时还得要能管得住下面的一个环节，不要让它去影响其他方面，这就是"不治已病治未病"的真正内涵。

中医认为，人是一个相互联系的不可分割的整体。人身体的各器官以及意识状态都不是孤立的，而是相互联系在一起的，所以在治疗疾病方面也要有整体的观念，不能只见局部，不见整体。中国人有句俗语叫"头痛医头、脚痛医脚"，这是来形容医术非常差的医生。当患者出现疾病的症状时，医术高明的中医会仔细观察病人，利用医术和长期积累的经验，找出疾病的真正根源。

而在这一寻找根源的过程中，我们所根据的就是五脏六腑与五行之间的对应关系。比如我们刚才举的例子当中，肾属水，肝属木，根据水生木的原则，相对应地去处理肾脏与肝脏之间的关系，从而正确运用了"不治已病治未病"的中医理念。

中医是讲究整体的，身体的某处发生病痛，不能简单的就事论事，只关注疼痛的部位，而要对其他部位也要做相应的检查，因为此处的疾病可能是别的部位的病变引起的。肝脏发生病变，根源可能在肾脏上，这些就是五脏对应五行的关系在实践上的运用，也是中医讲究整体的力证。

天人合一：天地需要能量，脏腑需要营养

中国传统文化与中医学理念都讲"天人合一"，正所谓"人身小宇宙，宇宙大人身"。人体的运作与宇宙天地的运作是一样的道理，天地运作需要太阳的热量，需要地球磁场以及万有引力等提供能量，人体也一样，脏腑作为人体最重要的器官，它们的运作也需要有充足的营养。

脏腑的气血盛衰状况直接关乎人的生老病死，气血充足、五脏坚固的人的抗病能力强，一般很少生病。反之，如果一个人气血不足，那么首先影响到的就是五脏。气血就像五脏的"粮食"一样，气血不足就会使五脏闹饥荒，五脏不肯正常工作，各种疾病就会乘虚而入。

假如心脏没"吃饱"，就会心慌、气短、胸闷，特别想休息，心跳得越来越慢，开始痛。这些症状其实是在提醒你，它饿了、累了，需要血来补充。在这里需要特别注意的是，此时并非血液的流动受阻，而是要从增加血液的

总量上入手。

　　肝脏"吃不饱"，它的工作量就会减少，以前吃500克肉，它都能转化成人体所需要的能量，而在吃不饱的情况下，500克肉它只能转化350克，余下的150克以脂肪的形式弃置在肝脏里，形成脂肪肝，或者堆积在血管里形成高血脂。

　　如果肾脏没吃饱，就不能保质保量地完成人体排毒工作，身体内的各种毒素就不能及时排出体外，从而引发尿酸、尿素过高。

　　如果胰脏"吃饱"了，就能奉献给人体充足的胰岛素。胰脏"吃不饱"，糖不能被正常代谢，多余的糖留在血管里，造成血糖升高。

　　因此，平时要注意合理饮食，做到营养丰富均衡。这样才能保证人体内血的质量和浓度。保证了胃肠的消化吸收能力，就能让人血量充足。

　　知道了血的重要，下面我们来看气。中医所说的气是由先天之精气、水谷之精气和吸入的自然界清气组成的。先天之精气其实代表的是先天之本的肾。肾为一身之阳，就像人体内的一团火，温煦、照耀着全身。

　　如果生命是一棵大树，那么肾脏就是树根。对于肾脏，中医里永远只存在着补，从没有泻的说法。不能给肾脏撤火，更不能灭火，只有通过不断地、适度地添加"燃料"，才能让肾火烧得长久而旺盛。

　　补气就是补肾、暖肾、保暖、驱寒，气血充足就是身体内血液的量足、质优、肾气足、基础体温偏高、各脏器功能正常、代谢旺盛、血脉畅通；气血两亏就是身体内血液的量少、质劣、肾气虚、基础体温低、各脏器功能低下、代谢缓慢、血脉运行不畅。因此，我们要特别注意身体血气的补充。

脏腑气血的盛衰决定了人能否长寿

　　"福如东海长流水，寿比南山不老松"常常是人们相互之间最美好的祝愿。从古代帝王的长生不老之梦到现代人对健康的孜孜以求，长寿堪称是一个久远的话题。虽然如今我们知道了长生不老是不可能的，但"尽天年而去"还是我们一直追寻的目标。那么是否长寿究竟是由什么来决定的呢？

　　《黄帝内经》中有"寿夭论"："人之寿夭各不同，或夭或寿，寿者身心健康，年益寿延；夭者形神不保，病多寿折。"并且还提出，五脏六腑的气血盛衰是决定人之寿夭的根本因素，人体衰老的进程与脏腑强弱状况直接相关。脏腑居于体内是看不见的，但脏腑的活动状况却可以通过外部形体的特征表现出来。《黄帝内经》就是通过观察人的面部特征来测知脏腑功能的强弱，从而判断人之寿夭的。比如《黄帝内经》认为长寿的面部特征一般是"基墙高以方""三部三里起""骨高肉满"等，这是因为骨为肾所主，肾为先天之本；肉为脾所主，脾为后天之本，肉丰骨高表明脏腑先天和后天的精气都比较旺盛，因而人能够长寿。古人在审美上以"方面大耳"者为美，其实这也是从健康的角度出发，认为面部丰满、五官端正证明此人的五脏六腑发育良好，生命力旺盛。

五脏六腑的气血状况既然对人如此重要，那么它们的盛衰又是由什么决定的呢？中医认为主要受到先天和后天两个因素的影响。

首先是人的先天禀赋。它可以直接影响到脏腑的气血强弱。每个人都是由父母之精阴阳交感结合而生，要受到父母的精气强弱的影响。而且妊娠阶段是胎儿脏腑组织发育的时期，母体营养状况、情志状况、外感邪气等都可能通过气血影响胎儿。因此，女性在孕育胎儿的过程中一定要多加注意，饮食的平衡、心情的平舒等都要保证，以免给孩子的将来造成影响。

其次是后天的调养。后天调养适度一样能够长寿。中医讲养生就是一种健康的生活习惯，衣食住行等都要"法于阴阳、合于术数"，也就是要"饮食有节、起居有常、不妄作劳"等，只要能够顺应自然规律去养护脏腑，就能够保证脏气安定、神气内守而不外泄，气血强盛终尽天年。

五行相生克，五脏有神明——养生要身心互动

我们都知道五行五脏的相对应关系，也知道了这种对应关系在中医养生上的运用价值。其实除了在各脏器间存在这种五行相生克的关系，在身心互动方面，这种五行关系同样具有运用价值。比如，木是肝，肝的神明是"魂"，火是心，心的神明是"神"。木生火，木如果强大的话，也就是肝气很旺的话，那么这个人头脑就很清楚，人就很有理智，所以一个人有没有理智跟他的肝好不好有关系。一个人有没有志向和智慧要看他的肾好不好，有些人没有远大的志向，实际上说明他的肾精不足。在中医里，魄是肺的神，神就是精气足的外在表现。而魄力就关系到肾。在中医看来，我们的力量都来源于腰、肾，所以有魄力指的是肺和肾两个脏器的精气都非常足，所以做事才能气壮山河，才能出大手笔。

脏腑顺安工程的核心部分就是中医学中的脏腑经络学说，因为人是一个有机的整体，五脏六腑之间各有专司，又互相依存、相互制约、相互协调。而且在五脏与形体外窍之间，五脏与情志活动之间都有密切的联系。所以五脏之健康与脏腑之间生理功能的平衡协调，是维持人体内外环境相对恒定的关键所在。同时保持良好的情志状态又能稳定五脏六腑的正常活动，情志异常，会导致相应的脏器气血运行异常，最终引起病理反应。现代医学也证实了生气、暴怒这些情绪的变化，会引起人体内分泌的相应反应，进而给机体带来影响。

五行土居中，五脏以脾胃为本

近年来，由于人们生活水平的提高，食物过于精细、工作压力大、烟酒

过度、环境恶化等，导致消化道疾病逐年上升。这都是不注意保护脾胃的结果。这里讲的脾胃，不是现代医学解剖学上的脾与胃，就生理和病理上而言，中医所讲的脾胃包括了整个消化系统，远远超出解剖学意义上的脾和胃范畴。

　　脾胃为后天之本，气血生化之源，关系到人体的健康，以及生命的存亡。元气虚弱是内伤疾病的主要成因，且脾胃气虚，元气不足，则阳气不能固护体表，故易感受外邪，不任风寒，说明不论外感内伤，皆与脾胃元气的充盛与否有关，"脾胃乃伤，百病由生"由此而来。原因何在？这还要从五脏五行的对应关系说起。

　　中医认为：脾为后天之本，气血生化之源。人没有出生之前，是由先天之肾精为胎儿生长发育供应营养物质，出生后，所有的生命活动都有赖于后天的脾胃摄入营养物质所供给。先天不足的，可以通过后天调养补足，同样可以延年益寿；但就算是先天非常好，如果不重视后天脾胃的调养，那就会多病减寿。所以说脾为后天之本，是当之无愧的生命之源。脾主运化，脾的运化水谷精微功能旺盛，则机体的消化吸收功能才能健全，才能为化生精、气、血、津液提供足够原料，才能使脏腑、经络、四肢百骸，以及筋肉皮毛等组织得到充分的营养，进行正常的生理活动。反之，若脾胃的运化水谷精微的功能减退，则机体的消化吸收机能亦因此而失常，故说脾为气血生化之源。

　　脾胃居中土，是脏腑的中心，与其他脏腑关系很密切，脾胃有病很容易影响其他脏腑，而且根据五行关系，很容易出现相生相克的疾病传变现象。正如《慎斋遗书》所说："脾胃一伤，四脏皆无生气"。例如：脾生血，心主血，脾气足则生化气血功能旺盛，心血充盈；脾气虚则化源不足，心血亏虚。脾为后天之本，肾为先天之本，先天与后天相互滋生，相互促进，肾阳可以温煦脾气，以发挥其运化功能；脾所运化的水谷精微，又可资助肾的藏精。故在治疗上，应该考虑到疾病的传变规律。

　　"四季脾旺不受邪"，说明了在一年四季中，如果脾胃的功能旺盛，则不容易受到病邪的侵袭，强调了调理脾胃在疾病治疗和养生方面的重要性。另外，对一些西医、中医治疗都十分棘手的疑难危重病人，调理脾胃虽不能挽救生命，但可改善症状，提高生命质量，延长患者寿命。如恶性肿瘤晚期的恶病质，中医认为是严重的气血不足。此时注意调理脾胃，使脾胃健运，气血化生有源，则可补其不足。正所谓："得胃气者生，失胃气者亡"，认识到脾胃的重要性，才能做到"不治已病治未病"，及早预防，这样"尽终其天年，度百岁乃去"就离我们不远了。

第二节

金生水，相应肺——肺主皮毛

◉ 肺为相傅之官，脏腑情况它全知道

肺在五脏六腑的地位很高，《黄帝内经》中说："肺者，相傅之官，治节出焉。"也就是说肺相当于一个王朝的宰相，一人之下，万人之上。宰相的职责是什么？他了解百官、协调百官，事无巨细都要管。肺是人体内的宰相，它必须了解五脏六腑的情况，所以《黄帝内经》中有"肺朝百脉"，就是说全身各部的血脉都直接或间接地会聚于肺，然后敷布全身。所以，各脏腑的盛衰情况，必然在肺经上有所反应，中医通过观察肺经上的"寸口"就能了解全身的状况。寸口在两手桡骨内侧，手太阴肺经的经渠、太渊二穴就处在这个位置，是桡动脉的搏动处，中医号脉其实就是在观察肺经。

肺主要有以下三大功能，即肺主气，主肃降，主皮毛。

肺的第一大功能是主气

肺不仅是呼吸器官，还可以把呼吸之气转化为全身的一种正气、清气而输布到全身。《黄帝内经》提到"肺朝百脉，主治节"。百脉都朝向于肺，因为肺是皇帝之下，万人之上，它是通过气来调节治理全身的。

举一个例子，"驼背"。人为什么驼背呢？大家可以试试，咱们靠墙站着，要求昂首挺胸，我们叫"拔军姿"。站一会儿是不是觉得气就上不来了？呼吸声是不是就越来越大了？这就证明，肺出现问题了！如果肺出现问题了，再挺胸昂头，这个气就不够用了！怎么办？把身体蜷一点儿，这时候气就觉得够用了。如果久而久之老这样，这个人就慢慢形成了驼背，也就是俗语说的"罗锅儿"。

肺的第二大功能是主肃降

肺居在西边，就像秋天。秋风扫落叶，落叶簌簌而下。因此肺在人身当中，起到肃降的作用，即可以肃降人的气机。肺是肺循环的重要场所，它可以把人的气机肃降到全身，也可以把人体内的体液肃降和宣发到全身各处，肺气的肃降是跟它的宣发功能结合在一起的，所以它又能通调水道，起到肺循环的作用。我们来个简单的想象，就是把肺看作是通水道，调水的，我们喝的水，吃的水该去哪儿都是肺调出来的，就像是个"水管"。

肺的第三大功能是主皮毛

人全身表皮都有毛孔，毛孔又叫气门，是气出入的地方，都由肺直接来主管。呼吸主要是通过鼻子，所以肺又开窍于鼻。肺不好的人，皮肤也不会好的。人们形容小姑娘皮肤好怎么说？都会说水灵灵的，水在身体里头是哪儿吸收上来的？大肠。大家知道，大肠是吸水的，肺跟大肠又相互表里，如果肺热大肠就热，大肠热，是不是水分就少？那么大肠水分要少，肺这个水官的工作是不是不好干？反应在皮肤上，就会出现干燥、瘙痒等症状。

肺，除了上面对人体健康有影响的作用外，它还有一个能影响我们性格的功能。很多中医书中都提到肺是主魄的，那肺是怎样主魄的呢？

我们大家都知道，一个人要想成点事，有很多因素，比如机遇、能力、知识等，更重要的是能在关键时刻有破釜沉舟的魄力！那这魄力从何而来，是性格还是什么？从中医的角度看，这魄力主要是来自我们的肺！这魄力怎么跟肺联系在一起呢？在中医里，魄是肺的神，神是一个人精气足了以后外在的表现。这就是我们常说的，一个人"看上去很精神"，而有的人看起来跟睡不醒一样。在中医看来，一个人的魄力是学不来的，如果说一个人的魄力不够，只能说明你的肺气先天不足。

为什么有的人有魄力，有的人没魄力？从位置上来讲，肺和心是不是在一块儿啊？那么心主什么？心在情智里是"神"。如果心火大，这个人的神情就不定，心烦意乱。

一个心烦意乱的人，凡事都烦恼的人，他能有魄力工作好吗？要想心神安定，每天晚上我们一定要记住不吃那些肥甘的东西，包括辣椒。肥甘是什么，就是肉和过甜的东西，晚上一定要吃各式各样的清淡的食物。最好的食物就是生拌菜，晚上一定要多吃这个，把内热降下来，把心肝热降下来。

如果心肝热降下来，肺气就上来了；肺气上来了，人的精神就足了；人的精神足了，再遇到困难，他就有能力去对抗了，完全有可能做出成功的事情。所以只要把肺养好人就容易成功。换个角度，人在烦乱的时候和清醒的时候，分析问题的能力是不一样的。如果他身体好了，他分析问题就比较客观，就能找到成功的路径。一个事情成功了，在总结经验的同时，又促进他去对比分析和改变错误观念和行为方式，这样就形成了良性循环，离他真正的成功就越来越近了。

因此，肺的功能决定了它在身体中的地位是宰相。那么日常该如何养护我们的肺呢？

中医提出"笑能清肺"，笑能使胸廓扩张，肺活量增大，胸肌伸展，能宣发肺气、调节人体气机的升降、消除疲劳、驱除抑郁、解除胸闷、恢复体力，使肺气下降、与肾气相通，并增加食欲。清晨锻炼，若能开怀大笑，可使肺吸入足量的大自然中的"清气"，呼出废气，加快血液循环，从而达到心肺气血调和，保持人的情绪稳定。

要养护肺，应注重饮食，多吃蒜。中医认为大蒜味辛、性温，可健胃、杀菌、散寒，适合于肺病患者食用。有这样一个例子：

有一个人得了很严重的肺病。医生跟他讲，他的寿命只有三个月，叫家里人和他隔离。他想吃什么东西，尽量给他吃。家人就把他送到菜园，菜园里有个菜寮，叫他住在那边，三餐给他送饭。他在菜园里很无聊，菜园种了很多大蒜，他每天吃大蒜，就像吃水果一样。他吃得很舒服，过了半年没死，身体愈来愈健康。家里人认为医生诊断不可靠，再把他送到医院。医生看到这个人，非常惊讶，马上成立一个专家小组研究，查饮食、生活起居，都查不到。最后问他还吃了什么，他说，吃大蒜！后来经化验发现，大蒜里含有治肺病的元素。

饮食养肺还应多吃玉米、黄豆、黑豆、冬瓜、番茄、藕、红薯、猪皮、贝、梨等，但要按照个人体质、肠胃功能酌量选用。此外，养肺要少抽烟，注意作息，保持洁净的居室环境等。

每天坚持跑步、散步、打太极拳、做健身操等运动，以增强体质，提高肺脏的抗病能力。同时，应注意保持周围空气的清新，因为肺的主要生理功能是进行体内外气体交换，吸清呼浊，即吸入氧气，呼出二氧化碳，保证机体对氧的需求，所以日常生活中肺的养生保健最重要的是周围空气的清新。不管是家里还是单位，多开窗通风，保持干净，不要让垃圾长时间在屋里滞留。

养肺要谨防：风、寒、暑、湿、燥、火

《黄帝内经》中有一句话说："风雨寒热不得虚，邪不能独伤人。"外来之邪指的是：风、寒、暑、湿、燥、火。

实际上，就是四季变化、气候变化、天气变化所产生的这种特殊的属性，比如说夏天中暑了，冬天受风寒了，这些外界的因素，会导致我们生病。这些外感类的疾病，一类是没有传染性的，一类是有传染性的，比如普通感冒、普通肺炎，这些是没有传染性的，这类没有传染性的外感疾病，中医上认为它是通过我们的身体表面，比如皮毛，入侵我们的身体的。比如，刚洗了个热水澡，没擦干净就进入到冷气的房间，风寒就从皮肤入侵了，抵抗力差的话，就会生病了。

具有传染性的外感疾病，就不是从皮毛而入的，是从口鼻入侵人体的，比如说吃了不干净的东西、变质的东西，一些传染性的病菌就会从口中进入。

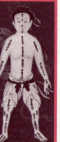

五味五色入五脏：肺喜白，耐辣

食物有五色五味之分，食物的味道与颜色不同，其作用也各有区别。

中医认为五脏各有所喜。《灵枢》有云："酸走筋，辛走气，苦走血，咸走骨，甘走肉。"又有："酸先走肝，苦先走心，甘先走脾，辛先走肺，咸先走骨。"中医认为，"酸、甜、苦、辣、咸"五味各不相同，均衡进食各种味道的食物对健康十分有利。

辣入肺：辣有发汗、理气之功效，人们常吃的葱、姜、蒜、辣椒、胡椒等食物所含的"辣素"既能保护血管，又可调理气血、流通经络，经常食用可预防风寒感冒，例如葱姜善散风寒、治感冒，胡椒能祛寒止痛，茴香能理气。但患有便秘、痔疮和神经衰弱者不宜常食。辛类的食物是走气的。肺主气，如果肺出现了问题，就不能吃辛味食物。

下面为大家介绍两种食物中养肺的高手：

秋梨枇杷膏，生津润肺好榜样

枇杷，又称腊兄、金丸、卢橘等，因外形似琵琶而得名。李时珍在《本草纲目》中说：枇杷"止渴下气，利肺气，止吐逆，主上焦热，润五脏"。这是因为枇杷中含有苦杏仁苷，能够润肺止咳、祛痰，治疗各种咳嗽。此外，枇杷中所含的有机酸，能刺激消化腺分泌，对增进食欲、帮助消化吸收、止渴解暑有一定的作用；枇杷果实及叶有抑制流感病毒作用，常吃可以预防四时感冒；枇杷叶可晾干制成茶叶，有泄热下气、和胃降逆之功效，为止呕之良品，可治疗各种呕吐呃逆。

需要注意的是：脾虚泄泻者忌食；枇杷含糖量高，因此糖尿病患者也要忌食。另外，枇杷仁有毒，不可食用。

秋梨枇杷膏

材料：雪梨6个，枇杷叶5片，蜜糖5汤匙，南杏10粒，蜜枣2粒，砂纸1张。

做法：先将5个雪梨切去1/5做盖，再把梨肉和梨心挖去；然后把枇杷叶、南杏和蜜枣洗净，放进梨内；再将余下的1个梨削皮、去心、切小块，将所有梨肉和蜜糖拌匀，分放入每个雪梨内，盖上雪梨盖，放在炖盅里，封上砂纸，以小火炖2小时，即成。

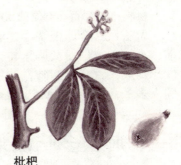
枇杷

功效：生津润肺、止咳祛痰，调和五脏。

肺色是白色，属秋天。白色的食品有补肺的作用。银耳、百合、莲子有温肺止咳、益气滋阴的功效。白色的牛奶、豆浆富含蛋白质和钙，是营养型食品，宜每天进食。大米和小麦是人类的主食，含淀粉和蛋白质，亦需每天食用。但冬瓜相比于南瓜，银耳相比于木耳，白萝卜相比于胡萝卜，白薯相比于红薯，蛋清相比于蛋黄，则多少显示出白色食物在营养上略显单薄。因此，白色食物最好作为配料与其他有色食物搭配食用，以求取长补短。

杏仁补肺、润肠又养颜

中国人称名中医，就叫他"杏林高手"，此语出于三国。当时名医董奉常为人免费治病，病人家里为酬谢他，就在其宅旁种杏树一株，数年后，蔚成杏林，号称"董仙杏林"。从此，杏林即成为中医界的誉称。

而杏的种子杏仁，又名苦杏仁。《本草纲目》记载，杏仁味苦、性温、有小毒，入肺、大肠经，有止咳定喘、生津止渴、润肠通便之功效。李时珍说："杏仁能散能降，故解肌、散风、降气、润燥、消积，治伤损药中用之。治疮杀虫，用其毒也。治风寒肺病药中，亦有连皮尖用者，取其发散也。"

古代医圣孙思邈在《千金方》中，建议老年人逢到寒来暑往的季节，应多吃杏仁。这个方子，对头晕者也有奇效。

杏仁分苦杏仁和甜杏仁两种，临床应用多以苦杏仁为主。苦杏仁能止咳平喘，润肠通便，可治疗肺病、咳嗽等疾病；甜杏仁和日常吃的干果大杏仁偏于滋润，有一定的补肺作用；杏仁还有美容功效，能促进皮肤微循环，起到润泽面容，减少面部皱纹形成和延缓皮肤衰老的作用，另外用其制成粉霜乳膏涂于面部，可在皮肤表面形成一层皮脂膜，既能滋润皮肤，保持皮肤弹性，又能治疗色素痣等各种皮肤病。

我们平时如果偶感风寒，咳嗽不止，也可以试试喝这杯杏仁茶和百合杏仁粥。

（1）杏仁茶

材料：甜杏仁、糯米面、白糖各适量。

做法：将甜杏仁磨细备用，锅中加清水适量煮沸后，放入甜杏仁及糯米面调匀，再下白糖，煮至熟即可服食。

（2）百合杏仁粥

材料：新鲜百合球根100克，杏仁粉20克，米100克，白胡椒粉、盐适量。

做法：百合球根洗净，剥成小瓣，加在米中与适量的水熬煮成粥。起锅前，再加入杏仁粉及调味料，拌匀即可。

功效：百合可润肺，调经活血，润滑皮肤，杏仁可排毒。皮肤粗糙干皱的人多多食用，可使肌肤丰满，肌肤润泽白皙。风寒咳嗽，聚痰，腹泻者忌食。

补肺要多吃蔬菜、水果、花、叶类食物

现代都市人，经常会发现自己没做什么重体力活或者剧烈运动，就会变得气喘吁吁，比如才爬了两层楼，或者给饮水机换了桶水，都要大口地喘上几下。还有就是偶尔咳嗽，咳了几下又好了，过上一段时间又咳，这些小毛病都是肺的问题，所以，现代人更应该秉承饮食疗法的理念，把营养丰富的滋补食物融入日常的饮食当中去，在不知不觉中养就一个健康强壮的肺。秋

冬时节，天气干燥寒冷，是肺部特别容易受到侵袭的时候。此时更应该选用一些补肺润燥的食谱，给自己的肺穿上滋润温暖的"外套"。

平时养肺我们可以多吃一些瓜类的蔬菜水果。比如丝瓜和冬瓜，水肿的人就可以长期吃，这两种瓜都有渗湿利窍的作用，可以将一身的湿气都给化掉，肺就会正常工作。另外可以吃一些河头和蛤蚧类的食品。食补的话，可以吃一些枸杞、山药、桑葚、生薏仁等。

下面再给大家推荐几款养肺的食谱：

（1）南杏猪肺汤

材料：杏仁有甜杏仁（南杏）和苦杏仁（北杏）两种。南杏是杏树种子的一种，性味甘、平、无毒。含有苦杏仁苷、脂肪油、糖分、蛋白质、树脂、扁豆苷和杏仁油等，是滋养缓和润肺止咳之物。因为含脂肪油较丰富（约50%以上），所以润燥之功较好。

做法：把一只猪肺反复冲水洗净。将猪肺切成片状，用手挤，洗去猪肺气管中的泡沫。再选15～20克南杏（注意要选用南杏，不能用北杏），一起放入瓦煲内加水煲煮，调味即可。

功用：猪肺，性味甘、平，能治肺虚咳嗽，咯血，有补肺的功用。可用于一般人因秋冬气候干燥引起的燥热咳嗽。秋冬时节，肺气不开，干咳无痰，大便燥结，喉咙干燥等食用此汤都有一定功效。

（2）沙参玉竹老鸭汤

材料：沙参，一般指北沙参，性味甘、微寒，入肺、胃经。含生物碱、淀粉、沙参素等。能够滋阴清肺，养胃生津以及除虚热，治燥咳。

玉竹，性味甘、微寒，入肺、胃经。玉竹质润多液，含铃兰苦苷、铃兰苷、山奈酚苷、槲皮醇苷、维生素A、淀粉和黏液质等。能养阴润燥，润肠通便。

做法：选用老鸭一只（注意，一定要选用老鸭），去毛脏，洗净。再选用沙参和玉竹各30～50克，一起放入瓦锅内，文火煲1个小时以上，调味即可。

功能：老鸭，性味甘、温、无毒，入脾、胃、肺、肾经。能滋阴补血。能够治疗肺燥、干咳等，对病后体虚，津亏肠燥等引起的便秘等亦有效。是一道非常具有滋补性的食谱。

（3）莲子百合煲瘦肉

材料：百合，味甘微苦，性平。入心、肺经。含秋水仙碱等多种生物碱和淀粉、蛋白质、脂肪、多种维生素等。具有润肺止咳，养阴清热，清心安神，益气调中等功效。

莲子，《本草经》说它有"主补中，养神益气力"。《本草纲目》还认为莲子有"交心肾，厚肠胃，固精气，强筋骨，补虚损，利耳目，除寒湿"等功能。

做法：挑选猪瘦肉250克左右，再加入莲子和百合各30克，适量水，隔水炖熟，调味即可。（特别注明：隔水炖的意思是给盛食物的碗等容器盖上盖子，在蒸锅里面蒸。）

功用：猪瘦肉，中医学认为，猪的主要部分均有益效。猪瘦肉有丰富的动物性蛋白，与百合和莲子搭配协调，能产生更好的效果。莲子百合煲瘦肉其实是一个富有营养的搭配，除了润燥养肺之外，还可以治疗神经衰弱、心悸、失眠等，也可以作为病后体弱的滋养强壮之食补品。总之是一份常吃不坏的良菜。

中医认为肺为娇贵的脏器，不耐寒热，最喜清气熏蒸，最恶燥气炎逼。而香烟为热毒燥邪，长期吸烟，最易伤肺，燥热侵袭肺脏，致肺气郁闭，火毒上熏，灼液成痰，最终引起多种症状。

在这里，我们介绍两种食疗方法，以期能通过食疗来预防烟源性疾病，减少吸烟的危害。

（1）川贝雪梨猪肺汤

取猪肺120克，洗净切片，放开水中煮5分钟，再用冷水洗净。将川贝母9克洗净打碎；雪梨连皮洗净，去蒂和梨心，梨肉连皮切小块。各物料全部放入沸水锅内，文火煮2小时，调味后随量饮用。

（2）杏仁雪梨山药糊

取杏仁10克，雪梨1个，山药、淮山米粉、白糖适量。先将杏仁用开水浸，去衣，洗净；雪梨去皮，洗净，取肉切粒。然后把杏仁、雪梨粒放搅拌机内，搅拌成泥状。用清水适量，把杏仁泥、梨泥、山药、淮山米粉、白糖调成糊状，倒入沸水锅内（沸水约100毫升），不断搅拌，煮熟即可。随量食用。

肺经当令在寅时，养好肺气可安眠

寅时就是早上3点到5点这段时间，在中医里此时被认为是肺经当令，也就是肺经值班。寅时是阳气的开端，是人体由静变为动的开始。而有些人经常会在这段时间莫名其妙地醒来，然后很长一段时间翻来覆去睡不着，一直要过了5点才能疲惫地入眠。如果你长期有这样的经历，可能是你的肺有了问题。因为肺经当令的时刻受到了邪气的侵扰，人就会自然地被惊醒。

如果再加上晚上燥热出汗，白天畏寒怕冷，根源就是肺气不足，无力助心火以驱散风寒，所以身体必须结束寅时肺气盛才能发汗解表，所以这段时间如果你除了惊醒还发现自己流汗，那就是肺部有问题了。建议你去医院检查。

另外，肺外合皮毛，皮毛是肺的外延。皮肤是由肺经的气机来充养的，如果肺经气机太足，血液循环就会加快，导致皮肤发红、怕热、容易过敏；如果肺经气机长期虚弱，皮肤血液循环不足，就会失去光泽，肤色比较暗淡。这时，只用化妆品不能达到美容目的，首先要将肺经的气机养起来，这样内外兼修，效果才会好。

该如何养护我们的肺呢？

1. 以食养肺

《本草纲目》中记载：甘蔗、秋梨、百合、蜂蜜、萝卜、黑芝麻、豆浆、豆腐、核桃、松子等食物，都有滋养润肺的功能，因此可以通过食疗来养肺。口鼻皮肤干燥的朋友，秋季可以多吃上述食物，也可以根据喜好做成药膳使用。《本草纲目》中提出了这样的方子："烦闷咳嗽，用新百合四两，加蜜蒸软，时时含一片吞津。"此方润肺止咳，润肠通便。另外，《本草纲目》记载：百合也可以消"肺脏热"，温润补肺。用百合与蜂蜜或者与小米合煮，都可以养肺。

（1）百合蜂蜜汤

材料：新鲜百合 50 克，蜂蜜 30 克。

做法：将百合泡洗干净，与蜂蜜一起煎汤，每日一次服用。

（2）百合小米粥

材料：百合 5 克，小米 100 克。

做法：煮粥食用，一日一次。

2. 以药养肺

《本草纲目》记载南沙参、北沙参、麦冬、五味子、冬虫夏草、燕窝等，都有养肺的功能，可以在医生指导下选用。肺阴虚的朋友，在秋冬季节用中药膏方进补，也是不错的选择。

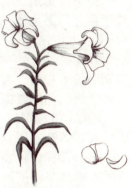

百合

3. 以气养肺

肺主气，司呼吸。清气和浊气在肺内进行交换，吸入气体的质量对肺的功能有很大影响。要想使你的肺保持清灵，首先要戒烟，并避免二手烟的危害，不要在空气污浊的地方长期逗留。闻到有异常气味时，要迅速用手绢或纸巾把鼻子保护起来。有条件的朋友，可以经常到草木茂盛、空气新鲜的地方，做做运动，做做深呼吸，并通过着意的深长呼气，将体内的浊气排出。定期到森林、草原、海边散散步、吹吹风，更有利于肺的调养。

4. 以水养肺

肺是一个开放的系统，从鼻腔到气管再到肺，构成了气的通路。肺部的水分可以随着气的排出而散失，特别是秋冬干燥的空气，更容易带走水分，造成肺黏膜和呼吸道的损伤。这就是中医所说的，燥邪容易伤肺。因此，及时补充水分，是肺保养的重要措施。一般而言，一个健康的成年人，每天至少要喝 1500 毫升的水，而在秋天，喝水 2000 毫升以上才能保证肺和呼吸道的润滑。因此，建议朋友们每天最好在清晨和晚上临睡之前各饮 200 毫升水，白天两餐之间再各饮水 800 毫升左右。肺润泽了，皮肤也会光鲜润滑。这可是不花钱的美肤秘方。

除了以上养肺方法，我们平常保持愉快、积极的心情也对肺有好处。因为肺主悲，悲伤忧愁的情绪容易损伤肺，肺病的人也容易悲伤忧愁。另外适当运动,可以增进肺的功能。大家可以根据自身条件,选择合适的运动,如慢跑、爬山、踢毽、跳绳、练功、舞剑等。

药食疗法助你狙击肺结核

肺结核是结核病的一种,是由结核杆菌引起的慢性传染病。临床上多呈慢性经过,因身体抵抗力弱,感染结核杆菌后发病。肺结核一般有疲乏、消瘦、盗汗、胃口不好、下午发热、面颊潮红等全身症状,可伴有咳嗽、咳痰、咯血、胸痛、气急等。近年来,我国结核病疫情虽有下降,但由于人口众多,控制病情不均衡,有的地区结核病仍为当前危害人民健康的主要疾病之一。因此,我们仍然要提高警惕,以防这个过气的病魔死灰复燃。

肺结核的临床表现多种多样,病灶范围小,可无明显症状,常在X线健康检查时始被发现。病变范围广,机体对结核菌敏感性高,则毒性症状显著。

全身毒性症状表现为午后低热、乏力、食欲减退、体重减轻和盗汗等,当肺部病灶急剧进展或播散时,可有高热。妇女可有月经失调或闭经。

另外,还会有一些呼吸系统症状:

(1)咳嗽、咳痰。早期咳嗽或有微咳,无痰或有少量黏液痰。肺组织发生干酪样坏死或并发感染时,痰量增加并成脓性。并发支气管结核时,可有剧烈的刺激性咳嗽。

(2)咯血。约1/3患者有不同程度的咯血。痰中带血为炎性病灶的毛细血管扩张引起,中量以上咯血常为小血管损伤或空洞内血管瘤破裂所致。

(3)胸痛。当炎症波及壁层胸膜时,患侧胸壁有胸痛,随咳嗽和呼吸而加重。

(4)呼吸困难。慢性重症肺结核时,由于肺组织广泛破坏,或并发肺不张、肺气肿、广泛胸膜增厚、气胸或大量胸腔积液等,可引起呼吸功能障碍而出现呼吸困难。

除此之外,胸部体征也就随着病情变化而变化。早期病变范围小或位于肺组织深部,多无异常体征。若病变范围较大,则患侧呼吸运动减弱,叩诊呈浊音,听诊呼吸音减弱或有病理性支气管肺泡呼吸音。如在锁骨上下、肩胛间区于咳嗽后闻及湿啰音时,对诊断有重要意义。当肺部病变发生广泛纤维化或胸膜增厚粘连时,则患侧胸廓下陷、肋间变窄、气管向患侧移位、叩诊变浊,而健侧可有代偿性肺气肿症。

另外,药食疗法也是治疗肺结核的一种常用方法,下面就介绍给大家一些常用的方法:

(1)蛤什蟆油10克、银耳1朵、粳米100克。将蛤什蟆油及银耳以冷开水浸泡2小时,

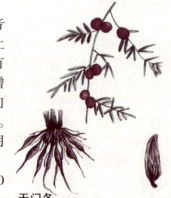

天门冬

文火煎煮半小时，再入粳米，煮熬成粥。放冰糖适量调味，分顿随量食用。以上为1日量，连服半个月为一个疗程。

（2）天门冬30克，粳米100克。先煎天门冬取浓汁，去渣，入粳米为粥，沸后加冰糖适量，再煮一两沸。分作1~2次用完，每天2次，连服半个月为1疗程。

消气解肿，肺气肿的食疗王道

严格地讲，肺气肿不是一种病，而是慢性气管炎、支气管哮喘等的并发症。肺气肿是因肺脏充气过度，细支气管末端、肺泡管、肺泡囊和肺泡膨胀或破裂的一种病理状态。主要因为慢性气管炎、支气管哮喘、空洞型肺结核、矽肺、支气管扩张等长期反复发作，使肺泡壁损坏、弹性减弱，甚至多个肺泡融合成一个大肺泡，使肺泡内压力增大，血液供应减少而出现营养障碍，最终形成肺气肿。按病因，肺气肿可分成老年性肺气肿、代偿性肺气肿、间质性肺气肿、阻塞性肺气肿等。而异阻塞性肺气肿最常见。

我们平时预防肺气肿要戒烟，注意保暖，严防感冒入侵。还要多吃富含维生素A、维生素C及钙质的食物。含维生素A的食物如红薯、猪肝、蛋黄、鱼肝油、胡萝卜、韭菜、南瓜、杏等，有润肺、保护气管之功效；含维生素C的食物有抗炎、抗癌、防感冒的功能，如大枣、柚、番茄、青椒等；含钙食物能增强气管抗过敏能力，如猪骨、青菜、豆腐、芝麻酱等。香菇、蘑菇含香菇多糖、蘑菇多糖，可以增强人体抵抗力，减少支气管哮喘的发作，预防肺气肿。

肺气肿患者要多吃蛋白质类食品，有助于修复因病变损伤的组织，提高机体防御疾病的能力。因病人血液偏酸性，应增加食用含碱性的食物，如蔬菜和水果。供给充足的蛋白质和铁，饮食中应多吃瘦肉、动物肝脏、豆腐、豆浆等，提高抗病力，促进损伤组织的修复。还要多饮水，利于痰液稀释，保持气管通畅；每天饮水量至少2000毫升（其中包括食物中的水分）。

同时肺气肿患者还要禁食一些食物：如避免吃容易引起过敏的食品，如鱼、虾、蛋等；急性发作期，应禁饮酒和浓茶，忌食油腻辛辣之物；还要予以低盐饮食；每顿饭不宜过饱，以免增加心脏负担；还要限制牛奶及其制品的摄入，奶制品可使痰液变稠，不易排出，从而加重感染。

另外，再为大家推荐几款健康食谱：

（1）虫草炖老鸭

材料：老鸭1只，冬虫夏草15克。

做法：将老鸭去毛及杂肠，再将冬虫夏草置于鸭腹内，加水适量，隔水炖烂，加作料食用，每周1次，连服1个月。

功效：适用于肺虚症。

（2）核桃仁糖

材料：核桃仁30克，萝卜子6克，冰糖适量。

做法：先将冰糖熔化，掺入研成末的核桃仁和萝卜子，制成糖块，每日嚼食。

功效：适用于上盛下虚，气逆喘咳症。

（3）蘑菇炒肉片

材料：蘑菇（鲜蘑）250克，猪肉（瘦）120克，花生油25克，料酒10克，盐3克，大葱5克，姜3克，胡椒粉1克。

做法：将猪瘦肉洗净，切成长3厘米、厚0.5厘米的薄片。姜、葱洗净，姜切片，葱切段。将鲜蘑菇切片。鲜蘑菇放入热油锅中煸炒。加入料酒、盐、胡椒粉、味精，调好口味炒熟食用。

功效：本品具有温肺化痰、理气消食之功效；适用于肺阻塞、痰饮留于肺胃、气喘、咳逆、胸肋疼痛等症。

（4）黄芪山药羹

材料：山药（干）150克，黄芪30克，白砂糖20克。

做法：黄芪洗净，鲜山药切成薄片。将黄芪放锅中，加水适量，煎煮半小时，滤去药渣，再放入鲜山药片，再煎煮半小时，加糖或盐调味即成。

功效：黄芪补气生血，能增强机体代谢和免疫功能，有很好的保肝作用。山药健脾益肾补肺，含有蛋白质、脂肪、淀粉、维生素等多种营养成分，且易被消化吸收，慢性肝炎精神疲乏、气短懒言、面色苍白、大便溏薄者宜于食用。

（5）猪腰核桃

材料：猪腰子180克，杜仲30克，核桃30克。

做法：将猪腰与杜仲、核桃肉同煮熟。

功效：益肾助阳，强腰益气。适用于肾虚不固的遗精盗汗。

以食养肺益气，让支气管炎知难而退

支气管炎是由炎症所致的呼吸系统疾病，分为急性和慢性两种类型。急性支气管炎通常发生在感冒或流感之后，可有咽痛、鼻塞、低热、咳嗽及背部肌痛。慢性支气管炎往往因长期吸烟所致，可有呼吸困难、喘鸣、阵发性咳嗽和黏痰。

预防支气管炎主要依靠食物建构坚固的人体免疫系统。在感冒高发季节多吃些富含锌的食品有助于机体抵抗感冒病毒，如肉类、海产品和家禽含锌最为丰富。此外，各种豆类、硬果类以及各种种子亦是较好的含锌食品，可以取得很好的治疗效果。各类新鲜绿叶蔬菜和各种水果都是补充维生素C的好食品。还包括富含铁质的食物，如动物血、奶类、蛋类、菠菜、肉类等都有很好的预防效果。

支气管炎患者要依据病情的寒热选择不同的食物。如属寒者用生姜、芥末等；属热者用茼蒿、萝卜、竹笋、柿子、梨等。体虚者可用枇杷、百合、胡桃仁、蜂蜜、猪肺等。饮食宜清淡，低钠，能起到止咳平喘、化痰的功效。

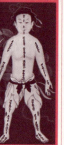

常见的食品有梨、莲子、柑橘、百合、核桃、蜂蜜、菠萝、白果、鲜藕、大白菜、小白菜、菠菜、油菜、胡萝卜、番茄、白萝卜、枇杷等。要补充维生素，多吃一些新鲜蔬菜和水果。多补充蛋白质，瘦肉、豆制品、山药、鸡蛋、动物肝脏、绿叶蔬菜等食物中含优质的蛋白质，应多吃。

支气管炎患者要忌食腥发及肥腻之物。腥发之物，特别是海腥类，如带鱼、黄鱼、角皮鱼、虾、蟹等。油炸排骨、烤羊肉串、肥肉、动物内脏、动物油等，多食损伤脾胃，易助湿生痰。

食疗方

1. 南瓜大枣粥
材料：南瓜300克，大枣15枚，大米150克，蜂蜜60克。
做法：将南瓜洗净，切成小块，大枣、大米洗净备用。锅内加水适量，放入大枣、大米煮粥，五成熟时，加入南瓜，再煮至粥熟，调入蜂蜜即成。
功效：南瓜有消炎止痛、补中益气、解毒杀虫等功效，适用于慢性支气管炎咳嗽痰喘。

2. 大葱糯米粥
材料：大葱白5段（长3厘米），糯米60克，生姜5片。
做法：共煮粥，粥成后加米醋5毫升，趁热食用。
功效：适用于急性支气管炎。

3. 绿茶杏仁汤
材料：绿茶2克，甜杏仁9克，蜂蜜25克
做法：将甜杏仁入锅，加适量水煎汤；煮沸片刻后，加入绿茶、蜂蜜再煎沸数分钟即可。
功效：清热润肺，解毒祛痰，抗癌；适用于鼻咽癌、肺癌、乳癌等的辅助治疗；苦杏仁有毒，切忌食用。

以食理虚润肺，拒绝哮喘来访

哮喘属于一种慢性非特异炎症性疾病。每当发病时，患者会感到发作性胸闷、喘息、气促或咳嗽，常于夜间和清晨发作。

春季是哮喘的高发季节，老年人是哮喘的高发人群，要有效预防哮喘的滋生，要多进食红枣，饮枣茶，喝枣粥，补脾润肺，尤其适用于体弱多病及脾胃虚弱的人。还要多吃核桃，核桃油润燥化痰、温肺润肠，有效预防哮喘。全谷类和鱼类食物也能有效预防哮喘。

年老体弱者，宜食补肺益肾、降气平喘的食物，如老母鸡、乌骨鸡、猪肺、甲鱼、菠菜、南瓜、栗子、白果、枇杷等。平时亦可用冬虫夏草蒸肉、白果炖猪肺，或山药、萝卜煮粥，都可减轻症状，增强体质。

哮喘病人饮食忌过甜、过咸，甜食、咸食能生痰热，可以引发哮喘病；不喝冷饮及含气饮料，雪糕、冰棒、可乐等冷饮及含气饮料易诱发哮喘；忌吃刺激性食物，如辣椒、花椒、茴香、芥末、咖喱粉、咖啡、浓茶等；忌吃产气食物，如红薯、芋头、土豆、韭菜、黄豆、面食等；过敏性哮喘者，应忌食引起过敏的食物，如鱼、虾、鸡蛋、羊肉、巧克力等。

食疗方

1. 薏米煮猪肺

材料：猪肺1个，薏米150克，萝卜150克。

做法：将猪肺洗净切块，萝卜洗净切块，和薏米一起放入砂锅，加水文火炖煮1小时，加调料即可食用。

功效：理虚润肺，止咳平喘，适用于支气管哮喘、慢性支气管炎。

2. 核桃杏仁蜜

材料：核桃仁250克，甜杏仁250克，蜂蜜500克。

做法：先将杏仁放入锅中煮1小时，再将核桃仁放入收汁，将开时，加蜂蜜500克，搅匀至沸即可。每天取适量食用。

功效：适用于老年肺肾不足，咳嗽痰多，肠枯便燥之症。

快乐食物让你远离忧郁

愉快的心情来自饮食。科学研究证明，心情愉快与大脑分泌某些激素的多少有关，而这些激素的分泌可以通过饮食控制，这样就可以达到使人快乐的目的。经研究发现以下食物有这种作用。

（1）鱼油。哈佛大学的研究报告指出，鱼油中的 Ω-3 脂肪酸，与常用的抗忧郁药有类似作用，即阻断神经传导路径，增加血清素的分泌量。这项研究将解开精神病患者在消化脂肪酸的酵素上，是否有生理的先天缺陷。

（2）香蕉。香蕉含有一种称为生物碱的物质，生物碱可以振奋精神和提高信心，而且香蕉是色胺素和维生素 B_6 的超级来源，这些都可以帮助大脑制造血清素。

（3）葡萄柚。葡萄柚有强烈的香味，可以净化繁杂思绪，也可以提神，此外，葡萄柚里高量的维生素C，不仅可以维持红细胞的浓度，使身体有抵抗力，而且维生素也可以抗压。

最重要的是，在制造多巴胺、正肾上腺素时，维生素C是重要成分之一。一项有趣的研究发现，吃维生素C，可以平均提高学童智力5分。

（4）全麦面包。碳水化合物可以帮助血清素增加，麻省理工学院的渥特曼博士就说："有些人把面食、点心这类食物当作一种可以吃的抗忧郁剂。"但吃复合性的碳水化合物，如全麦面包、苏打饼干，虽然效果慢一点，更合乎健康原则。

更令人欣喜的是，近来发现微量矿物质硒能提振情绪，全谷类也富含硒。而且别忘了全麦面包的嚼劲、口感，也是为它得分的因素之一。

第三节

木生火，相应肝——肝主疏泄

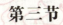 肝为"将军之官"，藏血疏泄都靠它

肝脏相当于一个国家的将军，将军主管军队，是力量的象征。清代医学家周学海在《读医随笔》中说：医者善于调肝，乃善治百病。由此，我们可以看出肝对人体健康具有总领全局的重要意义。

肝脏的生理特征和功能归纳起来主要有以下三方面：

1. 肝主疏泄

疏泄，即传输、疏通、发泄。肝脏属木，主生发。它把人体内部的气机生发、疏泄出来，使气息畅通无阻。气机如果得不到疏泄，就是"气闭"，气闭就会引起很多的病理变化，譬如出现水肿、瘀血、女子闭经等。肝就是起到疏泄气机的功能。如果肝气郁结，就要疏肝理气。此外，肝还有疏泄情志的功能。人都有七情六欲、七情五志，也就是喜、怒、哀、乐这些情绪。这些情志的抒发也靠肝脏。肝还疏泄"水谷精微"，就是人们吃进去的食物变成营养物质，肝把它们传输到全身。

2. 肝藏血

肝脏有贮藏、调节全身血量的作用。当人体活动的时候，机体的血流量增加，肝脏就排出贮藏的血液，以供机体活动的需要；当人体在休息和睡眠时，机体需要血液量减少，多余的血液则贮藏于肝脏。故《黄帝内经》有"人

卧血归于肝"之说。肝藏血还表现在调整月经方面，血液除了供应机体营养的需要外，其余部分，在女子则下注血海成为月经，因此女子月经正常与否，与肝藏血、司血海的功能密切相关，肝有血海之称，妇科有"女子以肝为先天"之说。若肝血不足，血液不溶筋则肢体麻木；血虚生风则头摇震颤；若藏血障碍，还可出现衄血、呕血、月经量过多等症。

3. 肝主筋膜

筋膜，就是人体上的韧带、肌腱、筋膜和关节。筋性坚韧刚劲，对骨节肌肉等运动器官有约束和保护作用。筋膜正常的屈伸运动，需要肝血的濡养。肝血充足则筋力劲强，使肢体的筋和筋膜得到充分的濡养，肢体关节才能运动灵活，强健有力；肝血虚衰亏损，不能供给筋和筋膜以充足的营养，那么筋的活动能力就会减退，筋力疲惫，屈伸困难。肝体阴而用阳，所以筋的功能与肝阴肝血的关系尤为密切。年老体衰的人，动作迟钝、运动失灵，就是因为肝血衰少，筋膜失其所养。许多筋的病变都与肝的功能有关。如肝血不足，血不养筋，或者热邪炽盛烧伤了肝的阴血，就会引起肝风内动，发生肢体麻木、屈伸不利、筋脉拘急，严重者会出现四肢抽搐、牙关紧闭、手足震颤、角弓反张等症状。

正是由于肝脏具有如此重要的作用，因此一旦出现问题，便严重影响人体其他器官的健康。我们发现，人体的许多常见疾病都与肝脏的功能失常有关：

"肝开窍于目"。肝的精气充足，就会眼睛明亮，黑白清晰，炯炯有神，七八十岁目不眩花。如果肝火上炎，可见双目肿赤；肝虚，则双目干涩、视物不清，重则患青光眼、白内障、视网膜脱落等症。

"肝主筋，其华在爪"。肝的精气充足，方能养筋，筋壮，肢体灵活自如，指甲丰满、光洁、透明，呈粉色；肝虚，筋气不舒，活动迟钝，指甲脆弱，凹陷，不透明，缺少血色。

"肝气条达，心平气和"。肝气条达顺畅，人的精力旺盛，心平气和，与人交往亲和友善。如果肝瘀气滞，则会易生怒火，目光凶灼，脸呈绛色，体内臭气鼓胀，不愿听人讲话。

"肝阴足，血气旺"。肝阴，包括血液和全身筋与肌肉运动时所需要的润滑液。肝阴足，身体轻松，内心自信，不温不火；肝阴虚，则会头晕眼花，迎风流泪，腰膝酸软，筋张弛不利，失眠多梦，惊恐不安，烦躁、委屈爱哭，在女性则会表现为过早闭经或经血不止。

肝脏统领健康全局，肝脏出了问题其他器官就会跟着"倒霉"，所以我们必须加强对肝脏的护养。养护好肝脏最重要的就是饮食调养多吃些韭菜等温补阳气的食物。韭菜又叫阳草，含有丰富的营养物质，春天常食韭菜，可增强人体脾、胃之气。此外，葱、蒜也是益肝养阳的佳品。大枣性平味甘，养肝健脾，还可适当吃些荞麦、荠菜、菠菜、芹菜、莴笋、茄子、马蹄、黄瓜、蘑菇等，这些食物均性凉味甘，可润肝明目。适时服用银耳之类的滋补品，能润肺生津、益阴柔肝。常饮菊花茶，可以平肝火、祛肝热。少吃酸味、多吃甘味的食物以滋养肝脾两脏，对防病保健大有裨益。

❀ 中医解释的肝胆相照总有时

"肝胆相照"这一成语，比喻以真心相见。其实这在中医里也很有讲究，《黄帝内经》中说："肝者，将军之官，谋虑出焉。胆者，中正之官，决断出焉。"足厥阴肝经在里，负责谋虑；足少阳胆经在表，负责决断。只有肝经和胆经相表里，肝胆相照，一个人的健康才有保证。打个比方，一个民族要想兴旺发达，也需要"肝"（谋略之才）和"胆"（决断之才）相表里，肝胆相照。历史上"房谋杜断"的故事就证明了这一点，房玄龄好比是大唐的肝，他善谋略，精于管理日常政务；杜如晦好比是大唐的胆，他临危有方，善于决断。正是房、杜二人的肝胆相照，才成就了"贞观之治"。

虽然负责谋略和决断的是心，但心是"君主之官"，负责全局，具体的工作则交给肝和胆。肝和胆的谋虑和决断又不同于心。中医的心包括心和脑，心和脑的谋虑和决断主要在思维和意识之中，它是理性的；而肝与胆的谋虑和决断主要在潜意识中，它是感性的，是本能的。一个人胆小就是胆小，你很难让他通过理性思考变得胆大起来。但如果你让他的肝和胆发生一点变化，他的胆子就会本能地大起来。

常言道"酒壮人胆"，酒精进入人体之后，首先影响的是肝，肝与胆相表里，肝又影响到胆，肝与胆发生了变化，人的谋虑和决断自然会发生变化。

改变肝胆会影响人的谋虑和决断；反之，人的谋虑和决断也会对肝和胆造成影响。一个人长期谋虑不决，就会使肝胆受损，这也成为某些疾病的诱因。

胆经，是排解忧虑的先锋官。人们越来越意识到足少阳胆经的伟大功用，敲胆经几乎成了"万金油"。足少阳胆经从人的外眼角开始，沿着头部两侧，顺着人体的侧面向下，到达脚的第四、五趾，几乎贯穿全身。每天敲胆经300下，胆经顺畅了，人所有的忧虑、恐惧、犹豫不决等都随着胆经的通畅排解出去了，该谋虑时谋虑，该决断时决断，那么，我们的肝胆必定会日益强壮而没有无谓的损耗，身心也会健康快乐。

另外，胆经上有很多特效穴位：阳陵泉治两肋疼痛，光明穴可治老花眼，悬钟治落枕，风市可治各种皮肤痒疹。胆经上的穴位都气感明显而强烈，如能善加利用，都有极好的效果。

❀ 养肝三要：心情好，睡眠好，饮食好

春季人体新陈代谢与肝脏关系极大，春季养生宜顺应阳气生发的特点，

以养肝为第一要务。中医认为，春季肝气旺盛而生发，但是如果肝气生发太过或是肝气郁结，都容易损伤肝脏，到夏季就会发生寒性病变。

1. 心情好：慎激动，少争执，莫惊乱

中医认为，肝属木，与春季生发之阳气相应；如果不学会自我调控和驾驭情绪，肝气抑郁，则会生出许多疾病来，肝主惊，惊则气乱。春季养肝要减少与他人不愉快的纷争，尽量避免七情过于激动而影响情绪。要培养乐观开朗的性格，多培养兴趣爱好，对春季养肝颇有裨益。

2. 睡眠好：睡眠要充足，时间要规律，环境要安静

《黄帝内经》云："人卧血归于肝。"现代医学研究证实睡眠时进入肝脏的血流量大量增加，有利于增强肝细胞的功能，提高解毒能力，并加快营养物质的代谢，抵御春季多种传染病的侵袭。因此，保证充足的睡眠和提高睡眠质量有助于春季养肝。

青少年和中年人每天需保证8小时的睡眠，60岁以上老年人应在7小时左右，80岁以上的老年人则要睡8～9小时。体弱多病者可适当增加睡眠时间。

晚饭不要吃得过饱，睡前切勿饮浓茶及咖啡，睡前应用热水洗脚，以帮助提高睡眠质量。

睡姿讲究"卧如弓"，以右侧卧位为宜。保证安静的睡眠环境，卧室内空气保持新鲜，不在卧室摆放不利于睡眠和夜间耗氧量大的花草，温度、湿度适宜，床铺、被褥干净舒适，这些都有利于获得优质的睡眠。

3. 饮食好：平补为主，少酸增甘，少油腻，忌生冷

平补养肝，春季滋补以清平为主，适当多吃些温补阳气的食物，少酸增甘，忌吃油腻、生冷、黏硬食物，以免伤及肝脾。注意摄取足够的维生素和矿物质，从而提高人体免疫功能，增强抗病能力。

春季是吐故纳新，采纳自然阳气养肝的好时机，而适当运动则是最好的方法之一。中医认为，肝主筋，坚持锻炼能舒筋活络，有益肝脏。可根据自身体质状况，选择适宜的运动方式，如散步、慢跑、做体操、打太极拳、舞剑、打球、郊游和爬山等。

下面给大家介绍几款养肝食谱：

（1）胡萝卜粥

材料：胡萝卜5根，粳米125克。

做法：将胡萝卜洗净后切丝，与淘洗干净的粳米同入锅中，加清水适量，用大火烧开后再用小火熬煮30分钟左右，直至煮成稀粥。

功效：养肝明目，补脾健胃。

（2）枸杞红枣羊肝汤

材料：羊肝100克，枸杞子30克，红枣10枚，桂圆肉15克，姜片、

精盐各适量。

做法：将枸杞子、红枣、桂圆肉去杂，洗净。羊肝洗净，切成片。瓦煲内加清水适量，先用大火煲至水滚后，放入枸杞、红枣、桂圆肉和姜片，改用中火继续煲30分钟，再加入羊肝片继续煲至熟透，加入精盐调味即成。

功效：补肝明目，养颜强身。

（3）栗子炖猪肉

材料：栗子肉250克，猪瘦肉500克，精盐、料酒、味精、白糖、葱段、生姜片各适量。

做法：先将栗子去壳取肉，洗净备用。猪肉洗净切成块，放入砂锅内，加清水适量，先用武火烧开；加入料酒、葱段、生姜片，再用文火炖煮30分钟，加入栗子肉、精盐，继续炖煮1小时左右。注意添加开水，以防止烧干，待猪肉和栗子肉烂后加味精调味即成。

功效：鲜香味美，益气养肝，补肾益肺。

（4）黄豆排骨汤

材料：黄豆500克，猪排骨1000克，精盐、料酒、葱白、植物油各适量。

做法：先将黄豆洗净，用水浸泡1小时，沥干备用，猪排骨洗净切成小块。炒锅上火，放油烧热，先放入葱白，再倒入排骨，翻炒5分钟后加料酒和精盐，焖烧8分钟，至出香味时盛入大砂锅内，再加入黄豆和清水适量，水以浸没为度，先用武火烧开，加入料酒，然后改用文火慢炖3小时，至黄豆排骨均已酥烂，离火即成。

功效：酥烂适口，补益肝肾，养血壮骨，利水消肿。

（5）佛手菊花饮

材料：佛手10克，菊花10克，白糖适量。

做法：水煮佛手、菊花，去渣取汁。

功效：疏肝清热。

（6）香菇煲瘦肉

材料：香菇20克，猪瘦肉100克，调料适量。

做法：香菇洗净，用温水泡发，去菇蒂，放入砂锅内，加水适量，用文火熬汤，至香菇熟烂，再加瘦肉，肉熟调味即成。

功效：补肝肾，健脾胃。

❀ 五味五色入五脏：肝喜绿，耐酸

我们来看看五色五味食物是如何养护我们的将军之官的。

酸味食物有促进消化和保护肝脏的作用，常吃不仅可杀灭胃肠道内的病菌，还有防感冒、降血压和软化血管的功效。以酸味为主的番茄、山楂、橙子等食物均富含维生素C，可防癌抗衰老，防止动脉硬化，也具有美容增白的作用。

养肝美食

（1）橙子草莓果汁

材料：橙子一个，草莓250克，蜂蜜、葡萄适量。

做法：橙子切成两半榨汁，取汁液备用。草莓洗净后去蒂，然后与橙子汁一起放入果汁机里榨汁，最后放入蜂蜜、葡萄搅拌均匀即可。

功效：增强抵抗力，提神养颜。

五色食物中肝喜欢绿色，肝的颜色是青色，属春天。青色食品多补肝。在春天应适当多吃青笋、青菜、青豆、菠菜等青色食品。

（2）香油拌菠菜

材料：菠菜、香油适量。

做法：将新鲜菠菜洗净，放入煮沸的水内，焯2分钟，捞出，控干水后，放入凉开水中浸2分钟，捞出后，用手挤去水，切段，加入香油，拌匀即可食用。

功效：防治妇女面部蝴蝶斑。

除了在食物选择上脏腑各有喜好外，在一些日常锻炼中各个脏腑器官也会有自己的选择。六字诀也是锻炼脏腑的好方法。首先做好预备功：头顶如悬，双目凝神，舌抵上腭，沉肩垂肘，含胸拔背，松腰坐胯，双膝微屈，双脚分开，周身放松，大脑入静，顺其自然，切忌用力。

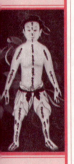

保肝润肺还是离不开中草药膳

中医认为，肝为五脏之一，位于胁下，主藏血和主疏泄。肝主升主动，体阴而用阳。肝与形体志窍的关系表现在：肝藏魂，主谋虑，肝在体合筋，其华在爪，在志为怒，在液为泪，开窍于目。《素问》中说："肝者，罢极之本，魂之居也。其华在爪，其充在筋，以生血气。"肝与胆互为表里。肝在五行属木，通于春气。

肺居胸腔，在诸脏腑中，其位最高，故称"华盖"。肺叶娇嫩，不耐寒热，易被邪侵，故又称"娇藏"。肺与大肠相为表里。肺主气、司呼吸，肺主宣发和肃降，肺主通调水道。肺开窍于鼻，鼻是肺之门户，如肺气调和，则鼻窍通畅。

下面，我们就为大家推荐几款保肝润肺的药膳：

（1）沙参心肺汤

材料：沙参15克，玉竹15克，猪心、猪肺各一个，葱、食盐适量。

做法：将沙参、玉竹洗净后用纱布袋装好，扎上袋口备用。

将猪心、肺用水冲洗干净，挤尽血水与药袋一起放入砂锅内，再将洗净的葱段放入锅内，加入适量水，置武火上煮沸捞去浮沫，改文火炖至肉烂，加适量食盐即成。

用法：每月两次，佐餐，食肉喝汤。

功效：此汤可养阴润肺。用于气阴不足的咳嗽、肺结核、口干舌燥、便秘等。

（2）元宫荔枝膏

材料：乌梅取肉（250克），桂圆500克（去皮，锉），砂糖1300克，麝香2.5克（研），生姜汁250克，熟蜜700克。

做法：用水1.5升，熬至一半，滤去滓，下砂糖、生姜汁，再熬去滓，澄定少时，入麝香搅匀，澄清如常，任意服。

用法：每日1～3服，每服酌量。

功效：润肺，生津止渴，去烦。

（3）宫廷玉银蛋膜

材料：玉竹、银耳、红枣、蛋白各适量。

做法：取玉竹15克，红枣、银耳各适量微洗，浸泡于水中数时。再以慢火炖煮至汤汁浓稠即可。加上适量冰糖即为食羹，冰过将更美味。取适量羹汁待冷，再加少许蛋白拌匀，抹面部可美容。

用法：每日适量食用。

功效：玉竹、红枣与银耳三者具有养阴润燥、滋润养颜等作用。经常食用本羹可滋养肺阴、外布津液、提升免疫、养容悦色。

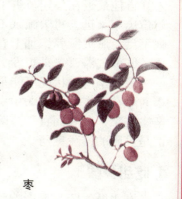

枣

（4）宫廷冰糖银耳羹

材料：银耳30克，樱桃脯20克，冰糖适量。

做法：将银耳用温水浸泡，待银耳发开后取出，去掉耳根，洗净放入碗中，上笼蒸片刻取出。

将汤锅洗净，置微火上，加清水放入冰糖，溶化后，放入樱桃脯，再移置旺火上烧沸，起锅倒入银耳碗内即成。

用法：每日早晚各1碗，可多食。

功效：银耳具有强精补肾、滋肠益胃、补气和血、强心壮志、补脑提神、美容嫩肤、延年益寿之功。樱桃味甘、酸，性温，有滋养肝肾、益脾养胃、美颜之功效。

（5）西施舌

材料：净西施舌（即蛤蜊）500克，净冬笋、芥菜叶柄、水发香菇、葱白、白酱油、白糖、绍酒、湿淀粉、鸡汤、芝麻油、熟猪油各适量。

做法：将西施舌破开洗净。芥菜叶柄洗净，切成菱角形片。每个香菇切成3片。冬笋切成薄片。葱白切马蹄片。将白酱油、绍酒、鸡汤、湿淀粉拌匀，调成卤汁。

将西施舌肉放入六成热的湿水锅中氽一下，捞起沥干，炒锅在旺火上舀入熟猪油烧热，放入冬笋片、葱片、芥菜片，颠炒几下，装进盘中垫底。

炒锅放在中火上，下熟猪油烧热，倒入卤汁烧黏，放进汆好的西施舌肉，颠炒几下，迅速起锅装在冬笋等料上，淋上芝麻油少许即成。

用法：每日适量食用。
功效：汤汁醇厚，品质爽滑，营养丰富，可润肺、化痰、益精、滋阴明目。

春季阳气萌，养肝要先行

公司同事大李，最近一段时间不知道怎么回事，春天万象更新的勃勃生机似乎一点儿也没影响到他，一上班就想跟别人吵架，心里老像憋着一团火，搞得大家都避而远之。周末去父母家也是脸色沉郁，被当中医的老爸一问，才知道他最近在公司负责了一个大项目，一个多月来每天都要加班到11点，单位离家又远，每天睡眠不足5个小时。老爸一听就明白了，他这是长期睡眠不足，肝失所养，加上春天又是四季中肝火最旺的时候，就导致了肝气不疏、肝郁气滞，老是想发火。

像大李这种状况可能是肝出了问题，春季应该多吃养肝温补阳气的食物。李时珍在《本草纲目》中引《风土记》主张"以葱、蒜、韭、蓼、蒿、芥等辛嫩之菜，杂和而食"。除了蓼、蒿等野菜现已较少食用外，葱、蒜、韭可谓是养阳的佳蔬良药。

1. 吃甜少酸

春季肝气旺，会影响到脾，容易出现脾胃虚弱病症。多吃些甜食，能加强脾的功能。如果摄入过多的酸味食物，会使肝功能偏亢。可适当食用大枣、红糖、胡萝卜、洋葱、芹菜和韭菜等。

2. 多吃新鲜蔬菜

冬季普遍摄入维生素和矿物质不足，会引发口腔炎、口角炎、舌炎、夜盲症和某些皮肤病等。因此进入春季要多吃新鲜蔬菜，如菠菜、荠菜、芹菜和油菜等。注意水果不能代替蔬菜。

3. 补充热量抗春寒

春寒料峭，人体要消耗一定的能量来维持体温，所以早春时节饮食应以高热量、高蛋白的食物为主。除了谷类外，应选用黄豆、芝麻、花生、核桃和杏仁等食物，鸡蛋、鱼、虾、兔肉和豆制品等食物能增强人体耐寒力。

4. 抗病毒食物防感染

春季，细菌、病毒开始繁殖，应选择有抗病毒功效的食物。油菜、辣椒、小白菜、菠菜、胡萝卜、南瓜、豆类、蛋黄和水果等可提高人体免疫力。

肝在中医五行当中属木，它的功能就像树木生长时的情形，春天草木萌发，焕发生机，正是肝气最足、肝火最旺的时候。这时候人最容易生气发火。如果再不注意休息，就成了大李那种情况，严重影响了自己的健康。另外，

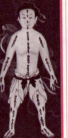

肝胆是相表里的，肝脏的火气要借助胆经的通道才能往外发，所以很多人会莫名其妙地感到嘴苦、肩膀酸痛、偏头痛、乳房及两肋胀痛、臀部及大腿外侧疼痛。这时你按摩一下肝经上的太冲穴，就可以达到止痛的效果。

此外，春天阳气萌生，肝火旺盛，人体的阳气开始不断地往外宣发，皮肤毛孔也舒展开，这时便很容易感染风寒，因此很多人都会染上咳嗽病，尤其是夜里咳嗽不止。这是因为肺属金，正好可抑制肝火（肝属木）的宣发（金克木），但春天是木旺之时，肝气最强大，任谁也抑制不了，于是就出现了"木火刑金"的情形。此时肺脏外有风寒束表，宣发功能受阻，内有肝火相逼，火气难发，于是只有借咳嗽来排解内火和外寒。所以春天千万不要少穿，以免着凉，导致久咳不止。老百姓常说要"春捂秋冻"就是这个原因。

春天时，还容易有其他症状产生。有人经常会腿抽筋，有人经常会腹泻，有人经常困倦，这又是一种情形，就是"肝旺脾虚"。五行中肝属木，脾属土，二者是相克的关系。肝气过旺，气血过多地流注于肝经，脾经就会相对显得虚弱，脾主血，负责运送血液灌溉到周身，脾虚必生血不足，运血无力，造成以上诸般症状。这时可以服用红枣、山药薏米粥以健脾养血，脾血一足，肝脾之间就平和无偏了，这些症状也就能得到缓解。

大蒜是保护肝脏的上佳选择

说起大蒜，有人爱，有人恨。很多人，尤其是小孩子是非常讨厌大蒜的，吃过蒜后人的口腔内会有一股强烈刺鼻的味道，很多人说是"臭味"。这并不能成为我们拒绝大蒜的理由，相反，大蒜有很好的保健作用，尤其是对肝脏有很好的保护作用。

大蒜能诱导肝细胞脱毒酶的活性，可以阻断亚硝胺致癌物质的合成，从而预防癌症的发生。同时大蒜中的锗和硒等元素还有良好的抑制癌瘤或抗癌作用；大蒜有效成分具有明显的降血脂及预防冠心病和动脉硬化的作用，并可防止血栓的形成。

紫皮大蒜挥发油中所含的大蒜辣素等具有明显的抗炎灭菌作用，尤其对上呼吸道和消化道感染、霉菌性角膜炎、隐孢子菌感染有显著的功效。另据研究表明，大蒜中含有一种叫硫化丙烯的辣素，其杀菌能力可达到青霉素的1/10，对病原菌和寄生虫都有良好的杀灭作用，可以起到预防流感、防止伤口感染、治疗感染性疾病和驱虫的功效。

从大蒜的诸多功效可以看出，长期食用大蒜对身体的保健有很多益处。所以，民间才会有"四季不离蒜，不用去医院"的说法。当然大蒜也不是没有坏处，《本草纲目》里记载：大蒜味辛性温，"辛能散气，热能助火，伤肺、损目、昏神、伐性"。《本草经疏》告诫人们："凡脾胃有热，肝肾有火，气虚血虚之人，切勿沾唇。"

总之，大蒜对人体健康的利远远大于害。春天吃蒜祛风寒，夏季食蒜解暑气，秋天吃蒜避时疫，冬天食蒜可以暖胃肠，长期坚持食蒜就会增强人体免疫力，减少生病机会，自然就可以少去医院了。

养肝气另外的方法就是按摩肝经，但是我们又不可能在凌晨1点到3点的时候起来按摩肝经，怎么办呢？我们可以在晚上19点到21点的时候按摩心包经，因为心包经和肝经属于同名经，所以在19点到21点时按摩心包经也能起到刺激肝经的作用。

每天一杯三七花，保肝护肝全靠它

三七花具有保肝明目，降血压，降血脂，生津止渴，提神补气之功效。食用方法简便，可用开水泡饮，或同茶共同泡饮，每次4～6朵；每天一杯三七花，不仅保肝，而且可治疗多种疾病。

（1）高血压病：将三七花、槐花、菊花各10克混匀，分3～5次放入瓷杯中，用沸水冲泡，温浸片刻，代茶饮用。

（2）急性咽喉炎：将三七花3克与青果5克，盛入瓷杯中，冲入沸水泡至微冷时，可代茶饮；每日按此比例泡3次饮用。

（3）清热、平肝、降压：将三七花10克揉碎，用开水冲泡，代茶饮。

（4）眩晕：将三七花10克与鸡蛋2个同煮至熟，捞出蛋敲碎壳，再次放入煮至30分钟，食蛋饮汤，可分两次食饮。

（5）耳鸣：将三七花5～10克与酒50克混匀，入锅中放水煮沸，待冷食用；连服1周为1个疗程。

食疗方

1. 三七花茄汁香蕉

材料：香蕉500克，干三七花末5克，番茄汁150克，全蛋淀粉、白糖、油、精盐、苏打粉、湿淀粉各适量。

做法：香蕉去皮，切成裹刀块，加全蛋淀粉、苏打粉、精盐蘸裹均匀；干三七花末泡软备用。净锅加油，烧至六成热时，投入粘裹均匀的香蕉块，炸至外皮酥脆、色泽呈金黄时捞起，滗去余油。锅内留底油，下入番茄酱、白糖、泡软的三七花末翻炒，待白糖熔化后，用湿淀粉勾芡，然后投入炸好的香蕉块，推匀起锅即可。

功效：清热平肝，消炎降压，润肺止咳，开胃滑肠。

2. 三七花煮鹅肝汤

材料：三七花10克，鹅肝150克，绿菜心50克，姜葱汁30克，湿淀粉25克，高汤、香油、鸡精、胡椒粉、精盐各适量。

做法：鹅肝切成片，加精盐、胡椒粉、湿淀粉拌匀入味；绿菜心洗净备用。汤烧沸，下姜葱汁、精盐、三七花、鹅肝片，至鹅肝片断生时，下绿菜心、鸡精推匀，起锅盛入汤碗内，淋香油即可。

功效：补肝平肝、清热明目、降压降脂。

玉米是清湿热、理肝胆的宝石

玉米原产于南美洲，明代时传入我国，而后大面积种植，如今已经成为人们餐桌上非常熟悉的食物了，看见它，就像看见久违的朋友一样亲切。

中医认为，玉米味甘性平，具有调中开胃、益肺宁心、清湿热、利肝胆、延缓衰老等功能。玉米须对肾病、糖尿病有很好的治疗效果。

新鲜玉米的前端，总是垂着一绺长长的须，通常被称作玉米须。玉米须是中医常用的一味药材。有医家说，慢性肾炎患者每天用60克玉米须煎汤服用，早晚两次，持续半年，有很好的疗效。从玉米须的属性来看，它性平微温，利尿、泻热、平肝、利胆，曾多次被用于治疗肝方面的疾病，所以，这个方子对患有慢性肾炎的朋友应该有不错的辅助疗效。

用玉米须煮汤，有一种淡淡的清甜味道，可滋养身心。另外，《岭南采药录》中还记载了一个方子，即用玉米须和猪肉一起炖汤服用，可以防治糖尿病。

玉米的品种很多，就颜色而言，有黄色、白色、紫色和红色的。其中紫色和红色的玉米得离卦之气更多，对一般人的保健作用最好，黄色的次之，白色的最差。平时在市场上紫色的玉米相对少见，不过黄色的倒是很多，也很便宜。

下面给大家推荐几款玉米的做法：

（1）玉米排骨汤

材料：玉米、猪肉排、葱、姜。

做法：选择猪肉排是因为既可以喝汤，又可以吃肉，而且不需要花太多的时间炖汤，将排骨剁成块状，长短随意。玉米去皮、去丝，切成小段。姜块切出一两片，葱打结。肉排入锅，加水煮开，滚一滚，煮出血污浮沫，倒掉水。砂锅内重新放清水，将排骨放入锅内，姜、葱一起放入锅中，滴入少许白酒，点火，待砂锅内水煮开后，转小火煲约30分钟，再放入玉米，一同煲制10～15分钟。煲好后去掉姜片、葱结，加入适量的盐调味即可。

（2）豌豆烩玉米

材料：豌豆、玉米、草鱼、鸡肉、胡萝卜、盐、料酒、胡椒粉、淀粉、葱姜蒜、香油。

做法：将豌豆粒、玉米粒解冻，分别用沸水焯一下备用；胡萝卜洗净去皮切小丁；鱼肉洗净切小丁，加盐、料酒、胡椒粉，淀粉上浆；鸡肉切小丁备用；葱姜蒜切末。炒锅倒油烧至三成热，下入上好浆的鱼肉滑熟捞出；再把鸡肉用同样的方法滑散捞出。锅内注入油，下入葱姜蒜末炒香，烹料酒，放入胡萝卜丁、玉米粒、豌豆粒炒熟，再放入鸡肉、鱼肉、清汤，加盐调味，用水淀粉勾芡，淋入香油，即可出锅。

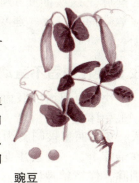

豌豆

（3）玉米鸡蛋牛肉羹

材料：甜玉米、胡萝卜、鸡蛋、牛肉、酱油、料酒、盐、鸡粉、水淀粉。

做法：牛肉洗净，切成小丁，或者切片；胡萝卜洗净去皮，切小丁；鸡蛋打散备用。炒锅放油烧热，将牛肉滑入稍加煸炒，加酱油、料酒调色调味，至熟盛出待用。胡萝卜也放入油锅中煸炒一下，然后取出备用。烧开一锅水，将胡萝卜粒和玉米粒下入锅中同煮，然后将蛋液均匀地倒入，边倒边搅动使其散开成蛋花。待汤再次滚开后加水淀粉使汤汁浓稠，加盐、鸡粉调味，这时将炒好的牛肉放入汤中即成。最后也可加入少许葱花做点缀。

肝硬化患者要做到从细节爱惜自己

肝硬化是指由一种或多种原因长期或反复损害肝脏，导致广泛的肝实质损害，肝细胞坏死，纤维组织增生，肝正常结构紊乱，肝质变硬的一种疾病。肝硬化患者如果不重视自己所患的疾病，那么就可能引发肝癌。"逆水行舟，不进则退"是对肝病最恰如其分的比喻。所以我们要关注肝脏，从生活的一点一滴做起，达到预防的目的。那么肝硬化患者平时该注意些什么呢？

1. 肝硬化患者不宜长期服化学药物

病理解剖发现，肝硬化的肝脏发生了弥漫性的肝细胞变性、坏死、再生、炎症细胞浸润和间质增生。因此，肝脏的解毒以及合成肝糖原和血浆蛋白的功能下降了，病人就会出现疲乏、食欲不振、饭后困倦、厌油、肝区疼痛、腹泻、腹水等一系列不适症状。尤其是食醉，就是吃完饭以后，立即想睡觉，这是肝脏有毛病的特征。肝脏失去了解毒功能，而如果病人还口服化学药物，那么肝细胞变性、坏死、再生、炎症细胞浸润和间质增生的过程就要加速。这就是许多肝硬化病人越治越坏的原因。

2. 肝硬化患者不能吃硬食

食管镜可以发现，食道壁上趴着许多像蚯蚓一样的东西，这就是曲张的静脉。这些曲张的静脉一碰就破，破了就要大出血，这是肝硬化病人最危险的并发症。避免大出血的唯一办法就是不吃硬东西，比如油条、饼干、烙饼等。

3. 肝硬化患者不宜动怒

快乐可以增加肝血流量，活化肝细胞。而怒气不仅伤肝，也是古代养生家最忌讳的一种情绪："怒气一发，则气逆而不顺。"动不动就想发脾气的人，在中医里被归类为"肝火上升"，意指肝管辖范围的自律神经出了问题。在治疗上，一般会用龙胆泻肝汤来平肝熄火。通过发泄和转移，也可使怒气消除，保持精神愉快。

4. 肝硬化需要食疗

伴随肝硬化疼痛时常还有全身虚弱、厌食、倦怠和体重减轻症状，这些主要通过饮食来调节。以低脂肪、高蛋白、高维生素和易于消化饮食为宜。做到定时、定量、有节制。早期可多吃豆制品、水果、新鲜蔬菜，适当进食糖类、鸡蛋、鱼类、瘦肉；当肝功能显著减退并有肝昏迷先兆时，应对蛋白质摄入适当控制，提倡低盐饮食或忌盐饮食。食盐每日摄入量不超过 1～1.5 克，饮水量在 2000 毫升内，严重腹水时，食盐摄入量应控制在 500 毫克以内，水摄入量在 1000 毫升以内。

5. 忌吃食物

禁忌进食酒、坚硬生冷和刺激性食物，也不宜进食过热食物以防并发出血；

胆汁性肝硬化应禁食肥腻、多脂和高胆固醇食物；

有腹水时应忌盐或低盐饮食；

肝昏迷时，应禁蛋白质；

食道静脉曲张时应忌硬食，给流质或半流质；

消化道出血时应暂时禁食，以静脉补充营养。

食疗方

1. 软肝药鳖

材料：鳖一只，枸杞子 50 克，淮山药 50 克，女贞子 15 克，熟地 15 克，陈皮 15 克。

做法：将众多食材一并放入锅中，加水煎汤，鳖熟后去药渣，加调料食用即可。

2. 牛肉小豆汤

材料：牛肉 250 克，赤小豆 200 克，花生仁 50 克，大蒜 100 克。

做法：混合加水煮烂，空腹温服，分两天服完，连服 20～30 天。

功效：滋养、利水、除湿、消肿解毒，治疗早期肝硬化。

清肝饮食，让肝炎乖乖投降

肝炎是最常见的严重传染病，它通常被分为 5 种类型：甲、乙、丙、丁、戊型肝炎。其中，甲型肝炎和乙型肝炎是最常见的肝炎种类。

休息和营养是肝病患者的治疗手段。俗语说："三分治七分养。"因为药物所起的作用是有限的，只有保证休息、营养的基础上才可能发挥作用。

防治肝炎，我们在平时的饮食方面要做的工作有：

（1）采用高蛋白低脂肪的饮食。

（2）合理补充蛋白质。多吃鱼、虾、鸭、去皮鸡肉、牛奶、黄豆、玉米、糯米、菜花；少吃带皮鸡肉、瘦肉、高脂纯牛奶、牛肉、羊肉、兔肉等。植物性蛋白质对人体非常有益，如豆制品、豆角、花生、芝麻、干果、玉米、谷类、瓜果等。

（3）常服蜂产品。蜂蜜具有滋补强壮作用、兴奋造血功能、调节心血管功能，此外还有抗菌、降血糖、抗癌作用、抗溃疡作用，能促进损伤组织的再生，有利于创伤组织的愈合。

（4）喝酸奶。酸奶成分中的乳酸杆菌进入人体肠道内，可繁殖生长，抵制和杀灭肠道内的腐败菌。

（5）多吃西瓜。西瓜，性寒，具有清热解暑、除烦止渴、利尿降压的作用，所含的蛋白酶，可把不溶性蛋白质转化为可溶性蛋白质，因此对肝炎病人非常适合，是天然的治肝炎的食疗"良药"。

（6）适当饮茶。中医认为茶叶具有生津止渴、清热解毒、祛湿利尿、消食止泻、静心提神的功能。现在研究表明，茶叶中含有400多种化学物质，可以治疗放射性损伤，对保护造血机制，提高白细胞数量有一定功效。并用以治疗痢疾、急性胃肠炎、急性传染性肝炎等病。

（7）补充营养。维生素C，每天3000～5000毫克。维生素B_{12}及叶酸。研究表示，维生素B_{12}及叶酸，可以缩短疾病的恢复时间。钙及镁，每天500～1000毫克。

食疗方

1. 田鸡煲鸡蛋

材料：田鸡30～60克，鸡蛋2个。

做法：将二者一起入锅同煲，饮汤吃蛋。

功效：具有清热利湿、退黄疸、滋阴润燥、扶正化邪等功效。

2. 枸杞蒸鸡

材料：枸杞子15克，母鸡1只（约重1250克）。

做法：将母鸡在鸡肛门部开膛，挖去内脏，去毛洗净。枸杞洗去浮灰，装入鸡腹内，然后放入钵内（腹部向上），摆上姜、葱，注入清汤，加盐、料酒、胡椒面，隔水蒸2小时取出，拣去姜、葱，调好口味即成。食用枸杞子和肉，多喝鸡汤。每日2次，分4～6次吃完。

功效：补脾益肾，养肝明目。主治慢性肝炎肝肾阴虚、脾失健运、肝区隐痛、头晕目眩、视物昏花、食欲不振、腿膝酸软无力。

第四节

水生木，相应肾——肾主生发

❀ 肾为先天之本，为身体提供原动力

肾，俗称"腰子"，作为人体一个重要的器官，是人体赖以调节有关神经、内分泌免疫等系统的物质基础。肾是人体调节中心，人体的生命之源，主管着生长发育、衰老死亡的全过程。

《黄帝内经》说："肾者，作强之官，技巧出焉。"这就是在肯定肾的创造力。"作强之官""强"，从弓，就是弓箭，要拉弓箭首先要有力气。"强"就是特别有力，也就是肾气足的表现，其实我们的力量都是从肾来，肾气足是人体力量的来源。"技巧出焉"是什么意思呢？技巧，就是父精母血运化胎儿，这个技巧是你无法想象的，是由父精母血来决定的，是天地造化而来的。

肾的功能主要有四个方面：主藏精，主水液代谢，主纳气，主骨生髓。

1. 肾藏精，主生长发育和生殖

肾的第一大功能是藏精。精分为先天之精和后天之精。肾主要是藏先天的精气。精是什么？精是维持生命的最基本的物质。这种物质基本上是呈液态的，所以肾为水，肾精又叫肾水。肾还主管一个人的生殖之精，是主生殖能力和生育能力的，肾气的强盛可以决定生殖能力的强弱。

《内经·上古天真论》云："女子……七七，任脉虚，太冲脉衰少，天癸竭，地道不通，故形坏而无子也。丈夫八岁，肾气实，发长齿更……五八，肾气

衰，发堕齿槁……而天地之精气皆竭矣。"在整个生命过程中的生、长、壮、老的各个阶段，其生理状态的不同，决定于肾中精气的盛衰。故《素问》说："肾者主蛰，封藏之本，精之处也。"平素应注意维护肾中精气的充盛，维护机体的健康状态。

中医学认为，当生殖器官发育渐趋成熟时，肾中精气充盛，它可以促进人体生殖器官发育成熟和维持人体生殖功能。

2. 肾主管水液代谢

《素问·逆调论》："肾者水脏，主津液。"这里的津液主要指水液。《医宗必读·水肿胀满论》说："肾水主五液，凡五气所化之液，悉属于肾。"中医学认为人体水液代谢主要与肺、脾、肾有关，其中肾为最关键。肾虚，气化作用失常，可发生遗尿、小便失禁、夜尿增多、尿少、水肿等。尤其是慢性肾脏病的发生发展与肾密切相关。

3. 肾主纳气

肾的第二大功能是纳气，也就是接收气。《医碥》中记载："气根于肾，亦归于肾，故曰肾纳气，其息深深。"《类证治裁·喘证》中说："肺为气之主，肾为气之根。肺主出气，肾主纳气，阴阳相交，呼吸乃和。若出纳升降失常，斯喘作矣。"气是从口鼻吸入到肺，所以肺主气。肺主的是呼气，肾主的是纳气，肺所接收的气最后都要下达到肾。临床上出现呼吸浅表，或呼多吸少，动则气短等病理表现时，称为"肾不纳气"。

4. 肾主骨生髓

《素问·痿论》说："肾主身之骨髓。"《病机沙篆》指出："血之源在于肾。"《侣山堂类辨》认为："肾为水脏，主藏精而化血。"这里髓包括骨髓、脊髓、脑髓。老年人常发生骨质疏松，就与肾虚、骨骼失养有关。中医认为血液的生成，其物质基础是"精"和"气"，精包括水谷精微和肾精，气是指自然之清气。慢性肾衰患者常出现肾性贫血，就与肾虚密切相关。

中医学认为，肾是先天之本，也就是一个人生命的本钱，人体肾中精气是构成人体的基本物质，与人体生命过程有着密切的关系。人体每时每刻都在进行新陈代谢。肾脏将这些有害物质通过尿排出体外，以调节机体水、电解质和酸碱平衡，保持生命活动的正常进行。所以要保持健康、延缓衰老，应保护好肾脏功能。

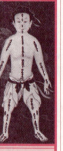

五味五色入五脏：肾喜黑，耐咸

我们来看看五色五味食物如何养护我们的肾脏。

肾色为黑色，属冬天。黑色的食品有益肾、抗衰老的作用。冬季适宜养肾。

因此，冬天应适当多吃黑桑葚、黑芝麻、黑米、黑豆、何首乌、熟地等黑色食品，它们都有补内益气、固肾延年的作用，特别对机体渐渐出现衰退现象的中老年人，应该多选食黑色食物。吃的食物越黑越健康，对于补肾尤其重要。中医理论也认为黑色食物滋养肾脏。黑色食物一般含有丰富的微量元素和维生素，包括黑米、黑豆、黑芝麻、黑枣、黑荞麦，就是最典型的代表。

"黑色食品"个个都是养肾的"好手"。这五种食物一起熬粥，更是难得的养肾佳品。

（1）黑米：也被称为"黑珍珠"，含有丰富的蛋白质、氨基酸以及铁、钙、锰、锌等微量元素，有开胃益中、滑涩补精、健脾暖肝、舒筋活血等功效，其维生素 B_1 和铁的含量是普通大米的7倍。冬季食用对补充人体微量元素大有帮助，用它煮八宝粥时不要放糖。

（2）黑荞麦：可药用，具有消食、化积滞、止汗之功效。除富含油酸、亚油酸外，还含叶绿素、芦丁以及烟酸，有降低体内胆固醇、降血脂和血压、保护血管功能的作用。它在人体内形成血糖的峰值比较延后，适宜糖尿病人、代谢综合征病人食用。

（3）黑枣：有"营养仓库"之称的黑枣性温味甘，有补中益气、补肾养胃补血的功能；含有蛋白质、糖类、有机酸、维生素和磷、钙、铁等营养成分。

（4）黑豆：黑豆被古人誉为"肾之谷"，黑豆味甘性平，不仅形状像肾，还有补肾强身、活血利水、解毒、润肤的功效，特别适合肾虚患者。黑豆还含有核黄素、黑色素，对防老抗衰、增强活力、美容养颜有帮助。

（5）黑芝麻：黑芝麻性平味甘，有补肝肾、润五脏的作用，对因肝肾精血不足引起的眩晕、白发、脱发、腰膝酸软、肠燥便秘等有较好的食疗保健作用。它富含对人体有益的不饱和脂肪酸，其维生素 E 含量为植物食品之冠，可清除体内自由基，抗氧化效果显著。对延缓衰老、治疗消化不良和治疗白发都有一定作用。

此外，李子、乌鸡、乌梅、紫菜、板栗、海参、香菇、海带、黑葡萄等，都是营养十分丰富的食物。肾不好的人，可以每周吃一次葱烧海参，将黑木耳和香菇配合在一起炒，或炖肉时放点板栗，都是补肾的好方法。

五味之中，咸味入肾。咸为五味之冠，百吃不厌。咸有调节人体细胞和血液渗透、保持正常代谢的功效。因此，呕吐、腹泻、大汗之后宜喝适量淡盐水。咸类食物是走骨的，走骨就是走肾。如果病在骨上，就要少吃咸，这样才能把骨养好，把肾养好。

除了在饮食上调理肾脏外，还有一些其他的养护肾脏的小秘诀。在六字诀练习中肾脏最喜欢"吹"字。

冬养肾，藏阳气保精气

冬季的主气为寒，寒为阴邪，易伤人体阳气，阴邪伤阳后，人体阳气虚弱，生理机能受到抑制，就会产生一派寒象，常见情况有恶寒、脘腹冷痛等。另外，冬季是自然界万物闭藏的季节，人体的阳气也要潜藏于内，由于阳气的闭藏，人体新陈代谢水平相应降低，因而需要生命的原动力"肾"来发挥作用，以保证生命活动适应自然界的变化，人体能量和热量的总来源是肾，也就是人们常说的"火力"，"火力"旺说明肾脏机能强，生命力也强，反之生命力就弱。冬天，肾脏机能正常则可调节机体适应严冬的变化，否则将会导致心脏代谢失调而发病。因此，冬季养生的重点就是"防寒固肾"。

《灵枢·天年》中，黄帝问岐伯，有人不能寿终而死的原因。岐伯回答："脉少血，其肉不石，数中风寒……故中寿而尽也。"其中"数中风寒"便是早亡的一个重要原因。所以我们要健康、要长寿，就要防寒。现在很多人，尤其是时尚女性，冬天的时候，上身穿得厚厚的，下面却只穿条裙子。这样的装束，虽然美丽，但对身体的伤害是无穷的。俗话说"风从颈后入，寒从脚下起"。虽然血总是热的，但很多人气血虚弱，或阳气不足，新鲜血液很难循环到脚上去，没有热血的抵挡，寒气便会乘虚从脚下侵入，所以为了你的健康，请穿上棉鞋、厚袜子和暖裤吧。

冬三月，这个季节寒水结冰，地表干裂，一派生机闭塞之象。人在此时千万不要扰动阳气的收藏，起居应该早睡晚起，早睡以养阳气，保持温热的身体。一定要等太阳出来了才起来活动，这时人体阳气迅速上升，血中肾上腺皮质激素的含量也逐渐升高，此时起床，则头脑清醒、机智灵敏，而且早晨空气中负离子浓度高，对人体也非常有益。

冬季属阴属水，要藏得住才能保证春季的生发。因此，冬季一定要养好肾阴，要收敛，澡都要少洗，每周一到两次，但可以每天用热水泡脚。这样才能养住体内已经收敛的阳气，所谓"无扰乎阳"。

衣服要穿暖，多晒太阳，冬天不宜洗冷水澡，也不提倡冬泳，以免阳气耗损太大；多吃温补性食物，这些食物能温暖人身，驱除寒邪。温热性食物主要指温热及养阳性食物，如羊肉、牛肉、鸡肉、狗肉、鹿茸等，冬天以炖食最好。其中，羊肉和鸡是冬天温补的主要肉食品，羊肉的膻味可用花椒、料酒及大蒜去除。鸡是中国传统的补品，俗话说："逢九一只鸡，来年好身体。"就是说要多吃鸡，冬天喝鸡汤最好。多吃益肾食品，如腰果、芡实、山药熬粥、栗子炖肉、白果炖鸡、大骨头汤、核桃等；多吃黑色食品，因黑色入肾，如黑木耳、黑芝麻、黑豆、黑米、乌骨鸡等"黑色食品"都可补肾；多吃冬令节气菜，如萝卜，萝卜可顺气，还有抗癌作用；多吃养阴食物，如龟、鳖、鱼、海参、甲鱼等。

另外，中医认为肾藏精，是人的生命之本。房事不节，会损伤肾精，久而久之，便会使肾气亏损，产生精神委靡、耳目失聪、面容憔悴、皮肤干枯等未老先衰的症状。冬季与肾脏相应，因此这个季节应节制性生活，以保肾固精。

中医认为，肾有藏精、主生长、发育、生殖、主水液代谢等功能，被称为"先天之本"。肾亏精损是引起脏腑功能失调、产生疾病的重要因素之一。

故许多养生家把养肾作为抗衰防老的重要措施。

可以说，人体衰老与寿命的长和短在很大程度上取决于肾气的强弱。《黄帝内经》指出："精者，生之本也"。《寿世保元》云："精乃肾之主，冬季养生，应适当节制性生活，不能恣其情欲，伤其肾精。"

食疗方

1. 首乌龟肉汤

材料：乌龟一只，制首乌30克，桑葚子15克，旱莲草15克，女贞子15克，适量葱、姜、食盐。

做法：将乌龟活剖，去肠杂洗净，放入沸水中脱去血水，去里皮，斩成2厘米见方的块状备用。将首乌、桑葚子、旱莲草、女贞子洗净后装入纱布袋中扎紧口。将龟肉及龟壳、药袋、葱段、姜丝适量一齐放入锅中，加清水适量，武火煮沸捞去浮沫，文火煮2小时即可。

用法：食肉喝汤。

功效：常喝此汤可滋阴补肾。用于肾阳不足而致的黄褐斑、肥胖症及头昏耳鸣，腰腿酸软，心烦易怒等。

2. 羊肾韭菜粥

材料：羊肾1对，羊肉100克，韭菜、枸杞子、粳米各适量。

做法：将羊肾对半切开，切成丁状；羊肉、韭菜洗净切碎。先将羊肾、羊肉、枸杞子、粳米放锅内，加水适量，文火煮粥，待快熟时放入韭菜，再煮二三沸，每日食用。

用法：每日1～2次，温热食。

功效：补肾气，益精髓。主治肾虚劳损，腰脊疼痛，足膝痿弱，耳聋，消渴，阳痿，尿频，遗溺。《本草纲目》说："《千金》《外台》《深师》诸方治肾虚劳损，消渴，脚气，有肾沥汤方甚多，皆用羊肾煮汤煎药，盖用为引向，各从其类是也。"

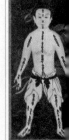

3. 虫草乌鸡

材料：冬虫夏草10克，乌鸡一只，果杞30克，姜、葱、食盐适量。

做法：将乌鸡宰杀后，除去毛桩、内脏，洗净后备用。冬虫夏草、果杞洗净。将冬虫夏草、果杞、适量食盐、姜、葱段放入鸡腹中缝合，放入蒸锅中蒸至鸡肉烂即可。

用法：佐餐，肉、药同食。

功效：虫草乌鸡最大的特点就是益气补肾。用于肾气亏虚而致的头昏乏力，气短喘促，腰膝酸软，心慌汗多，久咳不愈等。

女怕伤肾，女人也需治肾虚

每当人们说到肾虚，都会想到这是男人的专利，其实女性也容易患上肾虚。"男怕伤肝，女怕伤肾"，女性一旦肾虚，很快就会出现精神疲惫、记忆力下降、月经紊乱、反应迟钝、腰酸腿软、皮肤干燥、面容枯槁、骨骼脆弱等症状。

女性跟男性比较，阳气较弱，如果工作与家庭的压力过大、饮食不注意预防寒凉，或是长期处在冷气设备的工作环境中，更容易患肾虚，致使过早衰老。肾虚一般多见于更年期女性，表现为失眠多梦、烦躁易怒、脱发、口干咽燥、黑眼圈与黄褐斑等"肾阴虚"的症状。

目前，有不少年轻女性也患上了肾虚，她们多属于"肾阳虚"，因脾阳虚所引起，表现为畏寒怕冷、食欲不振、消化不良、精神萎靡等，因为女性本身阳气相对较弱的生理特点，加上生活、工作压力大，精神长期处于紧张状态，造成女性的脾胃功能转弱，从而出现脾阳虚。

肾虚让女人不再健康美丽，要摆脱肾虚，需要做好三步工作。

第一步，辨肾虚之阴阳。

中医治疗，讲究对症寻因。而临床上，肾虚又可以分为多种，以肾阳虚、肾阴虚、肾气虚和肾精虚比较多见。虽然同为虚症，可它们的症状表现却是各有不同。所以，必须先弄清楚各种肾虚之间的区别，选择合适的护肾方法。

第二步，为自己设计一套个人护肾办法。

从日常生活开始，除了做到劳逸结合，均衡饮食，平时多参与休闲活动，减轻精神压力，释放不良情绪外，应当多做一些简单的按摩和体操，也能达到护肾健肾的功效。例如经常活动腰部，可使腰部气血循环畅通，使肾气得到不断充养；自我按摩脚心。脚心的涌泉穴是浊气下降的地方，经常按摩涌泉穴，可益精补肾、强身健体、防止早衰。

第三步，对症进补。

药补不如食补的道理人人都知道，可是面对各种各样的肾虚，又是各有各的补法，所以我们要对症进补。例如，肾阳虚时需补虾、虫草、羊肉、狗肉、麻雀肉、韭菜等；肾阴虚时需补银耳、羊乳、猪脑、猪皮、鸽肉、龟肉、鳖肉、蚌肉、黑大豆、黑芝麻、樱桃、桑葚、山药、枸杞子等。

食疗方

1. 鹿茸枸杞猪腰子汤

材料：鹿茸10克，枸杞子25克，猪腰2个（去内膜，切碎）。

做法：将猪腰放入锅中，加生姜小炒至熟，与鹿茸、枸杞子放入锅内隔水炖熟，调味即成（进食时可加半匙白酒）。每星期可食用一两次。

功效：补肾阳，适于因肾阳亏损而造成的头晕、耳鸣、疲倦无力、怕冷等。

2. 冬虫夏草淮山鸭汤

材料：虫草15克，淮山20克，鸭1只。

做法：将鸭和虫草、淮山放入锅内隔水炖熟，调味即可。每星期可食用一两次。

功效：滋阴补肾，适用于因肾阴不足而导致的失眠、耳鸣、腰膝酸痛、口干咽燥等。

以食利尿消肿，肾炎患者的出路

肾炎主要分为急性肾炎和慢性肾炎两大类，都有其独特的特点。

1. 急性肾炎

急性肾小球肾炎简称急性肾炎，是儿童及青少年人群的常见病，感染甲族B组溶血性链球菌是主要病因，是机体对链球菌感染后的变态反应性疾病。轻度患者出现咽炎、扁桃体炎、中耳炎、丹毒、脓疱疮、浮肿等症状；重者短期内可有心力衰竭或高血压脑病而危及生命。此外，还可有恶心、呕吐、厌食、鼻出血、头痛、疲乏、抽搐等症状。急性肾炎的病程长短不一，短者仅数日就可痊愈，长者可达1年以上。

2. 慢性肾炎

慢性肾小球肾炎简称慢性肾炎，青壮年是主要感染人群，是机体对溶血性链球菌感染后发生的变态反应性疾病，病变常常是双侧肾脏弥漫性病变。病情发展较慢，病程在1年以上，初期病人可毫无症状，但随病情的发展逐渐出现蛋白尿及血尿，病人疲乏无力、浮肿、贫血、抵抗力降低以及高血压等症。晚期病人可出现肾衰竭而致死亡。中医认为本病属"水肿""头风""虚劳"等范畴。

预防肾炎，人们在平时的饮食要多样化，吸收全面的营养，应适当补充含优质蛋白的鸡蛋、瘦肉、鱼类等，脂肪类以植物油为佳。多吃芝麻、木耳等黑色食物滋养肾脏，注意每天进食适量的蔬菜水果。

肾炎饮食要视患者有无高血压及浮肿情况，分别给予少盐、无盐饮食。选用生理价值高的蛋白质，如蛋类、乳类、肉类等，以补偿排泄损失，避免和治疗浮肿及贫血。宜选用富含维生素A、维生素B_2及维生素C的食物。可饮用橘汁、西瓜汁、橙汁和菜汁等，以利尿消肿。若伴有高血压或高脂蛋白血症者，须限制膳食中的饱和脂肪酸与胆固醇的含量。对有贫血的病例，

食疗方

1. 冬瓜羊肺汤

材料：羊肺250克，冬瓜250克，葱、姜适量，盐少许。

做法：羊肺洗净切成条状，放在油锅中炒熟，再将冬瓜切片，加水适量，文火炖煮，可放葱、姜调味，不加盐，以上为1日量，随餐食用，1周为1个疗程，间隔3日，继续下一个疗程。

功效：能消肿补虚，主治水肿。

2. 番茄烧牛肉

材料：牛肉150克，番茄150克，酱油50毫升，白糖10克，精盐5克，蚝油、料酒各2.5克，姜丝、葱丝、植物油各少许。

做法：把牛肉洗净，切成方块；番茄洗净，去皮去子，切成块；锅置火上，放油，烧热，放姜、葱丝煸炒，下入牛肉煸炒几下，烹入料酒、蚝油，加入水（浸没牛肉），放精盐、白糖，烧至熟，再加入番茄烧至入味，出锅即成。

功效：西红柿性凉味酸、甘，有清热解毒、凉血平肝、生津止渴、健胃消食等功效；牛肉营养丰富，其性温味甘、咸，有补脾和胃、益气增血、强筋健骨等功效。将二者合烹食，可平肝清热，滋养强壮。对慢性肾炎有疗效。

应选用富含蛋白质和铁的食物，如肝、腰子、牛肉、蛋黄及绿叶蔬菜等。

急性肾炎病人多采用高碳水化合物来补充机体热量，尽量采用多品种的主食，如玉米面和富强粉做发糕或窝头配大米稀饭，选用富含维生素、低钾、低钠的蔬菜水果，蔬菜如油菜、葱头、西红柿等，水果可吃苹果、草莓、葡萄、橙子等。蛋白质的选用一般以牛奶、鸡蛋、带鱼、牛肉等优质动物蛋白为主，不过要限量进食。

肾病综合征，降"三高"升"一低"

"三高一低"是肾病综合征的主要症状，即高蛋白尿、水肿、高脂血症和低蛋白血症。尤其是严重蛋白尿者，每天从尿排出的蛋白质在10克以上的任何肾疾病，都可能引起肾病综合征的发生。每天尿蛋白排出量>3.5克，血清血蛋白<30克/升，可确诊为肾病综合征。

高血脂、高胆固醇饮食的摄入是肾病综合征发病的重要原因。要预防肾病综合征，人们平时的饮食要控制脂肪和胆固醇的摄入量，多吃萝卜、玉米、黄豆、大枣、海带、山楂、牛奶、花生、芹菜、黄瓜等食物，有效降低体内血脂，预防肾病综合征发作。

纠正"三高一低"，是肾病综合征患者食疗的主要目的，这主要通过采用高能量、高生物价、高蛋白质饮食，限制钠摄入量，控制脂肪和胆固醇的饮食方式来实现。肾病综合征患者饮食宜清淡，适当饮水，多食含维生素多的蔬菜和水果，维生素及矿物质的补充也利于缓解肾病综合征患者的病情，宜选择富含铁及B族维生素、维生素A和维生素C食物。长期大量蛋白尿，使钙磷缺乏，导致骨质疏松，发生低钙血症，故必须注意钙的补充，多喝牛奶。明显水肿者还应限制进水量，也要多增加膳食纤维，以辅助降低血氮，减轻酸中毒。

为了降"三高"升"一低"，我们平时要忌食酱豆腐、咸菜、咸蛋、松花蛋等含钠食物；禁食含碱主食及含钠高蔬菜，如白萝卜、菠菜、小白菜、油菜等。

食疗方

1. 茯苓赤小豆粥
材料：茯苓25克，赤小豆30克，大枣10枚，粳米100克。
做法：先将赤小豆冷水浸泡半日后，同茯苓、大枣、粳米煮为粥。早晚餐温服食。

2. 玉米豆枣粥
材料：玉米50克，白扁豆25克，大枣50克。
做法：将上3味共煮成粥，每日食用1次。

治疗肾结石，就找消坚排石汤

肾结石，属于泌尿系结石的一种，多数位于肾盂肾盏内，小结石可随体位而移动，较大结石其形态与所在腔道形态一致，可表现为典型的鹿角形或珊瑚形，肾实质结石少见。在中医理论中，本病属于"淋症"范畴，常以小便排出砂石为主证，故称之为"石淋"。

对于肾结石的治疗，虽然西医方法不少，如体外碎石、微创手术等，但都是以对人体的损害为代价的，而中医药治疗不仅可以避免手术对肾实质的损伤，而且可以更有效地促进肾积水的吸收、感染的消退以及肾功能的恢复。因而，中药治疗肾结石，有着独特的优势。

一般来讲，中医治肾结石多采用清热利湿，涤石通淋的方法，即通过药物的利尿作用，增加尿流量，促进输尿管蠕动，从而有利于结石的排出。专家指出，这一治法的作用受到一定的制约，对于结石停留于上尿路，特别是肾盏较高部位，体积较大者效果就会不明显。因此，"凡结石停留必使气血阻遏，而结石之排出又必赖气血之宣通以推动之。"基于这一理论，专家总结精炼出验方"消坚排石汤"，临床疗效非常显著。

组成：金钱草 50 ~ 75 克，三棱 15 克，莪术 15 克，鸡内金 15 克，丹参 20 克，赤芍 15 克，红花 15 克，牡丹皮 15 克，瞿麦 20 克，扁蓄 20 克，滑石 20 克，车前子 15 克，桃仁 15 克。

用法：水煎，日一剂，早晚温服。

方中，金钱草清热解毒、利尿排石，同时兼能活血化瘀，为治疗尿路结石首选；三棱、莪术、鸡内金破积软坚行气；赤芍、牡丹皮、丹参、桃仁、红花活血化瘀、散痛消肿，再配以扁蓄、瞿麦、滑石、车前子利湿清热；诸药相伍，共奏溶石排石之效。

另外，患病时间长了，会导致正气亏虚，所以应扶正与驱邪兼顾，肾气虚者可以加入熟地、枸杞子、山药、菟丝子等；肾阳不足者，加入肉桂、附子、茴香等；兼有气虚者，可以适当配合党参、黄芪。专家曾治一肾结石患者，经用一般排石药物治疗无效，后发现患者面色萎黄，气短易倦等气虚的现象，于是在消坚排石汤中加入黄芪 30 克，党参 20 克，服药 30 剂，结石随小便排出。

还有，值得注意的是，肾结石并不是成年人的专利，很多婴幼儿也患上了结石。对于家长来说，及时发现及时治疗是最关键的。小儿肾结石发病早期，大孩子往往诉说腰或腹股沟疼痛，不会诉说的小孩则表现为哭闹，颜面苍白，出冷汗。可出现排尿不畅，尿淋漓，尿中断，排尿困难，甚至血尿，部分伴有呕吐，腹泻，如并发尿路感染，则以全身症状就诊，如低热，食欲不振，消瘦，生长发育迟滞等。尿检查有多数白细胞，偶尔可见以急性无尿为首发病例。另外，B超是简单易行的检查方式，能及时发现肾结石。

以食养肾调虚,走出尿毒症这片险滩

尿毒症是由于各种疾病造成肾脏严重损害时,肾脏功能减退,应排泄的代谢物就在体内潴留而引发的各种症状,引起尿毒症的原因有:慢性肾小球肾炎、慢性肾盂肾炎、肾结核、肾小动脉硬化症、泌尿道结石、前列腺肥大、膀胱癌、红斑狼疮、糖尿病等。

尿毒症最初表现于胃肠道症状,伴有恶心、呕吐和腹泻,口中有氨味,牙龈也常发炎,口腔黏膜溃烂出血等。失眠、烦躁、四肢麻木灼痛,晚期可出现嗜睡甚至抽搐、昏迷。心血管系统可出现高血压、心包炎及心力衰竭引起的心前区疼痛、心悸、心急、上腹胀痛、浮肿、不能平卧等。血液系统可出现贫血及黏膜出血现象。呼吸系统可有肺炎及胸膜炎引起的咳嗽、胸痛。

尿毒症的病因繁多,故此应注意饮食营养的均衡搭配,养成良好的饮食习惯,才能有效预防尿毒症。对尿毒症患者应给予低蛋白饮食,以减少体内氮质代谢产物的生成和潴留。由于进食蛋白量少,因此应尽量选用营养价值较高的鸡蛋、牛奶等动物蛋白质食物,而少用豆制品等植物蛋白。根据病情供给适量的水分。选择含锌铁硒的饮料和食品以补充维生素及微量元素。

尿毒症患者要限制摄入含镉量高的食物,如由动物肝和肾制成的食物、比目鱼、蚌类、扇贝、生蚝以及在污泥中长成的蔬菜;忌食含磷高的食物,如动物的内脏、脑应避免食用;避免高尿酸食物,如海鲜、小鱼干及豆类;忌吸烟,烟对肾脏有害无益。

食疗方

1. 桂圆粥

材料:桂圆60克,粳米100克,红糖少许。

做法:黄芪切成薄片,粳米淘洗干净。黄芪放入锅内,加清水适量,用中火煮沸后,去渣取药汁。粳米放锅内,加药汁,清水适量,用武火烧混后,转用文火煮至米烂成粥。每日2次,早晚各1次。

功效:适用于老年浮肿、慢性肾炎、体质虚弱者,但舌质红者忌服。

2. 生姜大枣粥

材料:鲜生姜12克,大枣6枚,粳米90克。

做法:生姜洗净后切碎,用大枣、粳米煮粥。每日2次,做早晚餐服用,可常年服用。

功效:适用于轻度浮肿、面色萎黄者。

第五节

火生土，相应心——心主神明

心为"君主之官"，君安才能体健

《黄帝内经》把人体的五脏六腑命名为十二官，其中，心为君主之官。它这样描述心："心者，君主之官，神明出焉。故主明则下安，主不明，则十二官危。"君主，是古代国家元首的称谓，有统帅、高于一切的意思，是一个国家的最高统治者，是全体国民的主宰者。把心称为君主，就是肯定了心在五脏六腑中的重要性，心是脏腑中最重要的器官。

"神明"指精神、思维、意识活动及这些活动所反映的聪明智慧，它们都是由心所主持的。心主神明的功能正常，则精神健旺，神志清楚；反之，则神志异常，出现惊悸、健忘、失眠、癫狂等症候，也可引起其他脏腑的功能紊乱。另外，心主神明还说明，心是人的生命活动的主宰，统帅各个脏器，使之相互协调，共同完成各种复杂的生理活动，以维持人的生命活动，如果心发生病变，则其他脏腑的生理活动也会出现紊乱而产生各种疾病。因此，以君主之官比喻心的重要作用与地位是一点儿也不为过的。

在生活中，人们常用"心腹之患"形容问题的严重性，却不明白为什么古人要将心与腹部联系起来。所谓"心"，即指心脏，对应手少阴心经，属里；"腹"就是指小肠，为腑，对应手太阳小肠经，属表。"心腹之患"就是说，互为表里的小肠经与心经，它们都是一个整体，谁出现了问题都是很严重的。

正是因为心脏对人体健康决定性的作用，我们平常要加强对心脏的养护，还要多注意自身的变化，以便尽早发现心脏疾病，中医认为"心开窍于舌"

"舌为心之苗",也就是说心与舌的关系密切,心脏的情况可以从舌的色泽及形体表现出来。心的功能正常,舌红润柔软,运动灵活,味觉灵敏,语言流利;心脏气血不足,则舌质淡白,舌体胖嫩;心有瘀血,则舌质暗紫色,重者有淤斑;心火上炎,则舌尖红或生疮。所以,心的养生保健方法要以保证心脏主血脉和主神志的功能正常为主要原则。

养生先养心,心养则寿长

就养生而言,在中医里有"下士养身,中士养气,上士养心"的说法,也就是说,在中医看来,养心是养生的最高境界,是养生的核心和关键。

但是,由于日渐加快的社会节奏、竞争激烈等诸多因素的影响,人们的心理负荷日益加重,前所未有的巨大工作压力正在威胁着他们的健康。所以,学习养心理论,掌握养心技巧,积极投身养心实践,适度转移和释放压力,是目前最为有效的养生之道。

在生活中,人们应该学会在快节奏中提高自己的心理承受能力,在各种事件中保持平衡的心态,科学地安排自己的工作和生活,制定切实可行的工作计划或目标,并适时留有余地。无论每天工作多么繁忙,都应留出一定的休息时间,尽量让绷紧的神经有松弛的机会。

俗话说:"心在志为喜",就是说心的生理功能与七情中的"喜"关系密切,因此应每天保持愉快的心情。现代医学研究也证明,性格开朗、对人生充满乐观情绪的人多能健康长寿,其心血管病的发病率也明显降低。善于调整情绪,使自己总是处于乐观愉快的心态,是养心保健的最好方法。

在工作和生活中,难免会遇到烦恼,这时不要把忧愁痛苦强行积郁在心中,心情不好时,应尽量想办法宣泄或转移,痛哭一场就是一个好办法。心理学家指出:痛哭是一种自我心理保护措施,能使不良情绪得以宣泄和分流,哭后心情自然会畅快一些。在遇到挫折时要有自信心,相信自己的力量,这样才有利于理清思路,克服困难,走出逆境。

对于经常忙碌工作的人们来说,养成体育锻炼的习惯具有重要意义。适量的运动可促进心血管系统的健康,增强心脏的功能。每天安排一小时锻炼,或根据自身情况灵活掌握,不仅可以放松身心,还可以增强体质。

另外,合理的饮食结构能有效预防冠心病、心绞痛和心肌梗死等疾病的发生率。饮食养心的基本原则就是以清淡饮食为主,尽量减少脂肪的摄入量(特别是动物性脂肪),平时应戒烟酒,不要暴饮暴食。

五味五色入五脏:心喜红,耐苦

我们来看看五色五味食物如何养护我们的心脏。从颜色上来讲心脏喜欢

"红"色的,从口味上来讲"苦"的养心。那我们可以吃些赤小豆来补心,吃些苦味来降火。

下面就为大家介绍一款平时养心的佳品:

五行益寿养心粥

材料:通心(去核)红枣20枚,通心(去心)莲子20粒,葡萄干30粒,黄豆30粒,黑米适量(家里吃的人多,黑米就多放一些)。由于葡萄干和红枣本身具有香甜之味,此粥不用放糖,一样甜润可口。

做法:将以上五种食物浸泡一宿,共同煮烂后即可食用,工作忙,没时间煮粥的上班族可以把它们加工成粉末,每次用开水冲着吃,效果一样。

苦味的东西是走血的,即走心。如果病在心上,就少吃苦味食物,让心生发一下。但苦味食物可以清热、泻火。例如莲子心能清心泻火、安神,可以治疗心火旺的失眠、烦躁之症。

苦瓜营养丰富,具有除邪热、解劳乏、清心明目的功效,经常食用可以祛心火,增强人体免疫力。《随息居饮食谱》载:"苦瓜青则苦寒,涤热、明目、清心。可酱可腌,鲜时烧肉先瀹去苦味,虽盛夏肉汁能凝,中寒者勿食。熟则色赤,味甘性平,养血滋甘,润脾补肾。"

苦瓜可烹调成多种风味菜肴,可以切丝、切片、切块,作佐料或单独入肴,一经炒、炖、蒸、煮,就成了风味各异的佳肴。如把苦瓜横切成圈,酿以肉糜,用蒜头、豆豉同煮,鲜脆清香。我国各地的苦瓜名菜不少,如青椒炒苦瓜、酱烧苦瓜、干煸苦瓜、苦瓜烧肉、泡酸苦瓜、苦瓜炖牛肉、苦瓜炖黄鱼等,都色美味鲜,有生津醒脑、祛除心火的作用。

另外,心主神志,心火过旺,人就会表现出烦躁不安、易怒等症状。所以名医朱丹溪说:"盖相火藏于肝肾阴分,君火不妄动,相火惟禀命守位而已,焉有燔灼之虐焰,飞走之狂势也哉!"要防止相火妄动就要"正心、收心、养心",保持精神安静内守。

夏季养心,防暑更要防贪凉

夏季气温逐渐升高,并且达到一年中的最高峰,而且夏季雨量丰沛,大多数植物都在此季"疯狂生长",人体的阳气在这个时候也较为旺盛,因此夏季养生要注意顺应阳气的生长。

但我们都有这样的经验,每到夏天就觉得心烦气躁。老辈人会告诉你:"心静自然凉。"话虽简单,做起来可不容易。就算待在空调房里,还是会觉得心神不安。这是因为夏季属火,又因火气通于心、心性为阳,所以夏季的炎热最容易干扰心神,使心神烦乱,总觉得心里不得安宁。而心烦就会使心跳加快,心跳加快就会加重心脏的负担,诱发疾病。由此可见,我们夏季养生就要重在养心。那么具体应该如何去做呢?

第一,要保证睡眠。中午的时候人们总是精神不振、昏昏欲睡,因此有条件的话可以增加午休的时间，以消除疲劳，保持精力充沛。

第二，要保证营养。夏季天热气压低，人吃饭少，营养补充不足，而且，天亮得早、黑得晚，人劳作的时间加长，睡眠也不足。总的来讲，人体消耗大，一方面是出汗，一方面是活动时间多，人的体质会下降。所以这时候更应该注意养自己的身体，增加营养，多吃绿叶蔬菜和瓜果。

第三，要及时补水，要多喝凉白开水，不能用饮料代替饮水，因为饮料中含有糖分，含糖越多，渗透压也越高，越不容易为细胞吸收，容易引起体内缺水，这也是饮料不如水解渴的原因。

第四，不能因暑贪凉。《黄帝内经》里说"防因暑取凉"，这是告诫人们在炎热的夏天，在解暑的同时一定要注意保护体内的阳气，因为天气炎热，出汗较多，毛孔处于开放的状态，这时机体最易受外邪侵袭。所以不能只顾眼前的舒服，过于避热趋凉，如吃冷饮、穿露脐装、露天乘凉过夜、用凉水洗脚，这些都能导致中气内虚，暑热和风寒等外邪乘虚而入。

第五，保持心静。夏天容易使人心烦，特别是在气温高、无风、早晚温度变化不明显时，更容易使人心胸憋闷，产生烦躁和厌烦情绪，从而诱发精神疾病，因此夏季也是心脏病多发季节，因为心脏是五脏之神，夏天人容易郁闷气恼，所以会伤及心脏，从而诱发心脏病。养心应先做到心静，想要心静，首先应该懂得清心寡欲，因为心中少一分欲望，就会少一分烦恼，也就不会伤及心脏。另外，闭目养神也是养心的好办法，因为闭目养神可以帮助人排除心烦杂乱。

另外，夏天人们容易心火过旺，吃些味苦的食物有助于削减心火。因为这段时期出汗较多，中医认为此时宜多食酸味以固表。但是饮食又不可过寒，因为人体实际处于外热内寒的状态，所以冷食不宜多吃，多食则伤脾胃，会引起吐泻。此时应食西瓜、绿豆汤、乌梅等解渴消暑。食疗有荷叶茯苓、凉拌莴笋等，有清热解暑、宁心安神、补虚损、益脾胃的功效。

乌梅汤

材料：干乌梅，山楂，桂花，甘草，冰糖。

做法：干乌梅和山楂先加水泡开，连同少量的桂花和甘草将泡开的乌梅和山楂用纱布包起来。纱布包放在在注满水的大锅里，大火煮沸，再加入适量冰糖。小火熬煮6～7小时，在水大约被熬去一半的时候出锅。

《本草纲目》中说到用乌梅"煎汤代茶喝"可以治"泻痢口渴"。加入了山楂、甘草的乌梅汤可以治中热，去五心烦躁，解口渴。

夏季天气炎热，要注意劳逸结合，应尽量避免在烈日或持续高温下工作，注意午休，晚睡早起。睡觉时不要贪凉，最好不开电扇，不露天睡眠。中暑是夏季的常见病，人们可以用多吃防暑食物、保证睡眠等方法来避暑。另外，还要注意预防支气管哮喘、腹泻、肺气肿、慢性支气管炎等疾病。运动要避开高温时间，清晨和黄昏是最好的锻炼时间。运动时间不宜过长，强度不宜过大，散步、太极拳是夏季的理想运动。在运动后，不要饮用大量的凉开水，也不要用冷水冲澡。

夏天饮食应清淡，尽量少吃油腻食物；在流汗后，不仅要补充水分，还应补充盐分；夏季易中毒，所以要注意饮食卫生，并且不要食用变质食物。而茯苓、麦冬、小枣、莲子、百合、竹叶、柏子仁等，都是夏季不可缺少的养心佳品。

中医认为，人体生命活动以五脏为中心，而心神则是五脏六腑和一切生命活动的统帅，心神主宰情志。《黄帝内经·灵枢》说："心者，五藏（脏）六府（腑）之主也……故悲哀愁忧则心动，心动则五藏（脏）六府（腑）皆摇……"大意是说，心是五脏六腑的主宰者，悲哀愁忧等情志活动影响到人的心神，人的心神不稳，就会影响到脏腑或身体的机能。

明朝万全《养生四要》中云："心常清静则神安，神安则精神皆安，以此养生则寿，没世不殆。""心劳则神不安，神不安则精神皆危，使道闭塞不通，形乃大伤，以此养生则殃。"清代《老老恒言》则认为"养静为摄生首务"。这些精辟论述，给"养静""清静""心静"赋予了积极的意义。

下面，我们就为大家推荐几款可用于清心安神的药膳：

（1）柏子仁酸枣仁炖猪心

材料：柏子仁15克，酸枣仁20克，猪心1个，食盐适量。

做法：柏子仁、酸枣仁研细成末。猪心洗净血污，把柏子仁、酸枣仁粉放入猪心中，用砂锅加水适量炖至熟即可食用。

用法：食猪心、喝汤。每次适量服用。每周一次。

功效：此药膳具有养心安神之功效。适用于心慌气短，失眠盗汗，大便秘结，五心烦热等心阴不足者。

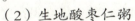

酸枣

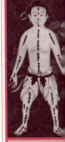

（2）生地酸枣仁粥

材料：酸枣仁30克，鲜生地60克，粳米100克。

做法：将酸枣仁研末，以水研滤取汁。鲜生地洗净，捣烂绞取汁。用酸枣仁汁兑入适量清水，煮粳米为粥，将熟时再加入生地汁，更煮三五沸即成。

用法：临睡前半个时辰，温热服之。

功效：滋阴清热，养心安神。可用于心肝血虚引起的失眠多梦、心烦、潮热盗汗、手足心热等症。枣仁味酸带甘，养心益肝，为治疗虚烦不眠的要药。

（3）玫瑰花烤羊心

材料：鲜玫瑰花50克，羊心150克，食盐适量。

做法：将鲜玫瑰花（或干品15克）放入小锅中，加入食盐，煎煮片刻，待冷备用。然后将羊心洗净，切成长小块，穿在烤签或竹签上，边烤边蘸玫瑰盐水，反复在明火上烤炙，烤熟稍嫩即可食用。

用法：空腹热食。

功效：补心安神。可用于心血不足、惊悸失眠、抑郁、健忘等症。

（4）冰霜梅苏丸

材料：盐梅肉200克，麦冬50克（去心），薄荷叶50克（去梗），柿霜50克，细茶50克，紫苏叶25克（去梗），人参50克。

做法：共研为细面，白糖200克为丸，芡实大。

用法：每服一两粒。随时食丸。

功效：霜以清肺，酸能收火，甘以治燥。能除内热，消烦渴，生津液，解酒毒，清头目，润咽喉，定心慌，伸劳倦。及出外远行、暑热作渴、茶水不便，此药尤宜多备。

用透明的食物来补养我们的心脏

保养心脏的食物，不仅能从其粗糙程度上来辨别其对心脏的好处有多大，而且还能看出来，例如那些看起来透明的食物，都是补养心脏的佳品。

透明的食物非常常见，比如夏天吃的凉粉，小吃摊上一般都有，现吃现拌，味道不错。凉粉的品种很多，比如绿豆凉粉，蚕豆凉粉，地瓜凉粉等，既可凉拌，又可清炒，是夏日养心不可缺少的美味佳肴。

藕粉和何首乌粉也是不错的补心食物，可取适量的藕粉放在碗里，加少许水调和，然后用开水冲开即可。藕粉可以作为日常的调养制品，既便宜又方便，特别是家有老人、孩子或者病人的情况下，藕粉更应常备常食。

另外，还可以用藕粉做成各种食物，比如甜点，也算得上餐桌上的一道风景。

透明的食品还有西米，可经常煮食，常见的消夏美食就有椰汁西米。

除了透明的食物养护心之外，一些粗制的粮食也是我们心脏的益友。

粗制的粮食是心脏的"守护神"

为什么精细食物在市场上的价格往往不如粗制食物的价格高呢？这是因为，人们已经意识到粗制食物对人体健康的重要性。

经过精加工的食物，不仅丢失了皮中的营养，而且丧失了胚芽中的营养。胚芽是生命的起点，它的功效可以直接进入人体的心系统，对人的心脏有非常好的保健作用。

因此，如果要保护好心脏，那么平时一定要多吃粗制的食物，特别是心脏不好的人，在选购粮食时，一定要记得多给自己的心脏选点粗制的粮食，尽量买胚芽没有被加工掉的粮食，比如全麦、燕麦、糙米等。这些食物都是心脏的"守护神"。

另外，如果不是很喜欢吃粗粮，那么可以选择粗细搭配的食物，比如表面撒了一层麦麸的面包。

菠菜——敢与大自然作斗争的补心之神

唐宗海的《医易通说》里记载："凡种菠菜，以其子布地中，必更月朔而后生，不知何故？吾为之解曰：此菜色深绿，应三碧震卦；其根红，应震下一阳也。过月朔而月侯成震，是以此菜方生。草木之能应卦气，神妙如此。"其实，菠菜一般在深秋下种，然后发芽长大，历经整个寒冷的冬天，到春天后继续生长并开花结子。通常我们食用的就是出生在深秋的菠菜。

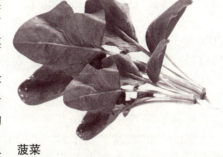
菠菜

自然界生命的正常规律是春种、夏长、秋收、冬藏。深秋时节，大地日趋萧条，百草枯黄，而菠菜却敢于在这个时候违背自然界的正常规律，出苗、生长。它身上究竟蕴藏着什么能量？

除了人为操控（温室种菜等），凡是反季节生长的蔬菜，如与菠菜类似的秋冬生长的青蒜、荠菜等都有一个共同特点，就是得天地之灵气，可以极大程度地补益人体心系统。

菠菜还可以治疗便秘。一些久病的朋友，很容易就会大便不通，还有一些长痔疮的朋友，也容易排便困难，那么，这些朋友如果坚持吃菠菜，很快情况就会得到改善。

还有，平常做菜时我们扔掉的菠菜根，其实是很好的药材，它可以治疗古人所称的以多饮、多食、多尿、身体消瘦或尿有甜味为特征的"消渴"。菠菜根怎么吃才能治疗这种糖尿病的症状呢？我们只需将等量的菠菜根打碎后和打成粉状的鸡内金调和，用米汤送进肚就可以了。一天3次，一次5克左右，疗效显著。

莲子性平温，最是养心助睡眠

与朋友聚会，开开心心、吃吃喝喝是难免的，但如果狂喜加上暴饮暴食，那么你可要注意了，你的心脏未必能承受。外贸公司的鲁先生就有这样经历。一次公司的庆功宴上，老板点名表扬了鲁先生的部门，鲁先生与同僚都相当高兴，结果乐极生悲，居然引发了心脏病，幸好抢救及时，要不然后果不堪设想。

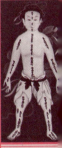

欢喜过度会让人心气涣散，再加上吃了很多东西，结果就会出现中医里讲的"子盗母气"的状况。"子盗母气"，是用五行相生的母子关系来说明五脏之间的病理关系。"子"在这里是指脾胃，"母"指心，是说脾胃气不足而借调心之气来消化食物，就会伤害到心。因为心也有很多的工作需要做，同样需要很多的心气，被脾胃盗走的心气过多，心一定会有所伤。

像鲁先生这样，本来就有心脏病，欢喜过度时心气已经涣散了，这个时候又暴饮暴食，脾胃的负担超负荷了，只好"借用"心气来消化这些食物，心气必然亏虚。因此，心脏病患者，特别是老年人，在这个时候往往会突然还有些人，晚上老是心慌失眠，那也是心气虚的表现。这个时候比较适宜喝莲子粥补心。《本草纲目》记载，莲子甘、涩，平。归脾、肾、心经。具有补脾止泻，益肾涩精，养心安神的作用。晚上喝点莲子粳米粥可以养心助睡眠。

莲子粳米粥

材料：嫩莲子，粳米。

做法：将嫩莲子发胀后，在水中用刷把擦去表层，抽去莲心冲洗干净后放入锅内，加清水在火上煮烂熟，备用，将粳米淘洗干净，放入锅中加清水煮成薄粥，粥熟后掺入莲子，搅匀，趁热服用。

除了常喝我们上面介绍的莲子粳米粥养心以外，我们在平时饮食中也要注意，以清淡为主，因为盐分过多会加重心脏的负担；不要暴饮暴食，戒烟限酒；多吃一些养心的食物，除了莲子以外，还有杏仁、黄豆、黑芝麻、木耳、红枣等，都对补养心脾很有好处。

南瓜能补中益气、益心敛肺

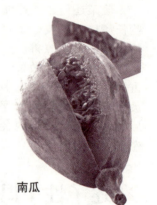

南瓜

常吃南瓜，可使大便通畅、肌肤丰美，尤其对女性，有美容的作用。清代名臣张之洞曾建议慈禧太后多食南瓜，慈禧太后也尝试了，的确能起到很好的作用，使慈禧太后到老依然容颜红润，富有光泽。

南瓜能美容，还能补中益气、益心敛肺。《本草纲目》说它能"补中益气"。《医林纪要》记载它能"益心敛肺"。中医学认为南瓜性温，味甘，入脾、胃经。具有补中益气、消炎止痛、化痰止咳、解毒杀虫的功效。

现代营养学研究也认为，南瓜的营养成分较全，营养价值也较高。不仅含有丰富的糖类和淀粉，更含有丰富的营养素，如胡萝卜素、维生素 B_1、维生素 B_2、维生素 C、矿物质、人体必需的 8 种氨基酸和可溶性纤维、叶黄素和铁、锌等微量元素。这些物质不仅对维护机体的生理功能有重要作用，其中含量较高的铁、钴，更有较强的补血作用。可用于气虚乏力、肋间神经痛、疟疾、痢疾、支气管哮喘、糖尿病等症，还可驱蛔虫、治烫伤、解鸦片毒。

食疗方

双红南瓜补血汤

材料：南瓜 500 克，红枣 10 克，红糖适量，清水 2000 毫升。

做法：南瓜削去表皮挖瓤，洗净，切滚刀块；红枣洗净，去核。将红枣、南瓜、红糖一起放入煲中，加水用文火熬至南瓜熟烂即可。

功效：益气、滋阴、养血、散寒。

另外，嫩南瓜维生素含量丰富，老南瓜则糖类及微量元素含量较高；南瓜嫩茎叶和花含丰富的维生素和纤维素，用来做菜别有风味；其种子——南瓜子还能食用或榨油；南瓜还含有大量的亚麻仁油酸、软脂酸、硬脂酸等甘油酸，均为优质油脂，可以预防血管硬化。因此，南瓜的各个部分不仅能食用，而且都有一定的药用价值。

国内外专家在研究中也发现南瓜不仅营养丰富，长期食用还有保健和防病、治病的功效。据资料显示，南瓜自身含有的特殊营养成分可增强机体免疫力、防止血管动脉硬化，具有防癌、美容和减肥作用，在国际上已被视为特效保健蔬菜，可有效防治高血压、糖尿病及肝脏病变。不过，其驱虫作用主要在南瓜子，治疗糖尿病作用主要在嫩南瓜、嫩茎叶与花。防治高血压、冠心病、中风可炒南瓜子吃，每日用量以20~30克为宜。但是要注意，南瓜不宜与含维生素C的蔬菜、水果同食，也不可与羊肉同食，否则会引起黄疸和脚气病。

暴饮暴食最容易引发心脏病

不良饮食习惯会对健康造成损害是众所周知的事情，当岁末年初，宴请、聚餐的机会增多，因此暴饮暴食成为一种常见的"节日综合征"。暴饮暴食是一种不良的饮食习惯，它会给人的健康带来很多危害。暴饮暴食后会出现头晕脑涨、精神恍惚、肠胃不适、胸闷气急、腹泻或便秘，严重的，会引起急性胃肠炎，甚至胃出血；大鱼大肉、大量饮酒会使肝胆超负荷运转，肝细胞加快代谢速度，胆汁分泌增加，造成肝功能损害，诱发胆囊炎、肝炎病人病情加重，也会使胰腺大量分泌，十二指肠内压力增高，诱发急性胰腺炎，重症者可致人非命。研究发现，暴饮暴食后2小时，发生心脏病的危险概率增加4倍；发生腹泻时，老年人因大量丢失体液，全身血循环量减少，血液浓缩黏稠，流动缓慢，而引发脑动脉闭塞，脑血流中断，脑梗塞形成。

所以，不管是在平时，还是在节庆假日里，都要在饮食上有所节制，要把好自己的嘴，千万不要让美食成为生命的威胁。除此之外，日常在餐桌上，还应注意两多、三少：

杂粮、粗粮应适当多吃：杂粮、粗粮营养齐全和B族维生素丰富，纤维素有益于心脏，杂粮、粗粮比精米精面含量多，所以，这类食物应多吃。

新鲜蔬菜、大豆制品应多吃：由于维生素C、纤维素、优质蛋白、维生素E等对心血管均有很好的保护作用，所以每顿吃新鲜蔬菜，每天不离豆制品应成为习惯。

高脂肪、高胆固醇食品少吃点：脂肪和胆固醇摄入过多，可引起高血脂和动脉硬化，应少吃，尤其是肥胖者、高血压者、血脂偏高者、糖尿病患者以及老年人，更应少吃。

酒要少喝：少量饮酒特别是少饮些果酒，有益于心脏。但大量饮酒会伤害心脏，尤其是烈性酒，应不喝。

盐要少吃：盐摄入量多可引起血压增高和加重心脏负担，应少吃，把菜做得淡一些是少吃盐的好办法。

治疗心绞痛，四款食物最有效

由于司机驾车时思想高度集中，又缺乏运动，血液循环缓慢，容易引起心绞痛等。这些一般是老年人才发生的疾病，现在年轻人也时有发生。据悉，目前心绞痛在年轻人当中有上升的趋势，而且专业司机占大多数。

心绞痛是心肌一时性缺血所引起的症状群。临床特点是胸骨后有压缩感的，令人忧虑不安的发作性疼痛，可由体力活动而诱发，停止活动或服用硝酸甘油后即可停止发作。

心绞痛的起病方式可以是突然的，也可以是缓慢的。大约半数病人起病比较突然，常常是在一次劳累之后（如上楼，快步行走，持重物等）

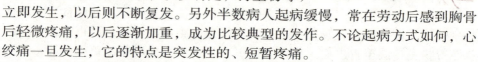
丹参

立即发生，以后则不断复发。另外半数病人起病缓慢，常在劳动后感到胸骨后轻微疼痛，以后逐渐加重，成为比较典型的发作。不论起病方式如何，心绞痛一旦发生，它的特点是突发性的、短暂疼痛。

疼痛的部位常常是在胸骨中段及其附近，有时可高达胸骨柄，低可达剑突下部。疼痛的放射区则相当广泛，最典型的是向左肩并沿左臂及左前臂内侧一直放射到第四、五手指，疼痛较重时可向两肩及两上肢放射。

治疗心绞痛常用的食疗方法是：

（1）乌梅1个、枣2个、杏仁7个，一起捣，男酒女醋送下，不害心疼直到老。此法对心绞痛治疗有特别的效果。

（2）绿豆胡椒散：绿豆21粒，胡椒14粒。绿豆、胡椒共同研碎为末，用热汤调和服下。

（3）木耳散：木耳30克，白酒适量。将木耳洗净焙干，研为细末，用白酒调匀服下。分3次用完。

（4）葛红汤：葛根、丹参、羌活、菊花、赤芍、红花、川芎、党参、麦冬、五味子各10克，兑入适量水熬成一碗水，每天一副，坚持10天。

第六节

土生金，相应脾——脾主统血

◉ 脾为"后天之本"，主管血液和肌肉

脾胃在人体中的地位非常重要，《黄帝内经·素问·灵兰秘典论》里面讲道："脾胃者，仓廪之官，五味出焉。"将脾胃的受纳运化功能比作仓廪，也就是人体内的"粮食局长"，身体所需的一切物质都归其调拨，可以摄入食物，并输出精微营养物质以供全身之用。如果脾胃气机受阻，脾胃运化失常，那么五脏六腑无以充养，精气神就会日渐衰弱。

有人说脾胃是人体的能量之源头，和家电没电什么都干不了如出一辙。此话不假，脾胃管着能量的吸收和分配，脾胃不好，人体电能就乏，电压低，很多费电的器官都要省电导致代谢减慢，工作效率降低或干脆临时停工。五脏六腑都不能好好工作，短期还可以用蓄电池的能源，透支肝火，长期下去就不够用了，疾病就来了。由此看来，养好后天的脾胃"发电厂"有多么重要。

下面，我们就分别介绍一下脾胃。脾位于中焦，腹腔上部，在膈之下。脾的主要生理功能包括：

1. 脾主运化

一是运化水谷的精微。饮食入胃，经过胃的腐熟后，由脾来消化吸收，将其精微部分，通过经络，上输于肺。再由心肺输送到全身，以供各个组织器官的需要。一是运化水液。水液入胃，也是通过脾的运化功能而输布全身的。若脾运化水谷精微的功能失常，则气血的化源不足，易出现肌肉消瘦、四肢倦怠、腹胀便溏，甚至引起气血衰弱等症。若脾运化水液的功能失常，可导致水液潴留，聚湿成饮，湿聚生痰或水肿等症。

2. 脾主升清

脾主升清是指脾主运化，将水谷精微向上输送至心肺、头目，营养机体上部组织器官，并通过心肺的作用化生气血，以营养全身。

3. 脾主统血

所谓脾主统血，是指脾有统摄（或控制）血液在脉中运行而不致溢出脉外的功能。《类证治裁》曰"诸血皆统于脾"；《难经·四十二难》中提出"脾裹血"亦即是指这一功能。脾主统血其实质就是脾气对血液的固摄作用，其实质是源于脾的运化功能，机制在于脾主运化、脾为气血生化之源，脾气健运，则机体气血充足，气对血液的固摄作用也正常。

除此以外，脾还具有不可忽视的附属功能。中医认为，正常地思考问题，对机体的生理活动并无不良影响，但思虑过度，所思不遂则伤脾。《素问》说："思则气结。"脾气结滞，则会不思饮食，脘腹胀闷，影响运化升清和化生气血的功能，而导致头目眩晕、烦闷、健忘、手足无力等。

胃上承食道，下接十二指肠，是一个中空的由肌肉组成的容器。胃的主要生理功能包括：

胃是人体的加油站，人体所需要的能量都来源于胃的摄取。医学家说："胃者，脾之腑也……人之根本。胃气壮则五脏六腑皆壮也。"胃为水谷之海，其主要生理功能是受纳腐熟水谷、主通降，以降为和。由于胃在食物消化过程中起着极其重要的作用，与脾一起被称为"后天之本"，故有"五脏六腑皆禀气于胃"，胃气强则五脏功能旺盛。因此，历代医家都把固护胃气当做重要的养生和治疗原则。

胃以降为顺，就是胃在人体中具有肃降的功能。胃气是应该往下行、往下降的，如果胃气不往下降，就会影响睡眠，导致失眠，这就叫作"胃不和则卧不安"。

胃有一个重要的功能——生血。"血变于胃"，胃将人体吸纳的精华变成血，母亲的乳汁其实就是血的变现，血是由食物的精华变成的，在抚养孩子的时候，母亲的血又变成了乳汁。

总之，脾胃是人体五脏六腑气机升降的枢纽，是人体气血生化之源和赖以生存的水谷之海，中医学认为，脾胃若伤百病由生。元代四大著名医学家之一，"补土派"的代表人物李东垣也说：脾胃是滋养元气的源泉，是精气升降的枢纽，内伤脾胃则百病由生。因此，我们一定要养好自己的脾胃。

内热伤阴，生湿化热——饮食过度会伤脾

内热主要表现为肝热。肝气主疏泄条达，调节全身气的运行，就好比我们家里的管道枢纽，枢纽坏了，全家管道都不通。同时肝又是藏血之脏，肝气之疏泄功能是以肝肾之阴血充盈为基础的，前面说了现在肝肾阴虚的人较

多，阴虚必生肝热，而热反过来又会伤阴，患病或为肝阳上亢，或为肝火上炎，或为肝气横逆。所以平时养生上就要注意调肝，让气机顺畅，这样就能减少内热，也能从一定程度上固护阴气。

脾湿主要是脾的运化功能下降造成的。一方面可能是因为肝气不舒，木犯脾土，脾胃受伤，导致脾无法正常运化，那么吃进来的东西排不出去，就成了废物，也就是湿邪。

另一方面，因为今天生活条件提高，食品极大丰富，人们为饱口腹之欲，暴饮暴食，而运动反而减少，使摄入多于需要，超过了脾的运化能力，也能酿成脾湿。而湿瘀积在体内，迟早都要化热，这样就又和内热联系在一起，成为湿热。

所以许多病是吃出来的，今天常见的富贵病如高血压、冠心病、糖尿病等，都与饮食不节直接相关。而其中湿热为病者十之八九，所以用清利湿热之法，效果就比较好。

我们老提到肥甘厚味或者膏粱厚味，那么肥甘厚味到底是一个什么意思？肥甘厚味和膏粱厚味，在中医上都是指油腻、精细的食物，用我们现在的话说，就是高糖、高脂肪、高胆固醇的食物。简单点说就是大鱼大肉，吃得太好。

为什么说肥甘厚味会化湿生热呢？我们打个比方，人的身体就好像是一部机器，机器要想正常运转，就必须要有足够的能量，我们吃的食物，经过消化以后就会转化成身体需要的能量。但是人体需要的能量有一个度，每天能转化的食物也有一个度。如果你吃太多的肥甘厚味，吃进去的食物超过了身体需要的量，除了正常的需要以外，转化的部分就会变成热量，没有转化的食物在体内瘀积就会化成湿，而湿会生热。所以说，肥甘厚味必然会化湿生热，是饮食养生的大忌。

食疗方

1. 枸杞莲药粥

材料：枸杞30克，莲子50克，新鲜山药100克，白糖适量。

做法：新鲜山药去皮洗净切片。枸杞、莲子淘洗干净。将以上三物加清水适量置于文火上煮熟成粥，加糖食用。

用法：每日早晚温服，可长期服用。

功效：常喝枸杞莲药粥可补肾健脾，养心安神。此粥适用于脾肾虚弱而致的健忘失眠，心悸气短，神疲乏力等症。

2. 剑门豆腐

材料：嫩豆腐200克，猪肥膘肉75克，鸡脯肉200克，豌豆荚10根，盐、胡椒、姜、葱、猪油各少许，清汤1000克。

做法：将豆腐制茸，用纱布捻干水分。鸡脯肉、猪肉分别制成茸，与豆腐茸一起放入盆内，加入胡椒、盐、姜汁、葱汁搅匀后加鸡蛋清制成糁。将扇形、蝶形模具抹一层猪油，分别制出10个扇形、2个蝴蝶形豆腐糁，并在上面分别嵌上10种不同的花卉图样，上笼蒸熟。将清汤入锅烧沸，下豌豆荚烫熟，舀入汤盆内，再将豆腐糁滑入汤内。

用法：佐餐，可早晚食用。

功效：汤汁清澈，质地细嫩，味道鲜美，且营养丰富，开胃强身。

中医认为，在五脏六腑中，脾与胃相表里，是气血生化之源，有"后天之本"之称。维持生命的一切物质，都要依靠脾胃对营养物质的受纳、消化、吸收、运化来供给。脾胃伤则会出现倦怠、腹胀、便溏、腹泻、消化不良以及浮肿、消瘦、摄血功能失职、免疫与抗病能力下降等症。正如《养老奉亲书》说："脾胃者，五脏之宗也。"所以，古人有"安谷则昌，绝谷则亡""有胃气则生，无胃气则亡""脾胃虚则百病生"等认识。这些论述，充分体现了脾胃功能的重要性及其与人体生命活动的密切关系。

❀ 五味五色入五脏：脾喜黄，耐甜

在饮食中，脾主黄色。黄色的食品能补脾。特别在长夏和每个季节的最后18天，应适当多吃山药、土豆、黄小米、玉米等黄色食品。补益安中，理气通窍。这些食物具有维护上皮组织健康、保护视力、抗氧化等多种功能。

黄豆是黄色食物，每天喝一些黄豆浆对保护脾有很好的疗效。除此外，下面给大家推荐几款养护脾的黄色食谱：

1. 山药炖鸭

材料：鸭肉250克，山药100克，红枣、枸杞各少许。

调料：葱、姜、八角、花椒、香叶、陈皮、黄酒、冰糖、盐、胡椒粉各适量。

做法：将鸭肉洗净后切块，入冷水中煮开，关火捞出鸭肉，用冷水冲洗2～3次。锅中加冷水，放入鸭肉、葱段、姜片、八角、花椒、香叶、陈皮、黄酒。大火烧开后转中小火炖50分钟。加盐调味，放入冰糖、山药块、红枣和枸杞，再炖10分钟。出锅加胡椒粉和葱花即可。

功效：山药含有多种营养素，有强健机体、滋肾益精的功效。

2. 黄豆炖猪蹄

材料：猪蹄300克，黄豆100克。

调料：生姜、葱各10克，盐、味精、白糖、胡椒粉和枸杞各少许。

做法：鲜猪蹄刮毛洗净，切成块，黄豆用水泡透，生姜切片，葱切花。砂锅内放入清水，加入姜片、猪蹄块、黄豆、枸杞，用大火煲开，再改用小火煲30分钟，然后加入盐、味精、白糖调味。最后撒入胡椒粉、葱花即可盛出。

功效：此菜补气血，富含胶原蛋白，对美肤养颜具有一定的功效。

在五味中，脾主甜。"甘入脾"，指的是甘甜的食物具有补气养血、补充热量、解除疲劳、调养解毒的功效。

食甜可补气养血、补充热量、解除疲惫、调养解毒，但糖尿病、肥胖病和心血管病患者宜少食。甜味的食物是走肉的，走脾胃。孩子如果特别喜欢吃糖，说明他脾虚。如果病在脾胃，就要少吃甜味的食物和油腻的食物，因为这样的食物会让脾增加代谢负担，使脾更加疲劳。但是甜味食物具有滋养、强壮身体，缓和疼痛的作用。疲劳和胃痛时可以试一试。

不吃早餐最伤脾胃

现在有很多上班族为了按时上班，就省下吃早餐的时间。甚至有些人单纯为了能在被窝里面多赖一会儿，也把早饭给省了。一顿不吃还好，要是顿顿不吃早餐，这样长此以往，我们的健康就会受到威胁。我们再忙也不能忘了早饭。

胃经在辰时当令，就是早晨的 7 点到 9 点之间，一般这段时间大家都非常忙碌，赶着去上学、上班，但是不管多忙，早饭都一定要吃好，而且最好是在这段时间吃。因为这个时候太阳升起来了，天地之间的阳气占了主导地位，人的体内也是一样，处于阳盛阴衰之时，所以，这个时候人就应该适当补阴，食物属阴，也就是说应该吃早饭。

很多人以为不吃早饭就可以减肥，其实这是非常错误的观念。早饭即使吃得再多也不会胖，因为上午是阳气最足的时候，也是人体阳气最旺盛的时候，食物很容易被消化。胃经以后是脾经当令，脾可以通过运化将食物变成精血，输送给人体五脏。如果不吃早饭，9 点以后，脾就是在空运化，它也没有东西可以输送给五脏，这时人体会有不适现象产生，比较明显的表现就是头晕。所以，早饭一定要吃，而且要吃好。中医说脾胃是"后天之本"，也是这个道理。因为人维持生命靠的就是食物，而脾胃负责食物的消化吸收，脾胃不好，人体运转就会出问题。

早餐应该吃"热食"。一些人贪图凉爽，尤其是夏天，早餐喝蔬果汁代替热乎乎的豆浆、稀粥，这样的做法短时间内也许不觉得对身体有什么影响，但长此以往会伤害胃气。

从中医角度看，吃早餐时是不宜先喝蔬果汁、冰咖啡、冰果汁、冰红茶、绿豆沙、冰牛奶的。早餐应该吃"热食"，才能保护胃气。因为早晨的时候，身体各个系统器官还未走出睡眠状态，这时候你吃喝冰冷的食物，会使体内各个系统出现挛缩、血流不畅的现象。也许刚开始吃喝冰冷食物的时候，不会觉得胃肠有什么不舒服，但日子一久或年龄渐长，你会发现皮肤越来越差，喉咙老是隐隐有痰、不清爽，或是时常感冒，小毛病不断。这就是因为早餐长期吃冷食伤了胃气，降低了身体的抵抗力。

因此，早饭应该是享用热稀饭、热燕麦片、热羊乳、热豆花、热豆浆、芝麻糊、山药粥等，然后再配着吃蔬菜、面包、三明治、水果、点心等。牛奶容易生痰，导致过敏，不适合气管、肠胃、皮肤差的人及潮湿气候地区的人饮用。

其次，午饭前先喝肉汤，可以很好地调摄胃气。常言道"饭前先喝汤，胜过良药方"，这是因为从口腔、咽喉、食道到胃，犹如一条通道，是食物必经之路。吃饭前，先喝几口汤，等于给这段消化道加点"润滑剂"，使食物能顺利下咽，防止干硬食物刺激消化道黏膜。若饭前不喝汤，则饭后会因胃液的大量分泌使体液丧失过多而产生口渴感，这时喝水会冲淡胃液，影响食物的消化和吸收。

胃经当令吃好午餐，就能多活十年

午时，到了吃午餐的时间了，吃什么好呢？困惑之中，我们通常都是随便解决，其实午餐是很重要的，有着"承上启下"的作用，既要补偿早餐后至午餐前4~5个小时的能量消耗，又要为下午3~4个小时的工作和学习做好必要的营养储备。如果午餐不吃饱吃好，人往往在下午3~5点钟的时候出现明显的低血糖反应，表现为头晕、嗜睡、甚至心慌、出虚汗等，严重的还会导致昏迷。所以，对于我们来说，午餐绝对是养生的关键点，午餐的选择也大有学问。

1. 健康为先

吃午餐时可以有意识地选择食物的种类，尽量保持营养均衡。

（1）选择不同种类、不同颜色的蔬菜。

（2）食物应以新鲜为主，因为新鲜食物的营养价值最高。

（3）多进食全麦食品，避免吸收过多饱和脂肪。

（4）应尽量少食盐。

如果长时间坚持上述健康的饮食方式，不仅患疾病的概率降低，而且还有可能比预期寿命延长15年。

2. 午餐的"三不主义"

（1）辣椒不过量。现在最火的菜系要属川菜和湘菜了，麻辣鲜香，怎么吃怎么对味，很受大家的青睐。不过，辣椒有好的一面也有坏的一面，好的一面就是辣椒中含有充足的维生素C，含有丰富的纤维，热量较低，而且辣椒中还含有人体容易吸收的胡萝卜素，对视力有好处，而且适量食用辣椒能开胃，有利于消化吸收。但辣椒不能过量，太辣的食品会对口腔和食管造成刺激，吃得太多，还容易令食道发热，破坏味蕾细胞，导致味觉丧失。

（2）食物不单一。中午如果仅仅吃一碗牛肉面，对蛋白质、脂肪、碳水化合物等三大营养素的摄入量是不够的，尤其是一些矿物质、维生素等营养素更易缺乏。再说，由于面食会很快被身体吸收利用，饱得快也饿得快，很容易产生饥饿感，对于下午下班晚，或者下午工作强度大的人来说，它们所能提供的热量是绝对不够的。所以，中午最好是主食、蔬菜、肉类、水果都吃一点，这样才能保证营养的均衡和体力的充足。

（3）吃饭不过快、过饱。吃工作餐求速度快也不是一件好事，这不利于机体对食物营养的消化吸收，还会影响胃肠道的"加工"负担。如果吃饭求速度，还将减缓胃肠道对食物营养的消化吸收过程，从而影响下午脑力或体力工作能力的正常发挥。一般来说，午餐的用餐时间不宜少于20分钟。

3. 理想的六种午餐食物

（1）抗衰老抗癌食品——西蓝花。西蓝花富含抗氧化物维生素C及胡萝卜素。科学研究证明十字花科的蔬菜是最好的抗衰老和抗癌食物。

（2）最佳的蛋白来源——鱼肉。鱼肉可提供大量的优质蛋白，并且消化吸收率极高，是优质蛋白的最佳选择。同时，鱼肉中的胆固醇含量很低，在摄入优质蛋白时不会带入更多的胆固醇。

（3）降脂食品——洋葱。洋葱可清血，有助于降低胆固醇。

（4）抗氧化食品——豆腐。豆腐是良好的蛋白质来源。豆类食品含有一种被称为异黄酮的化学物质，是一种有效的抗氧化剂。请记住，"氧化"意味着"衰老"。

（5）保持活力食物——圆白菜。圆白菜也是十字花科的蔬菜，维生素C含量很丰富，同时纤维能促进肠胃蠕动，让消化系统保持年轻活力。

（6）养颜食物——新鲜果蔬。新鲜果蔬中含有丰富的胡萝卜素、维生素C和维生素E。胡萝卜素是抗衰老的最佳元素，能保持人体组织或器官外层组织的健康，而维生素C和维生素E则可延缓细胞因氧化所产生的老化。此外，这些富含纤维的新鲜蔬果还能保持直肠健康，帮助排毒。下班了，吃一顿丰盛的午餐来犒劳自己劳累了一上午的身体吧。记住，午餐不仅要美味还要健康，这样才能保证下午工作所需的营养，不要对自己的胃吝啬。

人参善补气，脾肺皆有益

人参是举世闻名的珍贵药材，在人们心目中占有重要的地位，中医认为它是能长精力、大补元气的要药，更认为多年生的野山参药用价值最高。

《本草纲目》记载，人参性平，味甘，微苦；归脾、肺、心经。其功重在大补正元之气，以壮生命之本，进而固脱、益损、止渴、安神。故男女一切虚证，阴阳气血诸不足均可应用，为虚劳内伤第一要药。既能单用，又常与其他药物配伍。

一味人参，煎成汤剂，就是"独参汤"。不过这种独参汤只用在危急情况，一般情况下切勿使用。常常需要与其他药物配伍使用。如：提气需加柴胡、升麻；健脾应加茯苓、白术；止咳要加薄荷、苏叶；防痰则要加半夏、白芥子；降胃火应加石膏、知母，等等。

不过在大多数情况下，人参还是以补为主，《本草纲目》中记载它的主要功用有：

（1）大补元气。用于气虚欲脱的重证。表现为气息微弱、呼吸短促、肢冷汗出、脉搏微弱等。

（2）补肾助阳。人参有增强性机能的作用，对于麻痹型、早泄型阳痿有显著疗效，对于因神经衰弱所引起的皮层型和脊髓型阳痿也有一定疗效，但对于精神型阳痿则无效。可用少量参粉长期服用，或配入鹿茸粉、紫河车粉等助阳补精药同用，其效甚佳。

（3）补肺益气。用于肺气不足，气短喘促，少气乏力，体质虚弱。

（4）益阴生津。治疗津气两伤、热病汗后伤津耗气。

（5）安神定志。人参能补气益血，故对气血亏虚、心神不安所致的失眠多梦、心悸怔忡等皆有疗效。

（6）聪脑益智。人参能调节大脑皮层机能，改善记忆，增强智力，可用于头昏健忘、记忆下降、智力减退、脑动脉硬化的治疗。

体虚的人可以用人参煮粥。用人参3克，切成片后加水炖开，再将大米适量放入，煮成稀粥，熟后调入适量蜂蜜或白糖服食，可益气养血，健脾开胃，适用于消化功能较差的慢性胃肠病患者和年老体虚者。

茯苓性平和，益脾又安神

茯苓是菌类植物，生长在赤松或马尾松的根上，可食也可入药。《本草纲目》记载，茯苓性平、味甘淡，功能是益脾安神、利水渗湿，主治脾虚泄泻、心悸失眠、水肿等症。如果用牛奶等乳制品调和后食用，能增添它的美味与营养。

北京著名小吃茯苓饼就是以茯苓为原料制成的。相传慈禧太后一日患病，不思饮食。厨师们绞尽脑汁，以松仁、桃仁、桂花、蜜糖等为原料，加以茯苓霜，再用淀粉摊烙外皮，精心制成夹心薄饼。慈禧吃后十分满意，让这种饼身价倍增。后来此法传入民间，茯苓饼就成了京华名小吃，名扬四方了。

茯苓淡而能渗，甘而能补，能泻能补，称得上是两全其美。茯苓利水湿，可以治小便不利，又可以化痰止咳，同时又健脾胃，有宁心安神之功。而且它药性平和，不伤正气，所以既能扶正，又能祛邪。用茯苓做成的食物都很美味，以下介绍两款：

《本草纲目》说茯苓能补脾利湿，而栗子补脾止泻，大枣益脾胃。这三者同煮，就可以用于脾胃虚弱，饮食减少，便溏腹泻。

食疗方

1. 茯苓栗子粥
材料：茯苓15克，栗子25克，大枣10个，粳米100克。
做法：加水先煮栗子、大枣、粳米；茯苓研末，待米半熟时徐徐加入，搅匀，煮至栗子熟透。可加糖调味食。

2. 茯苓麦冬粥
材料：茯苓、麦冬各15克，粟米100克。
做法：粟米加水煮粥；二药水煎取浓汁，待米半熟时加入，一同煮熟食。
功效：茯苓可以宁心安神，《本草纲目》还记载麦冬养阴清心，粟米除烦热。这三者同煮就可以用于心阴不足，心胸烦热，惊悸失眠，口干舌燥。

小米最补我们的后天之本——胃

中医认为小米有和胃温中的作用，小米味甘咸，有清热解渴、健胃除湿、和胃安眠等功效，内热者及脾胃虚弱者更适合食用它。有的人胃口不好，吃了小米后能开胃又能养胃，具有健脾消食、防止反胃、呕吐的功效。

在所有健胃食品中，小米是最绿色也最没有副作用的，它营养价值高，对于老弱病人和产妇来说，小米是最理想的滋补品。

我国北方许多妇女在生育后，用小米加红糖来调养身体。小米熬粥营养价值丰富，有"代参汤"之美称。小米之所以受到产妇的青睐，皆因同等重量的小米中含铁量比大米高一倍，其含铁量高，所以对于产妇产后滋阴养血大有功效，可以使产妇虚寒的体质得到调养。

另外，小米因富含维生素B_1、维生素B_2等，还具有防止消化不良及口角生疮的功能。

小米粥是健康食品，可单独煮熬，亦可添加大枣、红豆、红薯、莲子、百合等，熬成风味各异的营养粥。对脾胃虚弱，或者在夏季经常腹泻的人来说，小米有很好的补益作用。与山药熬粥，可强健脾胃；加莲子同熬，可温中止泻；食欲不振的，可将小米加糯米与猪肚同煮而食，方法是将小米和糯米浸泡半小时后，装到猪肚内，炖熟后吃肉喝汤，内装的小米和糯米取出晾干，分次食用。小米磨成粉，可制糕点，美味可口。

美中不足的是，小米的蛋白质营养价值没有大米高，因此不论是产妇，还是老弱人群，都不能完全以小米为主食，应合理搭配，避免缺乏其他营养。

对付胃痛，食物疗法最见效

胃痛，是指上腹部近心窝处发生疼痛的病症。常包括现代医学中消化性溃疡、急慢性胃炎、胃神经官能症、胃下垂等疾病。

临床应根据胃痛的不同特点，分辨不同的疾病。若病程较长，而且反复发作，痛的时间有规律性，常伴有嗳气、嘈杂、吞酸，考虑为消化性溃疡；若上腹部疼痛闷胀，无明显规律性，食后加重，呕吐，局部压痛较广泛而不固定，应考虑慢性胃炎；若胃脘胀痛，常随情绪变化而增减，痛无规律性，经各种检查无器质性病变时，应考虑为神经官能症；若患者形体瘦长，食后脘腹胀痛不适，站立时胃痛加剧卧时减轻，应考虑为胃下垂。

那么，怎样让胃痛不再折磨你呢？饮食疗法是比较理想的治愈方法：

（1）黄芪猪肉方

材料：猪瘦肉200克、黄芪30克、猴头菇60克、延胡索12克、香附12克、高良姜5克、春砂仁12克、陈皮10克、淮山30克、白芍12克。

做法：先将猪瘦肉切成薄片，再和其余材料一起放入锅内，煮滚，后用文火煲1小时30分钟。

功效：主治慢性胃炎之胃痛。

（2）党参瘦肉方

材料：猪瘦肉200克，党参30克，猴头菇60克，鸡内金12克，川朴10克，木香10克，没药10克，春砂仁12克，台乌10克，甘草8克，淮山30克，白芍12克，黄芪30克。

做法：先将猪瘦肉切成薄片，再和其余材料一起放入锅内，武火煮滚，后用文火煲1小时30分钟。

功效：主治消化道溃疡之胃痛。

热性胃痛者忌食物品有：胡椒、花椒、茴香、龙眼肉、辣椒、桂皮、草豆蔻、生姜、葱、洋葱、砂仁、狗肉、羊肉、白酒等。

寒性胃痛忌食下列食物：猕猴桃、甘蔗、西瓜、茭白、蚌肉、蟹、柿子、香蕉、苦瓜、梨、荸荠、甜瓜、绿豆、柿饼、生番茄、竹笋、瓠子、生菜瓜、海带、生莴苣、生萝卜、生藕、生黄瓜、生地瓜、鸭蛋、蛤蜊、豆腐、冷茶以及各种冷饮、冰镇食品。

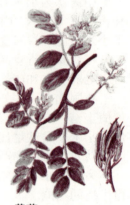

黄芪

十宝粥——补脾胃的佳品

现代社会，人们的生活节奏普遍加快，许多人不能按时吃饭，因此肠胃经常出问题，找个时间给自己补补脾胃，是解决问题的根本。

十宝粥的原料既是食品又是药品，具有补脾胃、益肺肾、强身体、抗病毒、抗衰老及延年益寿的作用。

材料：茯苓50克，枸杞子20克，党参25克，松子仁20克，葛根50克，玉米2个，山药50克，冬菇6朵，银耳20克，粳米20克。

做法：将山药先用水浸透，葛根用水洗净，取出晾干。茯苓、党参用水冲洗后，把党参横切成小段。银耳用水泡开，去蒂后撕成瓣状。玉米洗净，每个横切成五段。冬菇泡发后，去蒂切薄片。枸杞子、松子仁用水冲洗，晾干。粳米浸泡后洗净，备用。将葛根、茯苓、党参三味药放入药袋。

取砂锅一个，加适量水，放入药袋、山药、玉米，用大火煮开。水开后，用文火熬1小时，取出药袋(去药渣不用)及玉米。再放入银耳、枸杞子、冬菇、粳米。等水开后，用文火熬1小时(期间多搅动，防止粘锅)。煮至粥浓稠，放入玉米粒、松子仁，再煮沸5～10分钟，加调料，美味的十宝粥就做成了。

第三章

阴阳平衡的
食疗法

第一节

平衡阴阳，调节人体健康

◎ 阴阳为万物生存法则

明代杰出医学家汪机说："阴阳之道，天地之常道。术数者，保生之大伦，故修养者必谨先之。"因此，我们想养生，要治病，达到良好的效果，就必须先从阴阳开始。那么，究竟什么是阴，什么是阳呢？

阴阳的观念，很早就出现了。

史书记载，在周幽王时，有一次发生地震，百姓恐慌不已。幽王向大臣询问地震的原因，大臣伯阳甫解释说，是因为天地之气失序，"阳伏而不能出，阴迫而不能蒸"。意思是说，地下的阳气伏在阴气的下面，被阴气所逼迫，想出出不来，两股力量争斗，所以发生地震。

可见，当时阴阳的概念已经被用来解释自然现象。其实，阴阳的原始意义很朴素，所谓山之南、水之北为阳，山之北、水之南为阴，其根据就是日光的向背——面向太阳的一面为阳，背对太阳的一面为阴。

后来，阴阳从早先描写具体状态的概念逐渐延伸成一种概括性的概念。例如，高的地方容易照到阳光，照到阳光的地方总是温暖、明亮、生命旺盛……这些就都属于阳。反之则属于阴。概括地说，凡是积极的、运动的、热烈的……就属于阳；凡是消沉的、静止的、冷凝的……就属于阴。

万事万物都有阴阳，那么人也不例外。如：体表与内脏相对，体表在外为阳，内脏在里为阴；内脏之中，位置高（以膈肌为界线）的心、肺为阳，位置低的肝、脾、肾为阴；脏与腑相对，腑的功能通达、运动为阳，脏的功能收藏、沉静为阴。

阴阳还可以概括人的生理功能。人体的物质基础（血肉筋骨）属阴，而生理功能活动（如心要跳动、肺要呼吸）属阳，二者互相依存、协调运作。生理功能活动（阳）的发生，必然要消耗一定的营养物质（阴），而营养物质（阴）的吸收产生，又必须依赖于脏腑的机能活动（阳）。

正常情况下，人体中的各种阴与阳之间保持着相对的平衡协调状态，如《黄帝内经》所说的："阴平阳秘"。但是，一旦由于某种原因，导致了阴阳的平衡被打乱，疾病就发生了。疾病的实质就是人体内阴阳的失衡。

既然疾病是由阴阳失衡引起，那么治疗疾病也围绕调整阴阳来进行，目标是恢复阴阳的平衡协调。《素问·阴阳应象大论》说："阴阳者，天地之道也，万物之纲纪，变化之父母，生杀之本始，神明之府也，故治病必求于本"。意思是说，阴阳是一切事物的根本法则，事物的生成和毁灭都是来自于这个根本法则，所以要想治好病，就必须从这个根本问题——阴阳上求得解决。养生也是这个道理，必须从阴阳上着手，通过各种方法维护人体的阴阳平衡。

阴阳出错会生病：阳胜则热，阴胜则寒

传统中医认为，疾病发生、发展的过程，就是正邪抗争，各有胜负的过程。这一过程可以用阴阳盛衰来解释。

所谓阴阳偏衰，是指阴或阳低于正常水平的失衡，如果阴阳一方低于正常水平，而另一方保持正常水平，或双方都不同程度地低于正常水平，身体就会表现出虚症。阴不足则会阴虚生内热；阳不足则会阳虚生外寒；阴阳双方都不同程度的不足，则虚寒、虚热并见或出现阴阳两虚。

身体阴阳失衡后，会表现出各种症状来，主要有以下两种：

1. 阳胜则热

阳胜，指阳邪致病，导致机体机能亢奋，体内阳气绝对亢盛的病理变化。阳主动，主升而为热，所以阳偏胜时，多见机体的机能活动亢奋、代谢亢进，机体反应性增强，热量过剩的病理状态。

阳胜表现为阳证，也就是阳多阴少，一般表现的症状是：口渴、发热、脉搏跳动快等，这类症状，又称为热证。

2. 阴胜则寒

阴胜，是指阴邪致病，导致机体机能障碍，体内阴气绝对亢盛的病理变化。阴胜多由感受寒湿阴邪，或过食生冷，寒湿中阻，阳不制阴而致阴寒内盛。

阴胜表现为阴证，也就是阴多阳少，一般表现的症状是：口不渴、不发热、手足冷、脉搏跳动慢等，这类症状又称为寒证。

以上就是《黄帝内经》所说的"阳胜则热，阴胜则寒"，也是疾病发生

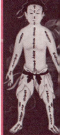

的根本。

因此，要想保持身体健康不生病，就要保持体内阴阳的平衡。一个人身体的各个方面只有保持恰到好处的平衡，生命才会显得有活力，生理机能才会很好，心理承受力会很高。

掌握阴不足的警讯，及时阻止疾病入侵

"阳常有余、阴常不足"是元代名医朱丹溪对人体阴阳认识的基本观点，在中国传统养生史上占有重要地位。此观点是他运用"天人相应"的理论，通过分析天地、日月的状况，人体生命发生发展的过程和生理特点以及情欲无涯的一般倾向而得出的结论。

朱丹溪认为，世界万物都有阴阳的两面，天为阳，地为阴，日为阳，月为阴。天大于地，太阳始终如一，而月亮却有阴晴圆缺，从这个自然界来说，就是"阳盛阴衰"的体现，人是自然界的一部分，当然也存在着这种状况。

朱丹溪还认为："人受天地之气以生，天之阳气为气，地之阴气为血"，故气常有余，血常不足，在人的生命过程中，只有青壮年时期阴精相对充盛，但青壮年时期在人生之中十分短促，故人之以生多处于阳有余阴不足的状态。为什么青壮年时期阴精相对充足呢？阴气难成，因为只有在男十六女十四精成经通后阴气才形成，阴气易亏，"四十阴气自半"，男六十四、女四十九，便精绝经断，从这个时候开始，人的阴精也就越来越少，所以，"阴气之成，止供给得三十年之视听言动已先亏矣"，这是时间上相对的"阴不足"。

不仅如此，人还往往受到外界诸多因素的影响，如相火妄动就可引起疾病，而情欲过度，色欲过度，饮食厚味，都可引起相火妄动，损耗阴精。《色欲箴》中指出"彼者，徇情纵欲，唯恐不及，阳既太过，阴必重伤，精血难继，于身有损，血气几何？而不自惜！我之所生，翻为我贼"。这是从量的对比上理解"阴不足"。丹溪感叹，"中古以下，世风日偷，资禀日薄"的社会风气，强调无涯情欲的"阳"与难成易亏的生殖物质的"阴"，存在着这种难以摆平的"供求"关系。

"阴不足、阳常有余"的理论直到现在也具有重大的意义，"阴"是我们生命活动的根本和基础，所以不要透支它。农村长大的人，比城市长大的人可以经得起更长时间的透支，这是由于农村长大的人，在幼年时期睡眠较早，身体储存的能源较多，现代的孩子，比上一代都晚睡，将来可透支的能量必定较少，生大病的机会一定也比较多也比较早。

另外，现在为生活和工作奔波的人，由于大量消耗身体的能量，人体中的血气只能够维持日常工作或活动需要，一般的疾病侵入时，人体并不抵抗，疾病长驱直入，由于没有抵抗，因此也没有任何不舒服的疾病症状，但是会在人体的肤色、体形及五官上留下痕迹，有经验的医生能够识别出来。许多人都觉得自己非常健康，有无穷的体力，每天忙到三更半夜，尽情透支体力也不会生

病，这种现象就是典型的阴虚，透支阴而不自知，等到大病来侵时悔之晚矣。

所以，在日常生活中，我们要多储蓄能源，好好保护我们的"阴"，不要以为精神好、身体壮，就随意消耗，其实很多时候我们都在透支而不自知。

那么当我们的身体阴不足时，身体是如何提醒我们的呢？

1. 喜欢吃味道浓的东西

现在社会上有越来越多的"吃辣一族"，很多人没有辣椒就吃不下饭。这在中医上怎么解释呢？一般有两个原因：一是人的脾胃功能越来越弱了，对味道的感觉也越来越弱，所以要用浓的东西来调自己的肾精出来，用味道厚重的东西帮助自己调元气上来，来帮助运化，说明元气已经大伤，肾精已经不足。另外一个原因就是现在人压力太大，心情太郁闷了，因为味厚的东西有通窜力，而吃辣椒和大蒜能让人心胸里的瘀滞散开一些。总而言之，我们只要爱吃味道浓的东西，就表示身体虚了。

2. 年纪轻轻头发就白了好多

走在大街上我们会发现，好多年轻人就已经有了白头发，这是怎么回事呢？中医认为，发为肾之华。华，就像花朵一样，头发是肾的外现，是肾的花朵。而头发的根在肾，如果你的头发花白了，就说明你的肾精不足，也就是肾虚了。这时候就要补肾气了。

3. 老年人小便时头部打激灵

小孩和老人小便时有一个现象，就是有时头部会打一下激灵。但是老人的打激灵和小孩的打激灵是不一样的。小孩子是肾气不足以用，肾气、肾精还没有完全调出来，所以小便时气一往下走，下边一用力上边就有点空，就会激灵一下；而老人是肾气不足了，气血虚，所以下边一使劲上边也就空了。所以，小便时一定要咬住后槽牙，以收敛住自己的肾气，不让它外泄。

4. 成年人胸无大志，容易满足现状

在日常生活中，有些人刚刚三四十岁就已经没有什么远大的志向了，只想多赚钱维持生计，再比别人过得好一点就可以了，这实际上是肾精不足的表现。中医理论认为，肾不仅可以主"仁、义、礼、智、信"中的"智"，还可以主志气的"志"，肾的神就是"志"。一个人的志气大不大，智力高不高，实际上都跟肾精足不足有关。小孩子肾精充足，所以他们的志气就特别高远。而人到老年，很多人会说，我活着就行了，什么也不求了，这其实就表明他的精气快绝了。

5. 下午17～19点发低烧

有些人认为发高烧不好，实际上发高烧反而是气血充足的表现。气血特别足的话，才有可能发高烧。小孩子动不动可以达到很高的热度，因为小孩

子的气血特别足。人到成年之后发高烧的可能性就不大了,所以,发低烧实际上是气血水平很低的表现,特别在下午17点到19点的时候发低烧,这实际上是肾气大伤了。

6. 成年人了还总流口水

我们知道,小孩子特别爱流口水,中医认为,涎从脾来,脾液为"涎",也就是口水。脾属于后天,小孩脾胃发育尚弱,因此爱流口水。但是如果成年人还总是流口水,那就是脾虚的象了,需要对身体进行调养了。

7. 迎风眼睛总是流眼泪

很多人都有迎风流泪的毛病,但因不影响生活,也就不在意。在中医里,肝对应泪,如果总是迎风流泪的话,那就说明肝有问题了。肝在中医里属厥阴,迎风流泪就说明厥阴不收敛,长时间下去,就会造成肝阴虚,所以遇到这种情况,要及时调理,以免延误病情。

8. 睡觉时总出汗

睡觉爱出汗在医学上称为"盗汗"。中医认为,汗为心液,盗汗多由于气阴两虚,不能收敛固摄汗液而引起,若盗汗日久不愈,则更加耗伤气阴而危害身体健康。尤其是中青年人群,面临工作、家庭压力较大,体力、精力透支明显,极有可能导致人体植物神经紊乱,若在日常生活中不注意补"阴",则必然受到盗汗症的"垂青"。

9. 坐着时总是不自觉地抖腿

有些人坐着的时候总是不自觉地抖腿,你也许会认为这是个很不好的毛病,是没有修养的表现,但其实说明这个人的肾精不足了。中国古代相书上说"男抖穷",意思是男人如果坐在那儿没事就抖腿,就说明他肾精不足。肾精不足就会影响到他的思维;思维有问题,做事肯定就有问题;做事有问题,就不会成功;做事总是不成功,就会导致他的穷困。所以,中国文化强调考查一个人不仅要听其言,还要观其行。

10. 春天了手脚还是冰凉的

有很多人到了春季了手脚还是冰凉的,这主要是由于人体在冬天精气养得不足造成的。我们知道,春季是万物生发的季节,连树枝都长出来了,人的身体也处于生发的阶段,但是人体肾经循行的路线是很长的,人的手脚又处于身体的末端,如果冬天肾精藏得不够的话,那么供给身体生发的力量就少了,精气到不了四肢,所以也就出现四肢冰冷的症状了。这时候,就需要我们补肾了。

以上所说的这些现象,都是阴不足的表现,都是在警告我们要对身体状态做出改变了,否则情况就会进一步恶化,疾病也就会趁"虚"而入了。

疾病分阴阳，防治各有方

天地有阴阳之分，人体有阴阳之分，疾病同样有阴阳之分，阴性疾病和阳性疾病的发病原因不同、症状不同，防治也应该有所不同。

1. 阴性疾病的预防

阴性疾病一般发病慢，治疗也比较慢，需要经过长期的调理才能痊愈。这种病主要由寒气引起，而寒气主要是从腰腿以下侵入人体，人在受到寒气侵袭的时候，就会肢体蜷缩，禁锢以及手脚僵硬，伸屈不畅。

根据阴性疾病的起因，其预防应着眼于保暖人体的下半部，尤其是从脚部做起，所以说"人老从脚而始"。从现在医学来看，天冷时，人的胃肠消化功能就会比较脆弱，同样食物在低温环境下也会比较容易变凉，因此一些原来就患有肠胃疾病的人，症状会变得多发而更加严重。即使是以前没有肠胃疾病的人，这个时候也很容易免疫力低下，胃痛发作，或者腰部受凉，导致腰肌劳损、腰椎间盘突出症等。

所以，预防阴性疾病首先要注意保暖，坚持每天用热水泡脚，然后用手指搓揉脚跟、脚掌、脚趾和脚背，非常容易手脚冰凉的人或者关节炎患者，还可以在睡觉时将脚垫高，以改善血液循环。

2. 阳性疾病的预防

阳性疾病与阴性疾病恰恰相反，阳性疾病往往属于急性病，发病快，治愈也比较快。这种病主要由热气引起，而热气多是通过人体上半部侵入人体的，表现为肢体舒张、肿胀、活动迟缓、筋骨不适等症状。所以，夏天的时候，应该注意给头部降温，保持头部的清醒。特别是高温天气运动劳作后，头部血管扩张，一定不要用冷水冲洗，否则可能会引发颅内血管功能异常，出现头晕、眼黑、呕吐等症状，严重的话，还可能导致颅内大出血。所以，应该"以热治热"，及时用热毛巾擦汗促进皮肤透气。

中医认为，人体就像自然界，无论体内阴气过盛还是阳气过盛，都会导致疾病，所以要想健康，阴阳调和就非常重要。所以应该把人体的阴阳调和作为一个重要的养生法则，坚持合理的生活习惯，调摄精神、饮食、起居、运动等各个方面，这样才能够强身健体、预防百病。

亚健康是轻度阴阳失衡

"亚健康"这个概念越来越多地出现在人们的生活中，那么，什么样的身体状态是亚健康呢？按照医学界的说法，亚健康是"介于健康与疾病之间的一种生理功能低下的状态"。实际上就是我们常说的"慢性疲劳综合征"。因为其表现复杂多样，现在国际上还没有一个具体的标准化诊断参数。

一般来说，如果你没有什么明显的病症，但又长时间处于以下的一种或几种状态中，注意亚健康已向你发出警报了：失眠、乏力、无食欲、易疲劳、心悸、抵抗力差、易激怒、经常性感冒或口腔溃疡、便秘等。处在高度紧张工作、学习状态的人应当特别注意这些症状。

亚健康状态下，人体虽然没有发病，但身体或器官中已经有危害因子或危害因素的存在，这些危害因子或危害因素，就像是埋伏在人体中的定时炸弹，随时可能爆炸；或是潜伏在身体中的毒瘤，缓慢地侵害着肌体，如不及时清除，就可导致发病。

其实，亚健康和疾病都属于人体内部的阴阳失衡状态，只不过亚健康是轻度阴阳失衡，而疾病是重度的阴阳失衡。但是，如果身体内的"阴阳"长期处于不平衡状态，就会从量变发展到质变，也就是说身体就会从亚健康状态转化成生病状态，这时候再加以调治，就有一定难度了。

按中医的理论，"正气存内，邪不可干，邪之所凑，其气必虚"，就是说在正常的状态下，如果阴阳处在一个很平衡的状态，即使遇见了大风大雨异常的气候变化，也不会得病。但如果外受风、寒、暑、湿、燥、火，内受喜、怒、忧、思、悲、恐、惊，让人体自身的正常状态被打破，这些伺机而动的致病因子就可能从10个变成100个，100个变成1000个……当它达到一定数量时，就可能侵害人体健康了，而此时人体正处于亚健康状况，防御水平很低没办法抵抗，自然就生病了。

所以，当我们意识到自己亚健康了，就一定要及时调整自己的阴阳平衡，使身体恢复到健康状态，防止疾病的发生。

上火了，说明你阴阳失调了

你爱上火吗？嘴里长了小泡、溃疡，牙疼、牙龈出血，咽喉干痛，身体感到燥热，大便干燥……所有的这些都是上火的表现。虽然都是小病，却让你寝食不安。我们不禁要问：现代人的火怎么就那么大呢？

其实，人体里本身是有火的，如果没有火那么生命也就停止了，也就是所谓的生命之火。当然火也应该保持在一定的范围内，比如体温应该在37℃左右，如果火过亢人就会不舒服，会出现很多红、肿、热、痛、烦等具体表现。从某种意义上说有火则生、无火则死，正常意义上说来火在一定的范围内是必需的，超过正常范围就是邪火。不正常的火又分为虚火和实火，正常人体阴阳是平衡的，对于实火来说阴是正常的，但是阳过亢，这样就显示为实火。另一种情况是正常的阴偏少，显得阳过亢，这样就显示为虚火。

滋阴派大师朱丹溪认为，凡动皆属火，火内阴而外阳，且有君、相之分，君火寄位于心，相火寄位于命门、肝、胆、三焦诸脏，人体阴精在发病过程中，极易亏损，各类因素均易致相火妄动，耗伤阴精，情志、色欲、饮食过度，都易激起脏腑之火，煎熬真阴，阴损则易伤元气而致病。

其实，邪火大部分还是由内而生的，外界原因可以是一种诱因。外感火热最常见的就是中暑，通常都是在温度过高、缺水、闷热的环境下待的时间过长，然后体温也会升高。这就是一种典型的外感火热证。但一般来说内生的火热情况比外感火热多。比如现代人压力变大、经常熬夜、吃辛辣食物等，内生火的因素要大得多。可见邪火还是由身体的阴阳失调引起的。中医认为：人体生长在大自然中，需要阴阳平衡、虚实平衡。而人体的"阴阳"互为根本，"虚实"互为表里。当人体阴虚阳盛时，往往表现为潮热、盗汗、脸色苍白，疲倦心烦或热盛伤津而见舌红、口燥等"上火"的症状。此时就需要重新调理好人体的阴阳平衡，滋阴降火，让身体恢复正常。

很多人认为上火是小毛病，吃点药或者自我调节一下就可以了。实际上上火有的情况下不太严重，通过自我调节可以让身体状况恢复正常，但是对于一些特殊人群比如老年人或者有基础疾病如心血管疾病的人来说还是应该引起注意的。

那么我们又该如何防治上火呢？方法很简单：

阴虚火旺类应滋阴降火，滋阴为本，降火为标。提高睡眠品质、切忌日夜颠倒。饮食清淡也是非常必要的。高热量食物会提供火气，上火时不宜多吃水分低的食物，如饼干、花生等，要以蔬菜、清汤等低热量饮食为主。多做一些中低强度的运动，如散步、八段锦、太极拳等相对静养的运动方式。

如果是实火，就要用清热、降火的泻法。当把火驱逐出身体后，人体阴阳也就平衡了。饮食上，可以多吃苦味食物，多吃利湿、凉血的食物，多吃甘甜爽口的新鲜水果和鲜嫩蔬菜。千万不要吃辛辣食物，酒也尽量不要喝。

运动就可以生阳，静坐就可以生阴

按照《周易》的阴阳原理，动则生阳，静则生阴。比较而言，练动功的，动则生阳，可以增强精力，提高工作效率；练静功的，静则生阴，可以降低人体的消耗，人的寿命也相对较长。只静不动是错误的，只运动不知道好好休息就更不对。正确的养生方法应该是动静相兼，刚柔相济。

这是因为，神属阳，在生命活动中易于动而耗散，难于清静内守，务须养之以静；形属阴，易静而难动，故养形以运动为贵。所以，动以养形，静以养神，动静兼修，形神共养，才能使体内气血流畅，阴阳平衡，从而达到延年益寿的效果。

动养，包括：跑、跳、走、爬、打球、游泳、骑车等。

静养，包括：静坐、睡眠、闭目养神、打太极拳等。

偏于动养还是偏于静养，应因人而异。阳虚者应以动养为主，但不可过于剧烈；阴虚者应以静养为主，但也必须配合动养。总的来说，腹围不大、血脂不高、胆固醇不高，没有这方面遗传因素的人，可以静养为主、动养为辅；反之，腹围大、血脂高、胆固醇高，有这方面遗传因素的人，就应以动养为主、静养为辅。

第二节

多元膳食是平衡营养的法则

❀ 熟知食物的阴阳属性是健康之本

祖国传统医学认为,任何疾病无论是多么复杂,都可以用阴阳来分类,即有的属阴,有的属阳。在进行饮食治疗上,一定要分清疾病属阴还是属阳,即阴证还是阳证,然后在此基础上选择相应的食物进行调养。如果不清楚食物的阴阳属性,就不能运用饮食来治疗或康复疾病。

中医认为,凡热性体质忌吃温热性食物,以免"火上浇油",这种人宜吃凉寒性食物,以便热证寒冶;凡寒性体质者忌食凉寒性食物,以免"雪上加霜",这种人宜进食温热性食物,以助温散寒。

那么,生活中哪些食物属于热性食物,哪些食物属于寒性呢?

(1)粮豆类

温热性:面粉、豆油、酒、醋等。

平性:粳米、糯米、玉米、黄豆、黑豆、豌豆、赤小豆等。

凉寒性:小米、荞麦、大麦、绿豆、豆腐、豆浆等。

(2)瓜菜类

温热性:大葱、生姜、大蒜、韭菜、胡椒、胡萝卜、香菜等。

平性:菜花、藕、山药、白萝卜、甘薯、土豆、番茄、南瓜、蘑菇等。

凉寒性:苋菜、菠菜、芹菜、油菜、白菜、冬瓜、黄瓜、甜瓜、西瓜、苦瓜、竹笋、茄子等。

(3)水果干果类

温热性:桂圆、荔枝、莲子、核桃、栗子、花生、乌梅、樱桃、石榴、木瓜、橄榄、李子、桃等。

平性：大枣、苹果等。
凉寒性：梨、草莓、山楂、菱角、百合、香蕉、甘蔗、柿子等。

（4）肉蛋奶类
温热性：狗肉、羊肉、鹿肉等。
平性：猪肉、鹅肉、鸽肉、牛奶、鸡蛋等。
凉寒性：鸭肉、兔肉、鸭蛋。

（5）水产类
温热性：黄鳝、虾、草鱼等。
平性：鲤鱼、银鱼、大黄鱼、泥鳅等。
凉寒性：鳗鱼等。

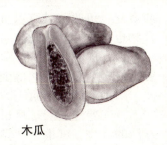

木瓜

少吃热性食物是对付秋燥的有效方法

每年秋天，陈女士都会有这样的感觉：皮肤紧绷，且经常起皮脱屑，原来乌黑漂亮的头发也变得干枯无光泽，嘴唇也变得异常干燥；有时还会感觉鼻咽燥得冒火，经常便秘。

这是怎么回事呢？经专业医生了解，原来陈女士平时喜欢吃葱、姜等辛辣的热性食物，一年四季都是如此，殊不知，秋天原本干燥，这样更会助燥伤阴，加重秋燥。

怎么办呢？其实最好的调养方法就是改善饮食，合理的饮食可以养阴防燥，平衡阴阳，还可以预防秋燥引起的某些疾病。

要改善秋燥，首要的一条就是少吃辛辣煎炸热性食物。大蒜、韭菜、葱、姜、八角、茴香等辛辣的食物和调味品一定要少吃。

多饮白开水、淡茶、果汁饮料、豆浆、牛奶等流质食物，以养阴润燥，弥补损失的阴润，但在饮用饮料时，以少量频饮为佳。

多吃养阴、生津、润燥的一些食物，如新鲜蔬菜和水果。秋燥最容易伤人的津液。多数蔬菜、水果有生津润燥、消热通便之功效。此外，蜂蜜、百合、莲子等清补之品，也是对付秋燥的有力武器。

温性食物是阴型肥胖者的最佳选择

在外聚餐时，我们经常会发现，那些肥胖者在进餐时通常不会选择令人挥汗如雨的食物。这是因为，肥胖者选择的食物以及食用方法的不同，关系着他的减肥成果。通常情况下，如果我们每天在无意识中重复吃一些生冷的食物，就会变得越来越胖。

我们知道，温性食物能使身体生热，机能兴奋，增加活力，适合寒性体

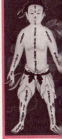

质者吃，可改善其衰退沉滞、贫血萎缩的机能。对于阴型肥胖者来说，温性食物也是他们的减肥佳品。

什么样的肥胖属于阴型肥胖呢？其主要特征是：下半身肥胖；肌肉松软；容易痰多、水肿；吃得少也不瘦；手脚冰冷。

阴型肥胖者是属于"省能源"型的人，热量很容易囤积在体内。所以这些人首先要注意的是尽量避免吃冷的东西，多吃温性食物，最好是吃会使人发汗的食物，这也是"靠吃减肥"的诀窍。如果体内的基础代谢功能活跃，就比较容易引起脂肪的燃烧，有利于减肥。

总而言之，我们在选择所吃的食物时最好能选择适合身体状况、疾病症状，以及符合季节性的食物。比如说有贫血倾向的人，身体容易发冷的人，还有体质属于阴性的人，最好是食用"温"和"热"的食物。相反，经常头晕以及血压高的人，最好以寒性食物来解除体内的热度。

粗细阴阳平衡：粗粮为主，细粮为辅

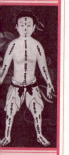

人体健康一方面要不断吸收有益的养料，另一方面要不断地消除有害的废料，吐故纳新，生生不息。而排除废料，使胃肠"清洁"起来，就不得不求助于"粗食品"，也就是"多渣食品"。

"粗食品"能排除废料，使胃肠道"清洁"起来，因为它其中的粗成分叫膳食纤维，包括纤维素、半纤维素、果胶等。由于人体的消化道内没有消化膳食纤维的酶，所以对人体来说，是没有直接营养价值的。但是膳食纤维具有刺激胃肠蠕动、吸纳毒素、清洁肠道、预防疾病等多种功能，是其他营养素所无法替代的。如果长期偏食精细食品，会导致胃纳小、胃动力不足、消化力弱，对儿童影响更大。所以出于健康的考虑，要采取粗细搭配，尽可能多吃一些富含膳食纤维的食品，如糙米、标准粉以及纤维蔬菜（胡萝卜、扁豆、韭菜）等。当然，同一切营养素一样，食物纤维摄入量也不应过多，否则会影响矿物质的吸收。

生熟阴阳平衡：生熟互补才合理

熟食使食物的消化利用率大大提高。作为主食的淀粉类食品，如米、面等，由于生淀粉外壳不易消化，煮熟后淀粉破裂而成糊状物，就容易被淀粉酶消化。如鸡蛋必须熟食，因为生蛋清含有抗生物素蛋白和抗胰蛋白酶，抗生物素蛋白能与生物素在肠内结合，形成难为人体消化、吸收的化合物，导致生物素缺乏，产生食欲不振、全身乏力、毛发脱落等症状；抗胰蛋白酶能降低胰蛋白的活性，妨碍蛋白质消化。鸡蛋煮熟后，上述两种有害物质因受热而被破坏，就没有坏作用了。

在一些豆类蔬菜中如菜豆、毛豆、蚕豆等以及土豆块茎中，都含有可使血液红细胞凝集的有毒蛋白质，叫做凝集素，这种有毒蛋白质在烧熟煮透后即钝化失活，毒性消失，所以不可生食，一定要煮熟烧透，方可食用，否则会引起中毒，严重时可致死。

另外，每天生吃一些蔬菜瓜果，会摄取对人体有调节功能的活性物质。因为不少活性物质遇到较高温度（55～60℃以上）就会失去活性，丧失调节功能。一些食物必须煮熟才能被机体消化吸收，而另一些食物煮熟则失去很多营养素。因此，能生吃的食物要尽量生吃，以保持食物的维生素等营养素的活性。

荤素阴阳平衡：有荤有素，不偏不倚

荤是指含有大量蛋白质、脂肪的动物性食物，常使血液呈酸性。素是指各种蔬菜、瓜果，属碱性食物。二者要科学搭配，才可以让人既饱口福，又不至于因吃动物性食物过多而增加血液和心脏的负担。荤食和素食在营养结构上的互补性具有重要意义。人体血液的pH值要保持在7.4左右，必须荤素搭配才能使酸碱度保持平衡。荤食多了，血管脂肪沉积、变硬变脆，易患高血压、心脏病、脂肪肝；素食则可清除胆固醇在血管壁的沉积。但单纯吃素者，其蛋白质、磷脂、无机盐等不足，不能很好地满足肝细胞的修复和维护健康所需。而荤食的最大特点是含有人体的必需氨基酸和优质蛋白质；而素食中的植物蛋白质除大豆及豆制品外，其他所含必需氨基酸都不完全，蛋白质质量亦较差。此外，动物性食物比植物性食物富含钙、磷，容易被人体吸收，鱼、肝、蛋类含有素食中缺少的维生素A和维生素D；而素食中的维生素C和胡萝卜素则是荤食中常缺乏的，素食中粗纤维素很丰富，可促进肠蠕动。因此，只吃荤食则很容易造成习惯性便秘。

荤食中有糖原（动物淀粉），没有淀粉、纤维素、果胶；而素食中则有单糖、双糖、多糖及膳食纤维等。荤食中几乎没有维生素C；素食中没有维生素A，只有维生素A原（即胡萝卜素）。除豆腐乳外，素菜中没有维生素B_{12}，荤菜特别是肝脏中含有丰富的维生素B_{12}。肉类可以提供丰富的蛋白质与脂肪，而蔬菜、水果则是多种维生素、矿物质及膳食纤维的来源，二者缺一不可。

酸碱阴阳平衡：膳食不可多点酸

酸性食物与碱性食物搭配食用，目的在于保持人体血液的酸碱平衡，使之经常处于微碱性状态（pH值7.4左右），有利于代谢的正常进行。千万不要以为食物的酸碱性就是指味觉上的感觉，这里指的是生物化学性质，如口感酸的葡萄、醋等，都是属于碱性食物。而富含碳水化合物、蛋白质、脂

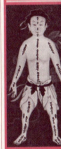

肪的食物，在消化过程中形成酸性物质（如碳酸、硫酸等），属于酸性食物。富含钾、钠、镁等矿物质元素的蔬菜、水果等，在消化时形成碱性物质，属于碱性食物。在膳食结构中，酸性食物不能多吃，否则会导致身体酸碱失衡，有害健康。

每个人都有这样的体会：吃了过多的鸡、鸭、鱼、肉以后会感到发腻，殊不知，这就是"轻度酸中毒"的表现。富含矿物质、膳食纤维的瓜果、蔬菜是食物中的碱性食物；而富含蛋白质的鸡、鸭、鱼、肉属于酸性食物。无论日常生活或节假日，饮食都应掌握酸碱平衡，不可偏颇。只有平衡方可益补得当。如终日饱食膏粱厚味，酸碱失衡，将严重影响健康。膳食的酸碱平衡早已引起关注，大凡鱼、肉、海产品、贝类、蛋类等都是酸性食物，食用过多使血液从弱碱性转为弱酸性，令人倦怠乏力，重则使人记忆力减退、思维能力下降。故欲避免上述状态，就得减少"山珍海味"，增加蔬菜、瓜果、豆类等碱性食物。特别是绝不能忽视菜肴的荤素搭配。

寒热阴阳平衡：热者寒之，寒者热之

"饮食者，热无灼灼，寒无沧沧"，指出了膳食的冷热平衡。"食宜暖"，生冷食物进食过多会损伤脾、胃和肺气，微则为咳，甚则为泄。体虚胃寒的人，应少吃生冷食物，特别是在夏日更应慎重。民间也强调"饥时勿急，空腹忌冷"。反之，饮食也不可太热，否则易烫伤胃脘、咽喉。据报道，在华北地区食管癌高发区，居民就有喜饮热水、热粥的习惯。中医常说的寒者热之，热者寒之，就是要寒热平衡的意思。夏天炎热，适宜喝清凉解暑的绿豆汤；冬天严寒，一碗热腾腾的面汤会让人身心舒畅，维持膳食的寒热平衡，也是延年益寿的妙法。古代医学家孙思邈在《千金翼方》中指出："热食伤骨，冷食伤肺，热无灼唇，冷无冰齿。"所以，膳食应当注意冷热平衡。

天冷的时候更要重视冷与热的平衡，因为容易出现体内蕴热的现象。因此，在冬季，对于肠胃健康的人来说，若能根据自己的身体情况，有选择地吃点"凉"的食物，就像让肠胃游一次"冬泳"，可以提高对寒冷的抵御能力。

要想从根本上解决体内蕴热的问题，吃"冷"是解决不了问题的，最好适当增加白萝卜、莲子、黄瓜、冬瓜、香蕉、橙子等凉性食物的摄入，并且养成每天吃点凉拌菜的习惯。

第三节

食物是提升阳气最好的大药

《黄帝内经》饮食法

阴阳平衡的食疗法

❀ 阳气像太阳，维持生命要用它

世间万物都离不开阳光的照耀，我们人体也是一样。在人体这个设计精密的小宇宙里，同样需要阳气的温煦才能够充满鲜活的生命力。

中医学中有这样的说法："气聚则生，气壮则康，气衰则弱，气散则亡。"这里的"气"就是指人体的阳气，也称为"正气""元气"，即"真元之气"。我们知道，人体阳气充足免疫力就强，就能战胜疾病；如果人体阳气不足或虚弱，就不能产生足够的抗体或免疫力去战胜疾病；而正气耗尽，人就会死亡。那么，我们身体的阳气究竟从何而来呢？《黄帝内经》中说："真气者，所受于天，与谷气并而充身者也。"也就是说，阳气是由父母之精所化生，由后天水谷精气和自然清气结合而成。

父母之精气是先天之本，阳气的强弱首先由先天之本所决定。也就是说父母身体都很好，孩子将来身体也会比较好，免疫力也比较强，不容易得病。在生活中，我们常常会看到一些同胞姊妹，有的健康强壮，有的体弱多病。兄弟姐妹之间有一套相近的遗传基因，在先天条件上应该差距不大，但有一个因素往往被大家所忽略，那就是孕期有无其他因素的干扰。比如受孕的时间，孕妇孕期有无饮酒过量、服药等情况，孕期心情，孕妇营养状况等。所以说，母强则子壮，如果打算生孩子，一定要先把夫妻双方的身体都调养好，给孩子一个比较充足的阳气，要知道怀胎十月可是会影响孩子一生的。

《黄帝内经》中也说道："阳气者，若天与日，失其所则折寿而不彰。"明代著名医学家张景岳注曰："生杀之道，阴阳而已。阳来则物生，阳去则物死。"也就是说，人的生命系于"阳气"，只有固护阳气，才能百病不生，人们才能拥有鲜活的生命力。而我们养生的重点就在于养护身体内的阳气。

　　人体内的阳气在中医里又叫"卫阳"或"卫气"，这里的"卫"就是保卫的意思，阳气是人体的卫士，它能够抵制外邪，保卫人体的安全。人生活在天地之间，"六淫邪气"即大自然中的风、寒、暑、湿、燥、火，时时都在威胁着我们的健康，但是为什么有的人就很容易生病呢？像是现在的流感，有的人总是在"赶流行"，有的人却安然无恙，区别就在于他们体内的阳气充足与否。总是生病的人体内阳气不足，病邪很容易侵入人体，而体内阳气充足的人能够抵挡外邪的入侵。所以，那些身患各种疑难杂病、重病或慢性病的人，基本上都是卫阳不固、腠理不密的，以致外来的各种邪气陆续占领人体并日积月累而成。

　　导致疾病的原因除去自然界的"六淫邪气"，还有人体内部的七情，即喜、怒、忧、思、悲、恐、惊这七种情绪。传统中医认为：大喜伤心，大怒伤肝，忧思伤脾，大悲伤肺，惊恐伤肾，也就是说情绪波动过大就会伤害五脏，导致病变。而人的情绪就是在阳气不足的情况下起伏最大，阳气充足的人通常比较乐观、通达，阳气不足的人则容易悲观绝望。所以，养好阳气，人的情绪也会慢慢好起来，整个人充满了精神与活力，由于七情过度而导致的病也就离我们远去了。

　　总之，阳气就像天上的太阳一样，给大自然以光明和温暖，失去阳气，万物便不能生存，而如果人体没有阳气，体内就失去了新陈代谢的活力，不能供给能量和热量，生命就要停止。

脾胃运转情况，决定阳气是否充足

　　李时珍在《本草纲目》中有"土为元气之母，母气既和，津液相成，神乃自生，久视耐老""土者万物之母，母得其养，则水火相济，木金交合，百诸邪自去，百病不生矣。"他认为，脾胃与人的阳气有着密切的关系，人体内的阳气因脾胃而滋生，脾胃的功能正常运转，人体内的阳气才能生长并充实。而人吃五谷杂粮、果蔬蛋禽，都要进入胃中，人体内的各个器官摄取营养，都要从胃而得来。

　　李时珍曾经说过："脾者黄官，所以交媾水火，会合木金者也"。他认为，人体气机上下升降运动正常，有赖于脾胃功能的协调。脾胃如果正常运转，则心肾相交，肺肝调和，阴阳平衡；而如果脾胃一旦受损，功能失常，就会内伤阳气，严重的还会因此而影响全身而患病。因此，人是否懂得养生，还要重视养脾胃，那么吃什么才能养脾胃呢？李时珍在《本草纲目》中提到枣、莲子、南瓜、茼蒿、红薯等都有养脾胃的功效。

　　另外，下面四大保养脾胃的要诀要记牢："动为纲，素为常，酒少量，莫愁肠。"

动为纲

指适当的运动可促进消化，增进食欲，使气血生化之源充足，精、气、神旺盛，脏腑功能不衰。因此，人们要根据各自的实际情况选择合适的运动方式和运动量。散步是一种和缓自然的体育活动，可快可慢，可使精神得到休息，使肌肉放松，气血调顺，帮助脾胃运化，借以祛病防衰。

素为常

素食主要指包含植物蛋白、植物油及维生素的食物，如面粉、大米、五谷杂粮、豆类及其制品、蔬菜、瓜果等。日常饮食应以淡食为主，以便清理肠胃。进食温凉适当，不要过热也不可过凉，因为热伤黏膜、寒伤脾胃，均可导致运化失调。少食质硬、质黏、煎炸、油腻、辛辣性食品。

酒少量

不要嗜酒无度，以免损伤脾胃。少量饮酒能刺激胃肠蠕动，以利消化，亦可畅通血脉、振奋精神、消除疲劳、除风散寒，但过量饮酒，脾胃必受其害，轻则腹胀不消、不思饮食，重则呕吐不止。

莫愁肠

指人的精神状况、情绪变化对脾胃亦有一定影响。中医认为：思可伤脾。意指思虑过度，易伤脾胃。脾胃功能失衡，会引起消化、吸收和运化的障碍，因而食不甘味，甚至不思饮食。久之气血生化不足，使神疲乏力、心悸气短、健忘失眠、形体消瘦，导致神经衰弱、胃肠神经官能症、溃疡病等。所以，必须注意性格、情操及道德的修养，做到心胸豁达，待人和善，遇事不要斤斤计较，更不要对身外之物多费心思。尽量避免不良情绪的刺激和干扰，经常保持稳定的心境和乐观的心态，这也是保养脾胃、祛病延年的妙方。

津为阳，液为阴，阻止外邪入侵

中医认为，津属阳，主表；液属阴，亦称阴液。津液与血、汗、小便、泪、涕、唾等都有密切关系。津液在经脉（经络、脉管）内，即为血液，故有"津血同源"之说。津液可转变为汗，可转变为小便，也可转变为唾液或泪液，如悲伤时号啕大哭之后，便会感觉口干舌燥，此时就是津液已经大伤。

当人体津液不足时，就会出现口干口渴、咽喉干燥等症状，这些现象都是由于伤了津液所出现的现象。即使不在炎热的夏季，出汗过多，也很容易出现上述症状。这时，可以用玄麦桔甘汤（玄参、麦冬、桔梗、炙甘草各等量）沏水代茶饮用，可清热生津。

如果体内的津液亏耗过多，就会致使气血两损；气血亏损，同样也可致使津液不足。津液的增多与减少，能直接影响体内的阴阳平衡，疾病也会由此而生。如发高烧的病人会出汗过多及胃肠疾患者大吐大泻太过，都会因损伤津液而导致气血亏损。所以中医自古就有"保津即保血，养血即可生津"的养生说。

津液源于饮食水谷，并通过脾、胃、小肠、大肠等消化吸收饮食水谷中的水分和营养而生成，张仲景就在《伤寒论》中提出"保胃气，存津液"的养生原则，传统养生中还有"漱津咽唾"的方法。在一部养生名著中就提到"津液频生在舌端，寻常漱咽下丹田。于中畅美无凝滞，百日功灵可驻颜"就是说每天坚持吞唾液，百日后就可使人容颜润泽。

下面我们具体说一下四季的津液养生之道：

春季属阳，天气干燥，应常吞口中津液，并保证水分的足量摄入。

夏季天气炎热，出汗多，很容易造成津液损耗过多，应适当多吃酸味食物，如番茄、柠檬、草莓、乌梅、葡萄、山楂、菠萝、芒果、猕猴桃之类，它们的酸味能敛汗止泻祛湿，可预防流汗过多而耗气伤阴，又能生津解渴，健胃消食。若在菜肴中加点醋，醋酸还可杀菌消毒，防止胃肠道疾病发生。

秋季气候处于"阳消阴长"的过渡阶段。秋分之后，雨水渐少，秋燥便成为主要气候。此季容易耗损津液，发生口干舌燥、咽喉疼痛、肺热咳嗽等。因此，秋日宜吃清热生津、养阴润肺的食物，如泥鳅、芝麻、核桃、百合、糯米、蜂蜜、牛奶、花生、鲜山药、梨、红枣、莲子等清补柔润之品。

另外，中医医书记载，"盖晨起食粥，推陈出新，利膈养胃，生津液，令人一日清爽，所补不小。"因此，建议秋季早餐根据自身实际选择不同的粥食用，如百合红枣糯米粥滋阴养胃，扁豆粥健脾和中，生姜粥御寒止呕，胡桃粥润肺防燥，菊花粥明目养神，山楂粥化痰消食，山药粥健脾固肠，甘菊枸杞粥滋补肝肾。

冬季天气寒冷，属阴，应以固护阴精为本，宜少泄津液。故冬"去寒就温"，预防寒冷侵袭是必要的。但不可暴暖，尤忌厚衣重裘，向火醉酒，烘烤腹背，暴暖大汗，这样反而会损耗津液伤身。

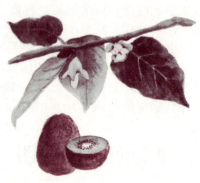

猕猴桃

植物的种子最能补肾壮阳

在《摄生众妙方》中有一服名为"五子衍宗丸"的古方，该方由枸杞子、菟丝子、五味子、覆盆子、车前子五种植物的种子组成，现在一般的药店都能买到中成药。这种药最早用于治疗男性肾虚精少、阳痿早泄、遗精、精冷，后来扩展到治尿频、遗尿、夜尿多、流口水，乃至妇女白带多，并且对于某些因肾虚引起的不孕不育也非常有效。究其治病原理，其实就是补充肾气，增强人体内的阳气。

为什么植物的种子具有壮阳补肾的功效？据有关专家分析，对于植物来说，种子是为一个即将萌发的生命贮备能量，是植物中能量最集中的一部分，因此用种子药物治疗肾气不足的确是有道理的。

可以说，植物种子能够壮阳，这一理念的确立，对于现代人健康长寿具有重大意义，尤其是对于一些素食主义者，就可以通过多吃种子类的各种干果，比如花生、榛子、核桃，来补充自己的肾气，激发生命的活力。

除此之外，植物种子壮阳的理念对于脑力工作者也具有重要意义。在中医理论中，脑与肾是相通的，故有"补肾就是补脑"的说法。并且，大脑工作时消耗的能量非常大，直接消耗肾里的元气，从而极易引起肾气不足。这时候，如果每天在早餐中加点坚果，或者每天吃一两个核桃、六七个杏仁，就可以收到极佳的补肾效果，进而改善脑功能乃至延缓衰老。

另外，韭菜子的壮阳功效也不容忽视。韭菜子味辛、甘，性温，归肝、肾经，能够补益肝肾，壮阳固精，适用于肝肾不足、肾阳虚衰、肾气不固引起的阳痿遗精、腰膝冷痛、小便频数、遗尿、白带过多等症。

韭菜子可以单独服用，也可以研末蜜丸服，每次5～10克为宜。但要注意，阴虚火旺者忌服。

食疗方

韭菜子粥
材料：韭菜子10克，粳米50克，盐少许。
做法：将韭菜子用文火烧熟，与粳米、细盐少许，同放砂锅内加水500毫升，米开粥熟即可。每日温服2次。
功效：此方有补肾壮阳、固精止遗、健脾暖胃功效。

❁ 人体阳气不足，不可盲目补气

阳气是人生命的本源，阳气充盛，才能防病健身，延年长生。而一个人一旦阳气不足了，就会出现各种各样的疾病。《黄帝内经》中说："故邪之所在，皆为不足。故上气不足，脑为之不满，耳为之苦鸣，头为之苦倾，目为之眩。中气不足，溲便为之变，肠为之苦鸣。下气不足，则乃为痿厥心。"

现代人不健康的生活方式，如生活节奏快、竞争激烈、心理压力大、熬夜等，以及环境污染严重等因素都是导致气不足的罪魁祸首。人体正气虚衰，卫外不固，免疫功能低下，抗邪无力，可导致多种疾病的发生。比如说，人体感受风寒之邪，抗病无力，免疫功能调节低下，就容易引起感冒、肺炎、病毒性肝炎、乙型脑炎等传染性疾病。而机体免疫缺陷更可引起癌肿、艾滋病等各种免疫缺陷性疾病。

当人体出现气不足的症状后，除了调整生活方式外，就是要补气，以使正气充足旺盛。补气的方法有很多，食补、药补、运动、调情志等都可以起到补气的作用。但是，在这里要提醒大家的是，当你气不足的时候，千万不能盲目补气，否则不但不会达到补气的目的，还会影响身体健康。因为这里还牵扯到了血的问题。

血具有营养和滋润全身的作用，血又是神经活动的物质基础。中医还认为"气为血之帅，血为气之母"。所以，如果你出现气不足的症状，很有可能是血不足造成的。血虚无以载气，气则无所归，故临床常见气血两虚的病症。如果真是因为血不足，那就需要先补血，否则就成了干烧器皿，把内脏烧坏；如果是因为淤滞不通，就可以增加气血，血气同补。这样才能达到补气的作用。

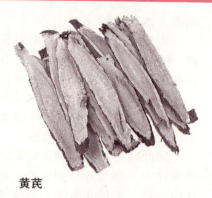
黄芪

气血双补需以食用补血、补气的食物、药物慢慢调养，切不可操之过急。常用的食物有猪肉、猪肚、牛肉、鸡肉等，常与之相配伍的中药有党参、黄芪、当归、熟地等。药物调理需在中医指导下服用。

骨气即阳气，栗子鹌鹑汤养骨气，享天年

在日常生活中，"骨气"这个词极为常见，但很少有人将其与养生长寿联系起来。在一般人看来，所谓"骨气"，其实就是我们平常所说的"正气"，指一种刚强不屈的人格。我们平常说一个人有骨气，骨头硬，就是指这个人不屈服，敢于站出来维护自己的主张。但是，你有没有想过，为什么有些人有骨气，有的人则没有？为什么古人把这种行为称为"有骨气"，而不是别的什么？骨气和人的健康长寿究竟有没有关系？

在中医理论中，"气"是构成人体，维持延续各种生命活动的基本物质，它来源于摄入的食物养分以及吸入的清气，其作用是维持身体各种生理功能。所以，血有血气，肾有肾气，那么骨自然也就有骨气。正是由于骨气的存在，才促使骨骼完成生血与防护的功能，人死后，虽然骨骼还在，但骨气已经没了。同样的道理，许多老年人正是因为骨气减弱了，才会很容易受伤。因此，我们也可以说，养骨实际上是在养骨气。我们在影视剧中，经常看到有些武林高手，虽然年纪已经很大，依然身体硬朗、声如洪钟，这就说明他们的骨气保养得很好。

由此可知，养骨对于一个人的健康是至关重要

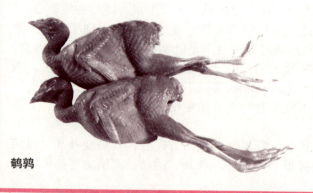
鹌鹑

的，下面推荐一款养骨食谱：栗子鹌鹑汤。

栗子补脾健胃、补肾强筋；大枣健脾益气生津；鹌鹑补中益气。三者合炖，可用于腰椎间盘突出症或手术后身体虚弱、虚劳羸瘦、气短倦怠、纳差便溏之症，补益之效甚佳。

具体做法：先准备好栗子5枚60~70克，大枣2枚，鹌鹑1只80~100克。将鹌鹑扭颈宰杀去毛（不放血），去除心、肝以外的内脏，洗净放入锅中；栗子洗净打碎，大枣去核，与适当调味品同放入锅内，倒入清水250毫升；用旺火煮沸15分钟后，改用文火炖90分钟；炖至鹌鹑熟烂即可，饮汤吃肉。

同时养骨还应该从我们的生活细节做起。俗话说"久立伤骨"，一个姿势站立久了，要寻找机会活动活动，或者找个地方坐下来休息一会儿，尤其是长期从事站立工作的人，如纺织女工、售货员、理发师等，更要注意身体调节，否则每天都要站立数小时，下班后筋疲力尽、腰酸腿痛，容易发生驼背、腰肌劳损、下肢静脉曲张等。这里，我们给大家一些建议：

首先，根据条件和可能，调节工作时间，或与其他体位的工作穿插进行，比如站立2小时，其他体位工作2小时，也可以工作2小时后休息几分钟。不能离开站立工作岗位时，可用左右两只脚轮换承受身体重心的办法进行休息，或者每隔半小时至1小时，活动一下颈、背、腰等部位，至少要让这些部位的肌肉做绷紧—放松—绷紧的动作，每次几分钟。

其次，长期站立工作应穿矮跟或中跟鞋，以便使全脚掌平均受力，减轻疲劳。平跟鞋脚掌用不上劲，高跟鞋腿部用力过大，都会很快引起疲劳不适。

最后，长期站立工作时应做工间操，方法如下：原地踏步3分钟，提起双足跟，放下，再提起，或者左右足跟轮流提起，放下，每次3分钟。提起脚尖，让脚跟着地，双脚轮流进行，每次3分钟。轮流屈伸膝关节，也可同时屈膝下蹲，双上臂向前抬平，然后复原，每次3分钟左右。

第四节

阴平阳秘靠饮食

阴阳不平衡，阴弱于阳，就会内热

中医认为人体是由阴阳二气构成的，只有阴阳二气达到平衡，人才会处于最健康的状态。百病之源都在于阴阳二气的不平衡，所谓内热，我们用个形象的比喻：阴气代表水，阳气代表火，正常情况下，人的体内水与火的比例是相等的，这时候人就是健康的，而内热就是水比火少了。

火多、水没少，就是实热；水少了、火没多，就是虚热。

实热就是体内的火多了，而水没有少。这样原来平衡的状态就打破了，这时候要做的就是想办法把多出来的火清掉。

虚热是因为体内的水少了，而火并没有多。这样平衡也被打破了，所以就要想办法把水补充回来。

拿高血压来说吧，一个年轻人，他因为生气、情绪上的波动，很容易导致血压在一瞬间或者一段时间内异常升高，这就是由实热引起的。从中医术语上说，这是肝火上炎；而老年人的血压高，则是因为水少了，相对来讲火就增加了，我们一般管这叫阴虚阳亢，也就是虚热。

老人多虚热，年轻人多实热；劳损多虚热，忧虑多实热，虽然说年轻人多实热，老人多虚热，但这不是绝对的：区分虚热和实热，可以遵循"劳损为虚、积郁为实"的原则。

什么是劳损？劳损不止是体力上的，长期工作、思虑过多、疲劳过度，或者长期处于一种精神压力下，这样造成的问题，都叫做劳损。劳损伤人的精血，这种情况造成的内热我们称之为虚热。

而积郁则是指一种情绪如悲伤、愤怒甚至是喜悦，被压抑在心中发泄不出来，久而久之就会上火，这种内热一般都属于实热。

所以说年轻人也不一定就是实火，如果是长期劳损造成的，也可能是虚火；而老年人如果平时身体十分健康，忽然上火了，也可能是实火。无论是实热还是虚热，热极都会化火，都会出现上火的情况，有的人一出现牙疼、痤疮、便秘这些上火症状就去买三黄片这类的降火药吃，如果是实火，那这些药还比较对症；但如果是虚火，吃这些药不但效果不好，还会适得其反：因为这些降火药一般都是苦寒的，能燥湿伤阴，虚火的人本来阴分就不足，吃降火药只能使虚者更虚，阴越虚则火越人，形成恶性循环。结果是越吃越干，出现口干、口苦、便秘等症状，那么如果继续使用苦寒的祛火药，只能使病情更加严重，尤其是老年人，一旦上火，一定要慎用上火药，有些老年人用苦寒药久了，甚至会导致阴阳两虚。

寒湿伤阳气，损阳易生病

《黄帝内经》认为，万物之生由乎阳，万物之死亦由乎阳。人之生长壮老，皆由阳气为之主；精血津液之生成，皆由阳气为之化。如果人体没有阳气，体内就失去了新陈代谢的活力，不能供给能量和热量，生命就要停止，所谓"阳强则寿，阳衰则夭"，养生必须先养阳。但是，寒湿会阻滞阳气的运行，使血流不畅、肌肉疼痛、关节痉挛等。因为湿困脾胃，损伤脾阳，或患者平时脾肾阳虚而致水饮内停，所以多表现为畏寒肢冷、腹胀、泄泻或浮肿等。所以，寒湿是最损伤人体阳气的。

张仲景在《伤寒杂病论》中将很多疾病都归因于寒邪入侵，在他生活的那个时代人们忍饥受冻，疾病以寒邪为主。而如今随着生活环境的改变，单纯的伤寒已经很少见了，多是寒邪与湿邪交织，在人体形成一股浊重之气，阻碍人体气机，导致生病。

在生活中，我们可能经常会注意到这样奇怪的现象，就是冬天很少见到着凉感冒的人，反而是夏天常有这样的病症发生。冬天气温低，受寒湿侵犯容易理解，而夏天这么热，怎么还会有寒湿呢？其实，这正是现代人不良的生活习惯造成的。

炎炎夏日，人们多待在空调房中，身体该出汗时却被空调冷气所阻，汗液发不出来就瘀积在体内，导致体内湿邪堆积，造成阳气虚衰。尤其是到了七、八月份的长夏天气，湿气达到最盛。而人体五脏之脾最喜燥恶湿，长夏湿气过盛，就容易损伤脾脏。脾主运化，可以运化水液，运化水谷，把吃进去的粮食、水谷精微营养的物质以及水液输送给其他的脏器，起到一个传输官的作用。脾的这种传输的作用对生命来说至关重要，故而中医把它称为人的"后天之本"。而体内湿气过重会导致脾脏功能得不到正常发挥，人体各器官也会因得不到及时充足的营养而出现问题，导致人体生病。

由此可知，祛除寒湿是养生保健不可缺少的功课之一。那么，怎样判断身体内是否有湿呢？方法其实很简单，观察自己的大便情况，一看便知。如果长期便溏，大便不成形，那么很有可能就是你的身体蕴含了太多的湿气。而长期便秘，则代表着体内的湿气已经很重了。因为湿气有黏腻性，过多的湿气就容易把粪便困在肠道内。

事实上，祛除寒湿最好的办法就是让身体温暖起来，因此，健康与温度有着密切的关系。众所周知，掌握人体生杀大权的是气血，而气血只有在温暖的环境里，才能在全身顺畅地流通。如果温度降低、血流减慢，就会出现滞涩、瘀堵，甚至血液会凝固，那么人就将面临死亡，而且人的体温上升，不仅会增强人体的免疫力，还能在正常细胞不受影响的情况下大量杀死癌细胞。此外，温度过低，会使体内的寒湿加重，外在表现就是上火。

所以，要涵养我们身体内的阳气，就要远离寒湿，温暖身体。在中医养生学中，让身体温暖起来的办法有很多，《本草纲目》中就记载了很多可以养阳的食物，羊肉、狗肉、党参等，都是补益阳气的。另外安步当车，让身体动起来，为自己选择几项适合的运动；放弃淋浴，经常泡个热水澡；养成睡前用热水泡脚的好习惯。这些方法也能让身体暖和起来，使人体阳气升发，免疫力提高。

姜红茶是除寒湿的"工具"

人体需要的能量来自饮食，饮食与人体的体温关系密切，以下几种食物能提高体温：

葱类蔬菜：葱类蔬菜能净化血液，促进血液循环，最后达到使身体变暖的效果。常见的韭菜、葱、洋葱、大蒜、辣椒都属于葱类蔬菜，它们都有化瘀血和提高体温的作用。

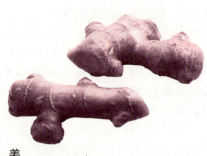

姜

根菜类：胡萝卜、洋葱、萝卜、藕等根菜类蔬菜，是强化人的下半身、预防肾虚的食品。

传统食品咸菜：许多人受"盐分多不利于健康"思想的影响而不敢吃咸菜，其实咸菜中的盐分能提高体温。所以吃咸菜不必强加控制，一次别吃过多就行。腌辣椒、咸萝卜等咸菜都是不错的提高体温的食物。

黏液食品：山药、芋头等有黏液的根菜类蔬菜具有增强精力的作用。还有秋葵、国王菜、咸草、海藻等都是黏液食品。这些黏液食品里含有食物纤维和蛋白质结合而成的黏蛋白，正是黏蛋白产生了黏液，黏蛋白能够保护黏膜，预防感冒和流感。

除了这几类有助提高体温的食物外，我们还要特别介绍一种最有助暖身的食物，那就是生姜。生姜里含有姜辣素和生姜油，有抗氧化作用，它能除去体内的活性氧，预防疾病和抗老化。在 200 种医用中药中，75% 都使用生姜。因此说"没有生姜就不称其为中药"并不过分。

生姜最大的功效就是促进体温上升，由此增强免疫力。此外，它还能扩张血管，降低血压，溶化血栓，发汗、解热、祛痰、镇咳、镇痛。还能加快消化液的分泌，促进消化，并清除导致食物中毒的细菌，杀死肠内有害细菌。

生姜用于驱寒保暖时，最好与红茶一起食用。红茶具有高效加温、强力杀菌的作用，生姜和红茶相结合，就成了驱寒祛湿的姜红茶。此外，冲泡时还可加点红糖和蜂蜜。但患有痔疮或其他忌辛辣的病症，可不放或少放姜，只喝放了红糖和蜂蜜的红茶，效果也不错。

下面为大家推荐姜红茶的做法：

材料：生姜适量，红茶一茶匙，红糖或蜂蜜适量。

做法：将生姜磨成泥，放入预热好的茶杯里，然后把红茶注入茶杯中，再加入红糖或蜂蜜即可。生姜、红糖、蜂蜜的量可根据个人口味的不同适当加入。

吃出来的火气，食物祛火以毒攻毒

现代人们经常坐在办公室里，工作压力大，精神长期紧张，经常就会抱怨："烦，又上火了。"那么，"上火"到底是怎么回事呢？

中医认为，在人体内有一种看不见的"火"，它能温暖身体，提供生命的能源，这种"火"又称"命门之火"。在正常情况下，"命门之火"应该是藏而不露、动而不散、潜而不越的。但如果由于某种原因导致阴阳失调，"命门之火"便失去制约，改变了正常的潜藏功能，火性就会浮炎于上，人们就会出现出咽喉干痛、两眼红赤、鼻腔热烘、口干舌痛以及烂嘴角、流鼻血、牙疼等症状，这就是"上火"了。

引起"上火"的具体因素有很多，如情绪波动过大、中暑、受凉、伤风、嗜烟酒以及过食葱、姜、蒜、辣椒等辛辣之品，贪食羊肉、狗肉等肥腻之品和缺少睡眠等都会引起"上火"。春季风多雨少，气候干燥，容易"上火"。

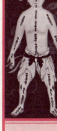

食疗方

1. 绿豆粥
材料：石膏粉，粳米，绿豆
做法：先用水煎煮石膏，然后过滤去渣，取其清液，再加入粳米、绿豆煮粥食之。
功效：可以祛胃火，容易便秘、腹胀、舌红的人可以多喝。

2. 梨水
材料：川贝母、香梨、冰糖
做法：川贝母 10 克捣碎成末，梨 2 个，削皮切块，加冰糖适量，清水适量炖服。
功效：对头痛、头晕、耳鸣、眼干、口苦口臭、两肋胀痛都有疗效。

为预防"上火",我们平时生活要有规律,注意劳逸结合,按时休息。要多吃蔬菜、水果,忌吃辛辣食物,多饮水或喝清热饮料。

《本草纲目》中记载绿豆可以消肿通气,清热解毒。而梨可以治痰喘气急,也有清热之功。《本草纲目》中记载了这样一个方子,医治上火气急、痰喘很有效。原文是这么说的:"用梨挖空。装入小黑豆填满,留盖合上捆好,放糠火中煨熟,捣成饼。每日食适量,甚效。"

不过,需要注意的是,"上火"又分为虚火和实火,正常人的阴阳是平衡的。实火就是阴正常而阳过多,它一般症状较重,来势较猛;而虚火是指阳正常阴偏少,这样所表现出的症状轻,但时间长并伴手足心热、潮热盗汗等。通过以下的方法我们可以知道自己"上火"是实火还是虚火。

看小便。小便颜色黄、气味重,同时舌质红,是实火;小便颜色淡、清,说明体内有寒,是虚火。

看大便。大便干结、舌质红为实火;大便干结、舌质淡、舌苔白为虚火;大便稀软或腹泻说明体内有寒,是虚火。

看发热。如果身体出现发热的症状,体温超过37.5℃时,全身燥热、口渴,就说明内热大,是实火;发热时手脚冰冷,身体忽冷忽热,不想喝水,是体内有寒,为虚火。

一般来说,人体轻微"上火"通过适当调养,会自动恢复;如果"上火"比较厉害,就需要用一些药物来帮助"降火"。

银耳胜燕窝,对付火气还得要靠它

不同的人火气在不同的地方,我们知道胃火大,上火就表现在口臭;肝火旺,人就会整天发脾气。

朱丹溪所说的滋阴是相对于不同内脏的火气说的,滋阴就是祛火气、滋养体内的阴液。

而燕窝,非常滋补。燕窝是金丝燕的唾液,凝结后成为胶状,用来保护小燕。一旦被采摘,燕子妈妈只好再吐,到没有唾液了,就会吐血,也就是人觉得最滋补的血燕。但是燕窝太补易上火,而且价格昂贵。

燥气和火气就像急性和慢性病,火气来得急,但是火气太久未消就会转成燥气,容易耗损人体阴液,造成内脏缺水,尤其老年人由肠燥引起便秘,吃银耳最有效。

银耳为凉补有润燥的作用,被称为"穷人的燕窝",具有补脾开胃、益气清肠、安眠健胃、补脑、养阴清热、润燥之功效,对阴虚火旺者而言是一种良好的补品。

银耳富有天然特性胶质,加上它的滋阴作用,长期服用可以润肤,并有祛除脸部黄褐斑、雀斑的功效。如果和红枣一起熬成汤,食用起来效果更好。

银耳红枣汤的做法:

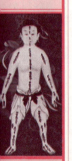

银耳 100 克、红枣五六粒、冰糖适量。
银耳在冷水中浸泡约 6 小时以上。
将银耳尾端蒂摘去。
摘好的银耳放入水中，小火炖 4 小时。
红枣洗好，放入银耳汤中，加适量冰糖。
中火煮滚三五分钟冰糖化了即熄火。

荷叶用处多，清热祛火不能少

"小荷才露尖尖角，早有蜻蜓立上头"，古诗中随处可见咏荷的诗句。这种可供观赏的本草既入诗画，也是一味良药。《本草纲目》中记载："牙齿疼痛。用荷叶蒂七个，加浓醋一碗，煎成半碗，去渣，熬成膏，时时擦牙，有效。"可见其具有清热祛火的疗效。

中医认为，荷叶味苦，性平，归肝、脾、胃经，有清热解暑、生发清阳、凉血止血的功用，鲜品、干品均可入药，常用于治疗暑热烦渴、暑湿泄泻、脾虚泄泻以及血热引起的各种出血症。而荷叶的祛火功能让它成为当之无愧的养心佳品。

荷叶入馔可制作出时令佳肴，如取鲜嫩碧绿的荷叶，用开水略烫后，用来包鸡、包肉，蒸后食用，清香可口可增食欲。荷叶也常用来制作夏季解暑饮料，比如荷叶粥，取新鲜荷叶一张，洗净煎汤，再用荷叶汤与大米或绿豆共同煮成稀粥，可加少许冰糖、碧绿馨香、清爽可口、解暑生津。荷叶粥对暑热、头晕脑涨、胸闷烦渴、小便短赤等症有效。

荷叶具有降血压、降血脂、减肥的功效，因此，高血压、高血脂、肥胖症患者，除了经常喝点荷叶粥外，还可以每日单用荷叶 9 克或鲜荷叶 30 克左右，煎汤代茶饮，如果再放点山楂、决明子同饮，则有更好的减肥、降脂、降压之效。

取荷叶适量，洗净，加水煮半小时，冷却后用来洗澡，不仅可以防治痱子，而且具有润肤美容的作用。

荷全身都是宝。除了荷叶，果实莲子有补脾益肾、养心安神的作用，可煮粥食用；莲子心具有清心安神的作用；藕具有清热生津、凉血散瘀的作用，藕粉是老人、幼儿、产妇的滋补食品，开胃健脾，容易消化；藕节具有止血消瘀的作用，常用于治疗吐血、咯血、衄血、崩漏等，可取鲜品 30～60 克，捣烂后用温开水或黄酒送服；莲蓬具有化瘀止血的作用，可用于治疗崩漏、尿血等出血症，取 5～9 克，煎服；莲须具有固肾涩精的作用，可用于治疗遗精、尿频等，

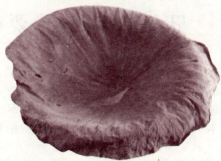
荷叶

3~5克代茶饮或煎服；荷梗具有通气宽胸、和胃安胎、通乳的作用，常用于妊娠呕吐、胎动不安、乳汁不通等，9~15克代茶饮或煎服。

小小豆芽也是祛火的能手

北京的杨女士一到春天就上火，总是咽干疼痛、眼睛干涩、鼻腔火辣、嘴唇干裂、食欲也大减。因为北京的春天气候很干燥，风大雨少，所以很容易因燥热而上火。女儿给杨女士买了一套《本草纲目》，杨女士在家随意翻看时，突然看到草部的绿豆一项，发现纲目上记载着绿豆芽可以"解热毒"，她灵机一动，去市场买了绿豆芽，连着好几天都喝绿豆芽汤，结果发现上火的症状减轻了好多。

其实，我们每个人都可以成为养生专家。就像杨女士一样，将中医理论运用到生活实际中，既有益于身体健康，又增添了生活的乐趣。

小小豆芽怎么有这么大的作用呢？中医认为，豆芽尤其是绿豆芽，在祛心火、止血方面有强大的功效。在春季吃豆芽，能帮助五脏从冬藏转向春生，豆芽能清热，有利于肝气疏通、健脾和胃。

经常去菜市场的家庭主妇们会发现，豆芽也有不同的品种。传统的豆芽指黄豆芽，后来市场上出现了绿豆芽、黑豆芽、豌豆芽、蚕豆芽等新品种。虽然豆芽菜均性寒味甘，但功效不同。

绿豆芽容易消化，具有清热解毒、利尿除湿的作用，适合湿热郁滞、口干口渴、小便赤热、便秘、目赤肿痛等人群食用。黄豆芽健脾养肝，其中维生素 B_2 含量较高，春季适当吃黄豆芽有助于预防口角发炎。黑豆芽养肾，含有丰富的钙、磷、铁、钾等矿物质及多种维生素，含量比绿豆芽还高。豌豆芽护肝，富含维生素 A、钙和磷等营养成分。蚕豆芽健脾，有补铁、钙、锌等功效。

豆芽最好的吃法是和肉末一起氽汤，熟了放盐和味精即可，应尽量保持其清淡爽口的性味。豆芽不能隔夜，买来最好当天吃完，如需保存，可将其装入塑料袋密封好，放入冰箱冷藏，但不能超过两天。

男女老少，清火要对症食疗

这个夏天特别炎热，老陈一家人都上火。儿媳就给每个人都准备了牛黄解毒丸这样的清火药。结果有人吃了药，情况就好转了，而另一些家庭成员还是一如既往地"火气旺盛"。其实上火有不同的情况，男女老少情况各有不同，怎么能一概而论呢？只有根据不同家庭成员的具体情况，对症清火。

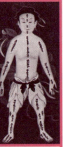

1. 孩子易发肺火

有些孩子动不动就发热，只要着一点凉，体温立刻就会升高，令妈妈们苦恼不已。中医认为，小儿发热多是由于肺卫感受外邪所致。小儿之所以反复受到外邪的侵犯，主要是由于肺卫正气不足，阴阳失于平衡。可以多吃一些薏仁、木耳、杏仁、梨子等润肺食品。

《本草纲目》中记载，梨"甘、寒、无毒"，可以治咳嗽，清心润肺，清热生津。适合咽干口渴、面赤唇红或燥咳痰稠者饮用。冰糖养阴生津，润肺止咳，对肺燥咳嗽、干咳无痰、咳痰带血都有很好的辅助治疗作用。一般儿童可作日常饮品。不过，梨虽好，也不宜多食，因为它性寒，过食容易伤脾胃、助阴湿，故脾虚便溏者慎食。下面就是雪梨冰糖水的具体做法。

材料：雪梨2个，冰糖适量。

做法：雪梨去心切成小块，然后与冰糖同放入锅内，加少量清水，炖30分钟，便可食用。

2. 老年人易发肾阴虚火

老年人容易肾阴亏虚，从而出现腰膝酸软，心烦，心悸汗出，失眠，入睡困难，同时兼有手足心发热，盗汗，口渴，咽干或口舌糜烂，舌质红，或仅舌尖红，少苔，脉细数，应对证给予滋阴降火中药，如知柏地黄丸等，饮食上应少吃刺激性及不好消化的食物，如糯米、面团等，多吃清淡滋补阴液之品，如龟板胶、六味地黄口服液等，多食富含B族维生素、维生素C及富含铁的食物，如动物肝、蛋黄、番茄、胡萝卜、红薯、橘子等。

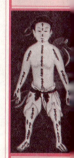

橘

3. 女性易发心火

妇女在夏天情绪极不稳定，特别是更年期的妇女，如突受情绪刺激，则会烦躁不安，久久不能入睡。这主要是由于心肾阴阳失调而导致心火亢盛，从而出现失眠多梦，胸中烦热，心悸怔忡，面赤口苦，口舌生疮，潮热盗汗，腰膝酸软，小便短赤疼痛，舌尖红，脉数，应给予中药对证滋阴降火，《本草纲目》提出了枣仁安神丸、二至丸等用于滋阴降火的方剂。另外，多吃酸枣、红枣、百合或者干净的动物胎盘等，也可以养心肾。

第五节

有泻有补才不会被食伤

❀ 养生求平衡，"补"的同时不要忘了"泻"

《本草纲目》中说，平衡养生的方法有八个，即"汗、吐、下、和、温、清、消、补"。其中汗法是通过发汗以祛除外邪的一种治疗方法。吐法是通过引起呕吐祛除病邪的一种治疗方法，用于治疗痰涎、宿食或毒物停留在胸膈之上。而下法是通过泻下大便以祛除病邪的一种治疗方法，用于治疗实邪积滞肠胃，大便秘结不通的里实病症。和法是通过和解或调和作用以消除病邪的治疗方法。温法是通过温中散寒、回阳救逆等作用，使寒去阳复的一种治疗方法。清法是通过清解热邪的作用以祛除里热病邪的一种治疗方法。消法是通过消导和散结的作用，对气、血、痰、食、水、虫等所结成的有形之邪，使之渐消缓散的一种治疗方法。补法则是通过补益人体气血阴阳的不足，增强机体抗病能力的一种治疗方法。

中医认为身体有阴、阳二气，若阴阳不平衡，人就会上火。阳盛则热，热之极为火。但不是所有的火都是因为阳气太盛，阴虚也会导致火，不过这个火就是虚火了。对待这两种火，办法是不一样的。实热要用清法，而虚火当用温补。这就是补、泻的不同。其他方法也一样，要重视人的体质强弱。比如用消法，或先消后补，或先补后消，或消补兼施。

列举这八大治法，可能有的人会觉得略有些艰深难懂，其实养生的道理与治病的道理是相通的。简单说来就是既要补，又要泻。该补的时候补，该泻的时候泻。

进补如用兵，乱补会伤身

用食物进补有很多的好处，但进补必须遵照一定的法度，逾越它就可能达不到目的。尤其是现代人做事总是急功近利，什么事情都恨不能一步登天。这个态度也被人们用到养生上，有的人听说食补好处多，就吃一些膏粱厚味、肥腻荤腥，再就是买一大堆保健品，恨不得一下就把身体补好。其实，这些进补的方法是不科学的，不仅对身体没好处，甚至还会伤害身体。民间有谚："进补如用兵，乱补会伤身。"进补跟用兵一样，要用得巧、用得准才能击溃敌人，否则反而给对方以可乘之机。下面我们就列举几个进补的误区，给大家提个醒。

1. 胡乱进补

并不是每个人都需要进补，所以在决定进补之前我们应该先了解一下自己属于何种体质，到底需不需要进补。需要进补的话，究竟是哪个脏腑有虚证。这样才能做到有的放矢，真正起到进补的作用，否则不仅浪费钱财，还会扰乱机体的平衡状态而导致疾病。

2. 补药越贵越好

中医认为，药物只要运用得当，大黄可以当补药；服药失准，人参也可成毒药。每种补药都有一定的对象和适应证，实用有效才是最好的。

3. 进补多多益善

关于进补，"多吃补药，有病治病，无病强身"的观点很流行，其实不管多好的补药服用过量都会成为毒药，如过量服用参茸类补品，可引起腹胀、不思饮食等。

4. 过食滋腻厚味

食用过多肉类，就会在体内堆积过多的脂肪、胆固醇等，可能诱发心脑血管疾病。因此，冬令进补不要过食滋腻厚味，应以易于消化为准则，在适当食用肉类进补的同时，不要忽视蔬菜和水果。

5. 带病进补

有人认为在患病的时候要加大进补的力度，其实在感冒、发热、咳嗽等外感病症及急性病发作期时，要暂缓进补，否则，不光病情迟迟得不到改善，甚至有恶化的危险。

6. 以药代食

对于营养不足而致虚损的人来说，不能完全以补药代替食物，应追根溯源，增加营养，平衡膳食与进补适当结合，才能达到恢复健康的目的。

7.盲目忌口

冬季吃滋补药时，一般会有一些食物禁忌。但是，有的人在服用补药期间，怕犯忌，只吃白饭青菜，严格忌口，这是完全没必要的。盲目忌口会使人体摄入的营养失衡，导致发生其他疾病，反而起不到进补的作用。

花粉制成的保健品和某些可食昆虫如蚕蛹、蚂蚱、蜗牛等均可诱发不同程度的过敏。

清茶一杯，补泻兼备

自古以来中国人就有饮茶的习惯，尤其在烈日炎炎、酷暑难当之时，清茶一杯，消暑解渴，如同玉酿琼浆一般，妙不可言。

《本草纲目》中称茶叶"味苦、甘，性寒，无毒"，而传统中医理论认为"甘者补、苦者泻"。茶叶味苦而甘，所以它同时具有补、泻两种功效，是具有苦寒性质，同时可以清热解毒的良药。

不仅如此，茶叶还具有很多功效。茶水中的维生素和微量元素具有保护血管、防治动脉硬化和高血压等作用。茶中所含的氟有防龋齿能力，并可助牙质脱敏。所以，在饭后用茶水漱口，可以起到保护牙齿的作用。茶叶与甘草配伍也可以治疗胃痛、腹胀、腹泻。红糖茶还可以通便。以下提供两款茶的具体泡制方法：

1. 甘草茶叶丸

材料：芽茶300克，檀香、白豆蔻各15克，片脑3克，甘草适量。

做法：将上述材料研成细末，用甘草为衣，胃痛时细嚼即可。

2. 红糖茶

材料：茶叶3克，红糖5克。

做法：将上述材料用开水冲泡5分钟，饭后过一段时间即可饮用。

不过茶虽好，但也要饮用有方，才能发挥它的作用，否则就得不偿失了。这里告诉你几个不宜喝茶的时机。

空腹：空腹喝太多茶会伤胃。

睡前：茶有提神的功效，会影响睡眠。

服药时：由于药中成分可能会和茶叶中的物质彼此干扰吸收，所以还是以开水送药较为适宜。

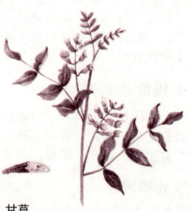

甘草

饱餐后：茶中含有大量鞣酸，会与蛋白质结合生成鞣酸蛋白，这种物质会使肠道蠕动减弱，从而延长食物残渣在肠道内的滞留时间，进而导致便秘。所以，饱餐后可以茶水漱口，但不要立即饮茶。

食物是最灵验的"消毒剂"

许多人知道自己身体里有毒素，但是苦于没有办法排除，于是市面上各种排毒产品成了热门货。其实，最灵验的消毒剂就在我们身边，那就是食物。由于毒素每天都在不断地累积，因此如何从饮食着手，给身体来个大扫除，就变成了排毒的基本课题。健康专家的建议为：

（1）多喝水。喝水排泄是人体排毒的重要方法之一，多饮水可以促进新陈代谢，缩短粪便在肠道停留的时间，减少毒素的吸收，溶解水溶性的毒素。最好在每天清晨空腹喝一杯温开水，每天的饮水量要保证在2升左右，这样才能通过水分冲洗体内的毒素，减轻肾脏的负担。李时珍的《本草纲目》也将"水篇"列为全书首篇，还有"药补不如食补，食补不如水补"等俗语，更是充分表达了水保健的重要性。

（2）改变饮食习惯。腌制食品都含有亚硝胺，它是造成身体老化的物质。现代人讲求吃得清淡，甚至兴起一股排毒餐风潮。排毒餐很多是蔬菜、水果，这种观念是正确的。

以天然食品取代精加工食物，新鲜水果是强力净化食物，菠萝、木瓜、猕猴桃、梨都是不错的选择。此外，宿便之所以会留在人体内，就是因为肠道的蠕动不够。平时多吃富含纤维的食物，比如糙米、蔬菜、水果等，能加快肠道蠕动，减少便秘的发生。

（3）控制盐分的摄入。过多的盐会导致闭尿、闭汗，引起体内水分堆积。如果你一向口味偏重，可以试试用芹菜等含有天然咸味的蔬菜替代食盐。

（4）适当补充抗氧化剂。适当补充一些维生素C、维生素E等抗氧化剂，可以消除体内的自由基。

（5）吃东西要细嚼慢咽。这样能分泌较多唾液，中和各种有毒物质，引起良性连锁反应，排出更多毒素。

轻松排毒法：一日三餐要健康

所谓的健康排毒餐，一个原则就是摄取你身体该摄取的，而不该摄取的一概不摄取。排毒餐含有蔬菜、海带、水果、奶类等含碱性成分多的食物，能将您的饮食习惯从酸性的摄取变为碱性的摄取，健康体质自然恢复。

健康排毒之早餐

一种水果：以新鲜为原则，最好是当地、当季盛产的水果。

两种蔬菜：最好食用蔬菜的根、茎、叶、果，不宜吃芽菜类与叶菜类的蔬菜。可选用红萝卜、白萝卜、山药等蔬菜的根；西芹、芹菜等蔬菜的叶；西蓝花、大头菜等蔬菜的花；苦瓜、番茄、小黄瓜等蔬菜的果。再吃些地瓜，红色地瓜效果好些。

糙米饭一份：如果觉得光吃糙米饭太单调，可以在糙米饭中加少量小红豆、红枣等。

需要注意的是：要生食水果和蔬菜，最好是连皮吃，完整地摄食是原则。尽量减少下列食物的摄入：

（1）鱼、肉、蛋等。
（2）各种奶及乳制品，如奶酪、奶油等。
（3）各种油，尤其是动物油。

健康排毒餐之午、晚餐

五大基本原则：

（1）蔬菜类：占 1/4 ~ 1/3。
（2）豆类和海藻类：占 1/10 左右。
（3）五谷杂粮：占 1/2 左右。
（4）汤：占 5% 左右，可以用紫菜、西红柿、海带等做汤。
（5）水果最好在两餐之间吃。

双休日排毒套餐

周六：
起床：一杯水、一杯鲜榨果汁，或一杯蜂蜜水。
早餐：一大碟水煮蔬菜和一大盘新鲜水果。
上午小食：一小盘水果（各种水果）和两个核桃或杏仁。
午餐：大盘水煮蔬菜或者蔬菜沙拉。
下午小食：小碟干果、果仁、小碟水果。
晚餐：蔬菜沙拉，或大盘水煮蔬菜、一小盘水果。
睡前：一小杯乳酪或脱脂奶。
周日：
起床：喝一杯鲜榨的蔬果汁或者凉开水。
早餐：小碗米粥。
上午小食：一小盘瓜子、小盘水果。
午餐：小碗米饭、一大盘水煮青菜。
下午小食：少许干果、果仁、一杯果汁。
晚餐：小碗米饭、大盘水煮青菜、水果。

睡前：小杯脱脂奶或奶酪。

必须提起注意的是：

清除体内毒素期间，任何时候觉得饿都可以大量喝水，吃水果。水果不仅易消化，能保持肠道清洁，而且其中含有的丰富的维生素、矿物质、天然酶更能提供给身体足够的营养。

如果平时大鱼大肉吃习惯了，可以每星期利用休息日只吃水果、蔬菜，多喝水，进行体内清洁排毒。

排毒期间不可抽烟、喝酒，否则不仅前功尽弃，而且毒会加重。

病人和孕妇以及一切身体不适者在排毒前都要请教医生，不可随意尝试。

体内自然排毒法——断食排毒

断食是存在于动物界的最自然的体内排毒法，就是借由切断外来的热量补给、燃烧体内过剩物质如脂肪、酯类和老旧废物，从而达到清除废物、净化身体的目的。

断食进行到半天或一天的时候，身体会先燃烧肝糖；接下来会燃烧体内多余的脂肪以及附着在血管壁上的胆固醇，溶释脂溶性的毒素；最后再燃烧有病的组织、肿瘤、脓肿和疤痕组织等废物蛋白质。因此，断食有清除体内毒素、活化各器官机能、帮助降低血压、减缓衰老、改善酸性体质、减脂和提高免疫力等诸多功能，是"体内环保"的绝佳选择。

一般人在选择断食的方法时，多采用蔬果汁断食、米汤断食、酵素断食、糖浆断食等较安全的方法。以蔬果汁断食来说，可以三餐饮用500毫升的胡萝卜汁加苹果汁，两餐之间再补充红枣、枸杞调制的补气汤和红糖姜汤等补充体力。如此一来，蔬果汁中丰富的维生素、矿物质、微量元素、酵素，不需要经过消化过程就可以直接被身体吸收，加速细胞的修复。不但不会影响自体溶释的过程，排毒解毒效果快速，而且还能平衡体内的酸碱值，改善酸性体质。更重要的是，断食期间可以维持精神旺盛，照常工作，不会影响到正常生活。

由于断食时排毒解毒功能大为增强，会出现许多排毒反应，像恶心、呕吐、头痛、口臭增加、舌苔变厚、分泌物增多、发烧、咳嗽、皮肤痒、想睡觉、腹泻等，这些都是正常的排毒反应，只要体内毒素排除干净，身体净化以后，这些排毒反应便会自然消失，感觉到全身轻松，体力、活力大为增强。

一般人在尝试断食的时候，应遵守减食和复食的步骤，也就是断食前要渐渐减少食物的分量，饮食清淡。断食后再慢慢复食，从少量到正常量。不要快速进入断食状态，或断食后立刻大吃大喝，以免损伤肠胃。没有断食经验的人，最好能请教有断食经验的人，了解之后再施行比较安全。

但以下几种人不适合采用断食排毒的办法清除体内毒素：体重太轻（少于标准体重的25%）者、癌症晚期患者、洗肾病人、糖尿病控制不良者、严重感染者和结核病人并不适合采用断食方式排毒。

断食排毒的"双行道"

"断食"并不是什么都不吃,而是禁食固态食物,另以清水代之。断食也不可一下子就完全进入情况,它需要有断食前的"减食"以及断食后的"复食",一切都要循序渐进,否则只有反效果。下面我们来介绍简单可行的两条断食排毒之路。

1. 一日断食法

一日断食法就是每隔一段时间后,断绝进食一天。

实行一日断食法应逐渐缩短间隔时间,刚开始时可以一个月实行一次,两三个月后可以每周实行一次。

（1）改良断食法

所谓的"改良断食法",就是在断食期间,可以摄取少量的饮食。比如米汤断食、清汤断食、蜂蜜断食等。

（2）米汤断食法

米汤不仅味道可口,具有一定的营养,可以避免正规断食引起的全身乏力和精神不安,而且对胃黏膜有一定的保护作用。因此,米汤断食法非常适宜胃肠功能虚弱的人实行。

具体做法：先用糙米熬粥,然后将米渣去掉,即成米汤。或者直接使用糙米粉末,熬熟后,不去渣滓,即为米汤。

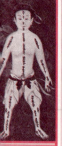

可以根据自己的爱好选择做法。每餐可用糙米25克,熬取米汤一碗。喜欢稍稠点的话,可以用糙米30克。喝的时候可加入少量食盐或糖。每日三餐。

（3）清汤断食法

清汤味道鲜美,具有较丰富的营养。在断食过程中,很少发生强烈的饥饿感,有的甚至照常坚持工作,好像没有断食一样。具体做法：首先将10克海带和10克干燥的香蕈放入550毫升水煎煮,待汁液充分煎出后,再把海带和香蕈捞出去,仅留清汤汁,再加入酱油20克,黑砂糖或蜂蜜30克,在冷却之前全部喝完。一日三餐。断食期间,每日应喝纯水或茶水1~2升,其他食物一概不吃。

2. 月初两日断食法

如果认为实行一日断食法,每周一次,间隔时间太短,难以长期坚持。那么,可以把间隔时间适当延长,选择月初两日断食法。也就是把每月的头两天作为断食日。如果能坚持实行这样的断食法一年左右,同样会收到明显的效果。

实行月初两日断食法,很难采用"正规断食法",最好选用"改良断食法"。

与一日断食法不同,在实施月初两日断食法的时候,有必要在断食的前一天,将饮食量调整为平常的50%,而在断食后的第一天,饮食量也应当为平常的50%,第二天上升为平常量的70%,第三天才可恢复平常的饮食量。如不这样做,就会损害胃肠功能。

第四章

9 种体质饮食法

第一节

《黄帝内经》中体质养生的智慧

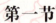 《黄帝内经》是体质养生法的鼻祖

近年来，伴随着中医体质学研究的不断深入，体质养生也逐渐成为众多养生爱好者追捧的热点。然而，在关于体质养生的认识上，人们却普遍存在着一种错误的认识。在大多数人看来，体质养生是中医理论新兴的一种养生观念，在古代中医里是不存在的。事实上，早在《黄帝内经》中便已经有了体质养生，并且在后世不断发展，而现代意义上的体质养生学只不过是把前人的经验进行了总结并重新细化分类罢了。

在《黄帝内经》中，虽然没有出现"体质"这个名词，但其中有关体质的论述、介绍和养生方法却已经相当广泛了。我们翻开《黄帝内经》，无论是从体质的形成、体质的分类，还是从不同人群体质差异等方面，都能找到相关的论述。

比如，在《黄帝内经·灵枢·阴阳二十五人》中便根据人的形体、肤色、认识能力、情感反映、意志强弱、性格静躁以及对季节气候的适应能力等方面的差异，将人的体质分为了木、火、土、金、水五大类型，可以说，这是传统医学对人体体质的最早分类。具体来说，这五大类型的体质分别具有以下特征：

1. 木形体质人

《黄帝内经》中把这类人同五音中的上角相比类，与天上的东方苍帝相

似。他们一般苍色，小头，长面，大肩，平背，直身，手足小，有才气，好劳心，力气小，常为各种事务忧心劳神。他们耐春夏，不耐秋冬，感受了秋冬的不正之气就会生病。这一类型的人，属于足厥阴肝经，他们的体态是优美的。另外，木形体质的人还可以分为"太角""左角""钛角""判角"四种类型，各自有各自的特点。

2. 火形体质人

《黄帝内经》把这类人同五音中的上徵相比类，与天上的南方赤帝相似。他们一般赤色、齿本宽，尖脸，小头，肩、背、髀、腹各部发育都好，手足小，脚步稳，走路快而且摇晃肩膀，背部肌肉丰满，好使气，轻钱财，不轻易相信他人，多疑虑，见事明白，容颜美好，心急，不能长寿，往往暴亡。耐春夏，不耐秋冬，秋冬时容易感受不正之气而得病。这一类型的人，属于手少阴心经，其情态为诚实可信的样子。另外，火形体质的人也可以分成"质徵""少徵""右徵""判徵"四种类型，各自有各自的特点。

3. 土形体质人

《黄帝内经》把土形体质的人同五音中的上宫相比类，与天上中央一方的黄帝相似，他们一般黄色，圆脸，大头，肩背发育好，大腹，大腿、小腿长得好，手足小，身体多肉，上下匀称，走路脚步稳，举足轻，安心，爱做对别人有利的事，不喜好权势。耐秋冬，不耐春夏，春夏时常感受不正之气而得病。这一类的人，属于足太阴脾经，其表现是诚实厚道。另外，土形体质的人还可以分为"太宫""加宫""少宫""左宫"四种类型，各自有各自的特点。

4. 金形体质人

《黄帝内经》把金形体质的人同五音中的上商相比类，与天上的西方白帝相似。他们一般方脸，白色，头小，肩背小，腹小，手足小，足跟处骨头像是要露出来，骨轻，为人清廉，办事不拖沓，外表柔静而内实悍勇。耐秋冬，不耐春夏，春夏时常感受不正之气而得病。这一类的人，属于手太阴肺经，其特点是自带果决敢断。另外，金形体质的人还可以分为"右商""钛商""左商""少商"四种类型，各自有各自的特点。

5. 水形体质人

《黄帝内经》把水形体质的人同五音中的上羽相比类，与天上的北方黑帝相似。他们一般黑色，面部不平整，大头，面颊宽，肩小，腹大，手足小，行走时身体摇摆，自腰至尻距离较长，背部也比较长。耐秋冬，不耐春夏，春夏时常感受不正之气而得病。这一类的人，属于足少阴肾经，他们的身上常常是汗津津的。另外，水形体质的人还可以分为"大羽""少羽""桎羽""众羽"四种类型，各自有各自的特点。

总之，五种类型的人有二十五种变化，彼此各有长短。由此可见，《黄帝内经》关于体质的分类是非常严谨的，这就为现代体质专家进行体质划分提供了很好的依据。诚然，现代体质养生学已经发展比较完善了，并且也适应现代人的体质现状，但是想一想在数千年前《黄帝内经》中便已经有如此完备的体质理论了，我们也就没有什么值得骄傲的了。

事实不仅如此，在《黄帝内经·灵枢·通天》篇中，还根据人的个性品质及人体的阴阳偏重，将人分为"太阴之人，少阴之人，太阳之人，少阳之人，阴阳平和之人"五大类型。这也是当代体质养生学的重要理论基础。在此，我们便不再赘述。总之，只要我们认真阅读《黄帝内经》，就能从中找到很多有关体质养生智慧的论述。

饮食影响体质的变化

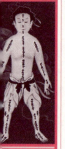

"民以食为天"，可以说人这辈子有一个什么样的身体，都跟饮食有关系。吃得好，吃得科学，人才健康，否则，就会导致病从口入，损阳折寿。

生活中要少吃零食，多吃五谷杂粮。食品加工方式、饮食结构、吃多吃少、进食方式等，都会对体质产生深刻的影响，在某种程度上说体质是吃出来的也不为过。有些人暴饮暴食，胡吃海喝，在饮食上"恣情纵欲"，结果导致"半百而衰"。有些人偏嗜五味，或过甜，或过辛，或过咸……要知道五脏应五味。偏嗜某味就会导致脏器功能受到影响，致使机体阴阳失衡，继而导致体质出现偏颇。还有些人偏嗜寒凉或辛热食物，时间长了，就会导致体质偏寒或偏热，还有可能导致痰湿及湿热等体质的形成。

还有一种更加危险的饮食情况会给体质造成很大的影响，就是乱吃药膳。很多人把药膳不当回事，看人家吃，他也吃。人家吃药膳补气，他不需补气也要吃，结果或是把火气补上来了，或是把脾胃给腻滞住了，体质也就出现了偏颇，自然他也就不健康了。所以滋补不要盲目，一定要在医生的指导下进行，不能不分青红皂白，不问寒热虚实，盲目进补。因为大多数药膳中都含有专门治疗某种病症的药物，用药不对症，或用药不适合体质，哪怕是平和的补药，同样也对人体有害，也会造成体质偏颇。

先天禀赋决定体质基调

先天禀赋决定了一个人的体质基调，即生命乐章的主旋律。

很多人会问：体质的先天禀赋到底指的是什么？先天禀赋指的就是父母遗传给我们的基因，以及胎儿在母体内的生长发育情况。遗传的基因好，在娘胎里养育得好，那么出生后体质自然棒，正所谓"种瓜得瓜，种豆得豆"，就是这个道理。

自打从两性结合开始，新生命的体质基调无不带着父母、家族、种族的烙印，这是不会变的，先天赋予了个体体质的特殊"稳定性"，就算人在后天的生活中，体质会受到环境、养护等作用的反复修改，可能发生变化，但是本质的、遗传来的体质"稳定性"则变化不大，这就是所谓的"江山易改，禀性难移"。因此，在某种程度上，我们对于自己的体质先天禀赋，要认"命"，认父母、家族、种族遗传给自己的体质，掌握自己体质的基调，顺势而为。

先天禀赋还受胎儿在母体里的发育状况的影响。因为父母的个人修为所带来的体质变化照样会非常明显地影响到孩子的体质。比如有的孕妇内热明显，怀孕期间是"一盆火"，内热再加"一盆火"，这样孩子的体质受母亲体质的影响，出生后体质明显偏热，孩子内热就很容易得病。还有的孕妇体质虚弱、气血不足，这就容易流产，即使不流产，宝宝出生后的体格也不会强壮。因此，准妈妈最好在怀孕前就好好地调养、改善自己的体质，把胎儿赖以生存的"土壤"调理好了，这样才利于后代形成良好的体质。并且，在怀孕时还要做好孕期保健，从怀孕开始到胎儿及其附属物娩出母体为止，都要做好养护，这样才能为后代的体质打下良好基础。孕期保健具体该怎么做，也可以咨询医生，由他（她）给你提出合理的建议。

虽然你先天获得的体质可能很糟糕，但也不要气馁，因为只要做好后天的体质养护，在很大程度上就可避免某种遗传而导致的体质偏颇。

"有些人也会怀疑我的家庭有糖尿病（或高血压、肥胖症、精神病、癌症、过敏性鼻炎、湿疹等）家族病史。我是不是也会得这样的疾病呀？"实际上，这些疾病本身并不遗传，而是家族体质对这些疾病有高度的易感性，容易得这些病，只要做好后天的养护，避免可能的诱发因素，你完全可以不得这些病。

所以我们既要重视先天决定的体质的基调，也要注意后天的养护。就像养育一棵树苗，它先天长得歪扭、瘦弱，不成材，可是后天只要经过园丁的不断修整、施肥、护理，它同样也能长成一棵参天大树，成为栋梁之材。当然，先天基因中的缺失则另当别论。

如果能生长在长寿家族当然很幸运，但这是可遇不可求的事；就算是平和体质的宝宝，自幼的家庭养育对于维护或促生平和体质也有重要作用，不能自恃优秀体质而无所顾忌，我们在认识到遗传对人体体质发育发展有重要影响的同时，也应从遗传与变异的客观规律出发，进一步认识到后天体质养生的积极意义。合理养生，才能保证人人都有一个良好的体质。

❀ 体质随年龄的变化而变化

俗话说"一岁年纪，一岁人"，这句话如果用到人的体质方面，也说得通。中医说小孩子是"纯阳之体"，"纯"就是指小儿先天禀受的元阴元阳未曾耗散。"阳"指小儿的生理生机好，如旭日初升般充满活力，这体现在孩子活泼好动，生理发育非常迅速上。但小孩子比较娇嫩，很容易生病，比如易患消化不良、积食、感冒、呼吸道感染等病症，这正好应了小儿"心肝有余，肺脾不足"的体质共性。小孩子生病只要治疗及时得当，很快就会好，马上就又活蹦乱跳，这说明小儿"脏气轻灵，随拨随应"。由此看来，小孩子的体质呈"纯阳状态"，生机盎然，但却又稚嫩脆弱，需要好好保护。

随着人的生长发育，童身的"纯阳"之体，会随着年龄的增长，受生活环境、饮食、情绪、生长发育等多种因素的作用，慢慢变成阴阳相合的体质。到青壮年时期，人的体质又会变成了壮阴壮阳。此时的人，血气方刚，身体健壮，心智达到一生的巅峰状态，用拉满的弓弦、明亮的满月等来形容青壮年时期的身体状态再合适不过了。青壮年阳气偏盛、容易发热是其体质的共性，这不同于小儿的"纯阳"之体，也不同于年老的"阴盛阳衰"之体。而且，青壮年的体质很容易受外界环境、心智等因素的影响发生偏颇，所以要注意养生，不大喜大悲，平衡饮食，规律生活，保持人体的壮阳壮阴之态。如果思虑过多，饮食不合理，作息不规律，时间久了肯定会影响体质。

到了中老年，人的精力、体力、活力明显不如青壮年时期，气血既少又不通。另外，进入中老年后，脏器功能不可避免地会发生改变，所以脏气不足，体质也会有所改变。所以到了中老年时，要调整一下自己的起居、饮食、心态，保证体质在正常范围内，阴阳平衡就好。并不一定非得补肾壮阳，再怎么补也不可能像青壮年一样，更不要今天吃人参、虫草，明天补卵磷脂、蛋白粉，如此盲目进补对身体无益，食物尚且不能胡吃海喝，更何况这些带有治疗作用的药物和保健品。进入中老年，将一颗心调整到平和淡定的状态比什么都重要，这才是真正预防百病的灵丹妙药。

在了解体质随年龄变化的规律后，我们也应该对自己的体质有一个重新的认知，既然体质会随着年龄的增加而出现衰弱的现象，那我们就要以平和的心态来接受这个事实。当然，做一些必要的身心保健将体质维护在一个相对平衡的状态是非常必要的。

性别影响体质

男人和女人的体质不同，这是妇孺皆知的常识。在《素问·上古天真论》中有这样的说法："女子七岁，肾气盛，齿更发长；二七而天癸至，任脉通，太冲脉盛，月事以时下，故有子；三七肾气平均，故真牙生而长极；四七筋骨坚，发长极，身体盛壮；五七阳明脉衰，面始焦，发始堕；六七三阳脉衰于上，面皆焦，发始白；七七任脉虚，太冲脉衰少，天癸竭，地道不通，故形坏而无子也。丈夫八岁，肾气实，发长齿更；二八肾气盛，天癸至，精气溢泻，阴阳和，故能有子；三八肾气平均，筋骨劲强，故真牙生而长极；四八筋骨隆盛，肌肉满壮；五八肾气衰，发堕齿稿；六八阳气衰于上，面焦，发鬓颁白；七八肝气衰，筋不能动；八八天癸竭，精少，肾脏衰，形体皆极，则齿发去"。这长长的一段话详细地描述了男女两性在生、长、壮、老、死的生命过程中生理上的体质差异。

女性发育成熟后体质的"个性"体现为月经来潮，冲脉、任脉气血充盈，可以孕育孩子。随着年龄的增长，女人体质衰败，发脱齿落，脏腑阴阳失衡，月经绝，故不能再受孕。而男子发育成熟后，体质则出现与女性完全不同的表现，如在三八（24岁）、四八（32岁）期，筋骨强盛，肌肉健壮，肾气平和，五脏六腑阴阳均衡，此期间应成家娶妻生子。随着年龄的增长，男子的体质也开始走下坡路。当肾气开始衰落时，也会出现精气不足，头发脱落，脏腑阴阳失调，筋脉迟缓，生殖能力降低……因此，女性体质养生要重视补气养血，男性体质养生要重视养肾护阳。

而就一般的生理结构来讲，男性一般代谢旺盛，肺活量大，在血压、基础代谢、能量消耗等方面均高于女性，一旦患病，病情反应会比女性要激烈；而女性免疫功能较强，基础代谢率较低，一般寿命较长。

另外，男性和女性的心志不同，也会使体质不同，比如男人平常大大咧咧，高谈阔论，比较张扬，多属于阳性外张的体质表现。而女性天生细腻敏感，容易为情所困，肝气不舒，易造成或加重气虚、气郁、阴虚等体质。

总的来看，男性平和体质、痰湿体质、湿热体质明显多于女性；女性血瘀体质、阳虚体质、气郁体质、阴虚体质明显多于男性。

体质变化决定健康的变化

我们注意到，在同样的环境和条件下，猝然遇到外邪，有的人生病，有的人则不生病，这是为什么呢？《黄帝内经》认为，这种现象与体质的强弱有关。在《灵枢·寿夭刚柔》中曾讲道："人之生也，有刚有柔，有弱有强，有短有长，有阴有阳"，意思是说，人生在世，由于各人禀赋不同，性格有刚强、柔弱之分，体质有强壮、瘦弱之别，身形有长、短之分，体质及生理功能活动有偏阴、偏阳之别。

我们可以这样描述体质与疾病的关系：病是一张画面上的特异性图像，或称"花样"，而体质是画面后的"底色"。换句话，病是"前景"，体质是"背景"。各种特异性病变这个"前景"的"时空花样"，是在体质因素这个背景的基础上发生的，两者相互影响。

体质对疾病发生的根本影响有两个方面，一是影响到疾病是否发生，一是影响到所发生疾病的性质（证候）。因为体质是机体固有的一种特性，它在发病前就已存在，它直接导致了疾病的发生，在所发生的疾病状态中体质的影响就像影子一样时刻跟随着疾病，并渗透在整个疾病中，所以体质是疾病发生所不可缺少的基本要素，是一切疾病发生的基础。

一般地说，体质强健的人是不易发生疾病的。但是，这种"强健"总是相对的。因为真正完美无缺的体质几乎是不存在的，即使是所谓"阴阳和平"体质，也是相对的，而不是绝对的。作为一个常人，最好的体质也只是少病而不是无病。所谓"少病"，就是说在大多数情形下可以不病，而在某一特定的条件下必然会发病。也就是说，人群中的个体将因其体质类型的不同，在各自特定条件下发病。这样，就形成了不同体质类型对不同疾病的易感性的差异。阴虚或偏热体质的人易受温热之邪而生阳热病证，阳虚或偏寒体质的人易受寒湿之邪而生阴寒病证等，这已是众所周知的事实。伤寒与温病是两类性质不同的疾病，其实就是不同的体质类型对环境因素所作出的不同的反应而已。

不同的个体，虽然感受同一病邪，也可能发生不同性质的疾病，这也是由体质类型所决定的。为了说明不同体质类型对所发生疾病的性质的影响，中医学提出了一个"质化"（或称"从化"）的理论。名医章虚谷在《外感温热篇》注中说："六气之邪，有阴阳不同，其伤人也，又随人身之阴阳强弱变化而为病。"意思是说，不管感受何种病邪，都有一个随着体质偏倾的性质而转化的趋向。这样一来，体质的因素实际上就成了诱导证候形成的主导因素。

从一般意义上说，疾病的发展有向好和向坏两种不同倾向，也是由体质因素所决定的。体质相对较强者，正气能够胜邪，疾病将逐步好转痊愈；体质相对较弱者，正气不能胜邪，邪气若乘势深入，疾病将变得复杂难疗，预后不佳。也就是说，在疾病的走向上，体质牵着疾病的鼻子走路。

具体地说，疾病的发展可有不同的方向，中医学叙述这一过程的理论就是关于"传变"的学说。人体有五脏六腑、十二经脉等不同组织器官，传变的一般规律是病邪向相对虚弱的部位转移，并形成新的疾病状态。这样，不同的体质类型（如脾虚质、肾虚质等），在初病相同的情形下可有不同的传变形式。虽然传变也有善恶之分，但一般以未传状态为单纯性疾病，视为易治。所以，在临床"既病防变"的过程中，必须首先掌握的重要信息就是病人的体质。《金匮要略》和《难经》都曾说过，肝病可以传脾，应预先采取防范措施，也就是补脾；但是对于素体脾气旺盛的病人，就不需要补了，这便是"四季脾旺不受邪，即勿补之"理论依据。

❀ 不同的疾病偏爱不同体质

养生保健，要视人体质之阴阳强弱，分别采用不同的方法，才能有所收益。人的体质阴阳强弱与患病情况有很大关系。"人之形有厚薄，气有盛衰，脏有寒热，所受之邪，每从其人之脏气而化，故生病各异也。是以或从虚化，或从实化，或从寒化，或从热化……物盛从化，理固然也。"这段话是说人的形体有胖瘦、体质有强弱、脏腑有偏寒偏热的不同。所受的病邪，也都根据每人的体质、脏腑之寒热而各不相同。或成为虚证，或成为实证，或成为寒证，或成为热证。就好比水与火，水多了火就会灭，火盛了则水就会干枯，事物总是根据充盛一方的转化而变化。也就是说，不同的体质偏爱不同的疾病。

阴虚阳盛体质：多形体偏瘦，肤色显得苍劲。底气较足，双目有神采，虽进食不多，却能胜任劳作。患病多为热性，常易有火，治疗时需用滋阴清火药物。但也不可完全拘泥，也有阳旺阴弱之人，而损伤阳气者，宜先扶阳，而后滋阴。

阴阳俱盛体质：除上面阳旺表现外，还应兼身体丰满，肌肉厚实，皮肤略粗，进食偏多。平时很少生病，若患病常常较重，由于病邪积累已经深究，治疗需用重药。而且寒热之药俱能接受。

阴盛阳虚体质：形体丰满，肤色较白，皮肤娇嫩，肌肉松弛，进食虽多，易变化为痰涎。如果目有神采，尚且无妨；如目无神采，就要注意了，有的未到中年，即得中风之病。患病虽热象，用药则不可过寒，以防更伤其阳。

阴阳俱弱体质：由上述阳虚症状，还兼有形体偏瘦，饮食不多。倘目有神采，耳郭肉厚端正，为先天禀赋较强，头脑聪明；若目无神采，脑筋混沌，身体糟糕。凡阴阳俱弱体质，虽病患多，却不太重，服药也不能耐受大补、大泻、大寒、大热之药，只适宜和平之药，缓慢调养。

以上说的只是大概情况，人们常说"瘦人多火""肥人多痰""阳盛体质的人，感邪后易热化；阴盛体质的人，感邪后易寒化"，即是指阴虚阳旺及阴盛阳虚两种体质。

❀ 体质养生必须注重生活调摄

说起中医养生理论，很多人感觉和自己没什么关系，一般情况下，很少有人吃中药，因此中医养生理论听起来似乎太深奥了。其实，中医养生理论在几千年文化的传承过程中，已经深深地融入每个中国人的血液和骨髓里，我们对此已经非常熟悉，甚至到了视而不见的地步，就像谁也不会注意自己每天路过的地方，小草正在悄悄地生长一样。

之所以这么说，是因为我们从小到大祖祖辈辈的生活都受到中医养生理论的影响。大家都知道春天多吃荠菜和香椿芽对身体好，为什么呢？按照中医的观点，阳气乃生命之本，春季正是阳气生发的季节，而荠菜性平温补，能养阳气，又是在春季生长，符合春天的生发之机，所以春天吃荠菜对身体就比较好。另外，中医理论中，凡是向上的、生发的东西都是阳性的，而香椿芽长在椿树的枝头，又在早春季节就开始生长，这表明它自身有很强的生长力，代表着蓬勃向上的一种状态，也能激发身体中阳气的生发。可见，我们祖辈传承下来的一些生活习惯中都暗含着中医养生的精妙。因此，我们不要把养生的事想得太复杂，本于生活，做好生活调摄，就是最好的养生方式，同时也是体质养生的重要指导思想。

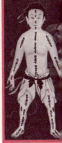

那么，从体质养生的角度，生活调摄需要注意哪些方面呢？概括起来很简单，只有三点，这三点也是我们反复强调的：

要注意"治未病"

《黄帝内经》中有一句话："是故圣人不治已病治未病，不治已乱治未乱，此之谓也。大病已成而后药之，乱已成而后治之，譬犹渴而穿井，斗而铸锥，不亦晚乎！"意思是说，聪明的人不会生病了才想着去治疗，而是未雨绸缪，预防在先，防病于未然，这在中医上叫做"治未病"。

"治未病"是体质养生的理论精髓，就是当疾病尚未发生时，能提前预测到疾病的发展趋势，并采取相应的防治方法，提高人体的自愈能力，以杜绝或减少疾病的发生。比如春季万物萌生，细菌、病毒等致病微生物也相应活跃，感冒之类的疾病就有可能流行开来，所以中医提出"正月葱、二月韭"的饮食，以提高人们的抗病能力。夏季天气炎热，中暑发生的可能性相对就大，中医就强调"饮食清淡""夜卧早起，无厌于日"的养生方案，使中暑的发生减少。秋季气候干燥，咳嗽一类疾病的发病率相对较高，所以，中医强调秋季以"养肺除燥"为主，多吃梨以生津解渴，从而使一些时令病的发生降到最低限度。冬季要收藏体内的阳气，注意保暖，早卧晚起，好好休息等。把"治未病"的内容也当作生活的一部分，这就是体质养生的重要组成内容。

要顺应自身体质合理生活

由于每个人的先天身体条件、生活环境、饮食习惯、作息规律等因素各不相同，所以每个人的体质都不相同，在防病治病的过程中就要采取不同的措施。因此，每一个人都要知道自己的体质，然后进行相应的生活调适。比如，阳虚的人，就要在日常生活中补一补阳，而不要等到生病之后再去吃大量的药物，这对身体的损害是很大的。

要注重"心神合一"，以神养身

《黄帝内经》指出："恬淡虚无，真气从之，精神内守，病安从来。"也就是说要学会掌控自己的身体和欲望。虽然说，人之初，性本善，但是人在成长过程中会不可否认地出现贪婪和欲望，所谓欲望无止境，如果不懂得节制，迟早会被埋葬在欲望之火中。所以，掌控自己的身体和欲望才是长寿的不二法门。在生活中，我们很难看见哪个斤斤计较、心事重重、杂念丛生、心胸狭窄的人是能够健康长寿的。因此，在日常生活中，我们一定要注意调"神"，比如培养养花、旅游等良好的业余爱好，这样一来，对于体质很有帮助。

除此之外，体质养生还要在日常生活中注意各种调摄，如环境卫生、合理运动等。

自我检测，看一看自己属于哪种体质

中医很重视体质，任何食疗如果没有依照个人体质进行，就可能导致虚不受补，反而会愈补愈糟糕。不同的个体，其身体素质有很大的差别，在考虑养生方案的时候，就应当根据其不同体质的特殊需要"辨体施养"，选择与之相适的方法来调养，恢复身体的健康。

2009年4月9日，《中医体质分类与判定》标准正式发布，该标准是我国第一部指导和规范中医体质研究及应用的文件，旨在为体质辨识及与中医体质相关疾病的防治、养生保健、健康管理提供依据，使体质分类科学化、规范化。

该标准将体质分为平和质、气虚质、阳虚质、阴虚质、痰湿质、湿热质、血瘀质、气郁质、特禀质九个类型，应用了流行病学、免疫学、分子生物学、遗传学、数理统计学等多学科交叉的方法，经中医临床专家、流行病学专家、体质专家多次论证而建立的体质辨识的标准化工具，并在国家973计划"基于因人制宜思想的中医体质理论基础研究"课题中得到进一步完善。

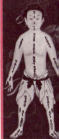

平和体质

总体特征：阴阳气血调和，以体态适中、面色红润、精力充沛等为主要特征。

形体特征：体形匀称健壮。

常见表现：面色、肤色润泽，头发稠密有光泽，目光有神，鼻色明润，嗅觉通利，唇色红润，不易疲劳，精力充沛，耐受寒热，睡眠良好，胃纳佳，二便正常，舌色淡红，苔薄白，脉和缓有力。

心理特征：性格随和开朗。

发病倾向：平素患病较少。

对外界环境适应能力：对自然环境和社会环境适应能力较强。

气虚体质

总体特征：元气不足，以疲乏、气短、自汗等气虚表现为主要特征。

形体特征：肌肉松软不实。

常见表现：平素语音低弱，气短懒言，容易疲乏，精神不振，易出汗，舌淡红，舌边有齿痕，脉弱。

心理特征：性格内向，不喜冒险。

发病倾向：易患感冒、内脏下垂等病；病后康复缓慢。

对外界环境适应能力：不耐受风、寒、暑、湿邪。

阳虚体质

总体特征：阳气不足，以畏寒怕冷、手足不温等虚寒表现为主要特征。

形体特征：肌肉松软不实。
　　常见表现：平素畏冷，手足不温，喜热饮食，精神不振，舌淡胖嫩，脉沉迟。
　　心理特征：性格多沉静、内向。
　　发病倾向：易患痰饮、肿胀、泄泻等病；感邪易从寒化。
　　对外界环境适应能力：耐夏不耐冬；易感风、寒、湿邪。

阴虚体质

　　总体特征：阴液亏少，以口燥咽干、手足心热等虚热表现为主要特征。
　　形体特征：体形偏瘦。
　　常见表现：手足心热，口燥咽干，鼻微干，喜冷饮，大便干燥，舌红少津，脉细数。
　　心理特征：性情急躁，外向好动，活泼。
　　发病倾向：易患虚劳、失精、不寐等病；感邪易从热化。
　　对外界环境适应能力：耐冬不耐夏；不耐受暑、热、燥邪。

痰湿体质

　　总体特征：痰湿凝聚，以形体肥胖、腹部肥满、口黏苔腻等痰湿表现为主要特征。
　　形体特征：体形肥胖，腹部肥满松软。
　　常见表现：面部皮肤油脂较多，多汗且黏，胸闷，痰多，口黏腻或甜，喜食肥甘甜黏，苔腻，脉滑。
　　心理特征：性格偏温和、稳重，多善于忍耐。
　　发病倾向：易患消渴、中风、胸痹等病。
　　对外界环境适应能力：对梅雨季节及湿重环境适应能力差。

湿热体质

　　总体特征：湿热内蕴，以面垢油光、口苦、苔黄腻等湿热表现为主要特征。
　　形体特征：形体中等或偏瘦。
　　常见表现：面垢油光，易生痤疮，口苦口干，身重困倦，大便黏滞不畅或燥结，小便短黄，男性易阴囊潮湿，女性易带下增多，舌质偏红，苔黄腻，脉滑数。
　　心理特征：容易心烦急躁。
　　发病倾向：易患疮疖、黄疸、热淋等病。
　　对外界环境适应能力：对夏末秋初湿热气候，湿重或气温偏高环境较难适应。

血瘀体质

　　总体特征：血行不畅，以肤色晦暗、舌质紫黯等血瘀表现为主要特征。
　　形体特征：胖瘦均见。

常见表现：肤色晦暗，色素沉着，容易出现瘀斑，口唇黯淡，舌黯或有瘀点，舌下络脉紫黯或增粗，脉涩。

心理特征：易烦，健忘。

发病倾向：易患癥瘕及痛证、血证等。

对外界环境适应能力：不耐受寒邪。

气郁体质

总体特征：气机瘀滞，以神情抑郁、忧虑脆弱等气郁表现为主要特征。

形体特征：形体瘦者为多。

常见表现：神情抑郁，情感脆弱，烦闷不乐，舌淡红，苔薄白，脉弦。

心理特征：性格内向不稳定、敏感多虑。

发病倾向：易患脏躁、梅核气、百合病及郁证等。

对外界环境适应能力：对精神刺激适应能力较差；不适应阴雨天气。

特禀体质

总体特征：先天失常，以生理缺陷、过敏反应等为主要特征。

形体特征：过敏体质者一般无特殊；先天禀赋异常者或有畸形，或有生理缺陷。

常见表现：过敏体质者常见哮喘、风团、咽痒、鼻塞、喷嚏等；患遗传性疾病者有垂直遗传、先天性、家族性特征；患胎传性疾病者具有母体影响胎儿个体生长发育及相关疾病特征。

心理特征：随禀质不同情况各异。

发病倾向：过敏体质者易患哮喘、荨麻疹、花粉症及药物过敏等；遗传性疾病如血友病、先天愚型等；胎传性疾病如五迟（立迟、行迟、发迟、齿迟和语迟）、五软（头软、项软、手足软、肌肉软、口软）、胎惊等。

对外界环境适应能力：适应能力差，如过敏体质者对易致过敏季节适应能力差，易引发宿疾。

根据以上九大类型体质的表现特征，你可以测一测，你是属于哪种体质，这样才可以为自己制定相匹配的养生保健方案。

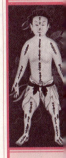

第二节

平和体质饮食养生

❀ 平和体质，饮食调理最关键

"养生之道，莫先于食。"饮食养生首先指的是应用食物的营养来防治疾病，促进健康长寿。尤其是对于平和体质的人来说，食补就可以了，不必进行药补。古人云："是药三分毒"，我们平时之所以用药，就是要借助药性，对"病"进行矫枉过正，使身体达到平和，而对于平和体质来说，本身就已经平和了，就不必再用什么"补药"对身体进行补益了，因为这样一来，不仅达不到强壮体质的效果，甚至还会造成意想不到的危害。

那么，平和体质的人应该怎样进行食补呢？我们要认识到，饮食是人类维持生命的基本条件，而要使人活得健康愉快、充满活力和智慧，则不仅仅满足于吃饱肚子，还必须考虑饮食的合理调配，保证人体所需的各种营养素的摄入平衡且充足，并且能被人体充分吸收利用。此外，还应注意以下原则：

1. 饮食有节

这一点对于中老年人尤为重要，因为随着年龄的增长，生理功能逐渐减退，机体的新陈代谢水平逐渐减弱，加之活动量减少，体内所需热能物质也逐渐减少。因此，每日三餐所摄入的热能食物也应减少，这样才能更好地维持体内能量的代谢平衡。

如果到了中老年阶段饭量仍不减当年，摄入能量食物过多，势必造成体内能量过剩，多余能量就会转化为脂肪，使身体发胖，并影响心脏功能。这也是诱发高血压、冠心病、动脉粥样硬化等心血管疾病的主要原因。所以，中老年人应适当地节制饮食，饮食应当少而精，富于营养又易于消化，多吃新鲜蔬菜、水果，限制高脂肪、高热能食物的摄入量。每餐的食量应适可而止，一般以七八分饱为宜。

2. 三餐有别

这主要指两点，在食物选择方面，早餐应选择体积小而富有热量的食物，午餐应选择富含优质蛋白质的食物，晚餐则应吃低热量、易消化的食物。在摄入量上，应做到"早饭吃好，中饭吃饱，晚饭吃少"，现在很多年轻人习惯于早餐吃得很少或不吃早餐，晚餐吃得很多，这对健康是有害的。

3. 合理搭配

饮食合理搭配就是要做到粗细粮混食，粗粮细做，干稀搭配；副食最好荤素搭配，忌偏食或饮食单调。

4. 饮食清淡

古代医学家和养生学家都强调，饮食宜清淡，不宜过咸。据调查，每日食盐量超过 15 克以上者，高血压的发病率约为 10%。因此，正常人一般每天摄入盐要控制在 10 克以下。如患有高血压、冠心病或动脉硬化者，必须控制在 5 克以下。不过饮食清淡也不应该绝对化，比如盛夏季节，人体因大量出汗，会令体内盐分丢失过多，这时就应注意及时补充盐分。

另外，养成良好的饮食习惯也是饮食养生的一个重要方面。比如吃饭时细嚼慢咽，不可狼吞虎咽，以利于消化吸收；吃饭时要专心，不要一边吃饭，一边想其他的事情，或看书、看电视，既影响食欲，也影响消化液的分泌，久之可引起胃病；吃饭时要有愉快的情绪，才能促进胃液分泌，有助于食物的消化。如果情绪过于激动，兴奋、愤怒等情绪之下勉强进食，会引起胃部的胀满甚至疼痛；饭后不要躺卧和剧烈运动。

饮食不伤不扰，顺其自然养护平和体质

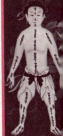

平和体质的人一般体形匀称，面色、肤色润泽，头发稠密有光泽，目光有神，鼻色明润，嗅觉通利，味觉正常，唇色红润，精力充沛，不易疲劳，耐受寒热，睡眠安和，胃口良好，两便正常，舌色淡红，苔薄白，脉和有神。

对于平和体质的人，养生保健宜饮食调理而不宜药补，因为平和之人阴阳平和，不需要药物纠正阴阳之偏正盛衰，如果用药物补益反而容易破坏阴阳平衡。对于饮食调理，首先，"谨和五味"。饮食应清淡，不宜有偏嗜。因五味偏嗜，会破坏身体的平衡状态。如过酸伤脾，过咸伤心，过甜伤肾，过辛伤肝，过苦伤肺。其次，在维持自身阴阳平衡的同时，平和体质的人还应该注意自然界的四时阴阳变化，顺应此变化，可保持自身与自然界的整体阴阳平衡。再则，平和体质的人可酌量选食具有缓补阴阳作

用的食物，以增强体质。

这类食物有粳米、薏苡仁、豇豆、韭菜、红薯、南瓜、银杏、核桃、龙眼、莲子、鸡、牛、羊等。平和体质的人春季阳气初生，宜食辛甘之品以发散，而不宜食酸收之味。宜食韭菜、香菜、豆豉、萝卜、枣、猪肉等。夏季心火当令，宜多食辛味助肺以制心，且饮食宜清淡而不宜肥甘厚味。宜食菠菜、黄瓜、丝瓜、冬瓜、桃、李、绿豆、鸡肉、鸭肉等；秋季干燥易伤津液，宜食性润之品以生津液，而不宜食辛散之品。宜食银耳、杏、梨、白扁豆、蚕豆、鸭肉、猪肉等；冬季阳气衰微，故宜食温补之品以保护阳气，而不宜寒凉之品。宜食大白菜、板栗、枣、黑豆、刀豆、羊肉、狗肉等。

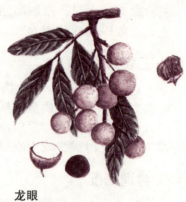

龙眼

南瓜蒸百合是平和体质者的佳品。准备南瓜250克，百合100克，罐装红樱桃1粒，白糖、盐、蜂蜜各适量。将南瓜改刀成菱形块，百合洗净；南瓜、百合装盘，撒上调料，装饰红樱桃，上笼蒸熟即可。

平和体质的四季饮食规则

平和体质日常养生宜规律，有节制，不偏食，不嗜食，多吃五谷杂粮及水果、蔬菜。平和体质的饮食具体应如何调养，一年四季是有所不同的，可以从多方面去调养。

《黄帝内经·素问》云："人以天地之气生，四时之法成。"

春季：阳气生发，万物生长。饮食宜清轻升发，宣透阳气，多食菠菜、韭菜、香菇、芹菜、荠菜、豆芽、笋等。

夏季：阳气隆盛，气候炎热。饮食宜清淡，清热解暑，多食西瓜、黄瓜、冬瓜、生菜、绿豆等。

秋季：阴气渐长，秋风而燥。饮食宜养阴生津润燥，多食梨、百合、荸荠、鱼、虾、家畜、家禽等。

冬季：阴盛大寒，阳气闭藏。宜温补。常选羊肉、牛肉、狗肉、鹿肉、龟鳖、大枣、葱、姜等。

四季饮食是中医理论，中医还认为平和体质的首要任务就是养心。我们都知道五志七情皆可以致病，并且有不少医案也证实了此观点：比如《三国演义》上的"三气周瑜"，就是郁怒伤身致死的一个典型故事。另外，紧张、思虑过度等不良情志也会伤神伤志，伤五脏，比如悲哀伤肺，思虑伤脾，大怒伤肝，惊恐伤肾，过喜伤心等。不良情志导致身体五脏不和，精气耗损，就可以使人体质出现偏颇，即使你是平和体质，也可能因为心病而导致身体出现病症，因此平和体质者平常养生不要忘了养心。

食疗方

1. 香椿拌豆腐

材料：豆腐2块，香椿150克。

调料：香油、精盐、味精各少许。

做法：香椿择洗干净，入沸水锅中氽一下，去掉涩味，捞出沥水，切成段。豆腐也入开水氽一下，去掉涩味，捞出后切成小片。把香椿、豆腐都放进盆里，放适量的精盐和味精拌匀，最后淋上香油即可。

功效：清热解毒，健脾和胃。

2. 莲子百合汤

材料：干百合50克，干莲子75克。

调料：冰糖75克。

做法：百合浸泡一夜后冲洗干净，莲子浸泡4小时后冲洗干净。将百合、莲子放入清水锅中，武火煮沸后，改文火续煮半小时左右，加冰糖调味即可食用。

功效：百合润肺清心，可止咳、安神；莲子养心安神，帮助睡眠。此汤能有效缓解女性更年期烦躁易怒、心神不安的症状。

平和体质饮食上要注意调和五味

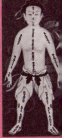

食物有五味，即酸、苦、甘、辛、咸，五味入五脏，宜均衡摄入五味，不使五味有所偏胜，以保正气旺盛，身体强壮。《黄帝内经·素问》云："五味入口，藏于肠胃，味有所藏，以养五气，气和而生，津液相成，神乃自生。""水谷皆入于胃，五脏六腑皆禀气于胃，五味各走其所喜，谷味酸，先走肝；谷味苦，先走心；谷味甘，先走脾；谷味辛，先走肺；谷味咸，先走肾。"

《黄帝内经·素问》云："五谷为养，五果为助，五畜为益，五菜为充，气味和而服之，以补精益气。"五谷：粳米、小豆、麦、大豆、黄黍；五果：桃、李、杏、栗、枣；五畜：牛、羊、豕、犬、鸡；五菜：葵、藿、薤、葱、韭。长期偏嗜某一味，会使脏腑功能失调，甚至累及其他脏腑，必然导致偏颇体质，引发各种病变。又云："味过于酸，肝气以津，脾气乃绝；味过于咸，大骨气劳，短肌，心气抑；味过于甘，心气喘满，色黑，肾气不衡；味过于苦，脾气不濡，胃气乃厚；味过于辛，筋脉沮弛，精神乃央。"

我们已经知道了在饮食如何调理平和体质，在运动方面也要选择平和一些的方式，不能过激，其中在传统的运动方式中，太极拳可以说是最适合于平和体质者。

太极拳是我国的国粹，经常练习太极拳，对于身心健康有意想不到的收获，集练气、蓄劲、健身、养生、防身、修身于一体，是一种适合经常锻炼的养生功法。

太极拳对人体健康的促进作用是综合而全面的，长期坚持练习太极拳，对于防病抗衰、益寿延年有着不可估量的作用。

练太极拳，不是一般的学习拳式，必须懂得很多基本功，做到"放松"

"气道通畅"。肺主一身之气，肺气调则周身气行，故练功必须令肺气顺，不可使气道结滞，所以说练拳不可闭气、使力，要以放松、沉气为主，并配合呼吸、配合开合等。这些要求使得练太极拳的人们在练拳过程中注意放松并调整呼吸，每次练拳下来心情舒畅、精神饱满，而且身体微微出汗，促进体内新陈代谢，起到祛病强身的健身功效。

平和体质进补，要选食补远离药补

平和体质者，要注意饮食原则：即均衡饮食，吃好一日三餐，谨和五味这三点一定要遵循。另外，平和体质者还可酌量选食性平的补益食物以增强体质。

食物种类	具体食物
谷物	稻米（粳米、籼米）、糯米、紫红糯米、糙米、香米、黑米、小米、薏米、黄米、大麦、小麦、玉米、高粱、青稞、燕麦、莜麦、荞麦、芡实、芝麻、糜子、红薯、芋头、土豆、大豆（黄豆、黑豆、青豆）、扁豆、蚕豆、绿豆、刀豆、赤豆等
肉蛋	羊肉、狗肉、牛肉、猪肉、鸡肉、兔肉、鹅肉、鳖肉、龟肉、海参、鳗鱼、鲫鱼、泥鳅、银鱼、青鱼、鲈鱼、鲥鱼、鲢鱼等
蔬菜	小白菜、油菜、青椒、胡萝卜、发菜、韭菜、大蒜、葱、洋葱、茼蒿、莴笋、菠菜、荠菜、芹菜、油菜、香椿芽、豌豆苗、苦瓜、丝瓜、冬瓜、瓠瓜、南瓜、百合、番茄、苋菜、木耳菜、鲜藕、蘑菇、紫菜、海带等
水果	樱桃、荔枝、椰子、葡萄、大枣、菱角、花生、栗子、西瓜、香瓜、荸荠、桑葚、桂圆、梨、甘蔗、桃、菠萝、橘子等

另外，为了帮助平和体质者更好地补益身体，建议大家多吃一些"五行菜"，比如五行汤、五行粥、五行时蔬沙拉等。

五行粥：黑糯米，红豆，白芝麻，绿豆，玉米，各少许（等量），同泡一夜后如常法煮粥，做早餐食，对平和体质者健康有补益作用。

什锦五行菜：取各颜色的蔬菜，做成什锦炒菜，什锦蒸菜，什锦蔬菜沙拉等。五色代表五味，《素问·五脏别论》中说："五味入口，藏于胃，以养五脏气"。所以吃五行菜，可以全面滋养身体，对身体健康很有益。

五行肉菜：选择鸡肉、牛肉、羊肉、猪肉、鸭肉等同烹饪成饮食，或汤，或菜，或粥，对身体都有益。

戒酒，别让坏习惯毁了你的体质

我们都知道，平和体质是世界上最好的体质，也是健康长寿的根基。然而，拥有了平和体质还要尽心维护，否则就有可能把自己的好体质毁掉。比如吸烟、酗酒，就是伤害体质最大的两种恶习。在生活中，这样的情形是很常见的：有的人小时候身体很好，家里人也都长寿，但是由于染上了吸烟、酗酒的恶习，结果把自己的身体给毁了。那么，吸烟、酗酒究竟有多大危害呢？

据世界卫生组织估计，全世界有 500 万人死于吸烟导致的肺癌，其中有 100 万人发生在中国，远远超过中国矿难死亡人口的总和。烟草已经成为我国人民健康的主要杀手。烟草燃烧后产生的烟气中 92% 为气体，如一氧化碳、氢氰酸及氨等，8% 为颗粒物，内含焦油、尼古丁、多环芳香烃、苯并芘及 β-萘胺等，已被证实的致癌物质约 40 余种，其中最危险的是焦油、尼古丁和一氧化碳。吸烟对人体的危害是一个缓慢的过程，需经较长时间才能显示出来，尼古丁又有成瘾作用，使吸烟者难以戒除。吸烟可诱发多种癌症、心脑血管疾病、呼吸道和消化道疾病等，是造成早亡、病残的最大病因之一。

另外，大量事实证明，少量饮酒可活血通脉、助药力、增进食欲、消除疲劳、使人轻快，有助于吸收和利用营养，而长期过量饮酒能引起慢性酒精中毒，对身体有很多危害。

引起体内营养素缺乏

蛋白质、脂肪、糖的缺乏，其主要原因是由于长期饮酒的人约有一半以上进食不足。酒能使胃蠕动能力降低，造成继发性恶心，使嗜酒者丧失食欲，减少进食量。

损害肝脏

酒精的解毒主要是在肝脏内进行的，90%～95% 的酒精都要通过肝脏代谢。因此，饮酒对肝脏的损害特别大。酒精能损伤肝细胞，引起肝病变。连续过量饮酒者易患脂肪肝、酒精性肝炎，进而可发展为酒精性肝硬化或肝硬化腹水，最后可导致肝癌。

损害消化系统

酒精能刺激食道和胃黏膜，引起消化道黏膜充血、水肿，导致食道炎、胃炎、胃及十二指肠溃疡等。过量饮酒是导致某些消化系统癌症的因素之一。

导致高血压、高血脂症和冠状动脉硬化

酒精可使血液中的胆固醇和甘油三酯升高，从而发生高血脂症或导致冠状动脉硬化。血液中的脂质沉积在血管壁上，使血管腔变小引起高血压，血压升高有诱发中风的危险。长期过量饮酒可使心肌发生脂肪变性，减小心脏

的弹性收缩力,影响心脏的正常功能。

导致贫血

酒精等毒性物质被吸收入血液后,能刺激、侵蚀红细胞及其他血细胞的细胞膜,会引起血细胞萎缩、破裂、溶解,从而不断减少。贫血患者体内往往缺乏制造血液的营养物质,而酒精等毒性物质又会破坏摄入的营养素。这样,就会进一步导致血细胞制造障碍,还可使红细胞、白细胞及血小板等越来越少,从而造成严重贫血。酒精还能干扰骨髓、肝、脾等造血器官的造血功能。

降低人体免疫力

酒精可侵害防御体系中的吞噬细胞、免疫因子和抗体,致使人体免疫功能减弱,容易发生感染,引起溶血。久而久之,就可能改变整个人的体质。

事实上,酒精不但是慢性杀手,也可以直接夺人性命。酒精与其他有毒物质不同,它无须经过消化系统就可以通过肠胃直接进入血管,饮酒后几分钟,它就可以迅速扩散到人体的全身。酒精对大脑和神经中枢影响最大,这也是酒精杀人的最快手段。

"看起来像水,尝起来辣嘴,喝下去闹鬼,走起来绊腿,夜里面找水,早起来后悔"。这是中国民间对喝酒的形象描述。喝酒的危害人尽皆知,但为什么很多人还没有戒除呢?不是不戒,是难戒!的确,改掉一个习惯很难,但是为了我们的身体,为了我们的健康,应该对自己要求严格一点。

戒酒期间可以多吃些青笋,笋含有一种白色的含氮物质,具有开胃、促进消化、增强食欲的作用,可用于治疗消化不良,呆滞之症。

食疗方

1. 青笋炒腊肉

材料:莴笋1根(切菱形片),腊肉1块,大葱段5段,蒜片5片,姜片3片,油2汤匙,小辣椒3个,辣椒粉1茶匙(依口味添加),盐1/3茶匙。

做法:莴笋切菱形片,腊肉切片,姜切片,大葱切段。锅烧热,倒入油。放入大葱段、蒜片、姜片、小辣椒和辣椒粉,爆香。放入腊肉,待腊肉的肥肉部分炒成透明色,再放入莴笋片翻炒。出锅前撒入少量的盐炒匀即可。

功效:益气养血,清热利尿。

2. 双菇青笋雪豆腐

材料:内脂嫩豆腐150克,莴笋100克,口蘑100克,金针菇50克。油、酱油、盐、白糖适量。

做法:将豆腐用水冲洗一下,切成小块,放碗内待用。将口蘑的不可食部分除去,清洗干净,切成片,金针菇洗干净,莴笋切片。将炒锅放旺火上烧热,倒入油,待油热后倒入莴笋片炒2分钟,再加入豆腐、蘑菇炒片刻,加入盐、白糖、酱油,炒匀,加盖,烧沸数分钟,盛入盘内即可供食。

功效:清热消痰,健脾益胃。

第三节

阳虚体质饮食养生

阳虚体质养护阳气最重要

阳虚体质的人畏冷，尤其是背部和腹部特别怕冷。很多年轻女性常见手脚冰冷，但是如果仅仅是手指、脚趾发凉或发凉不超过腕踝关节以上，不一定是阳虚，与血虚、气虚、气郁、肌肉松弛有关。

阳虚体质常见夜尿多，小便多，清清白白的。水喝进肚子里是穿肠而过，不经蒸腾直接尿出来。晚上还会起夜两三次。老年人夜尿多是阳气正常衰老，如果小孩子、中青年人经常夜尿，就是阳虚。要注意不能多吃寒凉食物，尽量少用清热解毒的中药。

阳虚体质会经常腹泻，最明显的早上五六点钟拉稀便。是因为阳虚没有火力，水谷转化不彻底，就会经常拉肚子，最严重的是吃进去的食物不经消化就拉出来。

阳虚体质还常见头发稀疏，黑眼圈，口唇发暗，舌体胖大娇嫩，脉象沉细。中年人阳虚会出现性欲减退、性冷淡或者脚跟腰腿疼痛、容易下肢肿胀等。女性可见白带偏多，清晰透明，每当受寒遇冷或者疲劳时白带就增多。

阳虚体质主要来自先天禀赋，有的是长期用抗生素、激素类、清热解毒中药，或有病没病预防性地喝凉茶，或者性生活过度等都会导致或加重阳虚体质。阳虚体质的人易肥胖，患痹证和骨质疏松等症。

1. 饮食调养：多吃温热食物

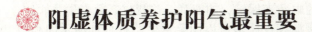

少吃或不吃生冷、冰冻之品。如：柑橘、柚子、香蕉、西瓜、甜瓜、火龙果、马蹄、梨、柿子、枇杷、甘蔗、苦瓜、黄瓜、丝瓜、芹菜、竹笋、海

带、紫菜、绿豆、绿茶等。如果很想吃，也要量少，搭配些温热食物；减少盐的摄入量；多食温热食物，如荔枝、龙眼、板栗、大枣、生姜、韭菜、南瓜、胡萝卜、山药、羊肉、狗肉、鹿肉、鸡肉等；适当调整烹调方式，最好选择焖、蒸、炖、煮的烹调方法。

女性朋友认为多吃水果会美容，水果确实对皮肤好，但要看好自己是什么体质，阳虚、气虚、痰湿的人，吃太多水果会影响胃功能，不仅对皮肤没好处，反而会伤脾胃。

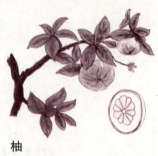
柚

2. 家居环境：注意保暖，不要熬夜

日常生活中要注意关节、腰腹、颈背部、脚部保暖。燥热的夏季也最好少用空调；不要做夜猫子，保证睡眠充足。什么算是熬夜呢？通常晚上超过晚上12点不睡觉，就是熬夜，冬天应该不超过晚上11点钟。

3. 药物调养：防止燥热，平和补阳

阳虚平时可选择些安全的中药来保健，如鹿茸、益智仁、桑寄生、杜仲、肉桂、人参等，如果是阳虚腰痛和夜尿多可以用桑寄生、杜仲加瘦猪肉和核桃煮汤吃。

4. 经络调养：中极、气海、关元、神阙

任脉肚脐以下的神阙、气海、关元、中极这四个穴位有很好的温阳作用，可以在三伏天或三九天，就是最热和最冷的时候，选择1～2个穴位用艾条温灸，每次灸到皮肤发红热烫，但是又能忍受为度。如果有胃寒，可以用肚脐以上的中脘穴，方法如上。

阳虚体质四季饮食调养规则

阳虚体质的人最怕过冬天，因为冬天外界环境十分寒冷，加上阳虚体质的人本身手足不温，平日就怕冷，所以出现的症状就更加明显。在冬天要更加注意保暖，尤其是足的保暖，多做运动，多吃温热的食物，不能吃寒凉食品。下面我们来看看适合阳虚体质者的食物有哪些：

羊肉含有丰富的蛋白质、脂肪，还含有硫胺素、核黄素、烟酸等多种营养物质。羊肉是补阳的佳品，尤其冬季食用更好，热量比牛肉高，可促进血液循环，增温御寒，老年人、体弱者，阳虚者吃羊肉比较有益。

（1）当归生姜羊肉汤

材料：羊肉500克，当归50克，生姜60克。

做法：羊肉洗净、切块，用开水烫过，沥干水；当归、生姜分别用清水洗净，

生姜切片。将生姜下锅内略炒片刻，再倒入羊肉炒至水干，铲起，与当归同放砂煲内，加开水适量，武火煮沸后，改用文火煲2～3小时，调味供用。

功效：温中补血、调经散寒。

（2）羊肉萝卜汤

材料：羊肉400克，萝卜300克，香菜一棵，酱油、绍酒、精盐各少许，沙拉油一大匙，葱一棵。

做法：羊肉洗净切片，用酱油、绍酒浸入味。萝卜洗净去皮切片，香菜切碎。用沙拉油将葱、羊肉炒一下，加入适量清水，加入萝卜，中火40分钟，下香菜用盐调味即可。

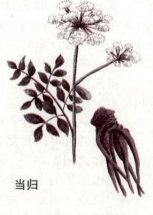
当归

功效：此汤具有开胃健脾的作用。

鹿肉含有丰富的蛋白质、脂肪、钙、磷、钠，以及维生素A、维生素D、烟酸等营养物质。鹿肉可以补五脏，和气血，可治阳痿、腰酸、产后缺乳；鹿肉为纯阳之物，可大补肾气，对体虚气短、手脚冰凉者有益。鹿肉温性，故阳盛或阴虚有热者不宜食用，外感发热者，不宜食用，炎热季节少食。

（1）鹿肉粥

主料：鹿肉500克，粳米100克，盐适量。

做法：先将鹿肉洗净，切片，与淘洗干净的粳米一同入锅，加水1000毫升，先用旺火烧开。再转用文火熬煮成稀粥，加入少许食盐调味。

功效：补肾填精，强筋壮骨。适用于遗精、阳痿、肾虚腰痛等症。

（2）炒鹿肉

材料：鹿肉250克，棒蘑50克，料酒，精盐，味精，花椒水，酱油，葱花，姜丝，素油。

做法：将鹿肉洗净切片。棒蘑温水泡发，去杂洗净切片。油锅烧热，放入葱、姜煸香，投入鹿肉煸炒，烹入花椒水、酱油煸炒。加入精盐和适量水炒至肉熟，加入棒蘑炒至入味，点入味精，推匀出锅装盘。

功效：具有补五脏、壮阳益精等功效。适于身体虚弱、身倦乏力、肾精不足、腰膝酸软、阳痿、遗精等病症者食用。

阳虚体质，多吃点养阳、补阳食物

既然阳虚，就要补阳，那么如何来补阳呢？阳虚体质的人要遵循温补脾肾以祛寒的养生原则。五脏之中，肾为一身的阳气之根本，脾为阳气生化之源，故当着重补之。中医认为，阳虚是气虚的进一步发展，故而阳气不足者常表现出情绪不佳，易悲哀，故必须加强精神调养，要善于调节自己的情感，消除不良情绪的影响。此种体质多形寒肢冷、喜暖怕凉、不耐秋冬，故阳虚体质者尤应重环境调摄，提高人体抵抗力。

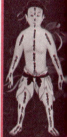

既然如此，那么阳虚者在饮食上就应该多吃一些养阳的食物。《本草纲目》中说羊肉、狗肉、鹿肉等具有养阳之功效。

羊肉性温，味甘，是温补佳品，有温中暖下、益气补虚的作用。阳虚之人宜在秋冬以后常食之，可以收到助元阳、补精血、益虚劳的温补强壮效果。

狗肉性温，味咸，能温补阳气，无论脾阳虚或是肾阳虚，都可食用。民间早有"阳虚怕冷，常吃狗肉"的习俗。对平时四肢欠温、腰膝冷痛者，每年入冬以后，经常食狗肉，可以改善这种情况。

阳虚的人可以在夏日三伏，每伏食羊肉附子汤一次，配合天地阳旺之时，以壮人体之阳。

阳虚体质的人宜食味辛、性温热平之食物，如薏苡仁、大蒜、葱、莲藕、红薯、红豆、豌豆、黑豆、山药、南瓜、韭菜等。

阳虚者不要吃空心菜、大白菜、菠菜、茼蒿、茭白、白萝卜、百合、冬瓜、苦瓜、茄子、绿豆、绿豆芽等食物。

清凉祛火最易伤阳

中国的老百姓一说"上火"，就喜欢去药店买一大堆清凉败火的药，拿回家"败火"去。这样做到底对不对呢？

《黄帝内经》认为人体内有"少火"还有"壮火"。所谓"少火"就是指人体的热能或者热量，人体的生命活力是不能缺少这种"火"的。《黄帝内经》还说"少火生气"，意思就是说人体的火力，是促进人身之气的，所谓气就是指人体的各种机能活动的动力。中医将这种"气"，称为阳气。元代有一位名医叫朱震亨，他说"气有余便是火"，人体的阳气过盛，火力过壮，就成了"火"，也就是《黄帝内经》中所说的"壮火"，这种火对人体是有害的。

由此，我们可以得出这样的结论，即"火"跟阳气是有很重要的关联的。上火要降火，这没错，但是，降火要有度，气有余便是"火"。所以，降"火"只是去掉那点多余的"壮火"，不能去多了，过了就伤阳气，就对人体有害，尤其是对于阳虚体质者，这种伤害是危险的，所以一定要警惕。

另外，中医还有"实火""虚火"之分。一般情况下，虚火主要表现有心烦、口干、口渴、盗汗、睡眠不安等；实火旺则表现为口腔溃疡、口干、目赤、尿黄、心烦易怒等。

对于壮火、实火可以用清热泻火的方法，常用黄连、黄芩、黄柏、山栀子、金银花、连翘等中药；另外，一些食物也有很好的清凉败火的作用，如绿豆、赤豆、莲芯、绿茶等。

至于虚火就不能简单地清凉败火了，而要用滋阴清火的方法，常用的滋阴降火中药有生地、天冬、

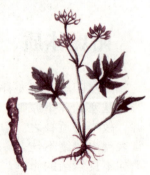

黄连

麦冬、玄参等。

所以"上火"了，还是去正规的中医院找大夫瞧瞧，由医生辨证施治，以免过用败火药，误清了火，伤了阳气，毁了身体。

姜糖水，快速升阳的饮料

对于阳虚体质的人来说，可能经常会感到畏寒怕冷，尤其是到了冬天，动不动就会手脚冰凉。那么，这时候有没有快速让身体变暖的方法呢？

姜糖水可以让我们的身体快速变暖。

民间有"冬天一碗姜糖汤，祛风祛寒赛仙方""冬有生姜，不怕风霜"的说法。生姜性温，其所含的姜辣素，能刺激胃肠黏膜，使胃肠道充血，消化能力增强，能有效治疗因吃寒凉食物过多而引起的腹胀、腹痛、腹泻、呕吐等。

在五味中，生姜味辛，辛主散，故能发汗、祛风散寒。一般人吃过生姜后，会有发热的感觉，这是因为生姜能使血管扩张、血液流动加速，促使身上的毛孔张开，从毛孔渗出的汗液不但能把多余的热带走，同时还把病菌放出的毒素、人体内的寒气一同排出体外，所以身体受了寒凉，吃些生姜就能及时散寒。

讲到这里，你也许会问，那直接给吃姜得了，还用糖干什么？生姜有辛辣之味，一般人不爱吃，但多数人对甜的东西"情有独钟"，而红糖性温味甘，有暖胃、祛寒的作用，且红糖中含有大量的矿物质，能加快新陈代谢、促进血液循环，所以与生姜一起熬成红糖水，不仅好喝，还能祛寒防病，一举两得。

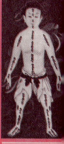

现代阳虚体质者，需要注意你的冰箱

事实上，除了部分人属于先天阳气不足，我们大部分的阳虚体质都是后天造成的。而且，在现代社会，大多数的阳虚体质都是冰箱造成的。自从有了冰箱之后，我们的生活就改变了，各种冰镇食品纷纷往肚子里装，直接降低了我们胃部的温度，这不是身体内的自然调节，而是从外面强行侵犯。在中医理论中，寒属阴，阴盛伤阳，直接攻击了位于中焦的脾阳，久而久之，就形成了阳虚体质。

以冰西瓜为例。在夏天吃西瓜前，很多人喜欢把它放在冰箱里，冻得凉凉的再拿出来食用。这样虽然嘴上舒服了，却会对脾胃和咽喉造成很大的伤害。西瓜本来就是生冷性寒的食物，一次吃得过多容易伤脾胃，如果贪凉吃冷藏时间过长的冰西瓜，对脾胃的伤害就更大。此外，西瓜中有大量水分，可冲淡胃液，从而引起消化不良，使胃肠道抗病能力下降，容易导致腹胀、腹泻。特别是在劳动、剧烈运动之后，如果大量吃冰西瓜，会引发胃痛或加重胃病。胃肠虚弱的婴幼儿和平时就有脾胃虚寒、消化不良等肠胃道疾病的人，最好少吃。

最近，有一个奇特的名词叫做"冰箱综合征"，恰好说明了冰箱对人体健康的重要影响。那么，究竟什么是"冰箱综合征"呢？不知道你有没有这样的经验，在盛夏的时候，吃上凉凉的冷饮和可口的冷食，会感到一时的舒服，可紧接着就是难忍的头痛、胃肠道不适，这就说明你已经患上了"冰箱综合征"。

所谓"冰箱综合征"，就是由于食用冰箱内的食物而导致的各种疾病，如头痛、肺炎、胃炎、肠炎等。下面我们逐一分说。

1. 头痛

烈日炎炎的夏天，人们免不了吃一些冷冻食物来消渴解暑。当快速食用刚从冰箱冷冻室取出的食品时，常常会出现头痛，持续20~30秒。这是怎么回事呢？刚从冰箱取出的冷冻食品和口腔内的温度形成较大反差，口腔黏膜受到强烈的刺激，引起头部血管迅速收缩痉挛，产生头晕、头痛甚至恶心等一系列症状。有偏头痛毛病的人，更易引起刺激性头痛。

2. 肺炎

许多人因发热、咳嗽、呼吸困难被紧急送入医院，经诊断，确定为过敏性肺炎。找寻病因，却是冰箱"惹的祸"：电冰箱下方的蒸发器中，发现有真菌——黑曲霉菌污染，原来是电冰箱里的真菌引起的过敏性肺炎。

在电冰箱门上的密封条上的微生物达十几种，在冷冻机的排气口和蒸发器中同样容易繁殖真菌。如果冰箱平时不经常擦洗，在室温25~35℃，相对湿度70%左右时，就为霉菌生长繁殖创造了最佳条件。

当真菌随尘埃散布至空气中，被体质较敏感的人吸入后，就可能出现咳嗽、胸痛、寒战、发热、胸闷以及气喘等症状。

3. 胃炎

这种胃炎的症状为：在食入过多的冷食半小时至一小时后，突然出现上腹部阵发性绞痛，有时会窜至背部，严重时伴有恶心、呕吐、冷战、精神疲惫，一般不腹泻。老年人发生冰箱胃炎后，常可引起反射性的应激性冠状动脉缺血，从而引起心绞痛和心肌梗死。这种胃炎不是真正的炎症，而是由于冰箱内所储存的食物或冷饮与人体胃内温差太大，引起的非炎症性胃痉挛。

4. 肠炎

如果说引起冰箱肺炎的原因之一是由于冰箱外部不洁净所致，那么冰箱性肠炎则更多是因为冰箱内环境受到污染使然。人们习惯于把食品存放在冰箱里慢慢享用。一般的加工食品只要在保质期内，放入冰箱中储存是比较安全的，如在0~4℃的低温下储存保质期内的罐头、饮料、调味品等，一般没有问题，但实际情况又并非绝对。

冰箱内的冷冻温度使微生物的繁殖机会大大减弱，但是冷冻不同于杀菌消毒，如果食品放置不当或时间过久，仍可出现发霉、干枯、变色等腐败变质现象。即使已冷却或冷冻的食品，仍会有少数低温微生物在活动。

从某种程度上来说，"冰箱综合征"还没有到影响体质的程度，但如果长此以往，形成阳虚体质是在所难免的。因此，我们在日常生活中，要尽量避免使用冰箱，即使食用冰箱里的食物，最好也要加热后再食用。

食疗治便秘，阳虚体质告别"秘密忧愁"

便秘是多种疾病的一种症状，而不是一种病。对不同的病人来说，便秘有不同的含义。常见症状是排便次数明显减少，每2～3天或更长时间一次，无规律，粪质干硬，常伴有排便困难感的病理现象。

便秘者要多食用含膳食纤维丰富的蔬菜、水果和含B族维生素丰富的豆类、粗粮，适量选食一些易产气的食物，如萝卜、洋葱；含油量高的食物，如核桃、芝麻等。

可供选择的食物有芹菜、菠菜、竹笋、洋葱、土豆、荸荠、萝卜、红薯、海带、香蕉、无花果、芝麻、松子、杏仁、核桃仁、花生、葵花子、玉米、荞麦、银耳、蜂蜜等；食药兼用之品有生首乌、当归、肉苁蓉、柏子仁、郁李仁、火麻仁等。

便秘患者应忌食烟、酒、浓茶、咖啡、辣椒、花椒等刺激性食物。

1. 蜂蜜调服

（1）蜂蜜2～3羹匙，黑芝麻焙熟，研细末2～3羹匙，二者兑开水（温凉均可）200～300毫升调成糊状口服。早、晚各服用1次。

（2）蜂蜜60克，每日早、晚各服30克，以凉开水冲饮。适用于老年、孕妇便秘及习惯性便秘。

（3）蜂蜜60克，蜂王浆6克，将其调匀，每日早、晚分2次用温开水送服。适用于习惯性便秘。

（4）蜂花粉150克研碎，加入蜂蜜250克调成膏，每日早、晚空腹服1汤匙，适用于习惯性便秘。

（5）蜂蜜、白萝卜适量，先将白萝卜洗净切成片，蘸蜂蜜生食，每日数次。最适用于青少年便秘者。

（6）蜂蜜、香蕉适量，将香蕉剥皮以其肉蘸蜂蜜生食，每日数次。最适用于老年人及习惯性便秘者。

（7）蜂蜜、连翘各30克。将连翘用沸水冲泡，加入蜂蜜，以茶频饮，每日1剂。适用于实热痰湿壅结的便秘。

（8）蜂蜜30克，食盐6克，放入杯中用开水冲匀即成，每日早、晚各1次。适用于体虚便秘，不宜服用强泻药者，对老人、孕妇便秘者最宜。

（9）葵花子、蜂蜜各适量。先将葵花子捣烂，加入温开水1杯，调入适量蜂蜜，每日早、晚各服1次。有良好的润肠通便作用。

2. 粥品

（1）芋头粳米粥

材料：芋头 250 克，粳米 100 克，油、盐适量。

做法：取芋头去皮、切片、洗净，与粳米同煮粥。粥熟后用油、盐调味，佐餐食用。

功效：散结宽肠，下气。适用于大便干燥，妇女产后恶露排出不畅等。

（2）桃花粳米粥

材料：鲜桃花瓣 4 克，粳米 100 克。

做法：将桃花瓣、粳米洗净放入砂锅，加水适量，煮成稀粥。早晚服，隔日一次。

功效：清热润燥，滑肠通便。用于便秘者。

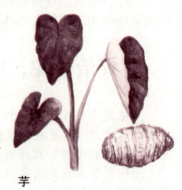

芋

阳虚体质≠阳气不足

《素问·生气通天论》中说："阳气者，若天与日，失其所则折寿而不彰，故天运当与日光明"。所谓阳气不足，只是一种现象，它本身是由于短期内阳气过度的损耗所造成的，如果运用科学的方法进行调养，很快就可以调整过来。而阳虚体质就不同了，它已经让这种现象成为身体内部的一种常态，一旦遇到情志失调或外邪入侵，很容易产生疾病。而且，一旦形成了阳虚体质，短时间内是很难调整过来的。

从中医角度来说，阳虚体质的典型症状就是怕冷，且常尿频、腹泻，严重者吃进去的食物不经消化就拉出来，有的还伴有头发稀疏、黑眼圈、口唇发暗、性欲减退、白带偏多等症状。这类人，有的是先天禀赋；有的是长期熬夜，慢慢消耗阳气所致；有的是长期用抗生素、激素类药物、清热解毒中药所致；有的是喝凉茶所致；有的是性生活过度或经常在冷气下性交所致。

在日常起居方面，阳虚体质的人要注意关节、腰腹、颈背部、脚部保暖。燥热的夏季也要少用空调；不要做夜猫子，保证睡眠充足，通常晚上不要超过 12 点睡觉，冬天应该不超过晚上 11 点钟。

同时，这种体质的人平时可选择些安全的中药来保健，如鹿茸、益智仁、桑寄生、杜仲、肉桂、人参等。如果是阳虚腰痛和夜尿多，可以用桑寄生、杜仲加瘦猪肉和核桃煮汤吃。

此外，任脉肚脐以下的神阙、气海、关元、中极这四个穴位有很好的温阳作用，可以在三伏天或三九天，就是最热和最冷的时候，选择 1~2 个穴位艾灸，每次灸到皮肤发红热烫，但是又能忍受为度。

第四节

气虚体质饮食养生

❀ 气虚体质饮食要注意清淡，营养多样化

气虚体质者懒言，语声低怯，精神不振，肢体容易疲乏无力，时有汗出，头晕健忘，面色萎黄或者苍白，目光少神，唇色少华，口淡，舌淡红，胖嫩，脉象虚缓。气虚体质在日常生活中应保持稳定平和的心态，避免过度紧张。平常应早睡早起。

气虚体质在饮食上应多吃益气健脾的食物，如小米、糯米、粳米、莜麦、马铃薯、红薯、山药、豆腐、香菇、胡萝卜、鸡肉、鸡蛋、兔肉、牛肉、黄鱼、鲢鱼等。多食小米山药可增加气力。但要注意饮食不宜过于滋腻，应该选择营养丰富、易于消化的食品。

下面再给大家推荐两款适合气虚体质者的药膳：

（1）小米山药粥

材料：小米 100 克，山药 50 克，冰糖。

做法：小米淘洗干净，下锅煮，视小米粥的量，粥烧开后中火再煮 10 分钟。将山药洗净切片或切丁，在小米粥煮好的前 5 分钟放入。小米山药粥煮好后，加入适量冰糖即可。

功效：补益心肾，健脾和胃。最适宜脾肾两虚，出现食少乏力，面色萎黄，时有汗出，产后乳少等症。

（2）冬笋三黄鸡

材料：鲜冬笋，三黄鸡，精盐，味精，鸡精，姜片，葱，水淀粉，精炼油，鸡汤，鸡油。

做法：冬笋洗净切片、焯水至熟漂冷，三黄鸡切成片。锅上灶，放入少

许精炼油烧热，加入姜、葱略炒，然后下鸡汤、鸡片、冬笋片，依次调入精盐、鸡精、豌豆尖，待熟后勾少许水淀粉收汁即成。

忌冷抑热，气虚体质要防脾气虚

气虚体质的人说话语声低怯，呼吸气息轻浅。如果肺气虚，人对环境的适应能力差，遇到气候变化，季节转换很容易感冒。冬天怕冷，夏天怕热；脾气虚主要表现为胃口不好，饭量小，经常腹胀，大便困难，每次一点点。也有胃强脾弱的情况，表现为食欲很好，食速很快；再有就是脾虚难化，表现为饭后腹胀明显，容易疲乏无力。

气虚者还经常会疲倦、怠惰、无力，整个人比较慵懒，能躺就不坐，能坐就不站。

气虚体质有可能是母亲怀孕时营养不足，妊娠反应强烈不能进食造成。后天因素，有可能是大病、久病之后，大伤元气，体质就进入到气虚状态；长期用脑过度，劳伤心脾；有些女性长期节食减肥，营养不足，也容易造成气虚；长期七情不畅、肝气郁结也很容易形成气虚体质；经常服用清热解毒的中成药、激素等也会加重气虚体质。气虚体质者易患肥胖症、内脏下垂、排泄不适、慢性盆腔炎等。

1. 饮食法则：忌冷抑热

气虚体质的人最好吃一些甘温补气的食物，如粳米、糯米、小米等谷物都有养胃气的功效。山药、莲子、黄豆、薏仁、胡萝卜、香菇、鸡肉、牛肉等食物也有补气、健脾胃的功效。人参、党参、黄耆、白扁豆等中药也具有补气的功效，用这些中药和具有补气的食物做成药膳，常吃可以促使身体正气的生长。

气虚的人最好不要吃山楂、佛手柑、槟榔、大蒜、苤蓝、萝卜缨、香菜、大头菜、胡椒、荜拨、紫苏叶、薄荷、荷叶；不吃或少吃荞麦、柚子、柑、金橘、金橘饼、橙子、荸荠、生萝卜、芥菜、君达菜、砂仁、菊花。

中年女性是较为常见的出现气虚症状的人群，平时可常吃大枣、南瓜，多喝一些山药粥、鱼汤等补气的食物，注意摄入各种优质蛋白对补气都大有好处。气虚往往和血虚同时出现，因此在注重补血的时候，更要注意补气，以达到气血平衡。

2. 家居环境：劳逸结合，避免风寒

气虚者最重要的是要避免虚邪风，坐卧休息时要避开门缝、窗缝，从缝隙间吹进来的风在人松懈慵懒的时候最伤人；气虚体质者要注意避免过度运动、劳作。

气虚体质的女性比较适合慢跑、散步、优雅舒展的民族舞、瑜伽、登山

等。因为这些都是缓和的容易坚持的有氧运动,在运动过程中调整呼吸,而不是急促短促很浅的呼吸。

3. 药物调养:固表益气

气虚者就选些益气的药物,如大枣、人参、党参、淮山药、紫河车、茯苓、白术、薏苡仁、白果等,平时可用来煲汤;比较有疗效的还是四君子汤,由人参、白术、茯苓、甘草四味药组成,也可以把甘草去掉,用其他三味煲猪肉汤。

如果面色总是苍白,血压低,还经常头晕,蹲下后一站起来两眼发黑,这种情况可以吃一些补中益气丸;如果是一用大脑就失眠,睡不好,坚持一段时间,脸色蜡黄,心慌,记忆力减退,可以吃归脾丸。

4. 经络调养:中脘、神阙、气海

气虚体质养生所用主要经络和穴位有任脉的中脘、神阙、气海,督脉的百会、大椎,足太阳膀胱经的风门、足三里。每次选1～2个穴位,点按、艾灸、灯照射均可,最好是灸。

气虚者最怕硬熬伤气,气伤可多吃胖头鱼

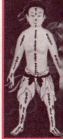

许多人因为工作的缘故,即使身体已经很疲劳了,还在硬撑着。其实,疲劳是身体需要恢复体力和精力的正常反应,同时,也是人们所具有的一种自动控制信号和警告。如果不按警告立即采取措施,那么就容易损害人体正气,最终积劳成疾,百病缠身。尤其是对于气虚体质的人来说,本身就经常会感到周身乏力、肌肉酸痛、头昏眼花、思维迟钝、精神不振、心悸、心跳、呼吸加快等症状,如果再不注意休息,"硬熬"下去,可能就离"过劳死"不远了。这绝对不是危言耸听。

日常生活加班多者,可多吃些胖头鱼。胖头鱼高蛋白、低脂肪,还含有胡萝卜素、叶黄素等营养物质。鱼头中含垂体后叶素,对改善记忆、增益智力、延缓衰老十分有益。过劳者可多吃些来补元气。胖头鱼的做法有下面几种:

(1)烧胖头鱼

材料:胖头鱼2500克,猪肉(肥瘦)25克,青豆25克,柿子椒100克,姜15克,大葱20克,料酒30克,豆瓣酱35克,盐15克,白砂糖5克,味精3克,沙拉油120克。

做法:将胖头鱼治净,由胸鳍处将鱼头、鱼身进行分档处理;将红椒剁碎;姜葱洗净切丝;将鱼头剖开置于盘中,加入红椒、姜丝、葱丝、沙拉油入笼屉蒸熟取出;将鱼身先入七成热油锅中煎炸至两面金黄色取出;再将净锅置中火,下入沙拉油、姜粒、肉末、豆瓣酱炒香;放入鱼身,加入青豆、精盐、白糖、味精、料酒及适量清水改小火烧焖;至汁浓味透时起锅;将鱼

头、鱼身装于一盘，在鱼头上淋入鱼香汁即成。

功效：暖胃补虚，化痰平喘。

（2）胖头鱼炖豆腐

材料：胖头鱼，大豆腐，葱段，姜片，蒜末，干辣椒，香菜末，料酒，生抽，糖，醋，盐。

做法：鱼洗净后切成几段，鱼头劈成两半，用料酒和盐拌匀腌制10～15分钟；豆腐切块；锅热倒油，油温九成热时先煎鱼头，煎成金黄色时盛出，再煎其他鱼段。煎好后把鱼头再放回锅内；放入料酒、生抽、葱姜蒜、干辣椒、糖醋盐，加水，倒入豆腐块（水要没过豆腐）。用大火烧开转中火炖。锅里汤剩下三分之一时，加香菜末出锅。

功效：温中健脾，壮筋骨。

在日常生活中，我们还应避免以下几个方面不要"硬熬"：

（1）身体患病时不可硬熬。事实上，气虚体质者的大脑、心脏、肝肾等重要器官生理功能已经在不知不觉中衰退了，细胞的免疫力、再生能力和机体的内分泌功能也在下降。如果再对头痛发热、咳嗽、乏力、腰酸、腿痛、便血等不适症状不重视，听之任之，强忍下去，终将拖延耽误，酿成重症。

（2）如厕时不可硬熬。对于气虚体质的人来说，大小便硬熬也是致命的。大便硬憋，可造成习惯性便秘、痔疮、肛裂、脱肛，除此之外还可诱发直肠结肠癌。憋尿会引起下腹胀痛难忍，甚至引起尿路感染和肾炎的发生，对健康均十分有害。因此，要养成定期大便和有了尿意就应立即小便的良好习惯。

（3）起居上不可硬熬。气虚体质的人，一般到了晚上就会感到头昏思睡，这时千万不要硬撑，不可强用浓咖啡、浓茶去刺激神经，以免发生神经衰弱、高血压、冠心病等。

（4）肚子饿时不可硬熬。对于气虚体质者来说，也不要随便推迟进食时间，否则可能引起胃肠性收缩，出现腹痛、严重低血糖、手脚酸软发抖、头昏眼花，甚至昏迷、休克。经常饥饿不进食，易引起溃疡病、胃炎、消化不良等症。

（5）口渴时不可硬熬。水是人体最需要的物质，气虚体质者必须养成定时饮水的习惯，每天饮水6～8杯为宜。渴是人体缺水的信号，表示体内细胞处于脱水状态，如果置之不理，硬熬下去则会影响健康。

越细碎的食物越补气血

对于气虚体质的人来说，多一些健脾的食物便可以补气，除此之外，在饮食过程中还应当注意把食物弄得细碎些，这样食物的补气功效就更大了。为什么这样说呢？

我们知道，食物的消化和吸收是通过消化系统各个器官的协调合作完成的。日常所吃的食物中，除了维生素、无机盐和水可直接吸收外，蛋白质、

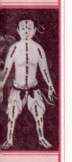

脂肪和糖类都是复杂的大分子有机物，都必须先在消化道内经过，被分解成结构简单的小分子物质后，才能通过消化道内的黏膜进入血液，送到身体各处供组织细胞利用，使各个脏器发挥正常的功能，保证身体的生长。食物在消化道内的这种分解过程称为"消化"。

消化道对食物的消化通过两种方式：一种是通过消化道肌肉的收缩活动，将食物磨碎，并使其与消化液充分混合，不断地向消化道的下方推进，这种方式称为"机械性消化"；另一种是通过消化腺分泌消化液中的各种酶，将食物中的蛋白质、脂肪、糖类等充分化学分解，使之成为可以被吸收的小分子物质，这种消化方式称为"化学性消化"。在正常情况下，机械性消化和化学性消化是同时进行，互相配合的。

两种消化的目的都是将食物磨碎，分解成小分子物质，顺利通过消化道的黏膜进入血液，而大分子的物质只能通过粪便排出。西医的营养学里有一种叫"要素饮食"的方法，就是将各种营养食物打成粉状，进入消化道后，即使在人体没有消化液的情况下，也能直接吸收，这种方法是在不能吃饭的重症病人配营养液时常用到的。由此看来，消化、吸收的关键与食物的形态有很大关系，液体的、糊状的食物因分子结构小可以直接通过消化道的黏膜上皮细胞进入血液循环来滋养人体。

所以说，只有胃、肠功能正常，吃进去的食物才能转变成血液，源源不断地供给全身的每一个器官，而当胃、肠的功能开始减弱，我们就应该往胃、肠输送液体或糊状的营养物，这样才能很快地消化、吸收，使这些营养物质直接生成血，反过来又滋养胃肠，帮助虚弱的胃、肠起死回生。

所以，在喂养气虚体质的人，如婴儿或者大病初愈、久病体弱的成年人或老年人需要补养肠胃时，都应该多吃细碎的食物，这样才能加快气血的生成以及身体的康健。

几颗红枣加一觉闲眠，补气消病的好方法

对于气虚体质的人来说，在所有的补气方式中，睡眠加食用红枣是最理想、最完整的一种。在日常生活中，人们常有这样的体会，当睡眠不足时，第二天就显得疲惫不堪，无精打采，工作效率低；若经过一次良好的睡眠，这些情况就会随之消失。这正是元气得到了补充。

我们都知道红枣是补血的，气血两和，睡眠自然好。红枣中含丰富的维生素C，有很强的抗氧化活性及促进胶原蛋白合成的作用，可参与组织细胞的氧化还原反应，充足的维生素C能够促进气血生成，减轻疲劳，促进睡眠。

红枣的吃法有很多种，可以直接生着吃，也可以当作配料，下面给大家推荐几款最能够补气的红枣的吃法：

（1）红枣鱼肚汤

材料：水发鱼肚200克，鲜黄鱼肉200克，红枣10枚，桂圆肉20克，

核桃仁 3 个，米酒 10 克，油 25 克，盐、味精、葱、姜末适量。

做法：鱼肚、鱼肉切成块。桂圆肉、红枣、核桃仁加水炖至半熟，取出待用。油锅入葱、姜末爆香，入鱼片、鱼肚炒几下，加入米酒去腥。再加入红枣、桂圆肉、核桃仁及调料，烧熟即成。

功效：此方具有调经、活血、补血、止咳等功效。特别适用于女性产前产后、术后、久咳不愈、体虚、贫血。

（2）红枣炒木耳

材料：红枣 15 枚，银耳 15 克，黑木耳 15 克，盐、香油、葱、姜适量，清水 100 毫升。

做法：将木耳和银耳洗净浸泡后，切成条状备用。大枣洗净（剖开）备用。姜入油锅爆香后，放入准备好的木耳翻炒几下后，再加入洗净好的大枣，加水盖上锅盖稍焖 5 分钟后再快速翻炒，收汤后加入调味料即可食用。

功效：红枣富含各类维生素，可说是维生素的宝库。而木耳性味甘平，有清肺热、养胃肝阴、滋肾燥之功效。木耳中含有一种胶质成分及丰富的钙元素，可增加人体的免疫力。

红枣能优化睡眠，消除身体疲劳，调节脑神经、内分泌、体内物质代谢、心血管活动、消化功能、呼吸功能等。

人们在很早也发现，睡眠是人体恢复元气、体力的主要方式。但对于这种方式的研究，特别是作为内部调理修复系统来研究比较少。

现在人们知道，人体进入睡眠状态，就是与外界联系为主的系统暂时停止，（吸氧除外）以内部调理为主的系统开始启动。这一系统运行的功能包含解除疲劳、祛除病气、修复损坏的肌体、分泌人体所需的腺体激素等。

解除疲劳功能不用赘述。一觉醒来，精气复原，这是人人皆知的常识。但多数人认为这是由于经过休息，肌体处于相对静止状态，这个认识是不全面的，准确地说应是休整，是转换为另一种以平衡为主要特征的运行状态——平衡供氧、平衡电位、平衡血压……

祛除病气功能也是显而易见的。感冒病人大汗淋漓的排毒现象往往出现在病人熟睡时段。重症病人出现昏睡进而从昏睡中醒来，也是睡眠能够祛病的证明，前者是人体自身的复原功能提出睡眠祛病的需求，后者是祛病功能发挥作用的效果显现。

可见，充足、安稳的睡眠对保持身体的健康是必要的，尤其是生病的人，更需要睡眠来恢复精神和体力。白居易就很重视睡眠，他认为充足的睡眠对养生是非常有好处的。他多次情不自禁地赞美睡眠的作用和带给他的好心情，"一觉闲眠百病消""一饱百情足，一酣万事休"等，对于酣睡后的舒适畅快，诗人是有切身体会的。就连最机灵的长颈鹿，每夜还要睡 25 分钟，何况如此辛苦的现代人呢？

第五节

痰湿体质饮食养生

❀ 改善痰湿体质需要健脾祛湿

痰湿体质的人多数容易发胖，而且不喜欢喝水。小便经常浑浊、起泡沫。痰湿体质的人舌体胖大，舌苔偏后；常见的还有经迟、经少、闭经；痰湿体质的人形体动作、情绪反应、说话速度显得缓慢迟钝，似乎连眨眼都比别人慢。经常胸闷、头昏脑涨、头重、嗜睡，身体沉重，惰性较大。进入中年，如果经常饭后胸闷、头昏脑涨，是脾胃功能下降，向痰湿体质转化的兆头。

痰湿体质的女性比较容易出现各种各样的美容困扰，比如容易发胖、皮肤经常油腻粗糙、易生痤疮等，因此女性美容一定要有六通：月经痛、水道通、谷道通、皮肤通、血脉通、情绪通。

痰湿体质人群多是多吃、少动的一类人群，比较容易出现在先贫后富、先苦后甜、先饿后饱成长经历的企业家、官员、高级知识分子等人群中。痰湿体质的人易感肥胖、高血压、糖尿病、脂肪肝等。痰湿体质养生要从下面几个方面入手。

饮食调养：入口清淡

痰湿体质不要吃太饱，吃饭不要太快；美容不要随大流，多吃水果并不适合痰湿体质；吃一些偏温燥的食物，如荸荠、紫菜、海蜇、枇杷、白果、大枣、扁豆、红小豆、蚕豆，还可以多吃点姜；痰湿体质的人应该少吃酸性的、寒凉的、腻滞和生涩的食物，特别是少吃酸的，如乌梅、山楂、西瓜等。

家居环境：多晒太阳

痰湿体质的人起居养生要注意多晒太阳，阳光能够散湿气，振奋阳气；

湿气重的人，经常泡泡热水澡，最好是泡得全身发红，毛孔张开最好；痰湿体质的人穿衣服要尽量宽松一些，这也利于湿气的散发。

药物调养：健脾胃，祛痰湿

痰湿体质者也可以用一些中草药来调理。祛肺部、上焦的痰湿可用白芥子、陈皮；陈皮和党参、白扁豆合在一起，是治中焦的痰湿；赤小豆主要是让湿气从小便而走。

经络调养：中脘、水分、关元

改善痰湿体质的主要穴位有：中脘、水分、关元等，最适合用艾条温灸，一般灸到皮肤发红发烫。每次腹部、背部、下肢各取1个穴位灸。如果灸后有口苦、咽喉干痛、舌苔发黄、大便干结、梦多或失眠，症状明显的停灸即可。

❀ 多食粗少食细——痰湿体质的饮食法则

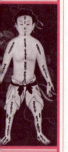

"食不厌精，脍不厌细"是孔子《论语·乡党》中的话，但从营养学的角度分析，这句话是站不住脚的。我们不仅不能"食不厌精"，还要多食粗粮，这是预防疾病的有效手段。尤其是对于痰湿体质的人来说，正是太多的细粮造成了体内的痰湿，要想改变体质，必须要过去逆向而行。

随着生活条件的改善，很多人吃着大鱼大肉、精米白面，岂不知，在你吃精白米、精白面等精细食物的同时，糖尿病、高血脂、高血压等富贵病会追随而来。所以，我们不如多换换口味，吃适量的粗粮。哪些食物称得上粗粮，你知道吗？

玉米、小米、红米、紫米、高粱、大麦、燕麦、荞麦等都属于粗粮。除了这些谷物，还有很多豆类，比如黄豆、绿豆、红豆、黑豆、芸豆、蚕豆等；另外，像红薯、土豆、山药，也属于粗粮。有些蔬菜比如芹菜、韭菜，也都富含丰富的膳食纤维。

"粗粮"吃起来粗，可营养上一点都不比细粮差。比如，荞麦含有的赖氨酸是小麦的3倍。最可贵的是荞麦粉还含有丰富的B族维生素。无论热量还是营养丰富程度，荞麦都高于小麦。再比如，小米中的胡萝卜素、B族维生素含量非常高；红薯里有大量的铁和钙；豌豆、绿豆、红小豆里则有大量的氨基酸以及磷等微量元素。

适当吃粗粮有利于排便和减肥，然而，什么东西都过犹不及，吃多了也不是件好事。吃过多的粗粮，不仅仅对消化系统不利，还有一些其他的负面影响。

因此，吃粗粮要适量、合理。粗粮和细粮搭配能最好地发挥它们的作用。有部分人不宜吃粗粮，也应该注意。不宜吃粗粮的人有：

（1）胃肠功能差的人。老人和小孩的胃肠功能较弱，太多的食物纤维会对他们的胃肠产生很大的负担。

（2）缺钙、铁等元素的人。粗粮里含有植酸和食物纤维，它们结合形成沉淀，阻碍人体对矿物质的吸收，影响肠道内矿物质的代谢平衡。

（3）患消化系统疾病的人。如果患有肝硬化合并食道静脉曲张或胃溃疡，进食大量的粗粮易引起静脉破裂出血和溃疡出血。

（4）免疫力低下的人。如果每天摄入的纤维素超过50克，会使人的蛋白质补充受阻、脂肪利用率降低，造成骨骼、心脏、血液等脏器功能的损害，降低人体的免疫能力。

菊花薏仁粥：为大肚腩改善痰湿体质

在《黄帝内经》中，把肥胖的人分成了三类，分别是脂人、膏人和肉人。其中脂人一般四肢匀称，脂肪多，肉很松软，走起路来富有弹性，属于我们前面提到的阳虚体质；肉人一般皮肉紧凑，气血充盛，肌理致密，大多属于平和体质；而膏人则专指肚子很大的胖人，这种人一般都是痰湿体质。

中医理论认为，正是由于"膏人"体内的津液代谢不够畅通，容易产生痰湿，泛溢肌肤或停滞体内，从而形成肥胖。因此，可以说大肚腩是痰湿体质最明显的标志。

中医有句话"津液不归正化"。脾主运化，喝进来的水、吃进来的食物，如不能转化为人体可以利用的津液，就会变成"水湿"，"水湿"停聚过多就成了饮，饮积聚过多，又受热邪煎炼，就成了痰。所以，这类人往往是脾出现了问题。

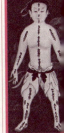

菊

痰湿体质的人应当注意环境调摄，不宜居住在潮湿的环境里；在阴雨季节，要注意湿邪的侵袭。饮食调理方面少食肥甘厚味，酒类也不宜多饮，且勿过饱。多吃些蔬菜、水果，《本草纲目》上记载了一些具有健脾利湿、化痰祛痰的食物，如荸荠、紫菜、海蜇、枇杷、白果、大枣、扁豆、红小豆、蚕豆等。

痰湿体质的人宜食味淡、性温平之食物，如薏苡仁、茼蒿、洋葱、白萝卜、薤白、香菜、生姜等，不要吃豌豆、南瓜等食物。

调养痰湿体质的饮食疗法很多，这里就给大家推荐一款简单易行的菊花薏仁粥：准备枇杷叶9克，菊花6克，薏苡仁30克，大米50克。将前2味药加水3碗煎至2碗，去渣取汁，加入薏苡仁、大米和适量水，煮粥服用。

痰湿体质者要多吃枇杷，调节情志

《黄帝内经》中有云："夫百病之所始生者，必起于燥湿寒暑风雨，阴阳喜怒，饮食起居。"人在生气、动怒时，呼吸加快，肺泡扩张，耗氧量加大，肝糖原大量损失，血流加快，血压升高，心跳加速，周身都会处于正常生理机能的失控状态，这对身体的影响非常之大，如果本身是痰湿体质的，还会加重体内的痰，尤其是生闷气，更容易造成体内痰湿瘀积。

另外，还有一种情形是有气无处发的窝囊气，这种人外表看起来很有修养，好像从来不发脾气，其实心理经常处于生气或着急的状态，这种人很容易形成"横逆"的气滞，造成十二指肠溃疡或胃溃疡，严重的会造成胃出血。

痰湿体质要多吃枇杷来调气，枇杷中含有果胶、酒石酸、柠檬酸、蛋白质、胡萝卜素、维生素C和B族维生素。这些元素能够刺激消化腺分泌，增进食欲、帮助消化、润肺止咳、刺激大脑兴奋使人感到快乐。枇杷可以当作水果吃，也可以做成粥和枇杷膏。

（1）枇杷膏

材料：枇杷肉500克，冰糖600克。

做法：将冰糖入沸水中煮熬至化，加入枇杷肉继续煮至浓稠的膏状即成。

功效：润肺止咳，止咳化痰。

（2）枇杷粥

材料：枇杷肉250克，粳米50克，冰糖适量。

做法：以水煮冰糖，随后入淘干净的粳米，煮至粥熟放入已加工好的枇杷肉，加煮10分钟即成。

功效：生津止咳，和胃降逆。

既然生气这么危害人体的健康，那么，怎样才能做到不生气呢？

事实上，遇事不生气的人少之又少，做到不生气需要日常保养，需要修养身心，开阔心胸，或者寻找一种宗教信仰。当面对人生不如意时，能有更宽广的心胸包容他人的过错，把生气的念头消灭掉，如果生活或工作的环境经常会使自己生气，那就换一个环境。

不过，这种修炼需要日积月累，还有一个应急的措施就是按摩太冲穴。当你生气后，立刻按摩脚背上的太冲穴，可以让上升的肝气往下疏泄。这时这个穴位会很痛，必须反复按摩，直到这个穴位按起来不再痛为止。或者吃一些可以疏泄肺气的食物，如陈皮、山药等，也很有帮助。最简单的消气办法则是用热水泡脚，水温控制在40～42℃，泡的时间则因人而异，最好泡到肩、背出汗，有的人需要半小时，血气低的人有时需要泡两个小时。

有痰咳不出，就找瓜蒂散

痰湿体质的人可能都会遇到这样的情形：嗓子里经常有痰堵着，无论怎么用力就是咳不出，感觉非常难受。这时候，大多数人会选择服用药物来止咳，这种做法虽然是暂时缓解了咳嗽的症状，但是却会导致大量的毒素滞留在肺部，当这些"垃圾"越积越多的时候，我们的肺功能就会受到影响，影

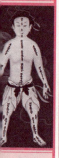

响我们的健康。

所以，我们不但不应该利用药物来制止咳嗽，还应该主动咳嗽咳嗽，借助主动咳嗽来"清扫"我们的肺部，每天到室外空气清新的地方做深呼吸运动，深吸气时缓缓抬起双臂，然后主动咳嗽，使气流从口、鼻中喷出，咳出痰液，从而保证我们肺部的清洁。

但是，还有一种情况很令人烦恼，就是当你感觉喉咙有痰的时候，却怎么也咳不出，想咽还咽不下去，非常难受。这种情况是非常不利于毒素的排出的，那这时怎么办呢？

朱丹溪在《丹溪心法》中为大家推荐了一种非常有效的方法，就是"瓜蒂散"。

瓜蒂散是将甜瓜蒂（炒黄）和同样重的赤小豆研成细末，每次用一钱匕（钱匕就使用五铢钱做匙抄药。一钱匕就是抄满一五铢钱或与钱大小相等的匙勺，约相当现代的二厘五分）和香豆豉一合同煎，可以吐出壅塞在膈上的痰涎和食滞。

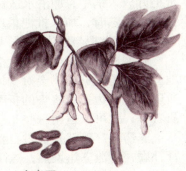

赤小豆

药方：瓜蒂10克，母丁香5克，黍米四十九粒，赤小豆2.5克。把这几种药材碾成末，水煎分两次服下。但是如果服一次后就吐尽痰液了，就不要再服了。

这种方法主要是通过催吐，宣发胸中阳气，自然邪去人安。假如是老年人或者体质虚弱的人，必须要用涌吐剂时，可用人参芦5～10克研末，开水调服催吐。这是元代吴绶的一张方剂，叫参芦散，朱丹溪加入竹沥和服，叫做参芦饮。

假使服瓜蒂吐不止的，可用少许麝香冲服即止。

饮食改变痰湿体质，糖尿病不治而愈

我们知道，大肚腩是痰湿体质最直观的体现，但与此同时，不知道大家注意到没有，糖尿病总是与大肚腩脱不了关系。这个道理很简单，糖尿病患者绝大部分其实就是痰湿体质。因此，在糖尿病治疗方面，还得从体质上来着手，而不是一味地服用降糖药物。

痰湿体质的糖尿病患者饮食宜清淡，可多食葱、姜、蒜、海带、冬瓜、萝卜、芥末等食物。少食肥肉、甜、油腻食物。少喝酒，或不喝酒。糖尿病者还可以多吃薏苡仁。薏苡仁中含有丰富的钙、铁、锌、硫胺素、核黄素，还含有蛋白质、脂肪、碳水化合物等，可起到扩张血管降低血糖的作用，尤其是对高血糖者有特殊功效。薏苡仁的吃法有很多种，下面针对糖尿病，我们来介绍两种食法：

（1）珍珠薏米丸子

材料：瘦猪肉200克，薏米150克，盐、味精、蛋清、淀粉、白糖、油适量。

做法：将猪肉剁成馅，做成直径2厘米大小的丸子备用。

将薏米洗净，备用的丸子裹上生薏米，放在笼子或蒸锅内蒸10～15分钟，然后取出丸子，放调味品勾芡即可。

功效：健脾化湿，降脂轻身。

（2）薏米粥

材料：鲜枇杷果（去皮）60克，薏米600克，鲜枇杷叶10克。

做法：将枇杷果洗净，去核，切成小块；枇杷叶洗净，切成碎片。先将枇杷叶放入锅中，加清水适量，煮沸15分钟后，捞去叶渣，加入薏米煮粥，待薏米烂熟时，加入枇杷果块，拌匀煮熟即成粥。

功效：枇杷与薏米成粥，具有清肺散热的功效。适用于治疗肺热所致粉刺。

我们还发现，生活中大多数糖尿病患者都会采取药物降糖的方法，虽然他们也知道降糖药物会对身体产生毒副作用，但又苦于找不到更好的疗法，所以只能一边忍受疾病的折磨，一边提心吊胆地吃药。而如果我们从改变体质着手，就可以运用一些非药物疗法来进行调治。

非药物疗法就是通过自我按摩达到调整阴阳，调和气血，疏通经络，益肾补虚，清泄三焦燥热，滋阴健脾等功效。具体手法如下：

（1）抱腹颤动法：双手抱成球状，两个小拇指向下，两个大拇指向上，两掌根向里放在大横穴上（位于肚脐两侧一横掌处）；小拇指放在关元穴上（位于肚脐下4个手指宽处）；大拇指放在中脘穴上（位于肚脐上方一横掌处）。手掌微微往下压，然后上下快速地颤动，每分钟至少做150次。此手法应在饭后30分钟，或者睡前30分钟做，一般做3～5分钟。

（2）叩击左侧肋部法：轻轻地叩击肋骨和上腹部左侧这一部位，约2分钟，右侧不做。

（3）按摩三阴交法：三阴交穴位于脚腕内踝上3寸处，用拇指按揉，左右侧分别做2～3分钟。

泡脚和泡腿配合按摩效果会更好，可以增强按摩的作用，每天做1～2次。只要长期坚持就能有效防治糖尿病。

第六节

气郁体质饮食养生

◉ 补益肝血，戒烟戒酒方能缓和气郁体质

气郁体质的人会经常莫名其妙地叹气，较容易失眠，气郁者大多大便干燥。气郁者性格内向，一般分为两种：一种是内向的同时，情绪平稳，话不多，所谓的"钝感力"，让人感觉比较温和迟钝；一种是内向话少，但是心里什么都清楚，而且非常敏感，斤斤计较。

气郁体质的女性月经前会有比较明显的乳房胀痛和小腹胀痛。有的月经前特别明显，不小心碰到那里的皮肤都感觉疼。

气郁体质经常出现在工作压力比较大的白领阶层、行政工作人员、管理人员中。有的也可能跟幼年生活经历有关，比如说父母离异，寄人篱下等。气郁体质者易患抑郁症、失眠、偏头痛、月经不调等。气郁体质养生要注意的几个问题。

1. 饮食调养：适补肝血，戒烟酒

气郁体质者多吃些行气的食物，如佛手、橙子、柑皮、香橼、荞麦、韭菜、大蒜、高粱、豌豆等，以及一些活气的食物，如桃仁、油菜、黑大豆等，醋也可多吃一些，山楂粥、花生粥也颇为相宜。

2. 家居环境：旅游散心，听听音乐

气郁的人多出去旅游，多听听欢快的音乐，使自己身心愉悦，就不会钻牛角尖，就不会郁闷。多交些性格开朗的朋友，保持心情愉悦。

3. 药物调养：首选枸杞当归

气郁者应该多食补肝血的食物，如何首乌、阿胶、白芍、当归、枸杞子等；梳理肝气的一般有香附子、佛手、柴胡、枳壳等。也可以选些中成药来调整如逍遥丸、柴胡疏肝散、越鞠丸等。

4. 经络调养：中脘、神阙、气海

气郁体质者可针灸（须针灸医师操作）任脉、心包经、肝经、胆经、膀胱经。这些穴位也可按摩。

还有一个简便的方法，气郁体质的人，每天晚上睡觉之前，把两手搓热，然后搓胁肋。胁肋部是肝脏功能行驶的通道。搓搓就会感觉到里边像灌了热水一样，很舒服的。

气郁体质者要多吃萝卜

气郁体质者在日常生活中，良好的情绪管理是最主要的调养方式。应努力保持心情舒畅，培养乐观、快乐的情绪，主动参加有益的社会活动，多吃些萝卜促进气血流通，对赶走低沉的情绪很有好处。

萝卜含有碳水化合物、膳食纤维、多种维生素，能提高抗病能力。白萝卜含有木质素，能提高巨噬细胞的活力，吞噬癌细胞。此外，白萝卜含的多种酶，能分解致癌的烟硝酸铵，具有抗癌作用。萝卜有很多的吃法，可以煲汤、做菜。但是，脾胃虚弱者、大便稀者应减少使用。

（1）干贝萝卜汤

材料：白萝卜1根（约400克），干贝2～4个，高汤5碗、陈酒、盐、白糖各适量，山慈姑粉少许（没有也可）。

做法：前一天晚上将干贝泡入水中，第二天早上洗净后用手

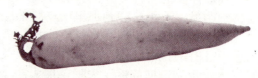

白萝卜

撕开。白萝卜洗净、去皮，切成块或做成萝卜球。锅里放入高汤（用白水也可）、白萝卜、干贝，用旺火煮开后改用文火煮20分钟，用陈酒、糖调味，再煮20分钟，待白萝卜变软后撒入山慈姑粉、搅均匀后即成。

功效：此菜具有润肺、止咳、化痰之功。

（2）蜜蒸萝卜

材料：大萝卜1个（约500克），蜂蜜100克，盐6克，油30克。

做法：萝卜洗净去外皮，挖空萝卜中心的肉。装入蜂蜜，放入大瓷碗中。盖好，隔水蒸熟即可。

功效：此菜具有润肺、止咳、化痰之功。

气郁体质的人，除了在饮食上调理外，也可以尝试别的方法自己来进行

改变。以下将介绍14项规则，认真遵守，气郁的症状便会逐渐消失。

（1）遵守生活秩序，从稳定规律的生活中领会生活情趣。按时就餐，均衡饮食，避免吸烟、饮酒及滥用药物，有规律地安排户外运动，与人约会准时到达，保证8小时睡眠。

（2）注意自己的外在形象，保持居室整齐的环境。

（3）即使心事重重，沉重低落，也试图积极地工作，让自己阳光起来。

（4）不必强压怒气，对人对事宽容大度，少生闷气。

（5）不断学习，主动吸收新知识，尽可能接受和适应新的环境。

（6）树立挑战意识，学会主动解决矛盾，并相信自己会成功。

（7）遇事不慌，即使你心情烦闷，仍要特别注意自己的言行，让自己合乎生活情理。

（8）对别人抛弃冷漠和疏远的态度，积极地调动自己的热情。

（9）通过运动、冥想、瑜伽、按摩松弛身心。开阔视野，拓宽自己的兴趣范围。

（10）俗话说："人比人，气死人。"不要将自己的生活与他人进行比较，尤其是各方面都强于你的人，做最好的自己就行了。

（11）用心记录美好的事情，锁定温馨、快乐的时刻。

（12）失败没有什么好掩饰的，那只能说明你暂时尚未成功。

（13）尝试以前没有做过的事，开辟新的生活空间。

（14）与精力旺盛又充满希望的人交往。

除了以上14项规则以外，最好还要学会控制自己的呼吸：舒服地坐在椅子上，或躺在床上，将注意力集中在吸气和呼气上，慢慢将空气吸进肺里，让空气在肺里停留几秒钟，然后缓缓呼出。呼吸时要注意节奏，即有节奏地吸入呼出，一边呼吸一边在心里数数，例如，吸气（一、二、三、四），停留（一、二），呼气（一、二、三、四），也可以同一节奏默念"吸—呼，吸—呼，吸—呼"。

用药膳调理气郁，远离失眠

失眠是以心神失养或不安而引起经常不能获得正常睡眠为特征的一类病症，是临床常见病症之一，其症状特点为入睡困难，睡眠不深，易惊醒、早醒、多梦，醒后疲乏，或缺乏清醒感，白天思睡，严重影响工作效率或社会功能，属中医学的"不寐""不得眠"等范畴。顽固的失眠可以给患者带来较大的痛苦。

失眠的治疗方法很多，药膳也是一种辅助疗法。在饮食上要注意平时少喝酒，特别是烈性酒；少吃鸡肉、羊肉、牛肉，多吃鸭肉、鹅肉和鱼。中医认为，鸡肉、羊肉和牛肉性偏温热，属于补阳之品，吃后易引起兴奋，加重失眠；鸭肉、鹅肉和鱼性平或偏凉，属于补阴之品，吃后可以补益肝肾，帮助睡眠。多吃蔬菜和水果；睡前可喝一杯热牛奶。

气郁体质者要改善睡眠，除了吃些药膳外，也要学会寻找快乐，保持良好心情。清初医家陈士铎重视七情致病，他认为郁生诸疾，这里的"郁"指抑郁。一般来说，气郁体质很容易产生抑郁情绪，而反过来心情抑郁对身体也是有很大的影响的。心情不好，就中医来说，就是"气滞"，则会引起气行不畅，气不行则血不行，气血不行，则会出现"气滞血瘀""气血亏虚"等症状，这些症状出现后就会引起身体各脏器功能紊乱，身体的各种疾病也就产生了。

俄罗斯莫斯科国立鲍曼技术大学健康学教研室副主任谢米金教授说："健康体现在生理、心理和社会等各个层面。任何一个环节有所缺失，健康都会受损。生活没有目标的人容易得心脑血管疾病，这毫不奇怪。这种疾病属于身心类疾病，主要是由于心情抑郁而引发的。"

抑郁对身心健康不利，要长寿就要远离抑郁，学会快乐，下面的方法值得借鉴：

（1）读书找乐：古人说："至乐莫如读书。"通过读书来获得快乐，这是古今中外很有效的好方法。读书是一种特殊的心灵交流，是在跟圣人交谈。只要能够细心品尝，就一定能回味无穷。

（2）助人为乐：做一件好事，你建了一座桥梁；"救人一命，胜造七级浮屠"。救助一个失学儿童，你就是在为国家分忧……只要真诚付出，就会快乐绵绵。

（3）运动添乐：无论是工地上的体力劳动者，还是办公室里的脑力劳动者，都应该积极参加体育锻炼。在运动之中，虽然大汗淋漓，却格外酣畅。

（4）交友融乐：与你的朋友分享你的快乐和痛苦，这样痛苦就只剩一半，快乐会成为两倍。没有朋友，你是孤独的，有了友谊，你就会快乐。

三款中草药，治疗气郁型阳痿

生活在现代社会中的人们，每天要面对各种压力性问题。在不安、焦虑中生活，是现代人的特征，而神经衰弱可说是现代病的一种。精神性阳痿就是典型性例子。

精神性阳痿有以下一些特点：夫妇感情冷淡、焦虑、恐惧、紧张，对性生活信心不足，精神委靡、性交干扰及过度疲劳等。患精神性阳痿者，城市人数远比农村中要多，三四十岁的人更易患此病，但是现在连20几岁的青年人也有很多患精神性阳痿的。人类为何会患精神性阳痿？

这是因为，在生活中的各种压力之下，造成人们气郁、气滞，于是在进行性生活过程中，血液便无法聚集起来，从而造成阳痿。与此同时，男人在阳痿之后，会更加产生失败感，反过来更加抑郁，久而久之便形成气郁体质。先是因郁致痿，然后又因痿致郁，对于男人来说，这的确是一个恶性循环。

那么，怎样才能消除这种恶性循环呢？下面向大家推荐几则治疗阳痿的古方，希望能对大家有所帮助：

（1）赞育丹。熟地黄250克，肉苁蓉、巴戟天、淫羊藿、杜仲各120克，蛇床子60克，韭菜子120克，当归180克，仙茅120克，附子60克，白术250克，枸杞子180克，山茱萸120克，肉桂60克。上药研成细末，炼蜜为丸，如梧桐子大。每次10克，温开水送下，一日两次。治疗房事过度，命门火衰，肾精不足，阳痿早泄，面色苍白，精神委靡，头晕耳鸣，腰膝酸软，畏寒怕冷，舌淡苔薄白，脉沉细，亦治阳虚精少所致的不育。

（2）秃鸡丸。肉苁蓉、五味子、菟丝子、远志各3份，蛇床子4份。用法：上药捣筛为散，或作蜜丸，如梧桐子大。散剂，每次1克，空腹温酒调下，每日2～3次；丸剂，每次5丸，每日两次。这味药可以补肾助阳，固精安神。治疗肾衰精亏，心神失养所致的阳痿不起，性欲低下，心悸怔忡，失眠多梦，舌淡脉细。

（3）二地鳖甲煎。熟地、生地、菟丝子、茯苓、枸杞子、金樱子各10克，鳖甲（先煎）、牡蛎（先煎）各20克，丹皮、丹参、天花粉、川断、桑寄生各10克。水煎。每日1剂，分两次服用。这味药可以滋阴降火，治疗阴虚火旺所致的阳痿。症见阳物能举，但临事即软，腰膝酸软，心悸出汗，精神紧张，口渴喜饮，溲黄便干，舌红苔少，脉细数。

下面再向大家介绍一种利用穴位按压的方法，一般来说，指压肩外腧和手三里穴即可奏效。肩外腧位于背部第一胸椎和第二胸椎突起中间向左右各4指处。指压此处对体内血液流畅、肩膀僵硬、耳鸣非常有效。指压要领是保持深吸气状态，用手刀劈。在劈的同时，由口、鼻吐气，如此重复20次。

手三里位于手肘弯曲处向前3指。指压此处除对精神镇定有效之外，对齿痛、喉肿也很有效。要领同前，重复10次。

另外，指压上述两穴时，最好先将手搓热，以便收到治疗精神性阳痿的效果。

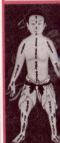

第七节

湿热体质饮食养生

少吃甜食，口味清淡——湿热体质的饮食原则

湿热体质者常见面部不清洁感，面色发黄、发暗、油腻。牙齿比较发黄，牙龈比较红，口唇也比较红。湿热体质的大便异味大、臭秽难闻。小便经常呈深黄色，异味也大。湿热体质的女性带下色黄，外阴异味大，经常瘙痒。舌红苔黄。

形成湿热体质一方面是先天因素，后天也很重要。如果一个人抽烟、喝酒、熬夜三者兼备，那注定是湿热体质；滋补不当也促生湿热体质，常见于娇生惯养的独生女；肝炎懈怠者也容易导致湿热体质；长期的情绪压抑也会形成湿热体质，尤其情绪压抑后借酒浇愁者。湿热体质者易感皮肤、泌尿生殖、肝胆系统疾病。

一般来说，湿热体质应当从下面四个方面进行调养：

1. 饮食调养：少吃甜食，口味清淡

湿热体质者要少吃甜食、辛辣刺激的食物，少喝酒。比较适合湿热体质的食物，如绿豆、苦瓜、丝瓜、菜瓜、芹菜、荠菜、芥蓝、竹笋、紫菜、海带、四季豆、赤小豆、薏仁、西瓜、兔肉、鸭肉、田螺等；不宜食用麦冬、燕窝、银耳、阿胶、蜂蜜、麦芽糖等滋补食物。

2. 家居环境：避免湿热环境

尽量避免在炎热潮湿的环境中长期工作和居住。湿热体质的人皮肤特别容易感染，最好穿天然纤维、棉麻、丝绸等质地的衣物，尤其是内衣更重要。

不要穿紧身的衣服。

3. 药物调养：适当喝凉茶

祛湿热可以喝王老吉之类的凉茶，但也不能过。也可以吃些车前草、淡竹叶、溪黄草、木棉花等，这些药一般来说不是很平和，不能久吃。

4. 经络调养：肝腧、胃腧、三阴交

湿热明显时首选背部膀胱经的刮痧、拔罐、走罐，可以改善尿黄、烦躁、失眠、颈肩背疲劳酸痛。上述穴位不要用艾条灸，可以指压或者毫针刺，用泻法，要针灸医生才能做。

红豆是湿热体质者的保健佳品

现代医学证明，红豆富含维生素 B_1、维生素 B_2、蛋白质及多种矿物质，多吃可预防及治疗脚肿，有减肥的功效。红豆所含的石碱成分可增加肠胃蠕动，减少便秘，促进排尿，消除心脏或者肾病所引起的浮肿。

红豆虽好，却不宜多食。因为红豆含有较多的淀粉，吃得过多会导致腹胀，肠胃不适。所以，一次50克左右为宜。另外，《本草纲目》中说"赤小豆，其性下行，久服则降令太过，津液渗泄，所以令肌瘦身重也"。所以，尿多的人忌食。

古籍中记载，用红豆与鲤鱼烂煮食用，对于改善孕妇怀孕后期产生的水肿，有很大的帮助。但是鲤鱼与红豆两者均能利水消肿，正是因为利水功能太强，正常人应避免同时食用二者。

下面，我们再为大家介绍两款食谱：

（1）莲子百合红豆沙

材料：红豆500克，白莲子30克，百合10克，陈皮适量，冰糖约500克。

做法：把红豆、莲子、百合先洗干净，用清水浸泡两小时。煮开水，把红豆、陈皮、莲子、百合放入锅中，泡豆子的水也倒入。煮开后用中慢火煲两小时，最后才用大火煲大概半小时。煲至红豆起沙和还有适量水分，就可以加糖调味。

（2）黑米红豆粥

材料：红豆、黑米、白砂糖各适量。

做法：将红豆和黑米洗净，清水浸泡5小时以上。将浸泡的水倒掉，将黑米及红豆和适量冷水放入锅里，大火煮沸，转至小火煮至熟透加糖即可。

湿热体质最好远离冬虫夏草

冬虫夏草又称夏草冬虫，与人参、鹿茸一起列为中国三大"补药"。其实它只是一种真菌——麦角菌科冬虫夏草菌，而之所以称为"冬虫夏草"，是因为其生产过程。蝙蝠蛾为繁衍后代，会在土壤中产卵，卵随后变成幼虫。冬虫夏草菌便侵入幼虫体内，吸收其营养，并不断繁殖，致使幼虫体内充满菌丝而死，这是"冬虫"；次年夏天，冬虫夏草菌在幼虫头部长出一株4～10厘米高的紫红色小草，这是"夏草"。"夏草"冒出地面，被采挖、晾干，就成为我们平时见到的冬虫夏草。

冬虫夏草适用于肺肾两虚、精气不足、咳嗽气短、自汗盗汗、腰膝酸软、阳痿遗精、劳咳痰血等病症。由于其药性温和，与其他滋补品相比，具有更广泛的药用和食用性，是年老体弱、病后体衰、产后体虚者的调补药食佳品。比如肾衰、接受放化疗的肿瘤患者，或刚做完手术的患者可以每天吃一两颗冬虫夏草。建议用冬虫夏草泡茶，每天喝上几杯，等泡软以后，可以嚼了咽下去。

然而，冬虫夏草毕竟是补药，不适合所有人群，体质偏湿热的人最好别吃。现代人饮食多油腻，常常大鱼大肉，不少人体内湿热，积蓄的新陈代谢产物排不出去。再加上工作压力大、感觉疲劳，他们经常会吃点冬虫夏草进补。但疲劳未必是体虚的表现。除病后、产后等原因明确的体虚者，其他人要吃冬虫夏草，最好先到医院咨询医生。如果盲目进补，可能上火，并且过量服用还会导致心慌气短、烦躁、面部红斑及四肢浮肿等病症。

养脾三食法，让"苦夏"成为轻松之旅

对于湿热体质的人来说，最害怕的当然就是湿热天气，而在一年中的长夏（阴历6月、阳历7～8月）可以说正是这种"桑拿天"最集中的时节。在这种时候，普通人都可以说是度日如年，更何况温热体质者，所以有的人就称之为"苦夏"。那么，我们怎样来安然度过这个所谓的"苦夏"呢？方法很简单，养脾就可以了。

中医学认为，人体五脏之气的衰旺与四时变换相关，长夏时期应脾，就是说，此时与人体脾的关系最大。长夏的气候特点是偏湿，"湿"与人体的脾关系最大，所谓"湿气通于脾"，所以，脾应于长夏。因而，要想轻松度过长夏，养脾是非常关键的。

在夏季，我国大部分地区均见持续炎热，雨水偏多，暑湿偏盛，故极易造成脾胃功能下降而厌食困倦。中医认为，夏天人体消耗较大，需要加强脾的"工作"，才能不断地从食物中吸收营养。同时，夏天人们大量食冷饮和瓜果，易损伤脾胃，有很多人容易"苦夏"，表现为不思饮食、乏力。而通过健脾益气则往往能达到开胃增食、振作精神的效果。因此，不仅在酷暑的夏季，乃至日常调理好脾胃功能，对养生防病都很有必要。

针对长夏气候的特点，饮食原则宜清淡，少油腻，以温食为主，可适当食用辣椒，缓解燥湿，增加食欲，也帮助人体排汗；同时，要注意空腹少食生冷，切忌冰箱内食物直接食用；另外，在闷热的环境里增添凉爽舒适感，

对于脾保健也有很大好处,但是切忌长时间待在密不透风的空调房里,这样反而有害健康。

下面,我们给大家推荐非常有效的"养脾三法",对于夏季健脾益气极有帮助:

1. 醒脾法

取生蒜泥 10 克,以糖醋少许拌食,不仅有醒脾健胃之功,而且还可以预防肠道疾病。也可常取山楂条 20 克、生姜丝 50 克,以糖、醋少许拌食,有开胃健脾之功用。

2. 健脾法

选用各种药粥健脾祛湿,如莲子、白扁豆、薏仁米煮粥食,或银耳、百合、糯米煮粥食,或山药、土茯苓、炒焦粳米煮粥食。

3. 暖脾法

因食生冷过多,容易寒积脾胃,影响日后的消化功能。此时可用较厚的纱布袋,内装炒热的食盐 100 克,置于脐上三横指处,有温中散寒止痛之功。

当然,无论是夏季还是日常,调理脾胃还要因人而异。脾胃功能正常者,适量冷饮不会影响脾胃功能,但不宜过量。例如"醒脾法"中提倡经常食用生蒜泥、山楂虽可以减少肠道疾病、消食导滞,但若过食,又有伤胃之嫌,尤其胃炎泛酸患者当慎用。

此外,睡眠时还应注意加强脘腹部保暖,炒菜时不妨加点生姜末,饮茶者选喝红茶等,都不失为护脾的养生上策。

总之,无论在什么季节,调理脾胃都应根据自身实际情况而定:胃热者以清降为主,脾虚脾寒者当温补。但无论药补还是食补,均以服后感觉舒适为宜。

春天祛湿排毒就吃海带绿豆汤

冬天吃了不少丰脂食物,在体内积存。而春天天气潮湿,身体易积聚水分,造成皮肤松弛。因此古语有"千金难买春来泄"之说。这里给大家介绍一些祛湿排毒的食疗法:

(1) 海带绿豆汤

海带中的胶质成分能促进体内有毒物质的排出,绿豆性寒凉,可清热解毒。饮用海带绿豆汤,毒素自然会随着你的大小便排出。汤好饮有益,又不需要泄得那么辛苦。另外,薏米也是很好的祛湿食物,加在一起煲汤饮,又增加了祛湿的功效。

(2) 苹果和鲜奶

别一味地相信民间的排毒药物,简单的苹果和鲜奶,已经有排毒的功效了。试试早上起来喝一杯鲜奶，吃一个苹果。温和有益，又有排毒的效果。其他的水果，例如：草莓、樱桃、车厘子、葡萄也有不错的排毒功效。

对付湿热型痤疮，不可错过的七款中药疗法

对于湿热体质的人来说，脸上生痘可能是一个极大的困扰，尤其是对年轻的女孩来说，原本干净光洁的皮肤上时不时冒出一两个白头，或者黑头、粉刺，严重影响了美观。还有的年轻女孩，胸背部惨遭痘痘"毒手"，夏天连漂亮的吊带衫都不敢穿。这可怎么办呢？

我们向大家介绍几个外搽治疗此病的方药，花钱不多，效果也很显著。

（1）白芷水冰片液：白芷、藁本、当归、山柰、冰片各4克。除冰片，余药共制成粗粉，置适量（约150毫升）65%的酒精中，密闭浸泡一周，每天震荡几次，加速有效成分的浸出。此时药液呈棕红色，过滤至清，弃取渣滓。另将冰片研细粉（在乳钵中滴2滴水加入冰片轻研即可成粉）加入滤液中，充分搅拌加速溶解（有少量的不溶解），待冰片大部溶解，添加65%的酒精至200毫升，即可。用棉签蘸本品，涂患处，一日数次（涂后保持一小时，再洗去）。

（2）何首乌姜汁疗法：何首乌末，姜汁二味调膏，付帛盖以大炙或热熨之。

（3）碘酒疗法：粉刺令青年们苦恼，可用碘酚（即碘酒）涂抹患处。碘酒有极强的杀菌和消炎作用，可用棉球蘸之擦患部，每日早晚各一次，两天即可痊愈。

（4）维生素疗法：用维生素B_6针液涂搽患处，每日3～4次，痊愈后不留痕迹，效果颇佳。

（5）白附子白面浆：白附子30克，研细粉，每取1克，和白面2克，用水调成浆，晚间反复涂搽面部，干后再涂蜂蜜1次，次晨洗去，坚持用。

（6）黑牵牛疗法：黑牵牛30克，焙干，研细末，用70克面脂调极匀，每日用之涂搽面部若干遍，随后洗去。

（7）香油使君子疗法：香油、使君子适量，使君子去壳取仁，放入铁锅内文火炒至微有香味，晾凉、放入香油内浸泡1～2天，每晚睡前吃仁3个（小儿酌减），7天为1疗程。

另外，值得注意的是，脸上长了痘痘，切忌用手挤压局部。经常用温水肥皂洗涤面颊，后在清水中滴几滴纯甘油，洗涤面颊，保持皮脂腺通畅，因为甘油具有溶解皮脂的作用。尽量少吃油腻厚味及辛辣之品，多食蔬菜和水果。可以经常泡麦冬、双花、生地代茶饮。

第八节

阴虚体质饮食养生

镇静安神，化解阴虚体质"五心烦热症"

阴虚体质，实质是身体阴液不足。阴虚内热反映在胃火旺，能吃能喝，却怎么也不会胖，虽然看起来瘦瘦的，但是形体往往紧凑精悍，肌肉松弛。

阴虚的人还会"五心烦热"：手心、脚心、胸中发热，但是体温正常。而且阴虚之人常见眼睛、关节、皮肤干燥涩滞，口唇又红又干。舌苔比较小，脉象又细又快。这种体质的人情绪波动大，容易心烦，或压抑而又敏感，睡眠时间短，眼睛比较有神。

阴虚体质者除了先天禀赋外，其次是情绪长期压抑不舒展，不能正常发泄而郁结而化火，使阴精暗耗；长期心脏功能不好，或者高血压的病人吃利尿药太多，最终也会促生或加重阴虚体质；长期食用辛辣燥热食品，也会导致此种体质。阴虚体质的人群比较容易患结核病、失眠、肿瘤等。下面讲一下阴虚体质者养生的原则。

1. 饮食调养：多吃水果，远离辛辣

阴虚体质的人尽量少食温燥的食物，如花椒、茴香、桂皮、辣椒、葱、姜、蒜、韭菜、虾、荔枝、桂圆、核桃、樱桃、羊肉、狗肉等；酸甘的食物比较适合阴虚体质者食用，如石榴、葡萄、枸杞子、柠檬、苹果、柑橘、香蕉、枇杷、桑葚、罗汉果、甘蔗、丝瓜、苦瓜、黄瓜、菠菜、银耳、燕窝、黑芝麻等。新鲜莲藕对阴虚内热的人非常适合，可以在夏天时候榨汁喝，补脾胃效果

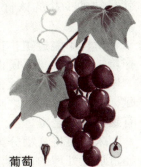

葡萄

更好；阴虚体质者还适合吃些精细的动物优质蛋白，如新鲜的猪肉、兔肉、鸭肉、海参、淡菜等，肉类，可以红烧、焖、蒸、煮、煲，尽量少放调料，保持原汁原味。还有不要经常吃猛火爆炒的菜、火锅、麻辣烫。

2. 家居环境：有条不紊地生活

阴虚体质的人不适合夏练三伏、冬练三九。人体需要阴液润滑关节，阴虚体质者不宜经常登山，不宜在跑步机上锻炼身体。

阴虚者要使工作有条不紊，就不会着急上火，就不会伤阴。

3. 药物调养：滋润是佳品

阴虚体质者服用些银耳、燕窝、冬虫夏草、阿胶、麦冬、玉竹、百合可使皮肤光洁，减少色斑。到了秋天，空气很干燥，用沙参、麦冬、玉竹、雪梨煲瘦猪肉，对阴虚者是上等的疗养食物。

阴虚体质者可根据自身具体的情况来服用中成药。一般情况，腰膝酸软、耳鸣眼花、五心烦热者可以服用六味地黄丸；眼睛干涩、视物昏花、耳鸣明显者，可以吃杞菊地黄丸；小便黄而不利、心烦明显者，可以吃知柏地黄丸；睡眠不好者，可以服用天王补心丹。

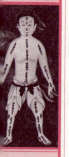

清淡饮食养阴，益寿延年

朱丹溪提倡淡食论，他认为清淡的饮食方可灭火祛湿，否则会升火耗伤阴精。五味过甚，就需要我们用中气来调和，这就是火气。"火"起来了自然要"水"来灭，也就是用人体内的津液来祛火，津液少了阴必亏，疾病便上门了。这也验证了朱丹溪所说的"人身之贵，父母遗体。为口伤身，滔滔皆是。人有此身，饥渴存兴，乃作饮食，以遂其生。彼眷味者，因纵口味，五味之过，疾病蜂起"。

如今生活水平提高了，人们在丰盛的食品诱惑下，受到了肥胖、糖尿病、高血压、高血脂等"生活方式病"的威胁。为了健康，大多数人听从了医生的忠告：饮食要清淡。可到底什么是"清淡"？有些人认为，"清淡饮食"就是缺油少盐的饮食；还有些人认为，所谓清淡，就是最好别吃肉，只吃蔬菜和水果。

矫枉不能过正，这样的清淡不仅不能达到滋阴养精的目的，反会把身体拖垮。其实朱丹溪所谓的"饮食清淡"是追求"自然冲和之味"，而不贪食"厚味"。"人之饮食不出五味，然五味又分天赋和人为，瓜果蔬菜出于天赋，具有自然冲和之味，有食而补阴之功，而烹饪调和之厚味则属于人为，有致疾伐命之毒。"

朱丹溪将食物分为"天赋"和"人为"两类，前者包括贴近自然的、未经过加工处理的食物，比如水果；经后天的处理但没有盖过食物原味的，以猪蹄为例，如果放些大枣、黄豆之类的做成炖猪蹄，那么这样的食物不属于"厚味"。后者则指经过加工的、后来的味道盖过了食物的原味的，还以猪蹄为例，如果我们用辣椒、花椒之类的做成麻辣猪蹄，那么它就属于"厚味"。此外，罐头、油炸食品，不管是蔬菜水果，还是鸡鸭鱼肉都属于人为的"厚味"，饮食清淡就要将其拒之门外。

另外，朱丹溪非常重视水果蔬菜的营养作用，在他的《茹淡论》里说："谷蔬苹果，自然冲和之味，有食人补阴之功。"并认为蔬菜水果在防病、补益方面也有很显著的功效。现代医学也证明，人们多吃水果蔬菜，对预防各种疾病都有重要意义，如绿叶蔬菜、胡萝卜、土豆和柑橘类的水果对于预防癌症有很好的作用。每天最好吃五种或五种以上的水果和蔬菜，并常年坚持，就会使身体各方面的素质发生改变。

阴虚体质要养阴生津，多吃甘凉滋润食物

中医里还有很多关于阴的论述，在治病防病上也多以固护阴阳平衡为根本。在人体中，阴具体到形上主要是血、精、汗泪涎涕唾五液，滋阴就是滋养身体里的这些阴液。血是生命之海，是脏腑的"饭"，人体一时一刻也离不开它，所以我们要滋阴补足血液。自古有"一滴精十滴血"之说，精液消耗过多就会肾亏折寿，故要养阴就要节制房事。五脏对应五液：心对应汗，肝对应泪，脾对应涎，肺对应涕，肾对应唾。我们要滋阴蓄积能量就不要大量出汗，微微出汗即可，不能过度悲伤经常流眼泪，不可随便吐口水等。

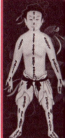

中医强调阴阳协调，一个人要是阴虚体质，那么体内的津液自然就会逐渐干涸，没有了这些能源人就会枯萎走向终结。所以，我们要滋养身体里的这些阴液，并将其贯穿于一生的健康计划之中。

阴虚体质者手足心热，鼻干咽干，口干少浸，喜喝冷饮，面色潮红，两目干涩，视物模糊，失眠，皮肤发干，小便短，大便干燥。阴虚者要在日常生活中保持一个平常的心态，让心情舒畅，尽量少发脾气。饮食上应以养阴生津为主要目的，多吃甘凉滋润的食物，如芝麻、木耳、银耳、百合、荸荠、甘蔗、桃子、海蜇、鸭肉、牛奶、豆腐等食品。也可自制一些汤汁，时时饮用。应少食性温燥烈，如辣椒、生姜、大葱等温热食物，防止损伤津液。

食疗方

百合鸡子黄汤

材料：百合60克，鸡蛋2个。

做法：百合洗净，加水3碗煮至2碗。取鸡蛋2个，去蛋白，将蛋黄搅烂，倒入百合汤内搅匀，煮沸。再加白糖或冰糖适量调味，分2次一天饮完。

功效：百合清心安神，鸡蛋黄能滋阴养血，配伍使用共显养阴清心安神之功。亦可加桑葚、五味子、莲子。

阿胶眷顾阴虚之人，不妨试试

对于阿胶，可能大部分人都有所耳闻，知道它是一种女性的补品。但到底什么是阿胶呢？不熟悉本草药剂的人可能觉得阿胶是某种植物，实际上阿胶是驴皮经煎煮浓缩制成的固体胶质。《本草纲目》记载，阿胶甘，平，归肺、肝、肾经，能够补血、止血、滋阴润燥。用于血虚萎黄、眩晕、心悸等，为补血之佳品。尤其是女性的一些病症，如月经不调、经血不断、妊娠下血等，阿胶都有很好的滋阴补血之功。因此，如果你是阴虚体质，不妨试一试阿胶。

阿胶在中医药学上已经有两千多年的历史了，其实最早制作阿胶的原料不是驴皮而是牛皮，秦汉时期的医药学著作《神农本草经》记载："煮牛皮作之。"由于阿胶在滋补和药用方面的神奇功效，因而受到历代帝王的青睐，将其列为贡品之一，故有"贡阿胶"之称。

阿胶含有丰富的动物胶、氮、明胶蛋白、钙、硫等矿物质和多种氨基酸物质，具有补血止血、滋阴润肺等功效，特别在补血方面的作用更加突出，在治疗各种原因的出血、贫血、眩晕、心悸等症状方面也是效果卓著。

阿胶的养颜之功其实也就根基于它的补血之功，女性气血充足，表现在容貌上，也才能面若桃花、莹润有光泽。但是当今社会节奏的加快，竞争压力的加剧，很多女性过早地出现月经不调、痛经、肌肤暗淡无光、脸上长色斑等衰老迹象。只有从内部调理开始，通过补血理气，调整营养平衡来塑造靓丽女人。而补血理血的首选之食就是阿胶，因为阿胶能从根本上解决气血不足的问题，同时改善血红细胞的新陈代谢，加强真皮细胞的保水功能，实现女人自内而外的美丽。

不过，需要提醒大家的是，我们在食用阿胶时，不要服用刚熬制的新阿胶，而应该在阴干处放三年方可食用；要在确认阿胶是真品后才可食用，以防服用以假乱真的阿胶引起身体不适。

食疗方

阿胶粥
材料：阿胶30克，糯米30～50克。
做法：将阿胶捣碎，炒，令黄炎止，然后将糯米熬成粥；临熟时将阿胶末倒入搅匀即可，晨起或晚睡前食用。
功效：养阴补阴。

第九节

血瘀体质饮食养生

● 忌食凉食：血瘀体质者的饮食调理法则

有些人身体较瘦，头发易脱落、肤色暗沉、唇色暗紫、舌呈紫色或有瘀斑、眼眶黯黑、脉象细弱。这种类型的人，有些明明年纪未到就已出现老人斑，有些则常有身上某部分感到疼痛的困扰，如女性生理期时容易痛经，此种疼痛在夜晚会更加严重。这种人属于血瘀体质。

血瘀体质就是全身性的血液流畅不通，多见形体消瘦，皮肤干燥。血瘀体质者很难见到白白净净、清清爽爽的面容，对女性美容困扰很大。血瘀体质者舌头上有长期不消的瘀点。经常表情抑郁、呆板，面部肌肉不灵活。容易健忘、记忆力下降。而且因为肝气不舒展，还经常心烦易怒。

血瘀体质是由于长期七情不调、伤筋动骨、久病不愈而造成的。血瘀体质易感肥胖并发症、消瘦、月经不调、抑郁症等。如果你是血瘀体质，在生活中可以从以下几个方面加以调养：

1. 饮食调养：忌食凉食

血瘀体质的人多吃些活血化瘀的食物。如山楂、韭菜、洋葱、大蒜、桂皮、生姜等适合血瘀体质冬季或阳虚间夹血瘀体质吃；如生藕、木耳、竹笋、茄子、魔芋等，适合血瘀体质人夏天食用；适合血淤体质的人食用的海产品如螃蟹、海参。

这里有一道特别适合血瘀体质人的佳肴：糯米酒炖猪脚。具体做法：把猪脚洗干净，斩块，先用

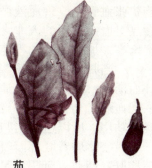

茄

开水焯一下去血水。锅中放糯米甜酒半瓶，起皮生姜若干块、去皮熟鸡蛋若干个、猪脚，然后加入清水。放在火上炖上三四个小时。每天可以吃 1 ~ 2 小碗，喝酒吃猪脚、鸡蛋。阳虚、血瘀体质有痛经、月经延后、经血紫暗、乳腺增生、子宫肌瘤、黄褐斑的女性，吃一冬天到春天你会发现脸红扑扑的，痛经也会明显减轻。

2. 家居环境：多运动

血瘀体质的人，要多运动。少用电脑。工作期间要每隔 1 小时左右走动走动。适量的运动能唤起心肺功能，被振奋，非常有助于消散瘀血。

3. 药物调治：桃红四物汤

血瘀的人可以适当地补血养阴，可以少量吃阿胶、熟地、白芍、麦冬等。用田七煲猪脚或鸡肉，如果还想补血，可以放红枣。取一只鸡大腿，放在炖盅里，放三粒红枣，再放一点田七，一起炖，一星期吃上一次，有非常好的活血作用。

血瘀体质常见于女性，女性情感细腻，容易不开心，如果不开心，郁闷，不想吃东西，可以服用逍遥丸、柴胡疏肝散等。桃红四物汤由四物汤加桃仁、红花而成，专治血虚血瘀导致的月经过多，还能对付先兆流产、习惯性流产。

4. 经络调养：神阙、肝俞、委中

血瘀体质的调养，很适合针灸推拿。

如果想改善体质，常用的穴位有神阙、肝俞、委中。它们的作用有点类似当归、益母草、田七、山楂等。

如果妇科月经问题，常用的穴位有太冲、维道、血海、三阴交等。

如果有心胸肝胆慢性病，用膈俞、肝俞、内关、日月、曲泉等穴位。

◎ 当归田七乌鸡汤——血瘀体质者的良药

血瘀体质者，平时可多吃些行气、活血、化瘀的食物，比如桃仁、油菜、黑大豆具有活血祛瘀作用；木耳能清除血管壁上的瘀积；适量的红葡萄酒能扩张血管，改善血液循环；山楂或醋，能降低血脂、血黏度。所以说这类食品对血瘀体质的人非常好。血瘀体质的人一定要少吃盐和味精，避免血黏度增高，加重血瘀的程度。

"当归田七乌鸡汤"是专门调理和改善血瘀体质的，当归的主要作用是补血活血，也有调经止痛，润肠通便之效。田七止血化瘀，消肿止痛，能治一切血病。乌骨鸡有补虚劳羸弱，治消渴，治妇人崩漏带下以及一些虚损诸病的功用。所以这款当归田七乌鸡汤以能起到活血养血的作用。

血瘀体质者肝郁而气滞，气滞而血瘀，肝气不舒，急躁易怒，相火妄动，消灼肝肾精血，肾阴不足，肾水不上承，精气不足，脉络空虚、瘀阻而发为

黄褐斑。中医认为，黄褐斑病发于皮，其病在内，与肝、脾、肾关系密切，气滞血瘀，肝肾阴虚是黄褐斑的基本证型。所以当归田七乌鸡汤活血养血的药膳能有效地改善气血的运行，消散体内的血瘀，从根本上改善血瘀体质。

当归田七乌鸡汤做起来非常简单。用乌鸡1只、当归15克、田七5克、生姜1块。首先把当归和田七放进清水中浸泡清洗，把乌鸡择洗干净装进一个合适的炖盅内，然后把洗好的当归、田七、生姜一起码放在乌鸡上，再加适量的盐和清水（注意清水一定要没过乌鸡）。把蒸锅内加水，大火烧开后放入炖盅，隔水蒸3个小时，鸡肉烂熟之后，这道美味滋养的当归田七乌鸡汤就可以食用了。

不过这款汤也不是所有的人都适合服用，比如说那种很容易烦躁、口干舌苦的那种阴虚火旺体质的人就最好别吃；另外，在感冒的时候不能吃；还有，如果肠胃不太好，消化功能很差，还是应该把肠胃调治好以后再吃。

近年临床观察证实，行气活血药物有改善记忆力和睡眠、消除疲劳、改善大脑功能、改善免疫功能等作用，《素问·缪刺论》载："人有所堕坠，恶血留内，腹中满胀，不得前后，先饮利药"，所以说气滞血瘀体质的人非常适宜用行气、活血药疏通气血，达到"以通为补"的目的。

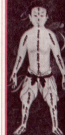

项目	饮食及用药宜忌
适宜的食品	白萝卜、油菜、韭菜、洋葱、黑大豆、黄豆、慈姑、香菇、木耳、大蒜、生姜、茴香、桂皮、丁香、山楂、桃仁、白果、柑橘、柠檬、柚子、金橘、黄酒、红葡萄酒、玫瑰花茶、茉莉花茶等
不适合的食品	红薯、芋艿、蚕豆、栗子等容易胀气的食物；肥肉、奶油、鳗鱼、蟹黄、蛋黄、鱼、巧克力、油炸食品、甜食等会增高血脂，影响气血运行；各种冷饮会影响气血运行
适宜的中药	三七、柴胡、香附、郁金、当归、川芎、红花、薤白、枳壳、桃仁、地黄、人参、川芎、银杏叶、五加皮、地榆、续断、茺蔚子等行气活血药有助于改善气滞血瘀体质桂枝茯苓丸、下瘀血汤、柴胡疏肝散、血府逐瘀汤、失笑散等著名的理气、活血化瘀方剂可根据气滞血瘀部位不同灵活选用
不适合的中药	山茱萸、五味子、乌梅、莲子、芡实、肉豆蔻、诃子、桑螵蛸等具固涩收敛功效的药

山楂红糖汤加全身按摩，改变血瘀体质有奇效

血瘀体质,顾名思义是体内气血不畅。此种体质的人面色晦滞,发黑发暗,

口唇色暗，眼周黯黑。血瘀体质的人应多食红糖、黄酒、葡萄酒、桃仁等食物，少食寒凉食物。下面给大家介绍下一种祛除瘀血的良方——山楂红糖汤。

山楂红糖汤

材料：山楂10枚，红糖适量。

做法：山楂冲洗干净，去核打碎，放入锅中，加清水煮约20分钟，调以红糖进食。

功效：活血散瘀，痛经止痛。

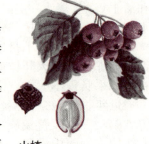

山楂

山楂红糖汤加上按摩，对血液流通顺畅会有事半功倍的效果。在《黄帝内经》三十六卷一百六十二篇中，《素问》有九篇、《灵枢》有五篇论及按摩。由此也可以看出按摩对养生，尤其是老年人养生的重要性。下面介绍一套全身按摩法。此按摩法通常从开始按摩到最后结束，从整体中分出若干节来进行。既可分用，也可合用。操作顺序由下而上，即从足趾到头部。老年人则可从上到下。

具体方法如下：

（1）搓手。用两手掌用力相对搓动，由慢而快，到搓热手心。手是三阳经和三阴经必经之处，摩擦能调和手上血液，使经路畅通，十指灵敏。

（2）梳头。十指微屈，以指尖接触头皮，从额前到枕后，从颞颥到头顶进行"梳头"二十次左右。

（3）揉按太阳穴。用两手食指指端分别压在双侧太阳穴上旋转运动，按时针方向顺、逆各十次左右。

（4）揉胸脯。用两手掌按在两乳上方，旋转揉动，顺逆时针各十次左右。

（5）抓肩肌。用手掌与手指配合抓、捏、提左右肩肌，边抓边扭肩，各进行十次左右。

（6）豁胸廓。两手微张五指，分别置于胸壁上，手指端沿肋间隙从内向外滑动，各重复十次左右。

（7）揉腹。以一手五指张开指端向下，从胃脘部起经脐右揉到下腹部，然后向右、向上、向左、向下，沿大肠走向擦揉。可以牵拉腹内脏器，使肠胃蠕动加大，促进胃液、胆汁、胰腺和小肠液的分泌，增加消化吸收作用。

（8）搓腰。用手按紧腰部，用力向下搓到尾闾部，左右手一上一下，两侧同时搓二十次左右。

（9）擦大腿。两手抱紧一大腿部，用力下擦到膝盖，然后擦回大腿根，往来二十次左右。

（10）揉小腿。以两手掌挟紧一侧小腿腿肚，旋转揉动，左右各二十次左右。腿是担负人上体重负的骨干，是足三阳经和足三阴经的必经要路，浴腿可使膝关节灵活，腿肌增强，防止肌肉萎缩，有助于减少各种腿疾。

（11）旋揉两膝。两手掌心各紧按两膝，先一起向左旋揉十次，再同时向右旋揉十次。膝关节处多横纹肌和软性韧带组织，恶温怕冷，经常浴膝可促进皮肤血液循环，增高膝部温度，驱逐风寒，从而增加膝部功能，有助防止膝关节炎等难治之症。

（12）按摩脚心。两手摩热搓涌泉穴，快速用手搓至脚心发热，先左后右分别进行。

依上各法进行全身按摩可祛风邪，活血通脉，解除腰背病。如果能够长期坚持，就可坐收强身健体之功。

生姜蜂蜜水：调通气血，让"斑"顺水流走

在生活中，我们发现，很多老年人脸上、手上都长满了老年斑，其实这就是气血瘀滞的结果。元代名医朱丹溪说过："气血冲和，万病不生。"人身上的气血达到一种平衡、和谐、通畅、有序的冲和平衡状态，就能保持精力充沛，身心舒畅，体魄强健，益寿延年。反之，气血瘀滞就会生病。

在中医学上，"气"是个非常重要的概念，因为它被视为人体的生长发育、脏腑运转、体内物质运输、传递和排泄的基本推动能源。气不畅，主要表现为四种情况：

"气滞"——气的运动不畅，最典型的症状就是胀痛，如月经引起的小腹胀痛等。

"气郁"——气结聚在内，不能通行周身，从而造成人体脏腑的运转、物质的运输和排泄都会出现一定程度的障碍，如女性胸闷憋气、冬天经常会感到手脚冰冷等。

"气逆"——体内气上升太过、下降不及给人体造成的疾病。上升作用过强就会头部过度充血，出现头昏脑涨、面红目赤等；下降作用过弱则会饮食传递失常，如恶心、呕吐等。

"气陷"——与"气逆"相反，上升不足或下降太过。上升不足则会导致头部缺血缺氧或脏腑不能固定在原来的位置，出现崩漏、头晕、健忘、眼前发黑等；下降太过则会导致食物的传递过快或代谢物的过度排出，从而出现腹泻、小便频数等症。

血对人体最重要的作用就是滋养，它携带的营养成分和氧气是人体各组织器官进行生命活动的物质基础。它是将气的效能传递到全身各脏器的最好载体，所以中医上又称"血为气之母"，认为"血能载气"。

如果血亏损或者运行失常，就会导致各种不适，比如失眠、健忘、烦躁、惊悸、面色无华、月经紊乱等，长此以往必将导致更严重的疾病。

从这个角度来说，斑的产生就是气血津液不流通，未能畅行全身而郁积在上半身所致，发于脸面为色斑，发于体内则形成囊肿、炎症。

根据这一原理，关于老年斑的防治，我们可以用蜂蜜生姜水进行调理。生姜具有发汗解表、温中止呕、温肺止咳、解毒等功效，其辛温发散的作用可促进气血的运行；蜂蜜具有补中润燥、缓急解毒的作用，通过其补益作用

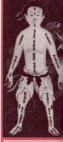

可促进人体气血的化生，维持气血的正常运行，二者"互补互利"。

因此，中老年人可长期服用此水。具体做法是：取新鲜生姜片10～15克，用200～300毫升开水浸泡5～10分钟，待水温冷却至60℃以下时，加入10～15克蜂蜜搅匀饮用。需要注意的是，加入蜂蜜时，水温不可过高；有牙龈肿痛、口腔溃疡、便秘等上火症状的朋友，不宜过多饮用。

简易净血方——排除血内毒素的健康秘诀

从科学角度讲，人体血红细胞的衰老变异一般都要先于其他组织细胞的衰老病变。人的组织器官发生衰老病变，往往都伴随着血红细胞的衰老变异。而血红细胞的衰老变异又是造成相关循环障碍最直接最根本的原因。所以，从某种程度来讲，万病之源始于血。

人体正常的血液是清洁的，但环境污染的毒物，食物中残留的农药和激素，肉、蛋等酸性食物产生的酸毒，以及人体新陈代谢中不断产生的废物，都可进入血液中形成血液垃圾，使血液污浊，并最终造成血瘀体质。

污浊的血液不仅损害我们的容颜，其蓄积体内还会产生异味使人臭秽不堪，甚至损伤组织器官，形成多种慢性病，如糖尿病、冠心病及高血压等。更严重的是，毒素还能破坏人体免疫功能，使人体正常细胞突变，导致癌症的发生。可见，想要健康长寿，净血就显得非常重要了。

你也许想象不到，蔬果汁就是净化血液的不二之选。你肯定要问哪种蔬果汁效果显著？应该怎么做呢？那么，向大家介绍一种胡萝卜综合蔬果汁。

材料：胡萝卜1根，番茄1个，芹菜2根，柠檬1个。

做法：胡萝卜与柠檬去皮，与其他材料一起榨汁饮用。

胡萝卜汁内含有大量的胡萝卜素，这种物质在人体内会转化成维生素E，进而清除人体自由基，并阻碍其生成，提高机体免疫能力，具有预防肿瘤、血栓、动脉粥样硬化以及抗衰老等功能。番茄性甘、酸、微寒，能生津止渴，健胃消食，凉血平肝，清热解毒，净化血液。两者与芹菜、柠檬合制成汁，可降低胆固醇，净化血液。

脑力型血瘀者，多吃行气散结的食品

从事脑力劳动者更易为血瘀体质，孟子说："劳心者治人，劳力者治于人"。人，以静息为主的生活方式容易形成血瘀体质，是高血压症的高发人群。我们都知道血管是用来运送血液的，血瘀体质者经络为瘀血所阻，使血行不畅，于是就需要更高的压力才能将血液送到全身，所以时间久了就会发生高血压、冠心病等疾患。

脑力劳动者之所以容易血瘀，是因为他们用脑时间过长，精神持续紧张会产生微循环障碍。正如《黄帝内经·灵枢·寿夭刚柔》所载："忧恐忿怒伤气，气伤脏，乃病脏。"也就是说长期的精神持续紧张会伤气，进而伤损脏腑功能。

所以，脑力劳动者一定要注意日常的调养，不妨多食黑豆、海藻、红萝卜、白萝卜、柚子、橙、山楂、米醋、紫菜、李、桃等行气散结、疏肝解郁的食品。要有充足睡眠，最好养成午睡的习惯，因为午休是保持良好生物节律的要求，有助于保持大脑清醒，很多人，尤其是脑力劳动者，午睡后工作效率会大大提高。另外，还要多运动、多劳动，动静结合，让身体气血通畅。

青筋暴突正是气血淤滞的结果

在生活中，我们偶尔会看到这样一些人，在他们的四肢上会暴露出一条条可怕的青筋。事实上，这些所谓的"青筋"并不是什么筋，而是人体内废物积滞过多的产物，这一条条的"青筋"正是我们的静脉血管。而这类青筋暴突的人，可能绝大部分都是血淤体质。

我们都知道，人体的血管有静脉和动脉之分，人体通过动脉把心脏的血液输送到全身，通过静脉把血液回收到心脏。当静脉血液回流受阻，压力增高时，青筋常常在人体表面出现凸起、曲张、扭曲变色等反应。如果身体中有各种瘀血、痰湿、热毒、积滞等生理废物不能排出体外，就会导致全身各个系统都会发生障碍，此时在脸部、腹部、脚部，特别在手掌和手背的青筋就非常明显。所以，青筋就是人体的积滞。身体内的废物积滞越多，青筋就越明显。

事实上，根据青筋的分布，我们还可以判断出不同的病情：

1. 手部青筋

（1）手背青筋。手背青筋提示腰背部有积滞，容易导致腰肌劳损，疲劳乏力，常见腰酸背痛，甚至出现肌肉紧张、硬结节。

（2）手指青筋。小孩手指青筋，提示肠胃积滞消化不良。成人手指青筋，不但提示消化系统有问题，且还反映了头部血管微循环障碍，脑血管供血不足，头部不适，严重者会出现头晕、头痛、中风等。

2. 下肢青筋

（1）膝部青筋提示膝关节肿大、风湿性关节炎。

（2）小腿有青筋多是静脉曲张，此病严重者往往发生腰腿疾病、风湿关节痛。多见于久站的老师和久行的农民。

总之，人体任何地方出现青筋，不但影响外表美观，更重要的是身体废物积滞的反映，也是血瘀体质的象征。青筋即积滞的清除关键是平时要学会清血净血。一般来说，消除青筋的凸现，达到清血净血的效果，最好是平常就运用拍打和刮痧疗法。

第十节

特禀体质饮食养生

● 过敏体质,健康的危险信号

人类几十万年已经形成的和环境相容的基因组成已经面临着生存环境巨变的巨大挑战,这一点在医院里表现得特别明显。在近50年中,人类面临的各类疾病——癌症、心血管疾病、呼吸道疾病、消化道疾病……都呈现出异常的增长。现在变态反应,即过敏——这个能够发生在人体各个器官、累及到人体各种组织的疾病已经越来越频繁地出现在我们面前。

现代中医体质学把过敏作为一种独立的体质(即特禀体质),足见其对人类健康的影响有多么严重。那么,过敏能让人体有什么样的症状呢?根据每个人不同的调节状况,过敏分内源性和外源性的不同,过敏能够导致不同的病症。

(1)过敏性鼻炎常年或者季节性发作,一连几十个喷嚏,鼻黏膜分泌物不断、鼻塞,不仅严重影响工作、学习、休息,还有可能发生癌变。

(2)过敏性哮喘。

(3)荨麻疹和湿疹也是让人觉得痛苦的一类疾病,能让人无法正常地工作、休息。

(4)食物性过敏源能让人的肠道长期受过敏源刺激,改变肠道黏膜组织结构,使人体处于长期的免疫负担下,极易导致人体各种慢性疾病的发生。

(5)过敏性紫癜也是近年常见病了,多见于儿童、妇女。

(6)牛皮癣也是和变态反应关联十分紧密的疾病。

除此之外,小儿多动症、部分癫痫病人、长期偏头疼、各种慢性肠道疾病、各种慢性口腔疾病都和过敏有着直接的关系。对内源性过敏原,常能够导致人体的自身免疫性疾病，也就是风湿病，包括系统性红斑狼疮、皮肌炎、多发性肌炎、强直性脊椎炎、干燥综合征等疾病。现在常见的变态反应疾病有50多种了。

如果你本身是过敏体质，那么就必须知道一些有关过敏的常识。当然，最主要的还是要认识什么是致敏原。在医学上来讲，可以引起过敏反应的物质就叫致敏原。常见的致敏原主要有食物、化学物质或是环境中的某些成分。

（1）食物。任何食物都可能是诱因，但最常见的是：牛奶、鱼、虾、肉、蛋、豆子和干果，因为这类食物中含有丰富的蛋白质。

（2）化学物质。服用了青霉素、阿司匹林、巴比妥、抗抑郁药、疫苗等药物，或食用了被药物污染的肉类，可引起过敏症状。此外，由于食品加工业的发展，大量食品中含有添加剂、保鲜剂、食物色素、抗氧化剂，这些也是不容忽视的致敏原。

（3）环境成分。空气中的花粉、柳絮、尘螨或农田中的农药挥发物可被吸入鼻腔，引起强烈的刺激、流涕、咳喘等症状。

（4）皮肤接触物。某些内衣纤维材料、有刺激性的化妆品、各种射线，包括过强的阳光中的紫外线照射。

虽然过敏的症状变化莫测，来去无常，但许多有过敏症的人都有类似的经历：休假、旅游时心情轻松愉快，经常发作的过敏就会放你一马，如果偶尔来拜访一下，症状也很轻微，那么很快就会好转。但如果赶上考试、出差、工作忙碌，过敏症就缠上你了，会十分严重而且迟迟不愈。人的情绪变化与免疫系统有着非常密切的联系，因而也会对过敏症状有影响。所以，当过敏症发作的时候，干脆还是好好休息一下，让自己情绪放松，早点痊愈。

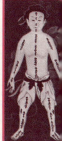

特禀体质者慎用寒性食物

《本草纲目》里说，寒性食物有助于清火、解毒，可用来辅助治疗火热病证。所以面红目赤、狂躁妄动、神昏谵语、颈项强直、口舌糜烂、牙龈肿痛、口干渴、喜冷饮、小便短赤、大便燥结、舌红苔黄燥、脉数等实火病症，都可以选用一些寒性食物，有助于清火祛病。

我们都知道，脾胃虚弱的人不宜多食寒性食物。其实，还有一种人群也不适合寒性食物，那就是过敏性体质的人。有个朋友有过敏性鼻炎，他的一个老朋友给他从外地带了一箱猕猴桃，他多吃了一些。结果早上一起床，不停打喷嚏及流鼻水，浑身不适，鼻炎又犯了。而让他犯病的原因，就是多吃了一些猕猴桃。

《本草纲目》记载猕猴桃性味甘酸而寒，是典型的寒性食物。台湾中医曾经做过一个寒性食物对过敏性体质人的影响的研究。通过观察197名患者，发现凉寒性食物吃太多的人，体内过敏免疫球蛋白数值都会比较高，鼻炎状况也相对比较严重。由此说明，过敏性体质要慎用寒性食物。

《本草纲目》中常见的寒性食物有苦瓜、番茄、荸荠、菱肉、百合、藕、竹笋、鱼腥草、马齿苋、蕨菜、荠菜、香椿、莼菜、黑鱼、鲤鱼、河蟹、泥螺、海带、紫菜、田螺、河蚌、蛤蜊、桑葚、甘蔗、梨、西瓜、柿子、香蕉等。如果你是过敏性鼻炎患者，或者属于过敏性体质，经常产生一些过敏性反应，就一定要少吃或者忌吃这些寒性食物。

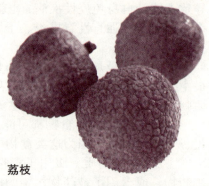
荔枝

这个人群想改善体质可以多吃鸡和鸭等温补类食物，水果方面像龙眼、荔枝等，都对本身过敏性鼻炎的患者有滋补功效。

特禀体质补充维生素要慎重

每个人的体质都是不一样的，当然对药物的反应也就有所不同。我们知道维生素的种类有很多，由此也就带来了许多人对不同维生素的过敏。在过敏研究中，B族维生素、维生素C和维生素E易成为引发维生素过敏的罪魁祸首。

1.B族维生素导致过敏

B族维生素是中国居民普遍缺乏的维生素之一，大概有30％的人都不同程度地缺乏B族维生素。但一些人在补充B族维生素时会出现过敏反应，尤其是那些有过药物性过敏经历的人，在服用B族维生素2~3天后，面部及全身皮肤出现弥漫性红色斑样丘疹，局部皮肤可出现瘙痒、发红、轻度肿胀，口唇肿胀、灼热，口腔周围出现红斑等情况，就是B族维生素导致过敏的表现。所以，当你真的需要B族维生素时，千万不要自己盲目购买和服用复合B族维生素，还是先要征求医生的意见。

2. 维生素E导致过敏

维生素E可以内服，还可以外用，比如，许多女孩子就把它直接涂抹在脸部，或者加入面膜中，对皮肤大有好处。但不是所有人都能"享受"维生素E的美容待遇，而是以皮肤红肿、出现白色的小粉粒等"丑容"行为来回报维生素E。如果你要用维生素E美容，最好先把其涂抹在胳膊上，试一试自己是否有过敏反应，然后再使用到脸上。

3. 维生素C导致过敏

在维生素家族中，维生素C是抗过敏效果最好的。但是有人会出现维生素C过敏的症状，比如皮疹、扰乱正常呼吸等。

在使用维生素之前，许多人都不知道自己是过敏体质。当过敏产生之后，立即停用维生素是最好的摆脱过敏的办法。为了避免维生素过敏反应，还是尽量采取从食物中摄取维生素的方式。

在服用维生素之前，最好去医院检查一下自己是否属于过敏体质，才能避免在补充维生素时出现不良反应。

皮肤过敏者的注意事项

过敏体质最常见的莫过于皮肤过敏。从医学角度讲，皮肤过敏主要是指当皮肤受到各种刺激，如不良反应的化妆品、化学制剂、花粉、某些食品、污染的空气，等等，导致皮肤出现红肿、发痒、脱皮及过敏性皮炎等异常现象。对皮肤过敏的人来说，就要在生活中加强注意，尽量避开致敏原。因此，应当做到以下几点：

（1）要远离过敏原。因为过敏症状会永远存在，不可能根治，只能随时小心防范，避免接触有可能导致过敏的过敏原。

（2）要清楚了解你所使用的护肤品和它们的用法。避免使用疗效强、过于活性和可能对皮肤产生刺激的物质。过度、不当地使用强效清洁用品会破坏皮肤表层天然的保护组织；过于活性、能使血液循环加速的化妆品也会刺激皮肤造成伤害。洗脸不要用药皂等皂性洗剂，因洁面活性剂是分解角质的高手，要极力避免。最好使用乳剂，或非皂性的肥皂，可以调节酸碱度，适应肌肤。磨砂膏、去角质剂等产品更应该敬而远之。采用简单的洁肤、爽肤、润肤程序。

（3）平时应多用温水清洗皮肤，在春季花粉飞扬的地区，要尽量减少外出，避免引起花粉皮炎。可于早晚使用润肤霜，以保持皮肤的滋润，防止皮肤干燥、脱屑。

（4）强化肌肤的抵抗力也是有效的基本对策，如睡眠充足、饮食充足均衡、情绪和谐、减少皮肤的刺激等。轻微的敏感只要处置得当，很快便会恢复，严重时则要迅速就医。

（5）不要擅自用药。未经皮肤科医生诊断，不要自行到药店购买副肾皮质荷尔蒙软膏使用，这是伤害皮肤的做法。因为它对抑制炎症虽然有效，但长时间使用会产生副作用而危及健康。

（6）在饮食上，要多食新鲜的水果、蔬菜，饮食要均衡，最好包括大量含丰富维生素C的生果蔬菜，任何含B族维生素的食物。饮用大量清水，除了各种好处外，它更能在体内滋润皮肤。平时自制一些营养面膜，如黄瓜汁面膜、丝瓜汁面膜、鸡蛋清蜂蜜面膜等，以逐步改善皮肤状况，获得皮肤的健美。

（7）随身衣物要冲洗干净，残余在衣物毛巾中的洗洁精可能刺激皮肤。

（8）睡眠具美容功效，每天8小时的充分睡眠，是任何护肤品都不能代替的。

（9）运动能增进血液循环，增强皮肤抵抗力，进入最佳状态。

如何让过敏性鼻炎不"过敏"

每到秋、冬季节，因为天气逐渐转冷，气温开始下降，所以过敏性鼻炎的发生率也大幅上升，那么，我们该怎样应对令人心烦的鼻炎呢？

西医认为，过敏性鼻炎主要包括鼻痒、打喷嚏、流清涕、鼻塞四种常见症状，对它们通常是采取药物治疗的方法，而在中医的理论里，是没有过敏性鼻炎这一说法的，中医认为它其实只是身体在排除寒气时所产生的症状。

当寒气入侵人体时，只要这个人的血气能量足够，他就有力量排除寒气，于是会出现打喷嚏、鼻塞等症状，但这时我们却通常采用药物治疗来将身体这种排寒气的能力压制下去，虽然症状没有了，但是那些寒气还是存在身体里，身体只有等待血气能量更高时，再发起新一波的排除攻势，但是，多数时候患者又用药将之压了下去，就这么周而复始地进行着，很可能反反复复多次所对付的都是同一种寒气。如果这种反复的频率很高，间隔的时间也很短，就成了过敏性鼻炎。

所以，我们在治疗过敏性鼻炎时，首先要使血气能量快速提升。在血气能量提升至足够驱除寒气的水平时，人体自然会开始进行这项工作。这时候最重要的是不应该再用抗过敏的药或感冒药，单纯地将症状消除，将寒气仍留在身体里，而应该让人体集中能量将寒气排出体外。对于病发时打喷嚏、流鼻涕等不舒服的症状，只有耐心地忍受，让寒气顺利地排出体外，过不了多久，过敏性鼻炎就会得到治愈。

第五章

《黄帝内经》四季饮食法

第一节

随着季节养身体

❀ 养生顺应自然变化，才可达到天人和谐统一

人体的阴阳，是生命的根本。自然界有春夏秋冬四时的变化，即所谓"四时阴阳"。善于养生的人，也要使人体中的阴阳与四时的阴阳变化相适应，以保持人与自然的和谐统一，从而达到祛病强身、延年益寿的目的。

1. 春季养生注重"培本养阳"

春季包括我国的农历正月、二月和三月，此时天气逐渐变暖，阳气渐升，草木萌发，万物生长，一派欣欣向荣之象。春天气候多变，乍暖还寒，最易受外邪。所以有"春夏养阳"之说，正所谓"正气存内，邪不可干"。而《医贯·阴阳论》说："阴阳又各互为其根，阳根于阴，阴根于阳；无阳则阴无以生，无阴则阳无以化。"因此，阳不能自立必得阴而后立，故阳以阴为基，而阴以阳为统，而阳为阴之父，根阴根阳，天人一理也。春季万物初长，固护阳气，阳气乃足，补阴为补阳气生化之本，生化之源也。

春季保养人体阳气的方法很多，重要的一点是要"捂"，即俗话中的"春捂秋冻"，即衣着方面不要顿减，正如《寿亲养老新书》里所指出的"春季天气渐暖，衣服宜渐减，不可顿减，以免使人受寒"。而且还特别强调体弱之人要注意背部保暖，此外应当多吃韭菜。韭菜，虽然四季常青，终年可供人食用，但却以春季多吃最好。正如俗话所说："韭菜春食则香，夏食则臭。"中医认为韭菜性温，春季常食，最助人体养阳。

2. 夏季养生注重"滋阴祛火"

夏季从立夏至立秋前一日，大约为农历四、五、六月份。此段时节草木茂盛华美，万物长极，阳气达到鼎盛。从朱震亨的"阳常有余，阴常不足"论来看，此时阴气相对阳气之鼎盛更为不足。《格至余论》云："四月属已，五月属午，为火大旺，火为肺金之夫，火旺则金衰；六月属未，为土大旺，土为水之夫，土旺则水衰。"故夏季应当滋养阴气，以助阳之化生。朱丹溪说："古人于夏必独宿而淡味，兢兢业业于爱护也。"一些好发于冬天的慢性病，如老年慢性支气管炎等，也常在夏季调养。

在夏季，主要是通过滋阴来达到"祛火除烦"的效果。例如在夏季应保证在午夜之前入睡，这是因为23点到凌晨1点是气血回流到肝脏的时间，如果不睡，等于强迫肝脏继续工作，再加上外界气候因素，会导致"肝火旺"，心情更加烦躁。在饮食上夏季应该多喝牛奶，夏饮牛奶不仅不会"上火"，还能解热毒、祛肝火。中医就认为牛奶性微寒，可以通过滋阴、解热毒来发挥"祛火"功效。而且牛奶中含有多达70%左右的水分，还能补充夏季人体因大量出汗而丢失的水分。需要注意的是不要把牛奶冻成冰块食用，否则很多营养成分都将被破坏。

3. 秋季养生注重"阴阳调和"

秋天天气干燥，气候逐渐转凉。此时阳气始消，阴气初长。此时应及时调和阴阳，使之达到最佳状态。秋气肃杀，五行属金，五脏属肺，若阴津不足，肺气不得敛，则易患咳嗽痰喘之症。秋季寒凉，逐日变冷，养生者必须保持足够的阴津，只有阴足，才能阴生阳长，"阴者，藏精而起亟也；阳者，卫外而为固也"。

在秋季，起居作息要相应调整，早睡，以顺应阴精的收藏，以养"收"气。早起，以顺应阳气的舒长，使肺气得以舒展。秋属肺金，主收。酸味收敛补肺，辛味发散泻肺。秋天宜收不宜散，所以，饮食上要尽可能少食葱、姜等辛味之品，适当多食一些酸味、甘润的果蔬。还应注意的是，夏季过后，暑气消退，人们食欲普遍增加，加之秋收食物品种丰盛，此时不宜过多进补。秋季燥邪易伤人，除适当补充一些维生素外，对于确有阴伤之象，表现为口燥咽干、干咳痰少的人，可适当服用沙参、麦冬、百合、杏仁、川贝等，对于缓解秋燥有良效。

4. 冬季养生注重"固藏为本"

冬季是万物收藏的季节，阳气闭藏，阴寒盛极。养生活动应注意敛阳护阴，养藏为本。朱震亨于《格至余论》中说："十月属亥，十一月属子，正火气潜伏闭藏，以养其本然之真，而为来春发生升动之本。"《内经》云："冬不藏精者，春必病温。"

在冬季，应当重视保持精神上的安静，在神藏于内时还要学会及时调摄不良情绪，当处于紧张、激动、焦虑、抑郁等状态时，应尽快恢复心理平静。

冬季饮食养生的基本原则应该是以"藏热量"为主，因此，冬季宜多食的食物有羊肉、狗肉、鹅肉、鸭肉、萝卜、核桃、栗子、白薯等。同时，还要遵循"少食咸，多食苦"的原则：冬季为肾经旺盛之时，而肾主咸，心主苦，当咸味吃多了，就会使本来就偏亢的肾水更亢，从而使心阳的力量减弱。所以，应多食些苦味的食物，以助心阳。冬季饮食切忌黏硬、生冷食物，因为此类食物属"饮"，易使脾胃之阳气受损。

做健康人，要懂得和大自然同呼吸共命运

人虽然有"万物之灵"的尊称，但在广袤无际的宇宙中，人不过是一个小小的个体而已。这个小小的个体虽然也是一个小宇宙，但它时时刻刻都在受大宇宙的影响。

人类的生命过程是遵循着一定的自然规律而发生发展的，大自然是人类活动的场所，自然界存在着人类赖以生存的必要条件，自然界的变化直接或间接地影响着人体，使之发生相应的生理和病理变化。

人类的生理和病理变化不仅有其自身的规律性，而且与天地自然的变化规律息息相通。因此，顺应人体生理和天地变化来养生治病，应是养生与康复的基本原则。

天地环境的变化和人体生理的相关性，如某些生理现象的四季节律、月节律、日节律、气候差异、地理差异等，已越来越多地被现代科学研究所证实。例如：有人结合现代研究发现了人体内有多方面的年周期变化，如血浆皮质醇在秋冬季节每日平均浓度和分泌总量高于春夏；血中T3和T4浓度有季节性改变，夏季最低，冬季最高；有学者证实不同的季节手指血流速度不同，对寒冷引起的皮肤温度反应也不同，即使冬夏保持相同室温，仍表现出反应差异，提示血管运动中枢有四季节律；证明了中医对四时阴阳节律认识的正确性。

在月节律方面，越来越多的资料表明，人体的体液代谢与月球引力的作用密切相关。妇女的月经是体液的一部分，月经的周期受月亮圆缺的影响而变化。在月经周期中，体温、激素、代谢、性器官状态等的生理改变也有月节律变动。研究还发现妇女免疫机能也有月节律；人的出生率也有月节律，在月圆时出生率最高，新月前后出生率最低。一些学者研究表明，人体从诞生时起，直到生命结束，都存在分别为23天、28天、33天的体力、情绪和智力变化的月周期。当人处在体力、情绪和智力高潮时期时，则表现为体力充沛、心情愉快、思维敏捷、记忆力强，具有丰富的创造力，而处于低潮时期时则相反。凡此又为"其气应月"的结论提供了依据。

其他诸如体内某些激素的昼夜节律变化，气温对人体植物神经系统和内分泌功能的影响，湿度对人体的热代谢和水盐代谢的影响，风对人体的热代谢和精神神经系统的影响，太阳辐射的生物效应等气候变化及环境变化对人

体生理病理的影响,更被许多学者所证实。

显然,全部了解这些规律并顺应这些规律来养生治病对普通人不太现实,但你只需要记住一点就够了:做健康人,要懂得和大自然同呼吸共命运。

天气变化也与我们的健康息息相关

健康与环境密切相关,人生活在大气中,我们时时刻刻都要受到天气变化的影响,人要保持健康就要注意遵行天气的变化来调整自己的起居饮食,达到养生、保健的目的。

一般来说,天气可以通过以下几个方面来影响我们的身体健康:

1. 气压与健康的关系紧密

在高湿环境下,气压每上升100帕(百帕为气压单位),多死亡2人,而自然风速每增大1米/秒,少死亡7人。当气压下降、天气阴沉时,人的精神最容易陷入沮丧和抑郁状态,表现为神情恍惚、六神不安,婴幼儿还可能产生躁动哭闹现象。当气压下降配合气温上升、湿度变小时,最容易诱发脑溢血和脑血栓。气压陡降、风力较大,患偏头痛病的人会增多,干燥的热风由于带电,能使空气中的负离子减少,这时候往往心神不安,反应迟钝,办事效率下降,交通事故增多。

2. 气温与健康的关系最为密切

人的体温恒定在37℃左右,人体感觉最舒适的环境温度为20～28℃,而对人体健康最理想的环境温度为18℃左右。人体对冷热有一定的适应调节功能,但是温度过高或过低,都会对人体健康有不良影响。冬季环境温度在4～10℃之间时,容易患感冒、咳嗽、生冻疮;4℃以下时最易诱发心脏病,且死亡率较高。春季气温上升,有助于病毒、细菌等微生物的生长繁殖,增加了被虫咬的机会,传染病容易流行;夏天当环境温度上升到30～35℃时,皮肤血液循环旺盛,人会感到精神疲惫、思维迟钝、烦躁不安。35℃以上时容易出汗,不思饮食,身体消瘦,体内温度全靠出汗来调节。由于出汗消耗体内大量水分和盐分,血液浓度上升,心脏负担增加,容易发生肌肉痉挛、脱水、中暑。

3. 日照对健康也有一定影响

适量的阳光照射,能使人体组织合成维生素D并且促进钙类物质的吸收。生长中的幼儿,如光照不足易导致软骨病。阳光对人的精神状况也有很大影响:阴雨笼罩的日子容易产生烦恼,阳光普照时心情往往比较舒畅。在炎热的夏季,如果阳光照射时间过长,有可能得日射病,发病急骤、头痛头晕、耳鸣眼花、心烦意乱,并可诱发白内障等疾病。太阳光作用于眼睛可影响人的脑垂体，调节抗利尿素、控制人的排尿量。

4. 风对健康的影响不容忽视

风作用于人皮肤，对人体体温起着调节作用，决定着人体的对流散热，并影响人体出汗的散热率；当气温高于人体皮肤温度时，风总是产生散热效果，对人体起到加热和散热两个相对的作用。

5. 湿度与健康关系也很密切

夏天湿度大（尤其是我国南方），汗水聚集在人体皮肤表面，蒸发散热困难，造成体温升高、脉搏跳动加快，使人感到闷热难受，食欲下降，容易出现眩晕、皮疹、风湿性关节炎等疾病。当气温在26℃以上，空气湿度大于70％时，人容易发怒。当气温升到30℃时，湿度大于50％时，中暑人数会急剧增加。冬季空气干燥，鼻黏膜、嘴、手、脚皮肤弹性下降，常常会出现许多微小裂口。冬季呼吸道疾病、肺心病发生率最高。

当阴雨天气来临，气压和气温下降，湿度上升时，风湿性关节炎和有创伤的部位会发生与天气相应的变化，这时患者能感觉到隐隐作痛。在阴雨连绵、烟雾笼罩的梅雨和秋雨季节，能使人意志消沉，沮丧抑郁。不过久晴之后遇上一场暴风雨，空气中湿度的负离子大量增加，可使人头脑清晰、情绪安定欢快。

气象环境因素引起的疾病大多具有季节性，天气突然变化时，往往在几天内骤然增加许多感冒、哮喘、胃溃疡穿孔以及咯血的病人。这种现象主要是由于机体难以随气候的变化及时调节而诱发疾病。

医学科学研究不仅已经证实了风湿性关节痛与天气有关，而且还发现高血压、冠心病每到秋冬时节的发病率骤增；哮喘病多发生在阴冷干燥的寒冬季节；偏头痛大多出现在湿度偏高，气压骤降，风力较大之时。

养生之道在于顺应四时

关于四时养生，早在《黄帝内经》中就有过论述，如《内经·灵枢·五癃津液别》篇里说："天暑衣厚则腠理开，故汗出……天寒则腠理闭，气湿不行，水下留于膀胱，则为溺与气。"意思是说，在春夏之季，气血容易趋向于表，表现为皮肤松弛、疏泄多汗等；而秋冬阳气收藏，气血容易趋向于里，表现为皮肤致密、少汗多溺等，以维持和调节人与自然的统一。

连皮肤都在随着季节的变化而作出相应的调整，身体的其他部分就更不用说了。所以，我们一年的养生战略也应随着四季的变化而作出相应的调整，简言之，就是要法时。

法时养生，就是养生要和天时气候同步。说具体一点，就是热天有热天的养生原则，冷天有冷天的养生道理。总的原则就是要顺应天时养生，也就是要按照大自然的阴阳变化来调养我们的身体。

法时养生的精髓是四季养生，按照春、夏、秋、冬四季寒、热、温、凉的变化来养生。

那么，自然界的气候变化又是如何影响人体的呢？

1. 四时对人体精神活动的影响

在医学名著《黄帝内经》里专门有一篇是讨论四时气候变化对人体精神活动影响的，即《素问·四气调神大论篇》。对于此篇，《黄帝内经直解》指出："四气调神气，随春夏秋冬四时之气，调肝、心、脾、肺、肾五脏之神态也。"著名医学家吴鹤皋也说"言顺于四时之气，调摄精神，亦上医治未病也"，所以篇名为"四气调神"。这里的"四气"，即春、夏、秋、冬四时气候；"神"，指人们的精神意志。四时气候变化，是外在环境的一个主要方面；精神活动，则是人体内在脏气活动的主宰，内在脏气与外在环境间取得统一协调，才能保证身体健康。

2. 四时对人体气血活动的影响

祖国医学认为外界气候变化对人体气血的影响也是显著的，如《素问·八正神明论》里说："天温日明，则人血淖液而卫气浮，故血易泻，气易行；天寒日阴，则人血凝泣而卫气沉。"意思是说，在天热时则气血畅通易行，天寒时则气血凝滞沉涩。

中医认为，气血行于经脉之中，故气候对气血运行的变化会进一步引起脉象的变化，如《素问·脉要精微论》里说：四时的脉象，春脉浮而滑利，好像鱼儿游在水波之中；夏脉则在皮肤之上，脉象盛满如同万物茂盛繁荣；秋脉则在皮肤之下，好像蛰虫将要伏藏的样子；冬脉则沉浮在骨，犹如蛰虫藏伏得很固密，又如冬季人们避寒深居室内。

以上充分说明了自然界气候的变化对人体气血经脉的影响是显著的。若气候的变化超出了人体适应的范围，则会使气血的运行发生障碍，如《黄帝内经》里说："经脉流行不止，环周不休。寒气入经而稽迟，泣而不行，客于脉外则血少，客于脉中则气不通，故猝然而痛。"这里的"泣而不行"，就是寒邪侵袭于脉外，使血脉流行不畅；若寒邪侵入脉中，则血病影响及气，脉气不能畅通，就会突然发生疼痛。

3. 四时对五脏的影响

《素问·金匮真言论》明确提出"五脏应四时，各有收应"的问题，即五脏和自然界四时阴阳相应，各有影响。

事实上，四时气候对五脏的影响是非常明显的，就拿夏季来说，夏季是人体新陈代谢最活跃的时期，尤其是室外活动特别多，而且活动量也相对增大，再加上夏天昼长夜短、天气特别炎热，故睡眠时间也较其他季节少一些。这样就使得体内的能量消耗很多，血液循环加快，出汗亦多。因此，在夏季，

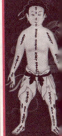

心脏的负担特别重，如果不注意加强对心脏功能的保健，很容易使其受到损害。由此可见，中医提出"心主夏"的观点是正确的。

这里需要说明的一点是，在我国古代，对一年中季节的划分，有四季和五季两种方法，因人体有五脏，故常用五脏与五季相配合来说明人体五脏的季节变化。

《黄帝内经》四季养生总原则

自然界分布着五行（即木、火、土、金、水）之常气，以运化万物。人体秉承着五行运化的正常规律，因此才有五脏生理功能。不仅如此，人们必须依赖于自然界所提供的物质而生存。所以，人与自然环境存在着不可分割的联系，自然和人的关系好比"水能载舟，亦能覆舟"一样，既有有利的方面，也有不利的方面。

可是，人对自然不是无能为力的，疾病是可以预防的，只要五脏元真（真气）充实，营卫通畅（指人的周身内外气血流畅），抗病力强，则正气存内，邪不可干，人即安和健康。

所以四季养生保健的根本宗旨在于"内养正气，外慎邪气"。

"内养正气"是养生的根本，任何一种养生方法的最终目的都是保养正气。保养正气就是保养人体的精、气、神。人体诸气得保，精和神自然得到充养，人体脏腑气血的功能也得到保障，即"五脏元真通畅，人即安和"。

黄帝有一次问养生专家岐伯："为什么先人们能活上百岁身体还很健康，现在的人不到六十就过早衰老了？"岐伯说："古时候的人懂得对于四时不正之气的避让，以便使思想闲静，排除杂念。这样调和好了自身的正气，就不会得病了。"黄帝听了，觉得很有道理，便照岐伯的方法修炼了起来。

黄帝注意在日常生活中处处约束自己，消除不切实际的欲望，使心情尽可能地安定。由于精神专注，他劳动虽很辛苦，但并不觉得疲劳。由于在物质上没有奢望，所以他心情一直很舒畅。吃饭时，不管是什么他都不嫌弃。衣服不管是质地好的还是差的，他都很开心。他喜欢与民同乐。虽然他是国家的领袖，但他尽职尽责，为百姓造福，从不自以为尊贵。

因为黄帝心静如水，加上他长期坚持，从不懈怠，所以他不受外界的干扰，常保有"天真之气"，这应该是他长寿的秘诀了。

"外慎邪气"则是警惕外界一切可以致病的因子，主要是从有病要早治、生活要节制等方面来调摄养生。

中医认为，邪气刚入于人体之表，应当即时治之，"勿使九窍闭塞，如此则营卫调和"，病邪就不会由表入里，病势也就不会由轻变重而损害正气，是养生祛病益寿之妙法。

外慎邪气的另一个方面是指对自己的生活注重节制，忌"贪"字。比如：起居有常，起卧有时，从不贪睡，每天坚持锻炼身体，并做一些力所能及的体力劳动；衣着打扮应当以舒适为宜，根据气候的变化而适当增减着装，但不要因为天气寒冷就穿着过暖，也不要因为天热贪凉而过少穿衣；饮食方面则要讲究五味适中，五谷相配，饮食随四时变化而调节，忌贪饮暴食偏食；在心理健康方面，应当注重陶冶情操，坦然怡然地待人接物，不以物喜，不以己悲，良好的心态自然能够改善身体状况，减轻乃至避免机体发生病患的可能。

《黄帝内经》中的四气调神大论

"四气调神大论"是《黄帝内经》中《素问》第二篇的篇名，即《素问·四气调神大论》。原意是：应顺应自然界四时气候的变化，调摄精神活动，以适合自然界生、长、化、收、藏的规律，从而达到养生防病的目的。

一是春季调神。"春三月，此谓发陈，天地俱生，万物以荣。……以使志生，生而勿杀，予而勿夺，赏而勿罚……"就是说，在春天的三个月里，是自然界万物推陈出新的季节，此时自然界生机勃勃，万物欣欣向荣，人们也一定要使自己的情志生机盎然。在春天只能让情志生发，切不可扼杀；只能助其畅达，而不能剥夺；只能赏心怡情，绝不可抑制摧残，这样做才能使情志与"春生"之气相适应。

二是夏季调神。"夏三月，此谓蕃秀，天地气交，万物华实。……无厌于日……使华英成秀，使气得泄，若所爱在外……"就是说，夏季的三个月，是万物繁荣秀丽的季节，天气与地气上下交合，万物成熟结果。此时，人们在精神上易厌倦，但夏主长气，人气不宜惰，应保持情志愉快不怒，应该像植物一样，向外开发，以使体内阳气宣泄，这样才能使情志与"夏长"之气相适应。

三是秋季调神。"秋三月，此谓之容平，天气以急，地气以明。……使志安宁，以缓秋刑，收敛神气，使秋气平，无外其志，使肺气清……"意思是：立秋后阴气开始占上风，阳气开始衰落，气候由热转凉，出现天气清凉劲急、万物肃杀的自然状态。此时，万物都已经成熟，人体阳气也开始收敛，此时在精神方面，要使神气内敛，志意安宁，不使志意外露，阳气外泄，避免秋天肃杀之气的伤害，即"以缓秋刑"。这就能使情志与"秋收"之气相适应。

四是冬季调神。"冬三月，此谓闭藏，水冰地坼……使志若伏若匿，若有私意，若已有得……此冬气之应，养藏之道也。"本句意为：冬天的三个月，阳气都藏匿起来，阴气最盛，大地千里冰封，万里雪飘，一派阴盛寒冷之景象。此时，在精神方面，要使志意内藏不宜外露，这样才能使情志与"冬藏"之气相应，符合冬季保养"藏"之机的道理。

四气调神是建立在中医"天人合一"的整体观念上的养生观。人必须适应四时生长收藏的规律，适时调整自己的思想状态和衣食起居，否则就会受到疾病的侵袭。但是，我们现在的很多做法已经严重违背了这种最基本的养生法则，我们冬天有暖气，在房间里就可以吃冷饮，夏天有空调，不用出一点汗，但是这也滋生了很多的"富贵病"，这是现代生活的尴尬。

春夏养阳，秋冬养阴——万物生发的根本

春夏养阳、秋冬养阴，也就是在春、夏季节保养阳气，在秋、冬季节保养阴气。因为身体与天地万物的运行规律一样，春夏秋冬分别对应阳气的生长收藏。如果违背了这个规律，就会戕害生命力，破坏人身真元之气，损害身体健康。

但是，有人可能会对这种说法有疑问：春夏季节天气逐渐热了，为什么还要养阳？那不更热了？秋冬季节天气逐渐转冷，为什么还要养阴？不就更冷了吗？

道理在于，春夏的时节气候转暖而渐热，自然界温热了，会影响人体，人感到暑热难耐时，一则人体的自身调节机制会利用自身机能即大量消耗阳气，来调低自身温度抗暑热以适应外界环境的变化；二则天热汗出也会大量消耗阳气，汗虽为津液所化，其性质为阴，但中医认为，汗为心之液，所以汗的生成，也有阳气的参与。

秋冬时节气候转冷而渐寒，自然界寒冷了，也会影响人体，人感到寒冷时，一则人体的自身调节机制会利用自身机能大量调动阳气，来调高自身温度抵御严寒，以适应外界环境的变化；二则秋冬季节阳气入里收藏，中焦脾胃烦热，阴液易损。

所以说，春夏之时阳虚于内；秋冬之时阴虚于内。在养生保健上就要做到"春夏养阳、秋冬养阴"。正如清代著名医家张志聪所谓"春夏之时，阳盛于外而虚于内，所以养阳；秋冬之时，阴盛于外而虚于内，所以养阴"。总之，主要还是阳气易于亏耗。

但是，这并不代表，秋冬养阴就不用养阳了。因为对于人体来说，阳代表能动的力量，即机体生命机能的原动力。阳化气，人们把阳和气连起来叫阳气；阴代表精、血、津液等营养物质，即机体生命机能的基本物质。阳气是人体生存的重要因素，由阳气生成的生命之火，是生命的动力，是生命的所在；阴成形，通常又把它叫做阴液。阴液是有形物质，濡养了人体形态的正常发育及功用。阴所代表的精、血、津液等物质的化生皆有赖于阳气的摄纳、运化、输布和固守，只有阳气旺盛，精血津液等物质的化生以及摄纳、运化、输布和固守才有依赖。只有阳气的能动作用，才能维持人体生命的正常功能。这就是阳气在人体的能动作用，它不仅主宰了人的生命时限，而且还确定了人体五脏六腑的功能状态。所以，不论何季，"养阳"都是非常重要的。

第二节

春季食养——不宜过油腻

❀ 春季食补养生"六宜一忌"

春补对健康体强的人有益,久病体虚和外科手术后气血受损的病人,以及体质虚弱的儿童更需要春补。春补不可恣意而行,要遵循以下原则,方能顺应天时,符合机体需要。

1. 宜温补阳气

阳,是指人体阳气,阳气与阴精既对立又统一。阳气泛指人体之功能,阴精泛指人体的物质基础。中医认为,"阳气者,卫外而为固",意思是说,阳气对人体起着保卫作用,可以使人体坚固,免受自然界六淫之气的侵袭。所谓春季饮食上要养阳,是指要进食一些能够起到温补人体阳气的食物,以使人体阳气充实,只有这样才能增强人体抵抗力,抗御以风邪为主的邪气对人体的侵袭。明代著名医学家李时珍在《本草纲目》里主张"以葱、蒜、韭、蓼、蒿、芥等辛辣之菜,杂和而食",除了蓼、蒿等野菜现已较少食用外,葱、蒜、韭可谓是养阳的佳蔬良药。

因为肾藏之阳为一身阳气之根,所以在饮食上养阳,还包含有养肾阳的意思。关于这一点,张志聪在《素问集注》里说:"春夏之时,阳盛于外而虚于内,秋冬之时,阴盛于外而虚于内,故圣人春夏养阳,秋冬养阴,从其根而培养之。"这里的"从其根"就是养肾阳的意思,因为肾阳为一身阳气之根,春天、夏天人体阳气充实于体表,而体内阳气却显得不足,故应多吃点培养肾阳的东西,如谚语"夏有真寒,冬有真火"即是指此意。

2. 宜多甜少酸

唐代药王、养生家孙思邈说："春日宜省酸、增甘，以养脾气。"意思是春季六节气之际，人们要少吃酸味的食品，多吃些甜味的东西，这样做的好处是能补益人体的脾胃之气。中医认为，脾胃是后天之本，人体气血生化之源，脾胃之气健壮，人可延年益寿。但春为肝气当令，肝的功能偏亢。根据中医五行理论，肝属木，脾属土，木土相克，即肝旺伤及脾，影响脾的消化吸收功能。

中医又认为，五味入五脏，如酸味入肝、甘味入脾、咸味入肾等。若多吃酸味食品，能加强肝的功能，使本来就偏亢的肝气更旺，这样就会大大伤害脾胃之气。鉴于此，春季六节气在饮食上的另一条重要原则，就是要少吃点酸味食物，以防肝气过于偏亢；同时多食甜味食物，甜味的食物入脾，能补益脾气，如大枣、山药等。

3. 宜清淡多样

油腻食品易使人产生饱胀感，妨碍多种营养的摄入，饭后使人出现疲劳、嗜睡、工作效率下降等，它是"春困"的诱因之一。春季饮食宜清淡，避免食用油腻食品，如肥猪肉、油炸食品等。春季膳食要提倡多样化，避免专一单调，进行科学合理的搭配，如主食粗细、干稀的合理搭配，副食荤与素、汤与菜的搭配等，只有这样才能从多种食物中获得较完备的营养，使人精力充沛。

4. 宜多食新鲜蔬菜

人们经过寒冷的冬季之后，普遍会出现多种维生素、无机盐及微量元素摄取不足的情况，如冬季常见人们患口腔炎、口角炎、舌炎、夜盲症和某些皮肤病，这是吃新鲜蔬菜较少造成的。因此，在春季六节气一定要多吃各种新鲜蔬菜，以弥补冬天吃菜少造成的营养不足。

5. 宜补充津液

春季多风，风邪袭人易使腠理疏松，迫使津液外泄，造成口干、舌燥、皮肤粗糙、干咳、咽痛等症。因此，在饮食上宜多吃些能补充人体津液的食物。常见的有柑橘、蜂蜜、甘蔗等，其补充标准以不感口渴为度，不宜过量。因为不少生津食品是酸味的，吃多了易使肝气过亢。

6. 宜清解里热

所谓里热，即指体内有郁热或者痰热。热郁于内，春季，机体被外来风气鼓动，就会向外发散，轻则导致头昏、身体烦闷、咳嗽、痰多、四肢重滞；重则形成温病，甚至侵害内脏。

体内郁热的形成是由于在漫长的冬季，人们为了躲避严寒的侵袭，往往穿起厚厚的棉衣拥坐在旺旺的炉火旁边；喜欢吃热气腾腾的饭菜，热粥、热汤，一些上了年纪的人还经常喝点酒。这些在冬季看来是必要的，但使人体内积蓄了较多的郁热。

清除郁热的方法很多，最好是选用一些药膳。

7. 忌黏硬生冷、肥甘厚味

春季肝气亢伤脾，损害了脾胃的消化吸收功能。黏硬、生冷、肥甘厚味的食物本来就不易消化，再加上脾胃功能不佳，既生痰生湿，又会进一步加重和损害脾胃功能。

春季的饮食进补原则主要是以上七点，但具体运用时，要根据个人的体质、年龄、职业、疾病、所在地区等不同情况来处理。如糖尿病患者即使在春天也应以不吃甜食为佳。阳盛体质的人，大可不必补充阳气，因为体内阳气本来就偏盛。阴虚有虚火者补阳也须慎重。总之，上述饮食进补原则是根据一般情况提出来的，在应用中还必须因人、因地、因病制宜，这样才有益于健康。

葱香韭美，春天是多么美妙的季节

春暖花开，我们的身体也从沉寂的冬日苏醒过来，感受春天的气息。春天不仅有美景，更有美食，散发着香气的大葱、独具风味的韭菜、翠绿鲜嫩的菠菜……如果有时间去乡间地头感受一下，更是非常美妙的体验，这些常见的蔬菜还能让我们平安地度过春三月。

1. 大葱

李时珍在《本草纲目》中说"正月葱，二月韭"。为什么李时珍告诉我们正月里要吃葱，二月要吃韭菜呢？这要从春季的气候特征和葱、韭菜的功效讲起。

《本草纲目》里说，大葱味辛，性微温，具有发表通阳、解毒调味的作用。春季是万物生发的季节，各种害虫、细菌也跟着活跃起来，而身体此时处在阳气刚要生发之际，抵抗力较弱，稍不留神就会感冒生病。大葱有杀菌、发汗的作用，切上数段葱白，加上几片姜，以水熬成汤汁服用，再穿上保暖的衣物并加盖棉被，就可以让身体发汗，收到祛寒散热、治疗伤风感冒的效果。

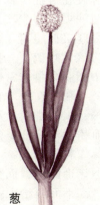

葱

2. 韭菜

《本草纲目》中记载，韭菜辛、温、无毒，有健胃、温暖作用。常常用于补肾阳虚，精关不固等。经常食用韭菜粥可助阳缓下、补中通络。适合背寒气虚、腰膝酸冷者食用。用韭菜熬粥，既暖脾胃，又可助阳。

材料：新鲜韭菜、小米。

做法：先煮熟小米粥，然后将适量韭菜切碎投入，稍煮片刻便可食用。

适合春季常吃的食物还有香椿、荠菜、莴苣、蜂蜜等。

另外，春季饮食要遵循"省酸增甘"的总原则。唐代药王孙思邈就说："春日宜省酸增甘，以养脾气。"意思是当春天来临之时，人们要少吃酸味的食品，多吃甘甜的食品，以补益人体的脾胃之气。故要减少醋等酸味食物的摄入，适度增加山药、大枣等甘味食物的摄入量。山药大枣粥就是不错的选择，可取山药50克、大枣20克、米（粳米、糯米各一半）80克，将粳米、糯米洗净，与山药、大枣一起放入砂锅里，加水适量，先用大火烧开，然后用文火熬煮至粥稠，每日1次。

春季补铁养肝，鸭血最佳

春季万物复苏，人体的新陈代谢也逐渐旺盛，此时，只有保持肝脏旺盛的生理机制，才能适应自然界生机勃发的变化。春季养肝以食为先，应多食用养肝护肝的食物。鸭血性平，营养丰富，可养肝血而治贫血，是养肝的最佳食品之一。

鸭血也称"液体肉"，通常被制成血豆腐，是最理想的补血佳品之一。鸭血富含铁，且以血红素铁的形式存在，容易被人体吸收利用。多吃些带有鸭血的菜肴，可以防治缺铁性贫血，并能有效地预防中老年人患冠心病、动脉硬化等症。鸭血是人体污物的"清道夫"，可以利肠通便，清除肠腔的沉渣浊垢，对尘埃及金属微粒等有害物质具有净化作用，以避免积累性中毒。因此贫血患者、老人、妇女和从事粉尘、纺织、环卫、采掘等工作的人尤其应该常吃鸭血。鸭血含有维生素K，能促使血液凝固，有止血的功效。鸭血中脂肪含量非常低，适合血脂高的人经常食用。

鸭血在日本和欧美许多国家的食品市场上，被做成香肠、点心等。在我国，人们则喜欢用鸭血制成血豆腐做菜肴，可以做汤，也可以爆炒，其中鸭血粉丝汤、韭菜炒鸭血都是非常受欢迎的美味。烹调时应配有葱、姜、辣椒等作料用以去味，另外也不宜单独烹饪。鸭血和豆腐、木耳等一起烹制，不但味道鲜美，而且可以起到植物蛋白和动物蛋白营养互补的作用。

下面再给大家推荐几款鸭血的做法：

（1）鸭血粉丝汤

材料：鸭血、粉丝各适量，鸭肠、鸭肝各少许，香菜末、香油各适量。

做法：鸭血洗净切成方块，放入开水中焯一下，捞出沥干。将鸭血倒入开水中煮熟。将粉丝放入漏勺（笊篱或小竹楼）内，放入煮沸的鸭血汤中烫熟。将粉丝和鸭血汤倒入碗中，再放入鸭肠、鸭肝、葱花、香菜和调味料等即可食用。

功效：补气血，降血糖。

（2）鸭血豆腐汤

材料：鸭血、豆腐各适量，精盐、味精、酱油、葱末、辣椒面各适量。

做法：鸭血洗净切成方块，豆腐同样切成方块。鸭血和豆腐分别放入开水中焯一下，捞出沥干。汤锅置火上，倒入足够高汤烧开。放鸭血块、豆腐块，煮至豆腐漂起。加入精盐、味精、酱油、葱末、辣椒面，汤再次烧开后，起锅盛入汤碗内，最后淋入香油即可。

功效：补铁促血，解毒养肝。

（3）鸭血海带汤

材料：水发海带、鸭血、原汁鸡汤各适量，精盐、料酒、葱、姜、五香粉、青蒜等各适量。

做法：将水发海带洗干净，切成菱形片，放入碗中备用。将鸭血加精盐少许，调匀后放入碗中，隔水蒸熟，切成方块，待用。将汤锅置火上，倒入鸡汤，武火煮沸，再倒入海带片及鸭血，滴入料酒，改用文火煮10分钟。加葱花、姜末、精盐、味精、五香粉等配料，煮沸时调入青蒜碎末，拌均匀，淋入麻油即可食用。

功效：补血活血，降脂降压。

正常的鸭血有一股较浓的腥臭味，颜色比猪血暗，弹性较好。因此烹调鸭血时可以用葱、姜、辣椒等作料去味，另外鸭血也不宜单独烹饪，最好和其他食材搭配。

同时，食用鸭血也有很多禁忌，如心血管疾病患者不宜常食鸭血。食用过多的动物血，会增加人体内胆固醇的摄入量。同时，腹泻患者不宜多吃鸭血。因为鸭血有排毒作用，能润肠通便，很适合大便干结的人食用，但腹泻患者食用会使症状加重。没有余透的鸭血不能食用，会有细菌残存。

春季应选择温补阳气的蔬菜

春季是过敏症的高发季节。大量花粉等过敏原释放到空气中，对花粉等过敏的人就会出现脸部红肿、打喷嚏、流鼻涕等症状，让人苦不堪言。研究发现，胡萝卜中的β－胡萝卜素能有效预防花粉过敏症、过敏性皮炎等过敏反应。因此，胡萝卜应是春季餐桌上的常备蔬菜。

胡萝卜肉质细密，质地脆嫩，有特殊的甜味，并含有丰富的胡萝卜素、维生素C和B族维生素。

胡萝卜含有大量胡萝卜素，有补肝明目的作用，可治疗夜盲症；胡萝卜含有植物纤维，吸水性强，在肠道中体积容易膨胀，是肠道中的"充盈物质"，可加强肠道的蠕动，从而宽肠通便；胡萝卜含有维生素A，是骨骼正常生长发育的必需物质，有助于细胞增殖与生长，是机体生长的要素，对促进婴幼儿的生长发育具有重要意义；胡萝卜中的木质素能提高机体免疫机制，间接消灭癌细胞；胡萝卜还含有降糖物质，是糖尿病人的良好食品，其所含的某些成分，如槲皮素、山标酚能增加冠状动脉血流量，降低血脂，促进肾上腺素的合成，还有降压、强心作用，是高血压、冠心病患者的食疗佳品。

胡萝卜富含维生素，并有轻微而持续发汗的作用，可刺激皮肤的新陈代谢，增进血液循环，从而使皮肤细嫩光滑，肤色红润，对美容健肤有独到的作用。同时，胡萝卜也适宜于皮肤干燥、粗糙，或患毛发癣、黑头粉刺、角化型湿疹者食用。

中医认为胡萝卜味甘，性平，有健脾和胃、补肝明目、清热解毒、壮阳补肾、透疹、降气止咳等功效，可用于肠胃不适、便秘、夜盲症（维生素A的作用）、性功能低下、麻疹、百日咳、小儿营养不良等症状。

很多人食用胡萝卜大多是生吃，切成丝和粉丝等凉拌后食用，或者是切成片同其他蔬菜炒食。其实，这都不符合营养原则。生吃胡萝卜只有10%左右的胡萝卜素被吸收，其余均被排泄。胡萝卜中的主要营养素β-胡萝卜素，存在于胡萝卜的细胞壁中，而细胞壁由纤维素构成，人体无法直接消化。

胡萝卜只有通过切碎、煮熟等方式，使其细胞壁破碎，β-胡萝卜素才能释放出来，被人体所吸收利用。胡萝卜素和维生素A是脂溶性物质，吃胡萝卜时最好是用油类烹调食用，或是与猪肉、牛肉、羊肉同煨。胡萝卜也可做成胡萝卜馅饺子食用。

下面我们再来学习胡萝卜的吃法：

（1）胡萝卜炖牛腱

材料：胡萝卜、牛腱各适量，红枣10粒，姜、酒、盐各适量。

做法：将牛腱洗净，切成条块，胡萝卜切滚刀块。将牛腱放开水中焯一下，捞出洗净沥干。把水煮开后，放入牛腱、胡萝卜、红枣及姜片，炖煮1.5小时，加入调味料即可。

功效：补肝明目、降脂降糖。

（2）胡萝卜炒肉丝

材料：瘦猪肉、胡萝卜、香菜各适量，食用油、香油、酱油、料酒、醋、味精、水淀粉各适量。

做法：将胡萝卜洗净切丝，瘦猪肉剔去筋切丝，放入盆内，加入淀粉、精盐拌匀，香菜洗净，切段待用。锅烧热，放入葱姜末炝锅，放入肉丝炒散，放胡萝卜丝煸炒。加入酱油、精盐、醋、料酒，炒熟后加入味精、香油、香菜，搅匀出锅即成。

功效：增强抵抗力，抗过敏。

（3）胡萝卜玉米排骨汤

材料：排骨、胡萝卜各适量，玉米2根、生姜、盐各适量。

做法：胡萝卜削皮，切滚刀块，玉米切小块，排骨切小块。将排骨用开水焯一下，捞出洗净沥干。锅内加水和所有材料（水要盖过所有材料），武火煮滚后改文火煲2小时。所有材料都熟烂后，加盐调味即可。

功效：健胃清热，补充多种维生素。

胡萝卜素容易被氧化，烹调时采用压力锅炖，可减少胡萝卜与空气的接触，胡萝卜素的保存率可高达97%。

食用胡萝卜有一些禁忌大家也需了解一下：烹调胡萝卜时，忌加醋等，因为酸性物质对胡萝卜素有破坏作用。胡萝卜不宜过量食用。大量摄入胡萝卜素会令皮肤的色素产生变化，变成橙黄色。女性不宜过多食用胡萝卜。女性吃过多的胡萝卜很容易引起月经异常，并导致不孕，研究发现，过量的胡萝卜素会影响卵巢的黄体素合成、分泌量减少，有的甚至会造成无月经、不排卵，或经期紊乱的现象。

多吃水果可以帮您远离春季病

在春天多吃些水果，可以吸收一些营养素，能够有效增强人体抵抗力，从而让你远离春季病。

有心脏病史的人应该多吃葡萄柚。胆固醇过高严重影响心血管健康，尤其有心脏病史者，更要注意控制体内胆固醇指标。葡萄柚是医学界公认最具食疗功效的水果，其瓣膜所含天然果胶能降低体内胆固醇，预防多种心血管疾病。

长期吸烟者应多吃葡萄，因为长期吸烟者的肺部积聚大量毒素，功能受损。葡萄中所含有效成分能提高细胞新陈代谢率，帮助肺部细胞排毒。另外，葡萄还具有祛痰作用，并能缓解因吸烟引起的呼吸道发炎、痒痛等不适症状。

肌肉拉伤后要多吃菠萝。因为肌肉拉伤后，组织发炎、血液循环不畅，受伤部位红肿热痛，而菠萝所含的菠萝蛋白酶成分具有消炎作用，可促进组织修复，还能加快新陈代谢、改善血液循环、快速消肿，是此时身体最需要的水果。

预防皱纹请吃芒果。皱纹的出现是因为皮肤胶原蛋白弹性不足。芒果是预防皱纹的最佳水果，因为含有丰富的β-胡萝卜素和独一无二的酶，能激发肌肤细胞活力，促进废弃物排出，有助于保持胶原蛋白弹性，有效延缓皱纹出现。

樱桃可缓解供氧不足。人容易疲劳在多数情况下与血液中铁含量减少、供氧不足及血液循环不畅有关。吃樱桃能补充铁质，其中含量丰富的维生素C还能促进身体吸收铁质，防止铁质流失，并改善血液循环，帮助抵抗疲劳。

多吃橙子，帮你摆脱脚气困扰。体内缺乏维生素B_1的人容易受脚气困扰。这种情况下最适合选择橙子，它富含维生素B_1，并帮助葡萄糖新陈代谢，能有效预防和治疗脚气病。

摆脱"春困"的5款独家"汤术"

春天气候转暖，是外出踏青的好时节，但是在现实生活中，却有许多人会无精打采，困倦疲乏、昏昏欲睡，这就是人们常说的"春困"。形成"春

"困"的原因不是由于睡眠不够,而是体内循环发生季节性差异所致。

春季气候转暖后,体表毛细血管舒展,末梢血供增多,器官组织负荷加重,因此大脑血供相应减少,脑组织供氧不足,从而就会出现困倦、疲乏、嗜睡等现象。容易"春困"的人,还常会出现脸色潮红、失眠多梦、好激动、掉发、五心烦热、舌红、少津、脉细数等"阴虚"现象。

因此,养肝滋阴是对付"春困"的有效办法。平时不要过度劳累,应保证睡眠,早卧早起。犯困时,可适当做头部按摩缓解症状。同时,要多做深呼吸和能增加肺活量的有氧运动,多晒晒太阳,多和大自然接触。

春季应调节情绪,使肝气顺达,气血调畅,不使肝阳上亢。可适当服用西洋参、枫斗或麦冬等养阴保健品调理。并适量进食滋阴的食品,少吃羊肉等温性食物,不吃辛辣、煎炸烤食品、狗肉、酒类、火锅等热性食物。

以下几种药膳靓汤,是解除"春困"的良方,既美味,又可消除疲乏,不妨一试:

(1)山芡实煲笋壳鱼

材料:淮山、芡实各50克,笋壳鱼500克,生姜3片。

做法:笋壳鱼文火煎至微黄,加水及淮山、芡实,大火煲滚后慢火继续煲1小时。

功效:有健脾益气祛湿之功效。

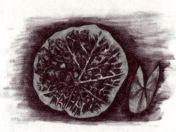

芡实

(2)芡实煲老鸭

材料:芡实100~120克,老鸭一只。

做法:老鸭宰净,芡实放鸭腹内加水大火煲滚后,慢火继续煲2小时,加少许盐服食。

功效:可滋阴养胃,健脾利水。

(3)眉豆芡实煲鸡脚

材料:眉豆80克,芡实60克,鸡脚4对,冬菇8个,猪瘦肉100克,生姜3片。

做法:配料洗净,冬菇去蒂;鸡脚洗净,对切开;瘦肉洗净,一起与生姜放进瓦煲内,大火煲滚后,改慢火煲约2小时。

功效:具有健脾化湿,强筋健骨的效用。

(4)陈皮白术猪肚汤

材料:每次可选用陈皮6克,白术30克,鲜猪肚半个或1个,砂仁6克,生姜5片。

做法:先将猪肚去除肥油,放入开水中去除腥味,并刮去白膜。配料洗净,然后全部放入瓦煲内,煲滚后用慢火煲2小时即可。

功效:可健脾开胃,促进食欲。

(5)粉葛煲水鱼

材料:粉葛1千克左右,水鱼500克左右,姜100克,云苓50克,白术50克。

做法：水鱼买时让卖家收拾干净，回家再滚水略烫，甲的部分要刷净。粉葛去皮斩件，加水和云苓、白术、老姜。大火煲滚后，去除泡沫，收慢火，约煲4小时。

功效：可健脾祛湿，止腰酸背痛，适宜春湿时的风湿患者。

春季多吃蜂蜜防感冒

我国古代名医孙思邈指出："春日宜省酸增甘，以养脾气。"意思是说，春季宜适当吃些甜食。这是因为，冬天过后，人们在春天里户外活动增多，体力消耗较大，故需要较多的能量，但此时脾气较弱，也就是胃肠的消化能力较差，还不适合多吃肉食，因此，增加的能量可适当由糖供应。

糖的极品是蜂蜜，故蜂蜜是春季最理想的滋补品。中医认为，蜂蜜味甘，入脾胃二经，能补中益气、润肠通便。春季气候多变，天气乍寒乍暖，因此，人就容易感冒。

由于蜂蜜还有清肺解毒的功能，故能增强人体免疫力。现代科学分析，蜂蜜含有多种矿物质和维生素，为人体代谢活动所必需。因此，在春季，如果每天能用1～2匙蜂蜜，以一杯温开水冲服或加牛奶服用，对身体有滋补作用，尤其是老人，更为适合。

人们常说"春捂秋冻"，如果"春捂秋冻"做不科学也会导致感冒。春捂怎么"捂"，一直是个比较笼统的概念。"二月休把棉衣撤，三月还有梨花雪"、"吃了端午粽，再把棉衣送"算是最明确的时间概念。而这对于养生保健来说是远远不够的。医疗气象学的兴起对春捂有了更科学、更具体的研究。

首先要把握时机。冷空气到来前24～48小时未雨绸缪。医疗气象学家发现，许多疾病的发病高峰与冷空气南下和降温持续的时间密切相关。比如感冒、消化不良，在冷空气到来之前便捷足先登。而青光眼、心肌梗死、中风等，在冷空气过境时也会骤然增加。因此，捂的最佳时机，应该在气象台预报的冷空气到来之前24～48小时，再晚便是雨后送伞了。

其次要注意气温。15℃是春捂的临界温度。研究表明，对多数老年人或体弱多病而需要春捂的人来说，15℃可以视为捂与不捂的临界温度。也就是说，当气温持续在15℃以上且相对稳定时，就可以不捂了。

再次要小心温差。日夜温差大于8℃是捂的信号。春天的气温，前一天还是春风和煦，春暖花开，刹那间则可能寒流涌动，"花开又被风吹落"，让你回味冬日的肃杀。面对"孩儿脸"似的春天，你得随天气变化加减衣服。而何时加衣呢？现在认为，日夜温差大于8℃是该捂的信号。

最后要把握时间。7～14天恰到好处。捂着的衣衫，随着气温回升总要减下来。而减得太快，就可能出现"一向单衫耐得冻，乍脱棉衣冻成病"。因为你没捂到位。怎样才算到位？医学家发现，气温回冷需要加衣御寒，即使此后气温回升了，也得再捂7天左右，体弱者才能适应。减得过快有可能冻出病来。

第三节

夏季食养——不宜过寒

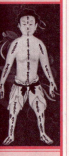

葱郁茂盛，夏季养生注养"长"

《素问·四气调神大论篇》中有："夏三月，此谓蕃秀，天地气交，万物华实。夜卧早起，无厌于日，使志无怒，使华英成秀，使气得泄，若所爱在外，此夏气之应，养长之道也。逆之则伤心，秋为痎疟，奉收者少，冬至重病。"

"夏三月"是指农历的四、五、六三个月。夏季是天地万物生长、葱郁茂盛的时期。金色的太阳当空而照，向大地洒下了温暖的阳光，这时，大自然阳光充沛，热力充足，万物都借助这一自然趋势加速生长发育。人在这个时候也要多晒太阳，不要怕出汗，在情志上不要过分压抑自己，这样才能使气血通畅。另一方面，因为夏季属火，主生长、主散发，夏天多晒太阳、多出汗，可借阳气的充足来赶走身体里的积寒。但现代人通常都处于空调的环境下，整个夏天都很少出汗，这样反而会让体内的寒气加深，抑制散发，秋天就会得痰证（呼吸方面的病），降低了适应秋天的能力，所谓"奉收者少"。

中医认为长夏（农历6月，阳历7～8月间）属土，五脏中的脾也属土，长夏的气候特点是偏湿，"湿气通于脾"，也就是说湿气与脾的关系最大，所以，脾应于长夏，是脾气最旺盛、消化吸收力最强之时，因而是养"长"的大好时机。

夏季饮食要注意"清淡"二字

夏天的太阳那么大，拿什么来对抗它的炎热呢？下面将介绍清淡养生法：

1. 头脑宜清净

盛夏烈日高温蒸灼，令人感到困倦、烦躁和闷热不安，使头脑清静，神气平和是养生之首要。古医经《养生篇》中记载，夏日宜"静养勿躁"，节嗜欲、定心气，切忌脾气火暴、一蹦三跳，情绪激越而伤神害脏腑。

2. 饮食宜清淡

炎夏暑热，少食高脂厚味、辛辣上火之物，饮食清淡可起到清热、祛暑、敛汗、补液等作用，还有助于增进食欲。新鲜蔬菜瓜果，如西红柿、黄瓜、苦瓜、冬瓜、丝瓜、西瓜之类清淡宜人，既能保证营养，又可预防中暑；菊花清茶、酸梅汤和绿豆汁、莲子粥、荷叶粥、皮蛋粥等亦可清暑热，生津开胃。

3. 游乐宜清幽

炎夏不宜远途跋涉，最好是就近寻幽。清晨，曙光初露，凉风习习，到溪流、园林散步，练气功、保健操等，可使人心旷神怡，精神清爽；傍晚，散步徜徉在江滨湖畔，亦会令人心静如水，烦闷、暑热顿消。晚上，在人少、清凉之室，听听音乐、看看电视，或邀三朋四友，品茗聊侃，亦惬意舒心。适当过过现代城市的夜生活，去夜总会、歌舞厅、卡拉OK，潇洒一回，对丰富生活内容大有好处，但不宜常往，特别是老人更应慎之，否则亦会伤神害身，乐极而生悲。

4. 居室宜清凉

早晚室内气温低，应将门窗打开，通风换气。中午室外气温高于室内，宜将门窗紧闭，拉好窗帘。阴凉的环境，会使人心静神安。

夏日吃西瓜，药物不用抓

西瓜又叫水瓜、寒瓜、夏瓜，堪称"瓜中之王"，因是汉代时从西域引入的，故称"西瓜"。它味道甘甜、多汁、清爽解渴，是一种富有营养、最纯净、食用最安全的食品。西瓜生食能解渴生津，解暑热烦躁。我国民间谚语云：夏日吃西瓜，药物不用抓。说明暑夏最适宜吃西瓜，不但可解暑热、发汗多，还可以补充水分。

西瓜还有"天生白虎汤"之称，这个称号是怎么来的呢？白虎汤是医圣张仲景创制的主治阳明热盛或温病热在气分的名方。该病以壮热面赤、烦渴引饮、汗出恶热、脉象洪大为特征，一味西瓜能治如此复杂之疾病，可见其功效不凡。

关于西瓜的功效，《本草纲目》中记载其"性寒，味甘；清热解暑、除烦止渴、利小便"。西瓜含有的瓜氨酸，不仅具有很强的利尿作用，是治疗肾脏病的灵丹妙药，对因心脏病、高血压以及妊娠造成的浮肿也很有效果；西瓜可清热解暑，除烦止渴。西瓜中含有大量的水分，在急性热病发烧、口渴汗多、烦躁时，吃上一块又甜又沙、水分充足的西瓜，症状会马上改善；吃西瓜后尿量会明显增加，由此可以减少胆色素的含量，并可使大便通畅，对治疗黄疸有一定作用。

新鲜的西瓜汁和鲜嫩的瓜皮还可增加皮肤弹性，减少皱纹，增添光泽。因此，西瓜不但有很好的食用价值，还有很经济实用的美容价值。

西瓜除了果肉，其皮和种子中也含有有效成分。比如，治疗肾脏病可以用皮来煮水饮用，而膀胱炎和高血压患者则可以煎煮种子饮用。

但是，西瓜性寒，脾胃虚寒及便溏腹泻者忌食；含糖分也较高，糖尿病患者当少食。另外，许多人喜欢吃放入冰箱冷藏后的西瓜，以求凉快。但长时间吃冰西瓜会损伤脾胃。

西瓜性寒，味甜。西瓜切开后经较长时间冷藏，瓜瓤表面形成一层膜，冷气被瓜瓤吸收，瓜瓤里的水分往往结成冰晶。人咬食"冰"的西瓜时，口腔内的唾液腺、舌部味觉神经和牙周神经都会因冷刺激几乎处于麻痹状态，以致难以"品"出西瓜的甜味和诱人的"沙"味。还可刺激咽喉，引起咽炎或牙痛等不良反应。另外，多吃冷藏西瓜会损伤脾胃，影响胃液分泌，使食欲减退，造成消化不良。特别是老年人消化机能减退，吃后易引起厌食、腹胀痛、腹泻等肠道疾病。

因此，西瓜不宜冷藏后再吃，最好是现买现吃。如果买回的西瓜温度较高，需要冷处理一下，可将西瓜放入冰箱降温，应把温度调至15℃，西瓜在冰箱里的时间不应超过两小时。这样才既可防暑降温，又不伤脾胃，还能品尝西瓜的甜沙滋味。

食疗方

1. 西瓜酪

材料：西瓜1个（约重2500克），罐头橘子100克，罐头菠萝100克，罐头荔枝100克，白糖350克，桂花2.5克。

做法：整个西瓜洗净，在西瓜一端的1/4处打一圈人字花刀，将顶端取下，挖出瓜瓤，在瓜皮上刻上花纹。将西瓜瓤去子，切成3分见方的丁。另把菠萝、荔枝也改成3分大小的丁。铝锅上火，放清水1250毫升，加入白糖煮开，撇去浮沫，下入桂花。等水开后把水过箩晾凉，放入冰箱。将西瓜丁、菠萝丁、荔枝丁和橘子，装入西瓜容器内，浇上冰凉的白糖水即成。

功效：解暑除烦、止渴利尿。

2. 西瓜粳米红枣粥

材料：西瓜皮50克，淡竹叶15克，粳米100克，红枣20克，白糖25克。

做法：将淡竹叶洗净，放入锅中，加水适量煎煮20分钟，将竹叶去之。把淘洗干净的粳米及切成碎块的西瓜皮及红枣同置入锅中，煮成稀粥后加入白糖即可食用。

功效：对心胸烦热、口舌生疮、湿热黄疸有效。

夏吃茄子，清热解毒又防痱

茄子是夏秋季节最大众化的蔬菜之一。鱼香茄子、地三鲜更是许多家常菜馆的必备菜肴，深得人们的喜爱。茄子营养丰富，富含蛋白质、脂肪、碳水化合物、维生素及钙、磷、铁等多种营养成分。特别是维生素P的含量很高，每100克中含750毫克。所以经常吃些茄子，有助于防治高血压、冠心病、动脉硬化和出血性紫癜。

《随息居饮食谱》说茄子有"活血、止血、消痈"的功效。夏天常食茄子，尤为适宜。它有助于清热解毒，容易生痱子、生疮疖的人，夏季多吃茄子是可以起到预防作用的。而且，《本草纲目》中说："茄子性寒利，多食必腹痛下利。"所以，这种寒性的蔬菜最适宜的季节应该是夏季，进入秋冬季节后还是少吃为宜。

茄子的吃法有多种，既可炒、烧、蒸、煮，也可油炸、凉拌、做汤，不论荤素都能烹调出美味的菜肴。茄子善于吸收肉类的鲜味，因此配上各种肉类，其味道更加鲜美。

食疗方

1. 清蒸茄子
材料：茄子两个。
做法：把茄子洗净切开放在碗里，加油、盐少许，隔水蒸熟食用。
功效：清热、消肿、止痛，可用于内痔发炎肿痛、内痔便血、高血压、痔疮、便秘等症。

2. 炸茄饼
材料：茄子300克，肉末100克，鸡蛋三个。
做法：将茄子洗净去皮，切片；肉末内加黄酒、精盐、葱、姜与味精，搅拌均匀；鸡蛋去壳打碎，放入淀粉调成糊，用茄片夹肉撒少许干淀粉做成茄饼。锅内放油烧至六成热时，茄饼挂糊，逐个下锅炸至八成熟时捞出。待油温升到八成热时，再将茄饼放入复炸，至酥脆出锅，撒上椒盐末即成。
功效：和中养胃，胃纳欠佳、食欲不振者尤宜服食。

夏季尽享西红柿营养餐

西红柿是夏季餐桌上的家常菜，一年四季都可见，但夏季的西红柿最甜，营养也最丰富。它清热解毒、生津止渴，既可当蔬菜，又可当水果食用，有"菜中之果"的美誉。

西红柿含有丰富的胡萝卜素、维生素C和B族维生素，以及钙、磷、铁等矿物质，还含有苹果酸、柠檬酸、番茄红素等有益物质。其中维生素C是苹果的数倍，尤其是维生素P的含量是蔬菜之冠。

西红柿是天然的防癌蔬菜，其所含的番茄红素具有独特的抗氧化能力，可以清除人体内导致衰老和疾病的自由基；预防心血管疾病的发生；阻止前列腺的癌变进程，并有效地减少胰腺癌、直肠癌、喉癌、口腔癌、乳腺癌等癌症的发病危险。

中医认为，西红柿性微寒，味甘、酸，有养阴生津、凉血养肝、健脾养胃、平肝清热、降低血压的功效，适于热病伤阴引起的食欲不振、胃热口渴等症。这与西红柿含有苹果酸、柠檬酸有关，这两种成分可刺激食欲，促进胃酸分泌，帮助消化，增强胃肠的吸收功能。消化功能较差或多食荤腥油腻食品的人，在饭后进食西红柿是有好处的。

西红柿所含的尼克酸能维持胃液的正常分泌，促进红细胞的形成，有利于保持血管壁的弹性和保护皮肤。所以食用西红柿对防治动脉硬化、高血压和冠心病也有帮助。西红柿多汁，可以利尿，肾炎病人也宜食用。

西红柿中还含有番茄碱，具有抗炎作用。加之西红柿中还含有丰富的核黄素、抗坏血酸、维生素A、维生素K等，所以可以防治牙龈出血、口腔溃疡。

西红柿内含有谷胱甘肽的一种物质，可抑制酪氨酸酶的活性，使皮肤沉着的色素减退消失，雀斑减少，起到美容作用。此外，西红柿含有的丰富维生素C，有美白、抗衰老的功效，每天吃一个西红柿可以使皮肤保持白皙、延缓衰老。另外，番茄红素同时可以抵抗太阳光的紫外线伤害，夏季的西红柿中番茄红素含量比较高，这主要是因为夏天阳光充沛、光照时间长，会让番茄红素的含量大大增加，所以夏季多吃西红柿可以起到很好的防晒作用。西红柿中含有胡萝卜素，可保护皮肤弹性，促进骨骼钙化，还可以防治小儿佝偻病，夜盲症和眼干燥症。

西红柿常用于生食冷菜，用于热菜时可炒、炖和做汤。到底是生吃好还是熟吃好，一直都争论不休。其实，这两种吃法都对身体有好处，只不过是所摄取的营养素有所区别。经过研究证明，生吃西红柿会摄取更多的维生素C，熟吃西红柿会摄取更多的番茄红素。

西红柿生吃和熟吃都不会破坏维生素C，因为番茄酸度大，有利于维生素C的稳定，烹调之后损失比较小。如果为获得钾和膳食纤维，也是生熟均可。西红柿熟吃，可以更好地吸收番茄红素，因为它是一种脂溶性的维生素，经过加热和油脂烹调后，才更有利于发挥它的健康功效。由于番茄红素遇光、热和氧气容易分解，烹调时应避免长时间高温加热，以保留更多的营养成分。做菜时盖严锅盖，能保护其避免被氧气破坏。

烧煮西红柿时稍加些醋，就能破坏其中的有害物质番茄碱。食用西红柿时，皮最好不要去掉，因为西红柿的皮中也含有维生素、矿物质和膳食纤维。此外，生吃西红柿时要注意洗净。

我们来学学西红柿的保健食谱：

（1）西红柿炒鸡蛋

材料：西红柿2个，鸡蛋2枚，味精、盐、食用油各适量。

做法：将鸡蛋打入碗内，略加精盐，搅成蛋液，番茄洗净切片；炒锅置火上，放油烧六成热时，倒入蛋液，煎熟，炒碎，加番茄翻炒片刻，加盐及味精调味即可。

功效：健脾开胃、生津止渴。

（2）西红柿炖牛腩

材料：牛腩、番茄各适量，姜、料酒、盐、葱、食用油、味精各适量。

做法：将牛腩洗净切成小方块，番茄放入开水中烫片刻，捞出剥去皮切成月牙块，姜切末、葱切段。炒锅置火上，倒入食用油烧至五成热时，放入牛腩翻炒。加入西红柿继续翻炒，西红柿要炒碎，把番茄酱炒出来。加入适量清水、姜末、葱段、料酒，中火炖至肉熟。加入盐、味精调味，收汁即可。

功效：强身健体、祛暑解烦。

（3）糖拌西红柿

材料：西红柿4个、绵白糖（依个人口味而定）。

做法：先将西红柿洗净，切成月牙块，装入盘中。加糖，拌匀即成。

功效：生津止渴，健胃平肝，适用于发热、口干口渴、高血压等病症。

苦瓜和西红柿搭配可治疗口臭烦渴、腹胀厌食；莲藕木耳鸡蛋西红柿汤可治口腔溃疡、牙龈肿痛等症状。

食用西红柿要注意以下几点：

西红柿不宜和黄瓜同食。黄瓜含有一种维生素C分解酶，会破坏其他蔬菜中的维生素C，西红柿富含维生素C，如果二者一起食用，会达不到补充营养的效果。

西红柿忌与石榴同食。

空腹时不宜食西红柿。西红柿含有大量可溶性收敛剂等成分，与胃酸发生反应，凝结成不溶解的块状物，容易引起胃肠胀满、疼痛等不适症状。

未成熟的西红柿不宜食用。青西红柿含龙葵碱，食用后轻则口腔感到苦涩，重时还会有中毒现象。

西红柿不宜长久加热烹制后食用。长久加热烹制后会失去原有的营养与味道。

西红柿偏凉，脾胃虚寒者不宜生吃，可选择加热过的西红柿或番茄汁。

夏季丝瓜，美丽"女人菜"

盛夏时节，很容易上火，丝瓜具有清热泻火、凉血解毒的功效，其鲜嫩、滑爽的口感，老幼咸宜，不仅营养丰富，且颇具药用价值。炎热的夏季吃上一盘用丝瓜做成的汤菜，既可祛暑清心，醒脾开胃，免除苦夏之烦恼，又可美白皮肤，特别适合女性食用。

丝瓜中含有蛋白质、脂肪、碳水化合物、粗纤维、钙、磷、铁、瓜氨酸以及核黄素等B族维生素、维生素C、葫芦素，还含有人参中所含的成分——皂苷等防病保健活性成分。

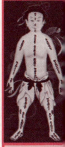

丝瓜有健脑的功效，其B族维生素含量高，有利于小儿大脑发育及中老年人大脑健康。

丝瓜可抗坏血病，其维生素C含量较高，可用于抗坏血病及预防各种维生素C缺乏症；同时还可抗病毒、防过敏，丝瓜提取物对乙型脑炎病毒有明显预防作用，在丝瓜组织培养液中还提取到一种具抗过敏性物质泻根醇酸，其有很强的抗过敏作用。

丝瓜对女性月经不调能起到治疗作用。中医认为，丝瓜性平味甘，有通经络、行血脉、凉血解毒的功效，因此民间常用它来治疗妇科疾病。

丝瓜作为美容佳品，更值一提。丝瓜中含防止皮肤老化的B族维生素，增白皮肤的维生素C等成分，能除雀斑、增白、去皱。丝瓜汁有"美容水"之称，用其擦脸，能使皮肤更加光滑、细腻，还具有消炎效果。

丝瓜不宜生吃，因为生吃时有一种怪味道，可炒、烧、做汤食用或取汁用以食疗。丝瓜吃时最好去皮。丝瓜汁水丰富，宜现切现做，以免营养成分随汁水流走。

丝瓜的做法有很多种，我们来学学最保健的烹饪方法：

（1）清炒丝瓜

材料：丝瓜1根，大葱、姜、枸杞、味精、盐、食用油各适量。

做法：丝瓜去皮洗净，切成薄片，姜切丝，葱切末。油烧至九成热时，加入姜丝、葱爆香后，放入枸杞粒炒匀，放入丝瓜、精盐翻炒。至丝瓜熟时，加入味精稍炒即可。

功效：解毒消痈，清热利湿。

（2）香菇烧丝瓜

材料：香菇（干）适量，嫩丝瓜1根，姜、精盐、味精、湿淀粉、香油、生油、料酒、食用油各适量。

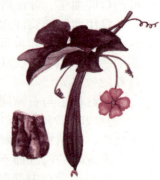

丝瓜

做法：香菇泡发后去杂洗净，嫩丝瓜去皮切片，姜捣成姜汁。炒锅置火上，加入食用油，烧热后放香菇，翻炒数下，放丝瓜，翻炒。放姜汁、料酒、精盐、味精、适量水，武火烧沸后改为文火。烧至入味，用湿淀粉勾芡，淋入香油，装盘即可。

功效：益气血、通经络。

（3）西红柿丝瓜汤

材料：西红柿2个，丝瓜1根，香葱1棵，高汤适量，熟猪油、味精、盐、胡椒粉各适量。

做法：将西红柿洗净，切成薄片；丝瓜刮去粗皮洗净，切成薄片，香葱切末。锅置火上，下熟猪油烧至六成热，倒入鲜高汤烧开。放入丝瓜、西红柿，待二者都熟时，加胡椒粉、盐、味精，撒入葱花即成。

功效：清解热毒、消除烦热。

丝瓜在烹制时应注意尽量清淡、少油，可勾稀芡，用味精或胡椒粉提味，以保持其香嫩爽口的特点。

食用丝瓜要注意以下两点：

丝瓜烹煮时不宜加酱油和豆瓣酱等口味较重的酱料，因为丝瓜的味道清甜，加酱料会抢味。

体虚内寒、腹泻者不宜多食丝瓜，丝瓜性寒，对身体不利。

夏季吃黄瓜，最爱那一口清凉

夏季，黄瓜是家庭餐桌上的"平民蔬菜"，以其营养、价廉大受青睐。夏季暑热难耐，不免心情烦躁，适当食用黄瓜可起到降压、解暑的功效，清爽之余，营养也足够充足。

黄瓜肉质脆嫩，汁多味甘，生食生津解渴，且有特殊芳香。黄瓜含水分为98%，富含蛋白质、糖类、维生素 B_2、维生素 C、维生素 E、胡萝卜素、尼克酸、钙、磷、铁等营养成分。

黄瓜中含有的葫芦素 C 具有提高人体免疫功能的作用，可达到抗肿瘤的目的。此外，该物质还可治疗慢性肝炎。黄瓜中所含的丙氨酸、精氨酸和谷胺酰胺对肝脏病人，特别是对酒精肝硬化患者有一定辅助治疗作用，可防酒精中毒。

黄瓜含有维生素 B_1，对改善大脑和神经系统功能有利，能安神定志，辅助治疗失眠症。

黄瓜有利尿的功效，有助于清除血液中像尿酸那样的潜在的有害物质。黄瓜味甘性凉，具有清热利水、解毒的功效。对胸热、利尿等有独特的功效，对除湿、滑肠、镇痛也有明显效果。另外黄瓜还可治疗烫伤、痱疮等。此外，黄瓜藤有良好的降压和降胆固醇的作用。

黄瓜是减肥佳品。鲜黄瓜内还含有丙醇二酸，可以抑制糖类物质转化为脂肪。黄瓜中还含有纤维素，对促进肠蠕动、加快排泄和降低胆固醇有一定的作用。黄瓜的热量很低，对于高血压、高血脂以及合并肥胖症的糖尿病，是一种理想的食疗良蔬。

黄瓜也是美容菜蔬，有"厨房里的美容剂"一称。黄瓜所含的黄瓜酶，能促进人体的新陈代谢，排出毒素，其中的维生素 C，能美白肌肤，保持肌肤弹性，抑制黑色素的形成。经常食用或贴在皮肤上可有效抵抗皮肤老化，减少皱纹的产生，并可防止唇炎、口角炎。老黄瓜中富含维生素 E，可以延年益寿、抗衰老；黄瓜中的黄瓜酶，有很强的生物活性，能有效地促进机体的新陈代谢。

营养学家认为，凉拌菜越自然越好，能不焯的尽量不焯，因为很多维生素是水溶性物质，蔬菜一焯就易造成维生素的损失。黄瓜含有维生素 C、B 族维生素及许多微量矿物质，它所含的营养成分丰富，生吃口感清脆爽口，营养也不会流失。

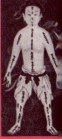

研究证明，黄瓜皮所含营养素丰富，应当保留生吃。但为了预防农药残留对人体的伤害，黄瓜皮应先在盐水中泡15～20分钟再洗净生食。用盐水泡黄瓜时切勿掐头去根，要保持黄瓜的完整，以免营养素在泡的过程中流失。

吃黄瓜时，一定要保留黄瓜把儿，这是因为，黄瓜把儿含有较多苦味素，苦味成分为葫芦素C，是难得的排毒养颜食品，实验证实，葫芦素C具有明显的抗肿瘤作用。

如果吃腻了炒黄瓜、拌黄瓜，那么自制一杯黄瓜汁饮用，口感和营养俱佳，在夏天可以用来预防口腔疾病。

黄瓜汁的做法很简单，将新鲜的黄瓜简单用糖腌一下，或者直接加冷开水在榨汁机中，取汁饮用。如果觉得稀释后的黄瓜汁口感有点苦涩，可以适量加一点蜂蜜来调味。

早晨喝一杯黄瓜汁可以清爽肠胃，黄瓜含有的大量维生素还可以缓解一定的发炎症状，可以防治口腔溃疡。每天饮用一杯黄瓜汁可以防止头发脱落、指甲劈裂以及增强大脑的记忆力。有研究表明，饮用黄瓜汁的效果要比吃整个黄瓜的效果好。

下面给大家推荐几款黄瓜的特色吃法：

（1）蓑衣黄瓜

材料：大黄瓜一根，朝天椒、白芝麻、花椒、香油、醋、白砂糖、盐各适量。

做法：将黄瓜下面垫两根筷子，从一端开始朝同一方向以45度的角度斜刀去切，不要将黄瓜切断，刀距要小，切出的黄瓜就比较柔软，将整根黄瓜翻转180度，再用同样方法斜切。朝天椒切丝，泡入冷水中。白芝麻在干炒锅中用小火慢慢焙出黄色，盛出充分晾凉。锅置火上，加热后放油，油热后，依次放入花椒和朝天椒丝，微变色后立即盛出，制成麻香油。将适量醋、白砂糖、盐、麻香油制成汁，浇在蓑衣黄瓜上，搅拌均匀后放入冰箱中腌制1小时。食用时将黄瓜撕成小段，撒上白芝麻即可。

功效：排毒解暑、降脂降压。

（2）凉拌黑木耳

材料：黑木耳（干）适量，黄瓜1根、大蒜、香葱、芝麻、盐、味精、香油各适量。

做法：黑木耳泡发后去蒂洗净，蒜捣成泥。将木耳放入开水中焯一下，捞起沥干水分，盛在碗内。加入黄瓜丝、蒜泥、芝麻、盐、味精、香油，拌匀后即可。

功效：减肥、滋补、和血、平衡营养。

（3）拍黄瓜

材料：黄瓜、香菜适量，大蒜、盐、白糖、醋、味精、香油各适量。

做法：将黄瓜洗净，拍酥、切段。香菜洗净切末，大蒜捣成泥。将黄瓜、香菜、蒜泥、醋、盐、白糖、香油、味精拌匀即可。

功效：解暑、清肠、利尿、降压。

黄瓜搭配豆腐，可以解毒消炎、润燥平胃。豆腐性寒，含碳水化合物极少，有调节机体和润燥平火的作用。

食用黄瓜的禁忌：

脾胃虚弱、腹痛腹泻、肺寒咳嗽者都应少吃，因黄瓜性凉，胃寒患者食之易致腹痛泄泻。

黄瓜与花生同食易引起腹泻。黄瓜性味甘寒，常用来生食，而花生米多油脂，性寒食物与油脂相遇，会增加其滑利之性，可能导致腹泻，尤其是肠胃功能不好的人不宜多食。

黄瓜不宜与含维生素C丰富的蔬果同食。黄瓜所含的维生素C分解酶如果与维生素C含量丰富的食物，如辣椒、西红柿、苦瓜、菜花、芹菜、橘子等同食，维生素C分解酶就会破坏其他食物的维生素C，虽对人体没有危害，但会降低人体对维生素C的吸收。

清热解暑，"香薷饮"功不可挡

香薷饮是中医有名的方剂，是夏日解暑的良方，由香薷散演变而来，药味相同，制成散剂叫香薷散，熬成煎剂就是香薷饮。此方源自宋代的《太平惠民和剂局方》，由香薷、厚朴、扁豆三味药组成。香薷素有"夏月麻黄"之称，长于疏表散寒，祛暑化湿；扁豆清热涤暑，化湿健脾；厚朴燥湿和中，理气开痞，三物合用，共奏外解表寒，内化暑湿之效。

此方的主药香薷，又名香如、西香薷，是唇形科植物海洲香薷的带花全草。全身披有白色茸毛，有浓烈香气。中医认为，香薷性味辛、微温，入肺、胃经，有发汗解表，祛暑化湿，利水消肿之功，外能发散风寒而解表，内能祛暑化湿而和中，性温而为燥烈，发汗而不峻猛，故暑天感邪而致恶寒发热，头重头痛，无汗，胸闷腹痛，吐泻者尤适用。故《本草纲目》上说："世医治暑病，以香薷为首药"。《本草正义》记载："香薷气味清冽，质又轻扬，上之能开泄腠理，宣肺气，达皮毛，以解在表之寒；下之能通达三焦，疏膀胱，利小便，以导在里之水"。

药理研究表明，香薷发散风寒，有发汗解热作用，并可刺激消化腺分泌及胃肠蠕动，对肾血管能产生刺激作用而使肾小管充血，滤过压增高，呈现利尿作用。因此，夏日常用香薷煮粥服食或泡茶饮用，既可预防中暑，又可增进食欲。但香薷有耗气伤阴之弊，气虚、阴虚、表虚多汗者不宜选用。

除此之外，香薷还能祛暑化湿，故在暑天因乘凉饮所引起的怕冷发热无汗及呕吐腹泻等症，是一味常用的药品。但其性温辛散，多适用于阴暑病症，正如前人所说："夏月之用香薷，犹冬

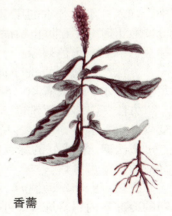

香薷

月之用麻黄。"故在临床用于祛暑解表时必须具备怕冷及无汗的症候。如属暑湿兼有热象的，可配黄连同用。至于暑热引起的大汗、大热、烦渴等症，就不是香薷的适应范围了。

下面，我们就将香薷饮的制作方法告诉大家，以供参考：

组成：香薷10克，白扁豆、厚朴各5克。

做法：将三药择净，放入药罐中，加清水适量，浸泡10分钟后，水煎取汁。

用法：分次饮服，每日1剂。

功效：可解表散寒，化湿中和，适用于外感于寒、内伤于湿所致的恶寒发热、头重头痛、无汗胸闷或四肢倦怠、腹痛吐泻等。

夏天一碗绿豆汤，巧避暑邪赛仙方

在酷热难耐的夏天，人们都知道喝绿豆汤以清热解毒。民间广为流传"夏天一碗绿豆汤，解毒祛暑赛仙方"这一健康谚语。中国人很早开始就认识到绿豆粥清热解毒功效。唐朝医家说绿豆："补益元气，和调五味，安精神，行十二经脉，去浮风，益气力，润皮肉，可长食之。"

而《本草纲目》是这样记载绿豆的：用绿豆煮食，可消肿下气、清热解毒、消暑解渴、调和五脏、安精神、补元气。绿豆性味甘寒，入心、胃经，具有清热解毒、消暑利尿之功效。所以是夏季补心安神、清热解毒的佳品。

服食绿豆，最好的方法当然是用绿豆熬汤。制绿豆汤时，有时会因煮的时间过久，而使汤色发红发浑，失去了应有的特色风味。这里列举五种熬制绿豆的方法，简单轻松就能熬出美味又解暑的绿豆汤。

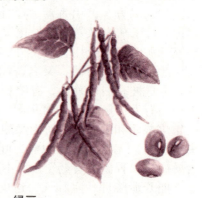

绿豆

方法一：将绿豆洗净，控干水分倒入锅中，加入开水，开水的用量以没过绿豆2公分为好，煮开后改用中火。当水分要煮干时（注意防止粘锅），加入大量的开水，盖上锅盖，继续煮20分钟，绿豆已酥烂，汤色碧绿。

方法二：将绿豆洗净，用沸水浸泡20分钟，捞出后放到锅里，再加入足量的凉水，旺火煮40分钟。

方法三：将绿豆洗净，放入保温瓶中，倒入开水盖好。等绿豆粒已涨大变软，再下锅煮，就很容易在较短的时间内将绿豆煮烂。

方法四：将挑好的绿豆洗净晾干，在铁锅中干炒10分钟左右，然后再煮，绿豆很快就可煮烂。

方法五：将绿豆洗净，用沸水浸泡10分钟。待冷却后，将绿豆放入冰箱的冷冻室内，冷冻4个小时，取出再煮。

防暑降温粥伴你清凉度夏

在炎热的夏季，人的胃肠功能因受暑热刺激，其功能会相对减弱，容易发生头重倦怠、胸脘郁闷、食欲不振等不适，甚至引起中暑，伤害健康。

为保证胃肠正常工作，就要在饮食上对机体起到滋养补益的作用，增强人体抵抗力，有效地抗御暑热的侵袭，避免发生中暑。下面的防暑降温粥能帮你清凉度夏。

（1）银花粥：银花性味甘寒、气味清香。用银花30克水煎后取浓汁约150毫升，再用粳米50克，加水300毫升煮成稀粥，分早、晚两次温服，可预防治疗中暑。风热患者、头痛目赤、咽喉肿痛、高血压、冠心病患者最宜食用。

（2）薄荷粥：先取新鲜薄荷30克，或干薄荷15克，煎汤取汁备用。再取100克大米煮成粥，待粥将熟时加入薄荷汤及适量冰糖，煮沸一会儿即可。此粥具有清热解暑、疏风散热、清利咽喉的功效。薄荷叶性味辛凉，气味清香，很是可口。

（3）荷叶粥：取新鲜荷叶一片，洗净切碎，放入纱布袋中水煎，取浓汁150毫升，加入粳米100克，冰糖适量，加水500毫升，煮成稀粥，每天早、晚食一次。荷叶气香微涩，有清热解暑、消烦止渴、降低血压和减肥等功效，与粳米、冰糖煮粥香甜爽口，是极好的清热解暑良药。

（4）莲子粥：莲子有清心除烦、健脾止泻的作用。用莲子粳米同煮成莲子粥，对夏热心烦不眠有治疗作用。

（5）藿香粥：藿香15克（鲜品加倍），加水180毫升，煎煮2～3分钟，过滤去渣；粳米50克淘净熬粥，将熟时加入藿香汁再煮2～3分钟即可，每日温食3次。藿香味辛性温，是夏令常用药，对中暑高热、消化不良、感冒胸闷、吐泻等有理想的防治作用。

夏季要多补水和维生素

夏季天气炎热，应注意补充水分和维生素，这样才能使胃口更好，身体更健康。下面介绍夏季补水和维生素的具体方法：

1. 补水要在饭前

在饭前1小时，喝1杯水，除了可以解除肠胃脱水的现象，还能促进肠胃蠕动以及胃的排空，促进食欲。

2. 补充维生素 B_1

夏天喝大量的水和冷饮，因为流汗多，容易把B族维生素冲出体外，导致食欲不振,因此 B 族维生素中的维生素 B_1 是将食物中的碳水化合物转换成葡萄糖的"媒人",葡萄糖提供脑部与神经系统运作所需的能量;少了它,虽然照常吃饭,体内的能量却不足,就会表现无精打采。维生素 B_1 最丰富的来源是所有谷类,如小麦胚芽、黄豆、糙米等,肉类以猪肉含量最丰富。

3. 补充维生素 B_2

维生素 B_2 负责转化热能,它可以帮助身体将蛋白质、碳水化合物、脂肪释放出能量。在活动量大的夏天更需维生素 B_2,因为美国康乃尔大学一项研究发现,人体对维生素 B_2 的需求量是随着活动量而增加的,维生素 B_2 的最佳食物来源是牛奶、乳酪等乳制品以及绿色蔬菜如花椰菜、菠菜等。

4. 补充维生素 B_3

维生素 B_3 和维生素 B_1、维生素 B_2 一起负责碳水化合物新陈代谢并提供能量,缺乏维生素 B_3 会引起焦虑、不安、易怒,所以夏天常常觉得烦躁。富含维生素 B_3 的食物有青鱼、鸡肉、牛奶等。

5. 补充维生素 C

暑热也会给人一种压力,而维生素 C 具有抗压的作用,在夏天自制苦瓜汁、芹菜汁、凤梨汁等各种果汁,既可补充水分,也可以补充丰富的维生素 C。

夏日喝凉茶有讲究

夏天偏热多湿的气候容易使人上火,而凉茶是祛暑败火最直接有效的方法。下面介绍的几款凉茶中,总有一款适合你。

(1)西瓜皮凉茶:可将外皮绿色的那一层利用起来,洗净后切碎去渣取汁,再加入少量白糖搅拌均匀,有去暑利尿解毒之功。

(2)陈皮茶:将干橘子皮 10 克洗净,撕成小块,放入茶杯中,用开水冲入,盖上杯盖焖 10 分钟左右,然后去渣,放入少量白糖。稍凉后,放入冰箱中冰镇一下更好。

(3)薄荷凉茶:取薄荷叶、甘草各 6 克放入锅内,加 2500 克水,煮沸 5 分钟后,放入白糖搅匀,常饮能提神醒脑。

(4)橘子茶:将橘子肉和茶叶用开水冲泡,可制成橘子茶,它可防癌、抗癌和预防心血管疾病,如果将经过消毒处理的新鲜橘子皮与白糖一同冲喝,还能起到理气消胀、生津润喉、清热止咳的作用。

(5)桑菊茶:将桑叶、白菊花各 10 克,甘草 3 克放入锅中稍煮,然后去渣叶,加入少量白糖即成,可散热清肺润喉,清肝明目,对风热感冒也有一定疗效。

(6)荷叶凉茶:将半张荷叶撕成碎块,与中药滑石、白术各 10 克,甘草6克，放入水中，共煮20分钟左右，去渣取汁，放入少量白糖搅匀，冷却后饮用，可防暑降温。

（7）淡盐凉茶：开水500毫升冲泡绿茶5克，食盐2克，晾凉待饮，能止渴解热除烦，治头晕恶心。

（8）果汁红茶：锅中加水750毫升，加热至沸倒入红茶40克，微沸5分钟，离火去茶叶，晾凉后放入冰箱。饮用时在杯中倒入红茶40毫升，放少许柠檬汁、橘汁、白砂糖，再加冰水150毫升，滴入少许白兰地酒，放橘子一瓣，碎冰少许。既可祛火，又很爽口。

祛除湿邪，夏季最当时

中医称夏末秋初为长夏时期，其气候特点是多湿，所以《理虚元鉴》特别告诫说："长夏防湿。"这个季节多雨潮湿，水汽上升，空气中湿度最大，加之或因外伤雾露，或因汗出沾衣，或因涉水淋雨，或因居处潮湿，以致感受湿邪而发病者最多。现代科学研究证实，当热环境中空气相对湿度较大时，有碍于机体蒸发散热，而高温条件下蒸发是人体的主要散热形式。空气中大量水分使机体难以通过水分蒸发而保持产热和散热的平衡，出现体温调节障碍，常常表现出胸闷、心悸、精神萎靡、全身乏力。长夏防湿，主要应做到以下几点：

1. 居住环境，避免潮湿

《黄帝内经》提出："伤于湿者，下先受之。"意思是湿邪伤人，最容易伤人下部。这是因为湿的形成往往与地的湿气上蒸有关，故其伤人也多从下部开始，如常见的下肢溃疡、湿性脚气、妇女带下、下肢关节疼痛等，往往都与湿邪有关。因此，在长夏季节，居室一定要避免潮湿，尽可能做到空气流通、清爽、干燥。

2. 饮食清淡，易于消化

中医学认为，湿为阴邪，易伤阳气。因为人体后天之本——脾喜燥而恶湿，所以，长夏季节湿邪最易伤脾，一旦脾阳为湿邪所遏，则可导致脾气不能正常运化而气机不畅，可见脘腹胀满、食欲不振、大便稀溏、四肢不温、口甜苔腻脉濡等症。若影响到脾气升降失司，还能出现水液滞留，常见水肿形成、目下呈卧蚕状，也可见到下肢肿胀。因此，长夏季节最好少吃油腻食物，多吃清淡易于消化的食物，如元代著名养生家丘处机所说："温暖，不令大饱，时时进之……其于肥腻当戒。"这里还指出，饮食也不应过凉，因为寒凉饮食最能伤脾的阳气，造成脾阳不足。此外，由于消化功能减弱，一定要把好"病从口入"这一关，不吃腐烂变质食物，不喝生水，生吃瓜果蔬菜一定要洗净，应多食清热利湿的食物，使体内湿热之邪从小便排出。常用清热利湿食物，以绿豆粥、荷叶粥、红小豆粥最为理想。

3.避免外感湿邪

由于长夏阴雨连绵，人们极易感受外来湿邪的侵袭，出现倦怠、身重、嗜睡等症，严重者还能伤及脾阳，造成呕吐腹泻、脘腹冷痛、大便稀薄。因此，长夏一定要避免湿邪侵袭，做到外出带伞、及时避雨。若涉水淋雨，回家后要立即服用姜糖水。有头重、身热不扬等症状者，可服藿香正气水等。此外，由于天气闷热，阴雨连绵，空气潮湿，衣物极易发霉，人也会感到不适。穿着发霉的衣物，容易感冒或诱发关节疼痛，因此，衣服要经常晒一晒。

总之，根据中医学"春夏养阳"的原则，长夏防湿的关键在于要保养人体阳气。只有阳气充足，湿邪才不易侵犯。

正确用膳，预防三种夏季病

感冒、腹泻、中暑是夏季常见的三种高发病。中医把夏季的感冒称为热伤风，多由阳气外泄引起。由于夏季人们出汗较多，消耗较大，容易使人体阳气外泄，而且天热了很多人吃饭不规律，造成抵抗力下降，易患感冒。所以夏季人们应多补充营养，多吃一些祛湿防感冒的食品，如绿豆粥。

对于腹泻，中医认为，夏季是阳气最盛的季节，天气炎热很多人都不想吃东西，营养容易缺乏，而且夏天人体出汗多，能量消耗较大，这时如果能量补充不足，加上不少人在夏天有贪凉的习惯，就容易导致腹泻的发生。每天吃饭时可以吃一两瓣蒜，因为大蒜对于预防急性的肠道传染病是非常有效的。

中暑最常见的是突然头冒冷汗、头晕、恶心甚至呕吐，或者突然体力不支等症状。

下面向大家推荐两道夏季防病菜肴：

（1）苦瓜瘦肉汤

夏季吃苦瓜有清热祛暑，提高免疫力功能，从而可以达到清心火、补肾、预防感冒的目的，而且苦瓜还有明目解毒的作用。

（2）香菇干贝豆腐

香菇中所含不饱和脂肪酸很高，还含有大量的可转变为维生素D的麦角甾醇和菌甾醇，对于增强免疫力和预防感冒有良好效果。香菇可预防血管硬化，降低血压。另外，糖尿病病人多吃香菇也能起到一定的食疗作用。

第四节

秋季食养——勿食生冷

❀ 万物收获，秋季养生注"收"

《素问·四气调神大论篇》中有："秋三月，此谓容平，天气以急，地气以明。早卧早起，与鸡俱兴，使志安宁，使肺气清，此秋气之应，养收之道也。逆之则伤肺，冬为飧泄，奉藏者少。"

生活中我们应该如何进行"养收"呢？

1. 秋季养生要防"秋燥症"

燥邪伤人，尤易伤人体津液。津液既耗，就会出现"燥象"，表现为口干、唇干、鼻干、咽干、舌干少津、大便干结、皮肤干燥甚至皲裂。肺喜润而恶燥，肺的功能必然受到影响，就会出现鼻咽干燥、声音嘶哑、干咳少痰、口渴便秘等一系列"秋燥症"。防秋燥要多吃芝麻、蜂蜜、银耳、青菜之类的柔润食物，以及梨、葡萄、香蕉等水分丰富、滋阴润肺的水果。要早睡早起，早起呼吸新鲜空气，以利舒肺，能使机体津液充足，从而精力充沛。

2. 秋季养生要防"湿邪"

秋季雨水还是很多的，此时防湿气阴邪困伤脾阳而发生水肿、腹泻。防湿主要应以祛湿化滞、和胃健脾的膳食为主，如莲子、藕、山药等。

3. 秋季养生要防"贼风"

秋天凉风习习，很多人喜欢开着窗子睡，而且秋天气候变化大。早晚温差大，冷热失常，往往使人措手不及，"贼风"往往会乘虚而入，使人生病。

防"贼风"的方法有：一方面注意穿衣、盖被，不要随意减衣，另一方面不要过早穿上棉衣，"秋要冻"，才会对"贼风"有抵抗力。

4.秋季养生食疗方

（1）莲子芝麻羹

材料：取莲子肉30克，芝麻15克，白糖适量。

做法：先将芝麻炒香，研成细末，莲子加水煮1小时，再加入芝麻细末、白糖，煮熟。

功效：此方可补五脏，强肝肾。

（2）百宴南瓜

材料：嫩南瓜1个，粉丝少许，五花肉250克，鸡蛋2个，姜、葱、味精、盐等调味品适量。

做法：先将南瓜洗净，从上面切去一个盖，挖去中间的瓜瓤。五花肉剁碎，粉丝泡软后切成小段。将五花肉、粉丝、姜末、葱花、盐、味精等搅在一起，打入鸡蛋，搅匀放入南瓜内。将南瓜放入锅内，隔水用大火炖3个小时即可食用。

功效：此方能补中益气、止咳、清热解毒。

🉐 秋季进补，滋阴润肺就选乌鸡

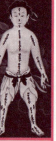

秋季最适宜温补，因为秋季气候干燥，需要多吃点滋补养阴的食物。秋季适宜经常食用乌鸡，可抵抗秋燥。

乌鸡含丰富的蛋白质、B族维生素及18种氨基酸和18种微量元素，其中烟酸、维生素E、磷、铁、钾、钠的含量均高于普通鸡肉，胆固醇和脂肪含量却很低。乌鸡的血清总蛋白和球蛋白质含量均明显高于普通鸡。

乌鸡还含有丰富的黑色素，入药后能起到使人体内的红细胞和血色素增生的作用。因此，乌鸡自古以来都是营养价值极高的滋补品，被称作"名贵食疗珍禽"，适宜老年人、儿童、妇女，特别是产妇食用，体虚血亏、肝肾不足、脾胃不健的人也适宜食用乌鸡。

中医认为，乌鸡性平、味甘，具有滋阴清热、补肝益肾、健脾止泻等作用。食用乌鸡，可提高生理机能、延缓衰老、强筋健骨，对防治骨质疏松、佝偻病、妇女缺铁性贫血症等有明显功效。

乌鸡是一种优良的烹饪原料，肉质细嫩，味道鲜美，可以烹制出色、香、味各异，风味别具的多种菜肴，但方式却只有炖汤一种，因为乌鸡唯有炖汤，才能发挥其营养功效。

乌鸡多用于食疗，多与银耳、木耳、茯苓、山药、红枣、冬虫夏草、莲子、天麻、芡实、糯米或枸杞子配伍，有不同的食疗功效，如乌鸡炖天麻可治神经衰弱，陈年老醋炖乌鸡可降血糖。

再来给大家推荐几款保健食谱：

（1）三味乌鸡汤

材料：乌鸡、黑芝麻、枸杞子、红枣（干）各适量、姜、盐、味精各适量。

做法：乌鸡洗净，去毛及内脏，黑芝麻不加油，炒香，枸杞洗净，红枣泡发去核，生姜去皮洗净切片。将以上材料放入锅中，注入适量的清水。用中火煲3小时后以细盐调味，即可饮用。

功效：滋补肝肾、乌须黑发、强壮身体。

（2）清炖乌鸡汤

材料：乌鸡1只，香葱2棵，生姜、料酒、精盐各适量。

做法：将乌鸡洗净，香葱洗净切段，生姜洗净切片。将乌鸡放沸水中焯一下，除去血水。把乌鸡、料酒、香葱、生姜放入砂锅内，用武火烧开。改文火炖2小时左右，加入精盐调味即可。

功效：气血双补、延缓衰老。

（3）山药莲子乌鸡汤

材料：乌鸡半只，新鲜山药、莲子、红枣各适量，姜盐、味精各适量。

做法：乌鸡剁块，放入沸水中焯去血污，山药削皮洗净并切滚刀块，莲子、红枣用水泡软备用，姜切片。将所有食材放入锅中，加足量的水，武火烧开，文火炖2小时。加盐及味精调味即可。

功效：益气补血，滋阴润燥。

炖乌鸡汤时，最好将鸡骨砸碎和与肉、杂碎一起熬炖，滋补效果最佳。最好不用高压锅，用砂锅熬炖，炖煮时宜用文火慢炖。

同时，体肥及邪气亢盛，邪毒未清和患严重皮肤疾病者宜少食或忌食乌鸡，多食能生痰助火，生热动风。患严重外感疾患时也不宜食用乌鸡。

秋季补虚健脾，猪肚功效颇佳

秋季是从酷暑向寒冬过渡的季节，人的抵抗力在这个时候也相对较弱。而同时，秋季又是有利于调养生机，去旧更新的季节，最适宜进补。但秋季，人们的口、鼻、皮肤等部位往往会有不同程度的干燥感，因此，秋季饮食要选择既能增强人体抵抗力和免疫力，同时能生津养阴滋润多汁的食物，秋季食用猪肚，可缓解这些症状。

猪肚即猪胃，含有蛋白质、脂肪、碳水化合物、维生素及钙、磷、铁等，具有补虚损、健脾胃的功效，适用于气血虚损、脾胃虚弱、食欲不振、中气不足、气虚下陷等症的食疗。

中医认为，猪肚味甘，微温。《本草经疏》说："猪肚，为补脾之要品。脾胃得补，则中气益，利自止矣……补益脾胃，则精血自生，虚劳自愈。"常配其他的食疗药物，装入猪胃，扎紧，煮熟或蒸熟食用。如配党参、白术、薏苡仁、莲子、陈皮煮熟食用，可治小儿消瘦，脾虚少食。

猪肚适于爆、烧、拌、蒸和煲汤，其做法都能保存猪肚的营养成分，可根据自己的喜好烹饪出适合自己口味的猪肚菜肴。

挑选猪肚要有方法，新鲜猪肚黄白色，手摸劲挺黏液多，肚内无块和硬粒，弹性较足。猪肚的清洗也很关键，将猪肚用清水洗几次，然后放进水快开的锅里，不停地翻动，不等水开就把猪肚取出来，再把猪肚两面的污物除掉即可。

我们再来看看猪肚的保健食谱：

（1）香辣肚丝

材料：猪肚适量，红辣椒1个，青辣椒1个，大葱1根，生姜1块，花椒、大料、干辣椒、香油、料酒、醋、精盐、味精各适量。

做法：大葱洗净切段，生姜洗净拍松，将猪肚反复用清水洗净，青、红辣椒洗净切丝。烧开水，把猪肚焯一下，呈白色时捞出刮洗干净，除去油脂。洗净锅，再加水烧开，放入猪肚、葱段、姜块、辣椒、大料、花椒、料酒，武火烧开后撇去浮沫，改用文火煮。约1小时后取出猪肚晾凉，切成丝装盘，然后放入辣椒丝。将精盐、味精、香醋、香油调匀，淋在肚丝和辣椒丝上，撒上姜末即可。

功效：补虚健脾、滋阴润燥。

（2）油爆双脆

材料：猪肚头、鸡胗各适量，葱末、姜末、蒜末、精盐、味精、熟猪油、湿淀粉、清汤各适量。

做法：将肚头剥去脂皮、硬筋，洗净，用刀划上网状花刀，放入碗内，加盐、湿淀粉搅拌均匀，鸡胗洗净，剔去内外筋皮，用刀划上十字花刀，放入另一只碗内，加盐、湿淀粉搅拌均匀。另取一只小碗，加清汤、料酒、味精、精盐、湿淀粉，拌匀成芡汁待用。炒锅上旺火，放入猪油，烧至八成热，放入肚头、鸡胗，迅速炒散，倒入漏勺沥油。炒锅内留油少许，下葱、姜、蒜末煸出香味，随即倒入鸡胗和肚头，并下芡汁，颠翻两下，即可出锅装盘。

功效：适用于气血虚损、身体瘦弱者食用。

（3）鲜莲子百合煲猪肚

材料：猪肚一副，鲜百合、鲜莲子各适量，胡椒粉、盐、味精、葱、姜各适量。

做法：把清洗干净的猪肚放进开水中用大火焯一下，加入料酒去除腥味，再用清水把猪肚洗干净并切成条，葱切段、姜切片备用。将肚条、莲子、葱、姜放入盛有开水的砂锅里，武火煮开，改文火炖30分钟。将百合放入锅中煮30分钟，加入胡椒粉、盐、味精调味，搅拌均匀后即可出锅食用。

功效：润肺益脾、除虚热、养心安神、补虚益气。

猪肚烧熟后，切成长条或长块，放在碗里，加点汤水，放进锅里蒸，猪肚会涨厚一倍，又嫩又好吃，但注意不能先放盐，否则猪肚就会紧缩。大家要注意猪肚不适宜贮存，应随买随吃。

秋季补充胶原蛋白，必吃猪蹄

秋季饮食调理以"燥者润之"为原则，应多食用一些滋阴润燥的食物。胶原蛋白就是皮肤细胞生长的主要原料，它不仅能滋润皮肤，还能增加皮肤的贮水功能，维护皮肤的湿润，所以秋季可以适当多食用一些胶原蛋白含量高的食物，比如猪蹄。

猪蹄又叫猪脚、猪手，营养丰富，富含蛋白质、脂肪、碳水化合物、钙、磷、铁、维生素等，尤其是猪蹄中富含的胶原蛋白和弹性蛋白，可促进毛皮生长，防治进行性肌营养不良症，使冠心病和脑血管病得到改善。猪蹄对于经常四肢疲乏、腿部抽筋、麻木、消化道出血、失血性休克及缺血性脑病患者有一定辅助疗效，它还有助于青少年生长发育和减缓中老年妇女骨质疏松的速度。

人体中胶原蛋白质缺乏，是人衰老的一个重要因素。猪蹄中的胶原蛋白质在烹调过程中可转化成明胶，它能结合许多水，从而有效改善机体生理功能和皮肤组织细胞的储水功能，防止皮肤过早褶皱，延缓皮肤衰老。为此，人们把猪蹄称为"美容食品"和"类似于熊掌的美味佳肴和良药"。

中医认为，猪蹄性平，味甘、咸，具有补血、滋阴、通乳、益气、脱疮、祛寒热等功能，适合用于乳少、痈疽、疮毒等病症，还有滑肌肤、填肾精、健腰脚等效能，《别录》言其"主伤挞诸败疮，下乳汁"。我国古代医家早就推崇吃猪蹄，认为它比猪肉更能补益人体，如清代《随息居饮食谱》载，猪蹄"填肾精而健腰脚，滋胃液以滑皮肤，长肌肉可愈漏疡，助血脉能充乳汁，较肉尤补。"

猪蹄是日常家庭经常食用的肉类食物，做法也简单易操作。猪蹄一般用于炖汤、红烧或卤制，都能较好地保存猪蹄的营养成分。很多以猪蹄为主的食疗方，效果都很显著，如黑芝麻炒焦为末，用猪蹄汤送服可治疗产后乳胀、少乳；猪蹄、香菇、带衣花生米、大枣共炖可补益气血，等等。

食疗方

1. 黄豆猪蹄汤

材料： 猪蹄、大豆各适量，料酒、大葱、姜、盐、味精各适量。

做法： 猪蹄用沸水烫后拔净毛，刮起去浮皮，黄豆提前浸泡1小时，备用，姜洗净切片，大葱切段。猪蹄放入锅中，加入清水、姜片煮沸，撇沫。加料酒、葱及黄豆，加盖，用文火焖煮。至半酥，加精盐，再煮1小时。调入味精调味即可。

功效： 补脾益胃，养血通乳。

2. 红烧猪蹄

材料： 猪蹄适量，盐、葱、姜、桂皮、八角、料酒、酱油、整干椒、花椒、糖各适量。

做法： 将猪蹄刮毛洗净，剁去爪尖劈成两半，放开水中焯一下，捞出洗净沥干，姜拍烂，葱切段。把姜、葱、桂皮、八角、整干椒炒香，放猪蹄煸干水分，烹料酒、糖、酱油，炒上色加水，调正味，小火烧至酥烂，进味。食用时，拣出姜、葱及香料，盛碗中，撒葱花。

功效： 预防骨质疏松。

猪蹄带皮煮的汤汁最后不要浪费，可以煮面条，味道鲜美而且富含有益皮肤的胶质；作为通乳食疗时应少放盐，不放味精。

莴笋就是秋季主打菜

秋季是由热而寒的过渡季节，养生重在饮食调养心肺，如果因为秋燥而影响食欲，可以多吃莴笋，刺激食欲，此外，秋季爱患咳嗽的人，多吃莴笋叶还可平咳。可见，莴笋应该成为秋季的主打菜。

莴笋能改善消化系统功能。因其味道清新且略带苦味，可刺激消化酶分泌，增进食欲。莴笋中含有的大量纤维素，能够促进人体的肠壁蠕动，防治便秘。莴笋的乳状浆液，能增强胃液、消化腺的分泌和胆汁的分泌，能迅速帮助人体排出宿便和毒素以及浊气，起到清肠、减肥、瘦身的作用。

莴笋有润发、利尿、通乳的功效。莴笋中钾的含量远远高于钠含量，能促进排尿，维持水平衡。莴笋也有通乳的功效，《本草纲目》记载，李时珍曾用莴笋加酒，煎水服用来治疗产后乳汁不通。因缺钾而脱发者，经常食用莴笋，可以令秀发乌黑、浓密、顺滑。

莴笋中所含的氟元素，可参与牙釉质和牙本质的形成，参与骨骼的生长，另外，莴笋中还含有铁、钙等矿物质，对儿童换牙、长牙很有好处。莴笋中的含碘量高，有利于人体基础代谢、心智、体格发育以及情绪调节，因此莴笋具有镇静的作用，经常食用有助于消除紧张，帮助睡眠。

莴笋具有调节神经系统功能的作用，其所含有机化含物中富含人体可吸收的铁元素，可治疗缺铁性贫血，莴苣的热水提取物可以抑制某些癌细胞，所以莴笋是防癌抗癌的保健蔬菜。

莴笋叶的营养远远高于莴笋茎，叶比其茎所含胡萝卜素高出72倍多，维生素B_1是茎的2倍，维生素B_2是茎的5倍，维生素C是茎的3倍。

莴笋的肉质脆嫩，是秋季餐桌上的美食，可生食、凉拌、炒食或腌渍，也可用它做汤和配料等，最常见的做法是凉拌或清炒莴笋。

凉拌莴笋可治疗上火而引起的牙龈肿痛、齿缝出血、鼻干流血；莴笋炒腰花可补肾增乳汁；鲜莴笋叶煎汤饮，可治疗浮肿和肝腹水；将莴笋茎和叶捣烂后煮熟，作为饮品，能治腹痛；莴笋与牛肉同食，可以促使乳房部位的营养供应，达到丰胸的效果。

焯莴笋时，焯的时间不宜过长，一定要注意时间和温度，时间过长、温度过高会使莴苣绵软，失去清脆口感。烹饪莴笋时，不宜放太多盐，因莴笋怕咸，盐要少放才好吃。

同时，食用莴笋也要注意：患有眼疾特别是夜盲症的人不宜多吃莴笋，因莴笋中的某种物质对视神经有刺激作用。莴苣下锅前不应挤干水分，虽然挤干水分可以增加莴苣的脆嫩，但从营养角度考虑，这会丧失大量的水溶性维生素。

食疗方

1. 虾皮莴笋

材料：莴笋半个、虾皮适量，食用油、盐、味精少许。

做法：莴笋去皮，洗净，切丝。炒锅上火，加少许食用油，油热后，放入莴笋丝、虾皮，快速翻炒几下。点入少许清水，继续翻炒，待莴笋熟后，加少许盐、味精即成。

功效：利尿通乳、安神降压。

2. 凉拌莴笋丝

主料：莴笋1根。

配料：熟花生米适量。

调料：盐、白糖、味精、花椒油、黑芝麻、食用油各适量。

做法：将莴笋均匀切成丝，放在一个稍微大一点的碗里待用。将炒熟的花生米去皮，擀碎洒在莴笋丝上面，再撒一点盐、白糖、鸡精、花椒油、黑芝麻。锅烧热，倒入食用油，烧热，泼在笋丝上面（要把调料都浇到）。将油和以上作料拌匀，即可食用。

功效：促进食欲、安神助睡。

西蓝花——滋阴润燥的秋季菜

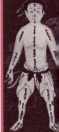

秋季干燥的气候经常会让人口干舌燥，咳嗽不断，饮食调理可以改善这一状况，营养学家提倡，秋季要多吃西蓝花，因为这时西蓝花花茎中营养含量最高。常吃西蓝花有润喉、开音、润肺、止咳的功效，还可以减少乳腺癌、直肠癌及胃癌等癌症的发病率，堪称美味的蔬菜良药。

西蓝花的营养价值在各种蔬菜中首屈一指，其中蛋白质含量是菜花的3倍、番茄的4倍，钙的含量可与牛奶相媲美。此外，西蓝花中磷、铁、钾、锌、锰等矿物质以及维生素和胡萝卜素的含量都很丰富，比同属于十字花科的白菜花高出很多，被誉为"蔬菜皇冠"。

西蓝花被誉为"防癌新秀"，尤其是在防治胃癌、乳腺癌方面效果尤佳。这是因为西蓝花含萝卜硫素，可刺激身体产生抗癌蛋白酵素。经常食用，有助排除体内有害的自由基。

西蓝花还可提高机体免疫力，它含有的丰富抗坏血酸，不但有利于人的生长发育，更重要的是能提高人体免疫功能，促进肝脏解毒，增强人的体质以及抗病能力。

西蓝花对高血压、心脏病有调节和预防的功用。西蓝花所含的类黄酮，不仅能防止感染，还是血管的"清道夫"，能阻止胆固醇氧化，防止血小板凝结，减少心脏病与中风的危险。

西蓝花还是糖尿病患者的最好食物，其富含的高纤维能有效降低肠胃对葡萄糖的吸收，进而降低血糖，有效控制糖尿病的病情。

新研究证明，常吃西蓝花还可以抗衰老，防止皮肤干燥，是一种很好的美容佳品；且对保护大脑、视力都有很好的功效，是营养丰富的综合保健蔬菜。

西蓝花在西餐上的吃法上主要是拌沙拉，或煮后作为配菜，这样避免了高温加热中的营养损失，对健康更为有利。中餐习惯与其他配菜一同炒食。

西蓝花煮后颜色会变得更加鲜艳，但要注意的是，在焯西蓝花时，时间不宜太长，否则失去脆感，拌出的菜也会大打折扣；

西蓝花焯水后，应放入凉水内过凉，捞出沥净水再用，烧煮和加盐时间也不宜过长，才不致丧失和破坏防癌抗癌的营养成分。

食疗方

1. 香菇西蓝花

材料：西蓝花、香菇各适量，盐、味精、胡椒粉各适量。

做法：西蓝花洗净，适当切成小朵，用热水把香菇泡软，洗净挤干水分。将西蓝花、香菇同时放入开水中焯一下，捞出沥干晾凉待用；炒锅置火上，放油烧热，依次放入香菇、西蓝花快速翻炒。待炒熟后，放盐、味精和胡椒粉调味，出锅即成。

功效：防癌抗癌、润燥爽口。

2. 蓝花虾球

材料：西蓝花、虾仁各适量，盐、味精、湿淀粉各适量。

做法：西蓝花洗净，切成小朵，用开水焯一下，捞出用凉水过一遍，沥干水晾凉待用。虾仁去背上黑线，洗净。炒锅置火上，放油烧热，倒入西蓝花和虾仁翻炒。待二者熟后，放湿淀粉勾芡，加盐、味精调味即成。

功效：增强免疫力、健脑明目。

3. 凉拌西蓝花

材料：西蓝花适量，木耳（干）、小葱10克，大蒜、味精、盐、醋、香油各适量。

做法：黑木耳泡发去蒂洗净，用开水焯一下，切丝备用。将西蓝花洗净分成小块，用开水焯一下，摊开，晾凉。葱切丝、蒜切末。将西蓝花、木耳丝、葱丝、蒜末放一起，加适量盐、醋、味精、香油，拌匀即可食用。

功效：润肺止咳、滋润皮肤。

西蓝花中常有残留的农药，还容易生菜虫，所以在吃之前，可将菜花放在盐水里浸泡几分钟，菜虫就跑出来了，还可有助于去除残留农药。

西蓝花和猪肝不能同食，猪肝中含有丰富的铜、铁、锌等微量元素，西蓝花中含有大量的醛糖酸残基，同时食用能形成螯合物，影响人体对营养物质的吸收。

牛奶与西蓝花相克，同食会影响钙的吸收。

秋季阳气"收敛"，用香蕉和梨滋阴润燥

在秋天，人们经常出现皮肤干涩、鼻燥、唇干、头痛、咽干、大便干结等秋燥症状。中医认为，在夏季出汗过多，体液损耗较大，身体各组织都会感觉水分不足，从而导致"秋燥"。预防秋燥，补水当然不可少。

秋季补水，可以从以下几个方面着手：

1. 少言补气

中医认为"形寒饮冷则伤肺"，所以要忌寒凉之饮。"少言"是为了保护肺气，当人每天不停地说话时会伤气，其中最易伤害肺气和心气。补气的方法：西洋参 10 克、麦冬 10 克，泡水，代茶饮，每天一次。

2. 注意皮肤保湿

秋天对应人体的肺脏，而肺脏的功能是主管人体皮肤，所以皮肤的好坏与人体肺脏相关。食物以多吃百合为最佳，这是因为百合有润肺止咳、清心安神、补中益气的功能。秋天多风少雨，气候干燥，皮肤更需要保养，多食百合有滋补养颜护肤的作用。但百合因其甘寒质润，凡风寒咳嗽、大便溏泄、脾胃虚弱者忌用。

3. 多吃梨和香蕉

梨肉香甜可口，肥嫩多汁，有清热解毒、润肺生津、止咳化痰等功效，生食、榨汁、炖煮或熬膏，对肺热咳嗽、麻疹及老年咳嗽、支气管炎等症有较好的治疗效果。若与荸荠、蜂蜜、甘蔗等榨汁同服，效果更佳。但梨是寒性水果，对于寒性体质，脾胃虚弱的人应少吃。

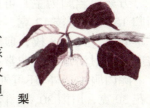
梨

香蕉有润肠通便、润肺止咳、清热解毒、助消化和健脑的作用。但胃酸过多者不宜吃香蕉，胃痛、消化不良、腹泻者也应少吃。

为什么"饥餐渴饮"不适合秋季养生

渴了饮水，饿了吃饭，似乎天经地义。但是不能用它来指导秋季养生，这是因为秋燥，即使不渴也要喝水。因为秋季的主气为燥，它又可分为温燥和凉燥。深秋季节凉燥尤重，此时天气已转凉，近于冬寒之凉气。燥的结果是耗伤阴津，导致皮肤干燥和体液丢失。

正常人体除三餐外，每天需要另外补充 1500 毫升的水。天热出汗多时，饮水还要增加。"不渴也喝水"对中老年人来说尤为重要。如果中老年人能坚持每天主动喝进适量的水，对改善血液循环、防治心血管疾病都有利。

秋凉不能不吃早餐。有些人贪图清晨的凉爽，早上起床晚，又要赶着上班，早餐不是不吃就是吃不好。长时间不吃早餐，除了会引起胃肠不适外，还会导致肥胖、胆石症、甲状腺机能障碍，甚至还会影响到一天的心绪。

养生要防"伤春悲秋"。深秋天气渐凉，人们的胃口普遍变好，但也会有一部分人由于季节性情感障碍的缘故，变得"悲秋"，而后者又与饮食互为因果，即营养不良或饮食不当可以诱发季节性情感障碍。季节性情感障碍又会影响到人的脾胃功能，产生厌食或食欲亢进。从养生的角度上讲，入秋后应当抓住秋凉的好时机，科学地摄食，不能由着自己的胃口，饥一餐饱一顿。三餐更要定时、定量，营养搭配得当。

总之，秋季养生要有积极的心态，科学地调配自己的饮食，这样才能增强体质，预防各种疾病。

秋季可用当归把冻疮拒之门外

虽然冻疮常常发生在冬季，但其防治应从秋末开始，以当归为主的汤药最为有效。

中医认为，冻疮虽然病在皮肤上，其实多为体内阳气不足，外寒侵袭，阳气不伸，寒凝血瘀而致。因此，在治疗上常采用温经散寒、活血化瘀、消肿止痛的方法。

方药以当归为主，可选择"当归四逆汤"。制作方法：当归15克，桂枝12克，赤芍10克，细辛6克，通草6克，甘草6克，大枣8枚，煎服。本方可使阳气通，寒气散，气血通畅，对治疗冻疮非常有效。

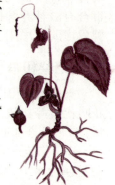

细辛

除内服中药外，还可外用"红灵酒"。制作方法：当归60克，红花30克，川椒30克，肉桂60克，细辛15克，干姜30克，樟脑15克，用95%酒精1000毫升浸泡7天后外搽患处。或用鲜红辣椒3～5个放入75%酒精或高度白酒250克内，浸泡7天制作的辣椒酊，都有较好疗效。新发冻疮未溃破者，还可用麝香止痛膏贴患处，也可用红花油、活络油等外搽。若冻疮瘙痒，不能用手抓搔，以免抓破感染。

另外，入冬以后，要注意全身及手足保暖和干燥，衣服鞋袜宜宽松干燥。一旦发生冻疮，应当先用温水浸泡，不要立即烘烤或用热水烫洗，否则容易导致局部溃烂；伏案工作者，久坐后要适当起身活动，以促进气血流通。

秋季，别让"五更泻"缠上你

进入秋季，天气逐渐转凉，因季节转换和昼夜温差带来的疾病逐渐增多，在这个时节中老年人尤其要预防"五更泻"的发生。

"五更泻"是指发生在黎明时分的腹泻。其主要症状是黎明的时候，肚脐周围发生疼痛，肠鸣即泻，泻后则安。中医认为这种慢性腹泻多是肾阳虚的一种表现，所以有"肾泻"之称。

"五更泻"多发于中老年人，主要是肾阳虚衰，命门之火不能温煦脾土，即不能帮助脾胃消化吸收，运化失常就会出现腹泻。五更时分正当阴气最盛、阳气未复之际，在这种特定环境下，虚者愈虚，因而形成了"五更泻"。若夜晚盖不好肚腹，使之受寒凉所袭，更易发生。

要预防"五更泻"的发生，平时应注意以下几个方面：

（1）注意保暖。由于老年人自身调节功能下降，在季节变换时要当心着凉，注意腹部及下肢的保暖。

（2）饮食要规律。饮食以清淡、易消化、少油腻为原则，避免因无规律饮食而致肠道功能紊乱。

（3）讲究饮食卫生。不吃生冷不洁食物，避免诱发或加重腹泻。

（4）要保持良好的心理状态。心胸宽广，情绪乐观，性格开朗，遇事豁达。平常要注意加强锻炼，如散步、慢跑、打太极拳等，以增强体质。

初秋时节应怎样防中风

初秋是老年人心脑血管疾病发病率大幅上升的时节，特别是患有高血压、动脉硬化的中老年人，初秋一定要当心脑中风。专家认为，在日常生活中采取下列措施，可有效预防或减少脑中风的发生。

1. 早晚喝杯救命水

脑中风的发生与老年人血液黏稠度增高有关。人们经过一夜睡眠、出汗和排尿后，人体水分减少，血液黏稠度会升高。所以夜晚入睡前及早晨起床后，应喝下约200毫升白开水，可以降低血液黏稠度，起到预防中风的作用。

2. 每天吃2根香蕉

研究发现，每天吃1～2根香蕉，可使中风发病率减少40%。香蕉中含有丰富的钾盐，钾对于增强心脏的正常舒缩功能具有重要作用，还可抗动脉硬化，保护心血管。此外，香蕉中还含有降血压、润肠通便的物质。

3. 保持大便畅通

老年性便秘不仅会延长排便时间，还会因排便用力导致心脏负担加重和血压升高，甚至诱发脑中风。为保持大便通畅，应常吃红薯、菠菜、竹笋、芹菜、大白菜等富含粗纤维的食物，促进肠道蠕动，同时应养成定时排便的良好习惯。必要时可服用一些如润肠丸、果导片等药物。

4. 早晚散步

散步是老年人最安全的有氧代谢运动，长期坚持可使血压下降、血糖降低，起到预防心脑血管疾病的作用。夏天锻炼时间最好选在清晨和黄昏，宜在平坦的地面行走。每次30～40分钟，距离为1.5千米。可以进行做操、打太极拳等运动量不大的体育锻炼。但不宜进行剧烈活动。

另外，在初秋季节，要注意随时增减衣服，夜间防止受凉。阴天下雨少外出，并应勤观测血压。

第五节

冬季食养——以暖为宜

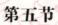寒水结冰，冬天养生注"藏"

《黄帝内经》中有："冬三月，此谓闭藏，水冰地坼，无扰乎阳。早卧晚起，必待日光。使志若伏若匿，若有私意，若已有得。祛寒就温，无泄皮肤，使气亟夺。此冬气之应，养藏之道也。逆之则伤肾，春为痿厥，奉生者少。"

1. 冬季养生的八益

（1）保暖。冬要"祛寒就温"，预防寒冷侵袭很重要，但不可暴暖，应保持温度恒定。

（2）健足。经常保持脚的清洁干燥，袜子要勤换，每天坚持用温热水洗脚，经常按摩足底穴位，每天坚持活动双脚。一双舒适、暖和、轻便的鞋子也很重要。

（3）多饮。冬日大脑与身体各器官的细胞需要水分滋养，保证正常的新陈代谢。冬季一般每日饮水不应少于 2000 毫升。

（4）防病。冬天是心脏病、慢性支气管炎等疾病的高发季节。体弱的人要注意防寒保暖，特别是预防大风降温天气对机体的不良刺激。还应重视耐寒锻炼，提高御寒和抗病能力。

（5）调神。冬天人往往情绪低落，最佳的调整方法就是活动，如慢跑、跳舞、滑冰、打球等，在家练习"五禽戏"更是好方法。

（6）早睡。冬日白天短，阳气弱，要"早卧迟起"。早睡以养阳气，迟起以固肾精。

（7）通风。冬季门窗紧闭，室内空气很差，要经常打开门窗通风换气，保持空气清新。

（8）粥养。冬季饮食忌黏硬生冷。服热粥能养胃气，特别以羊肉粥、小米牛奶冰糖粥、八宝粥等最为适宜。

2. 冬季锻炼的四不宜

（1）不宜用嘴呼吸。冬天雾气重，空气中会有很多的粉尘，用口呼吸会让病菌直接进入肺部，而鼻腔能过滤空气，所以应养成用鼻子呼吸的好习惯。

（2）不宜突然进行。冬季锻炼要慢慢适应，不能突然开始，否则对人体的消耗较大，容易出现疲劳和受伤的情况，在锻炼前要先做好准备活动。

（3）不宜空腹进行锻炼。人在清晨时血糖往往偏低，心脏功能处于较弱的状态，空腹锻炼会使因低血糖、心脏疾病猝死的可能性增加。

（4）不宜忽视保暖。很多人认为锻炼就不怕冷，这是错误的。锻炼时要慢慢减衣，身体微热后减衣最好，锻炼结束就要立即穿上衣服，以防着凉。

❀ 冬季进补也应讲原则

俗话说"今年冬令进补，明年三春打虎"，这是在强调冬季进补对健康的益处，而传统中医也认为冬季进补有助于体内阳气的生发，能为下一年开春直至全年的身体健康打下基础。但是冬季进补也是要讲原则的，如果胡乱进补，不但不能强身健体，还会损害健康。

冬季饮食养生的总原则是：适量进食高热量的饮食以弥补热量的消耗。增加温热性食物的摄入量以增强机体的御寒能力。补充足够的维生素和矿物质。也就是说，冬季除了应该适当多进食一些五谷杂粮外，还应该注意补充足够的蛋白质、维生素、矿物质及适量的脂肪类食物。

同时要注意以下几点：

（1）不要随意服用，无须滥补。一个人如果身体很好，对寒冷有良好的适应能力，在冬季就不要刻意进补，过多进补不但对健康无益，反而会产生一系列副作用。如服用过多的人参，会出现烦躁、激动、失眠等"人参滥用综合征"。

（2）平素胃肠虚弱的人，在进补时应特别注意。药物入胃全靠胃肠的消化吸收，只有胃肠功能正常，才能发挥补药的应有作用。对于这类病人，可先服用些党参、白术、茯苓、陈皮之类调理胃肠的药物，使胃肠功能正常，再由少至多地进服补药，这样机体才能较好地消化吸收。

（3）在感冒或其患有其他急性病期间，应停服补品。尤其是有些体质虚弱的人，应该等急性病治愈后再继续进补，否则会使病症迁延难愈。

（4）在滋补的同时，应坚持参加适当的体育运动，这样可以促进新陈代谢，加快全身血液循环，增强胃肠道对滋补品的消化吸收，使补药中的有效成分能够被机体很好地吸收。

传统养生学认为,冬季应该多食用一些偏温热性的食物,特别是能够温补肾阳的饮食,以增强机体的御寒能力。

冬季喝御寒粥可预防疾病

冬季是各种疾病的多发季节,因此,保健就显得至关重要,喝粥是既方便又有营养的选择。下面介绍几种可防病御寒的保健粥。

（1）腊八粥

取粳米和各种豆类、干果、坚果同煮。豆类中含有很多优质植物蛋白,干果则浓缩了鲜果中的营养物质,坚果含有丰富的蛋白质、维生素E和多种微量元素,可提高人体免疫力、延缓衰老。

（2）鸡肉皮蛋粥

鸡肉200克,皮蛋2个,粳米200～300克,姜、葱、盐等调味品适量。先将鸡肉切成小块,加水煲成浓汁,用浓汁与粳米同煮。待粥将熟时加入切好的皮蛋和煲好的鸡肉,加适量的调味品。它有补益气血、滋养五脏、开胃生津的作用,适用于气血亏损的人。

（3）羊肉粥

选精羊肉200克,切片,粳米或糯米200克左右,姜、葱、盐适量,同煮成羊肉粥,早晚均可食用。此粥可益气养肾、暖脾护胃。

（4）决明子粥

炒决明子10克（中药店有售）,大米60克,冰糖少量。先将决明子加水煎煮取汁适量,然后用其汁和大米同煮,成粥后加入冰糖即可。该粥清肝、明目、通便,对于目赤红肿、高血压、高血脂、习惯性便秘等症有显著效果。

（5）桂圆粟米粥

桂圆肉15克,粟米100～200克。将桂圆肉洗净与粟米同煮。先用大火煮开,再用文火熬成粥。桂圆肉性味甘温,能补益心脾,养血安神。适合中老年人食用。

（6）山药栗子粥

山药15～30克,栗子50克,大枣数枚,粳米100克。栗子去壳后,与山药、大枣、粳米同煮成粥。山药性味甘平,能补脾胃、益肺肾,尤其适用于脾肾气虚者;但一次不宜多食,否则容易导致消化不良。

药食同源,冬季养生最便宜的"药"

人们在选择补品的时候往往存在一个误区,那就是越贵重越好。其实不然,因为补品的价值和价格根本就不成比例。俗语说:"药症相符,大黄亦补；药不对症，参茸亦毒。"因此，药无贵贱，对症即行。

对于一般无病而体弱者，冬补还是以"食补"为主，兼有慢性病者，则需食补加药补。有许多食品，为"药食两兼"物品，因此食补和药补并无严格区别，关键在于合理调配，对症施补。下面介绍的这些药并不贵重，但只要合理搭配，对症进补，就能起到"贵重药"的效果。

（1）补气类：具有补益脾胃、益气强身的作用，适用于脾胃虚损、气短乏力者。如小米、糯米、莲心、山药、扁豆、鸡肉、大枣、鹌鹑、鲫鱼等。

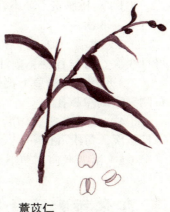
薏苡仁

（2）补血类：具补益气血、调节心肝之效。如桂圆、枸杞、葡萄、牛羊肝、猪心、带鱼等。

（3）补阴类：具滋阴润肺、补脾胃和益气之效。适于阴虚火旺、体弱内热者。如黑豆、百合、芝麻、豆腐、梨、甘蔗、兔肉、蜂蜜等。

（4）补阳类：具补肾填髓、壮阳强身之效。如核桃肉、狗肉、羊肉、薏苡仁、韭菜、虾类等。

冬食萝卜，温中健脾，不用医生开药方

民间有句养生俗语"冬吃萝卜夏吃姜，不劳医生开处方"，可见冬天多吃点萝卜，是有利于健康的。

为什么提倡冬天多吃萝卜呢？冬季气温低，所以人们经常待在室内，饮食上还常进补。进补加上运动少，人的体内易生热生痰，尤其是中老年人，症状就更明显。《本草纲目》中记载，萝卜可消积滞、化痰、下气宽中、解毒，所以萝卜可以用来消解油腻、祛除火气，又利脾胃、益中气。多吃一些萝卜，温中健脾，对健康大有裨益。

萝卜肉多汁浓，味道甘美，有多种烹调方法。在餐桌上，摆上一碗萝卜炖羊肉，就是一家老小的养生大餐。

将羊肉去筋膜洗净切成小方块，将萝卜去皮切成滚刀块。将羊肉块放入开水锅中，用微火煮20分钟后放入萝卜块，加入少许精盐、料酒、味精，煮5分钟后，撒上香菜末即成。

不过需要注意的是，吃萝卜也有一些禁忌。现代医学研究证明，萝卜不能与橘子、柿子、梨、苹果、葡萄等水果同食，因为萝卜与这些水果一同摄入后，产生的一些成分作用相加形成硫氰酸，会抑制甲状腺，从而诱发或导致甲状腺肿。此外，萝卜性凉，脾胃虚寒者不宜多食。

萝卜也经常用作食疗，以下是一些萝卜食疗方。

（1）扁桃腺炎。萝卜汁100毫升（用鲜萝卜制成），调匀以温开水送服，每日2～3次。

（2）哮喘。萝卜汁300毫升，调匀以温开水冲服，每次服100毫升，每日3次。若与甘蔗、藕汁同饮，则效果更佳。

（3）偏头痛。鲜萝卜捣烂取汁，加少许冰片调匀滴鼻，左侧头痛滴右鼻孔，右侧头痛滴左鼻孔。

（4）咳嗽多痰。霜后萝卜适量，捣碎挤汁，加少许冰糖，炖后温服，每日2次，每次60毫升。

（5）治咽喉痛。萝卜300克，青果10个，共煎汤当茶饮，每日数次。

在冬季餐桌上享受牛肉的滋补

牛肉是中国人的第二大肉类食品，仅次于猪肉，有"肉中骄子"的美称，营养价值很高，古有"牛肉补气，功同黄芪"之说。尤其是寒冬时节食牛肉可暖胃，是这个季节的补益佳品。

牛肉富含蛋白质、矿物质和B族维生素包括烟酸、维生素B_1和核黄素，且是铁的最佳来源。此外，牛肉脂肪含量较低，精牛肉平均脂肪含量仅为6%。适量的脂肪是健康均衡饮食的基本组成部分，热衷减肥的人可以适量食用牛肉以保持体力。

牛肉富含肌氨酸，可增长肌肉、增强力量；富含维生素B_6，可增强免疫力，适合术后、病后调养的人食用。中医认为，牛肉有补中益气、滋养脾胃、强健筋骨、化痰息风、止渴止涎的功效，适用于中气下陷、气短体虚、筋骨酸软、贫血久病及面黄目眩之人食用。

牛肉适合于爆炒、做汤、炖食、酱制等烹饪方式，清炖牛肉能较好地保存营养成分。

烹饪牛肉时有许多需要注意的细节，会令烹饪效果更佳。

肉质较嫩的牛瘦肉，适宜烧、烤、煎、炒；肉质较坚韧的牛腩、牛腱、条肉等部位则适宜炖、蒸、煮等。

牛肉的纤维组织较粗，结缔组织又较多，应横切，将长纤维切断，不能顺着纤维组织切，否则不仅没法入味，还嚼不烂。

炒牛肉前，最好将牛肉用酱油腌一下，用淀粉或蛋清拌匀。如果有时间，可在拌肉时加些油，腌1～2小时，可将油渗入肉中，当入油锅炒时，肉中的油会因膨胀将肉的粗纤维破坏，这样炒出的肉就很鲜嫩。炒牛肉时要锅热、油多、火大，牛肉炒七分熟即可，不要炒太久，以免太老。

炖牛肉时要使用热水，不要加冷水。热水可以使牛肉表面蛋白质迅速凝固，防止肉中氨基酸外浸，保持肉味鲜美。武火烧开后，揭开锅盖炖20分钟去异味，然后盖盖，改用微火小开，使汤面上浮油保持温度，起到焖的作用。且烧煮过程中，盐要放得迟，水要一次加足，如果发现水少，应加开水。

牛肉搭配一些食材可以起到更好的效果,如做红烧牛肉时,加少许雪里蕻,可使肉味鲜美;牛肉与仙人掌同食,可起到抗癌止痛、提高机体免疫功能的效果;牛肉加红枣炖服,则有助肌肉生长和促进伤口愈合的功效。

食疗方

1. 清炖牛肉汤

材料:牛肉若干,牛大骨1块,白萝卜适量,葱花、小葱、姜片、大料、料酒、盐、胡椒粉及香油各适量。

做法:牛肉、牛大骨洗净,用开水焯一会,捞出洗净沥干。锅中倒足够的水烧开,放入牛肉、牛大骨、葱、姜、大料和料酒炖煮约1小时。取出牛肉,切块,放回锅中,再继续炖1小时。白萝卜去皮洗净,切块,放入牛肉汤中,文火再炖煮至软烂,捞除牛大骨,加盐调味。汤碗中放胡椒粉、香油和葱花,将牛肉汤盛装至碗中即可食用。

功效:强健脾胃,补益气血,强筋健骨。

2. 番茄土豆烧牛肉

材料:牛腩适量,土豆、番茄各适量,洋葱、盐、姜、植物油各适量。

做法:牛肉洗净后切成块状,土豆削皮后切成滚刀块儿,番茄用开水烫后去皮,用手撕成小块,洋葱切片。牛肉块随冷水入锅烧沸,撇去浮沫。捞出牛肉,用清水洗净沥干待用。锅内入油烧热至六七成热时,放生姜片爆香炒一会儿。放入牛肉和土豆,翻炒数十次后,放番茄和清汤。烧开后改中火烧至牛肉松软、土豆散裂。放洋葱片和精盐,改大火收汁即可。

功效:健脾开胃,益气补血。

驴肉补益气血,走俏冬季餐桌

冬季是人体进补的最佳时期,吃腻了牛羊肉,于是驴肉成了冬季餐桌的走俏菜肴。严冬季节里吃驴肉、喝驴汤可滋补保暖,补气养血。"天上龙肉,地上驴肉"是人们对驴肉的最高褒扬。民间有"要长寿,吃驴肉;要健康,喝驴汤"的说法。

驴肉的营养极为丰富,总结为"两高两低",即高蛋白、高氨基酸、低脂肪、低胆固醇。对动脉硬化、冠心病、高血压有着良好的保健作用。另外还含有动物胶、骨胶元和钙酸等成分,能为老人、儿童、体弱和病后调养的人提供良好的营养补充。

中医认为,驴肉性凉、味甘、无毒,《本草纲目》载,驴肉可"解心烦、止风狂、补血益气、治远年劳损",用于气血不足、心神不宁、短气乏力、心悸、健忘、睡眠不宁、头晕等症的调养。

除了肉质细嫩的驴肉,驴身上的其他部分也是宝贝,如驴鞭是古药典中公认的补肾保健上品,具有滋阴补肾、生精提神的功效;驴皮熬制成的阿胶具有补血益气,护肤养颜的功效;驴肝、腰、肚、肠、耳、尾、口条、蹄筋、

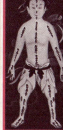

骨髓均口味馨香、脆而柔嫩，可健脾肾、固精填髓、补血益气。

驴肉多作为卤菜凉拌食用，也可配以素菜烧、炖或煮汤。近些年，河间的驴肉火烧也火遍了大街小巷，红烧驴肉罐头是很受人们欢迎的肉制品。驴肉略带腥味，烹调不得法，不但会将驴肉做老，而且会使腥味加重或变成酸味，因此驴肉最宜酱制，食用时最好佐以蒜汁、姜末，既调味又杀菌。

炖驴肉时，因时间长，所以要看好火候，勤翻动驴肉，以免煳锅。若汁干可加入一些开水，但决不可加凉水，否则肉难煮烂。

同时脾胃虚寒，有慢性肠炎、腹泻者不宜食用驴肉；孕妇忌食驴肉，古籍记载："驴肉，妊妇食之难产。"驴肉忌与猪肉、金针菇同食，否则易致腹泻；驴肉汤不宜加香菜。因为香菜最容易掩盖驴肉的香味；吃驴肉后不宜立即饮茶。

食疗方

1. 五香酱驴肉

材料：驴肉适量，酱油、甜面酱、精盐、白糖、葱段、姜片、鲜汤各适量，香料包1个（内装花椒、八角、桂皮各适量）。

做法：将驴肉浸泡5个小时左右，洗净污血，切块，放入沸水锅中焯透，捞出用凉水冲洗，沥干。锅内放入鲜汤，加入酱油、甜面酱、精盐、白糖、葱段、姜片、香料包，武火烧开煮20分钟即成酱汤。将驴肉放入酱锅内，武火烧开，撇净浮沫，改文火酱至驴肉酥烂捞出。晾凉后，用刀切片装盘即可食用。

功效：补气养血、滋阴壮阳、安神去烦。

2. 驴肉汤

材料：驴肉适量，料酒、精盐、味精、葱段、姜片、花椒水、猪油各少许。

做法：将驴肉洗净，下沸水锅中焯透，捞出切片。烧热锅加入少许猪油，将葱、姜、驴肉同下锅，煸炒至水干，烹入料酒，加入盐、花椒水、味精，注入适量水。武火烧开，文火烧煮至驴肉熟烂，拣去葱、姜，装盆即可。

功效：适用于贫血、筋骨疼痛、头眩等症。

❀ 冬季护肤防癌，餐桌少不了大白菜

大白菜是冬季餐桌上必不可少的一道美蔬，冬季的干燥空气和凛冽寒风都对皮肤伤害很大，大白菜中含有丰富的维生素C、维生素E，多吃大白菜，可以起到很好的护肤和养颜效果。

大白菜营养丰富，除含糖类、脂肪、蛋白质、粗纤维、钙、磷、铁、胡萝卜素、硫胺素、尼克酸外，还含丰富的维生素等，有"百菜不如白菜""冬日白菜美如笋"之说。

大白菜中的维生素C可增加机体对感染的抵抗力，用于坏血病、牙龈出血、各种急慢性传染病的防治。同时，维生素C、维生素E能起到很好的护肤和养颜效果。

大白菜中的纤维素不但能起到润肠、促进排毒的作用，又有刺激肠胃蠕

动，促进大便排泄，帮助消化的功能，对预防肠癌有良好作用。

微量的钼可抑制人体内亚硝酸胺的生成、吸收，起到一定的防癌作用。在防癌食品排行榜中，白菜仅次于大蒜名列第二。白菜中有一些微量元素，能够帮助分解同乳腺癌相联系的雌激素。

此外，大白菜还是减肥蔬菜，因为大白菜本身所含热量极少，不至于引起热量储存。大白菜中含钠也很少，不会使机体保存多余水分，可以减轻心脏负担。中老年人和肥胖者，多吃大白菜还可以减肥。

大白菜作为家常蔬菜，食用方法很多，既可生食，也可熟食。生食可做拌菜、泡菜、腌菜、沙拉等，熟食可炒、扒、熘、炖汤、做馅等。如猪肉、粉条、豆腐炖白菜、扒白菜、熘白菜、炒白菜、白菜肉末饺子、白菜丝沙拉……都是餐桌上的常见菜，既营养美味，又兼具保健功效。

切大白菜时，宜顺丝切，这样白菜易熟。烹饪大白菜时应先洗后切，因为大白菜里的维生素C等营养成分都易溶于水，若切后再洗的话，这些营养成分就容易损失。

烹饪大白菜前，最好用开水焯一下，对保护其中的维生素C很有好处。因为大白菜通过加热，可产生一种氧化酶，它对维生素C有很强的破坏作用。这种氧化酶在85℃时能被破坏。

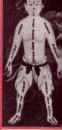

大白菜适合与肉类一起炖食。因大白菜含较多维生素，与肉类同食，既可增添肉的鲜美味，又可减少肉中的亚硝酸盐和亚硝酸盐类物质，减少致癌物质亚硝酸胺的产生。

在烹饪大白菜时，适当放点醋，无论从味道，还是从保护营养成分来讲，都是必要的。醋可以使大白菜中的钙、磷、铁元素分解出来，从而有利于人体吸收。醋还可使大白菜中的蛋白质凝固，不致外溢而损失。但醋应晚些放，

食疗方

1. 醋熘白菜

材料：大白菜适量，虾皮、酱油、醋、味精、香油、食用油、湿淀粉、葱、姜各适量。

做法：将大白菜片成片，虾皮用温水泡开，葱姜切末。锅置火上，食用油烧热，放葱、姜末爆香，加白菜炒，再加虾皮（连原汤）、酱油快速翻炒，加醋，勾芡，再加味精，颠翻几下，淋上香油即成。

功效：帮助消化，调理五脏，提高免疫力。

2. 猪肉酸菜炖粉条

材料：五花肉、酸菜、粉条（最好是土豆粉）、高汤（最好是大骨头炖的汤）适量，花椒、大料、葱、姜、盐、味精各适量。

做法：五花肉用水煮至七八分熟，凉了切片备用，粉条用水泡软，酸菜切细丝，葱姜切丝。锅置火上，加油烧热，放入花椒、大料先爆香，后放入葱姜丝炝锅，加入高汤，放盐调味。然后加入酸菜、粉条，开锅以后下肉片。炖至所有食材都熟，放味精调味即可。吃的时候可以附上一碟蒜泥酱油蘸肉片吃（纯正的东北吃法）。

功效：开胃提神，滋阴润燥。

以免破坏大白菜中的维生素 C。

食用大白菜的禁忌

腐烂的白菜不宜食用。白菜在腐烂的过程中产生毒素，所产生的亚硝酸盐能使血液中的血红蛋白丧失携氧能力，使人体发生严重缺氧，甚至有生命危险。

大白菜在沸水中焯烫的时间不宜过长。烫得太软、太烂，既影响口感，又丧失营养。最佳的时间为 20～30 秒。

腌制时间过长的酸菜不宜吃。尽管很多人喜欢吃酸菜，但经常吃酸菜容易造成身体损害。酸菜腌制时间过长，酸菜缸内会出现一层白色的霉苔，从中可分离出霉菌，可促进亚硝胺生成，有致癌作用。另外，某些杂菌也能在制作酸菜时混入酸菜。在杂菌作用下，酸菜中的硝酸盐可还原成亚硝酸盐，能与血红蛋白结合成高铁血红蛋白，使人体出现紫绀等缺氧症状，还容易生成亚硝胺类致癌物质。

大白菜不宜和兔肉同食。大白菜含有丰富的维生素 C，兔肉含有优质的蛋白质，同时食用会使蛋白质变性，降低营养价值。

隔夜的熟白菜和未腌透的大白菜不宜食用。因二者都会产生亚硝酸盐，可致癌。

腹泻及慢性痢疾患者不宜食用大白菜。《本草纲目拾遗》载："惟性滑泄，患痢人勿用。"因大白菜甘平，含有丰富的纤维素，有通便的作用，腹泻者食之会加重症状。慢性痢疾患者肠胃虚弱，其饮食以益气健脾、温补为宜，忌食生凉、黏糯滋腻之物，大白菜甘平偏凉，有通便的作用，故慢性痢疾者忌食。

冬季暖身找洋葱

进入冬季，洋葱摆上餐桌的频率高起来，特别是西餐，洋葱唱主角。洋葱是俄罗斯人一日三餐离不开的蔬菜，说明多吃洋葱可增暖、强身。很多人在冬季常常感觉身体上某些小部位，比如手、脚、耳朵、小腿等特别寒冷，而此时身体的其他部位却并不是冷得受不了，医学上把这种反应统称为"寒证"。如果有这方面的症状，那就把洋葱请上餐桌，烹饪一些抵抗寒流的冬季暖身餐吧。

洋葱的营养价值极高，集营养、医疗和保健于一身，在欧洲被誉为"菜中皇后"，含有丰富的蛋白质、糖、粗纤维及钙、磷、铁、硒、胡萝卜素、硫胺素、核黄素、尼克酸、抗坏血酸等多种营养成分。

洋葱有抵御流感的作用，是因为洋葱鳞茎和叶子含有一种称为硫化丙烯的油脂性挥发物，具有辛辣味，有较强的杀菌作用，可以抗寒，抵御流感病毒。

洋葱能增进食欲，因其气味辛辣，能刺激胃、肠及消化腺分泌，增进食欲，促进消化，对消化不良、食欲不振、食积内停等症有辅助治疗的效果。

洋葱可降血压。它是目前所知唯一含前列腺素A的，前列腺素A能扩张血管、降低血液黏度，预防血栓形成。经常食用对高血压、高血脂和心脑血管病人都有保健作用。

洋葱具有降血糖作用，因洋葱里有一种抗糖尿病的化合物，类似常用的口服降血糖剂甲磺丁胺，具有刺激胰岛素合成及释放的作用。

洋葱有提神作用，它能帮助细胞更好地利用葡萄糖，供给脑细胞热能，是神志委顿患者的食疗佳蔬。

洋葱具有防癌抗癌的功效，其含有天然抗癌物质，能阻止体内的生物化学机制出现变异，控制癌细胞的生长，其含有的微量元素硒是一种很强的抗氧化剂，它的特殊作用是能使人体产生大量谷胱甘肽，谷胱甘肽的生理作用是输送氧气供细胞呼吸，人体内硒含量增加，癌症发生率就会大大下降。

洋葱是最能够防止骨质流失的一种蔬菜。洋葱中含有一定的钙质，常吃洋葱能提高骨密度，有效防治骨质疏松症。

洋葱可预防胆固醇过高，洋葱不含脂肪，其精油中含有可降低胆固醇的含硫化合物的混合物。

洋葱根据皮色可分为白皮、黄皮和紫皮三种。白皮洋葱肉质柔嫩，水分和甜度皆高，适合鲜食、烘烤或炖煮；紫皮洋葱肉质微红，辛辣味强，适合

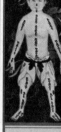

食疗方

1. 洋葱啤酒鸭

　　材料：鸭1/2只，洋葱1头，啤酒1罐，八角、葱、辣椒、姜各适量。

　　做法：鸭肉切块，放开水中焯一下，葱切段，辣椒切末，洋葱切丝，姜切片。先将葱段、辣椒、八角与姜片爆香，倒入啤酒，再放进鸭肉及洋葱，以中火熬煮至汤汁稍干，即可起锅。

　　功效：滋阴润燥、降压降脂。

2. 洋葱炒蛋

　　材料：鸡蛋4个，洋葱1个，食用油、盐、胡椒粉、味精各适量。

　　做法：鸡蛋磕在碗里，加入盐和少许胡椒粉打匀；洋葱去皮、洗净切丝。炒锅置火上，放少量油，烧热后，下洋葱丝炒片刻，盛出。炒锅置火上，放油烧热，将鸡蛋液倒在锅里，熟后用铲子切碎，放洋葱一起翻炒，放盐、味精，调味即可。

　　功效：降糖提神，暖身防病。

3. 洋葱炒猪肝

　　材料：猪肝、洋葱各适量，大葱、姜、食用油、淀粉、酱油、胡椒粉、白糖、料酒、盐、味精各适量。

　　做法：洋葱切条，葱切斜段，姜切末，猪肝切片备用；猪肝放入开水中焯一下，颜色一变即捞出，过水冷；将猪肝加淀粉、酱油、胡椒粉、白糖、料酒腌10分钟；锅置火上，放油烧热，放洋葱、葱段及姜屑，再放入猪肝片改翻炒；加盐、味精调味拌炒均匀即可出锅。

　　功效：促进食欲、补血强身。

炒烧或生菜沙拉；黄皮洋葱肉质微黄，柔嫩细致，味甜，辣味居中，适合生吃或者蘸酱。

就营养价值来说，紫皮洋葱的营养更好一些。因为紫皮洋葱的辣味较大，含有更多的蒜素。此外，紫皮洋葱的紫皮部分含有更多的栎皮素，是对人体非常有用的保健成分。

洋葱食用前要切去根部，剥去老皮，洗净泥沙，生、熟食均可。烹调中，用洋葱做主菜、配料或做调味品十分普遍，它可用于凉菜，也可用于热炒，既可用于中餐，西餐更是必不可少。用它做凉菜辛香可口、清爽不腻。如家常菜洋葱拌肉丝，用它做热菜味多醇厚，或清香滑嫩，或鲜香适口，比较常见的菜如洋葱爆猪肝、洋葱炒鸡丁等。

切洋葱的时候，菜刀放在水里浸泡一下，切一会儿用水冲一下刀，就不会泪流满面了；炒洋葱时，很容易发软粘在一起，如果在切好的葱头中拌少量的面粉就可避免，而且色泽金黄，质地脆嫩，口感好。

食用洋葱的禁忌

洋葱不宜过量食用，因为它易产生挥发性气体，过量食用会产生胀气和排气过多，给人造成不快。

患有皮肤瘙痒性疾病、眼疾以及胃病、肺胃发炎者应少吃洋葱。

热病患者应慎食洋葱，因洋葱辛温。

患有眼疾、眼部充血时，不宜切洋葱，洋葱所含香辣味对眼睛有刺激作用。

洋葱不宜久煮。洋葱中的磺脲丁酸属油脂性挥发液体，长时间烹调易挥发，从而失去降血糖功效。

洋葱与蜂蜜不宜同食。蜂蜜有清热的作用，洋葱中含有多种生物活性物质，遇到蜂蜜中的有机酸和酶类时会发生化学反应，产生有毒物质，并刺激胃肠道，导致腹胀、腹泻。

冬季吃圆白菜可杀菌消炎

冬季气候寒冷，阴盛阳衰。人体受寒冷气温的影响，机体的生理功能和食欲等均会发生变化。因此，应选择一些既能保证人体必需营养素的充足，又能提高人的耐寒能力和免疫功能等抵抗力的蔬菜。看似普通的圆白菜就完全符合这样的要求。

圆白菜中含有丰富的维生素C、维生素E、β-胡萝卜素等，总的维生素含量比番茄多出3倍，因此，具有很强的抗氧化作用及抗衰老的功效。

圆白菜富含叶酸，这是甘蓝类蔬菜的一个优点，叶酸对巨幼细胞贫血和胎儿畸形有很好的预防作用，因此，怀孕妇女及生长发育时期的儿童、青少年应该多吃。

新鲜的圆白菜有杀菌、消炎的作用。咽喉疼痛、外伤肿痛、蚊叮虫咬、

食疗方

1. 蔬菜沙拉

材料：圆白菜、西红柿、小黄瓜各适量，青椒、洋葱（白皮）各适量，食用油、盐、柠檬汁、蜂蜜各适量。

做法：把所有准备好的材料（圆白菜、西红柿、小黄瓜、青椒、洋葱）分别洗净，圆白菜、西红柿切片，青椒、洋葱切环片。把切好的材料拌匀，放在盘子中，备用。最后，把所有的调味料（食用油、盐、柠檬汁、蜂蜜）混合，搅拌均匀，淋在蔬菜上即可。

功效：杀菌消炎、补充叶酸与维生素C。

2. 炝炒圆白菜

材料：圆白菜适量，花椒、干辣椒、醋、糖、盐、味精、食用油各适量。

做法：圆白菜撕成大片，洗净沥干，干辣椒剪成段，去子（如果怕辣的话可不剪成段）。锅置火上，烧热下油（可比平时炒菜时多放些油）。油烧至7成热时（有烟起），放入花椒、干辣椒爆香。下圆白菜快速翻炒至断生，下糖、醋、盐、味精调味即可。

功效：增强免疫力、预防感冒。

3. 多味蔬菜丝

材料：圆白菜适量，芹菜、海带(鲜)、胡萝卜、青椒、辣椒油各适量，盐、味精、香油、料酒各适量。

做法：将芹菜、胡萝卜、海带、圆白菜、青椒分别洗净，切丝，待用。将芹菜、胡萝卜、海带、圆白菜、青椒放入水中焯片刻捞出，晾凉沥干，放入盐、味精、料酒、香油、辣椒油调味，拌匀即可。

功效：开胃增食，去腻解毒。

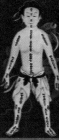

胃痛、牙痛时，可以将圆白菜榨汁后饮下或涂于患处。

圆白菜富含维生素U，为溃疡愈合因子，对溃疡有很好的治疗作用，能加速溃疡的愈合，是胃溃疡患者的有效保健食品。

圆白菜中含有丰富的抗癌物质，还含有丰富的萝卜硫素，能刺激人体细胞产生对身体有益的酶，进而形成一层对抗外来致癌物侵蚀的保护膜。萝卜硫素是迄今为止所发现的蔬菜中最强的抗癌成分。在抗癌蔬菜中，圆白菜排在第5位，相当显赫。

圆白菜可生食，也可熟食。生吃的食疗保健效果最好，可以将圆白菜凉拌、做沙拉或榨汁。圆白菜熟食适于炒、炝、拌、熘等，可与番茄一起做汤，也可作馅心。圆白菜不宜加热过久，以避免其中的有效成分被破坏。如果想吃醋熘圆白菜，可以在出锅前用一点儿酱油、醋和水淀粉勾芡。

圆白菜能抑制癌细胞，通常秋天种植的圆白菜抑制率较高，因此秋冬时期的圆白菜保健效果最佳。购买时不宜多，以免搁放几天后，大量的维生素C被破坏，减少菜品本身应具有的营养成分。

清洗圆白菜也很重要，因为现在的蔬菜农药含量很高，建议一片片清洗，洗过之后放在水盆里浸泡15~20分钟以去除农药后再切。

炝炒是圆白菜的一种很普遍的烹饪方法，所谓"炝炒"，就是用热油将花椒、干辣椒的味道炝出来，待圆白菜入油后再将这股麻辣鲜香施与它，诀窍是六字方针：锅热、油多、火猛。

食用圆白菜的禁忌

皮肤瘙痒性疾病、眼部充血患者不宜食圆白菜。

脾胃虚寒、泄泻以及小儿脾弱者不宜多食圆白菜，因其含有粗纤维量多，且质硬，食后会加重症状。

腹腔和胸外科手术后，胃肠溃疡及其出血特别严重时不宜吃圆白菜。

平常土豆冬季不平凡

土豆是一种粮菜兼用型的蔬菜，特别适合北方干燥的冬季食用。因为冬季会引起燥热、便秘等不适，土豆甘平的属性可以养护脾胃，宽肠通便，且能滋润皮肤。

土豆的营养成分非常丰富，含有丰富的维生素 A 和维生素 C 以及优质淀粉，还含有大量木质素等，被誉为人类的"第二面包"。其所含的维生素是胡萝卜的 2 倍、大白菜的 3 倍、西红柿的 4 倍，维生素 C 的含量为蔬菜之最。土豆还含有人体自身不能合成的 8 种必不可少的氨基酸，特别是赖氨酸和色氨酸的含量丰富。除此之外，土豆还含有比例不等的纤维素、碳水化合物、柠檬酸、钾、钙、磷、铁、镁及胡萝卜素。土豆是低热能、富含维生素和微量元素的食物，是理想的减肥食品。

土豆有和中养胃、健脾利湿的功效。土豆含有大量淀粉以及蛋白质、B 族维生素、维生素 C 等，能促进脾胃的消化功能。

土豆含有大量膳食纤维，能宽肠通便，帮助机体及时排泄代谢毒素，防止便秘，预防肠道疾病的发生。

土豆能降糖降脂、美容养颜。土豆能供给人体大量有特殊保护作用的黏液蛋白，能促进消化道、呼吸道以及关节腔、浆膜腔的润滑，预防心血管系统的脂肪沉积，保持血管的弹性，有利于预防动脉粥样硬化的发生。土豆同时又是一种碱性蔬菜，有利于体内酸碱平衡，中和体内代谢后产生的酸性物质，从而有一定的美容、抗衰老作用。

土豆有利水消肿的作用。土豆含有丰富的维生素及钙、钾等微量元素，且易于消化吸收，其所含的钾能取代体内的钠，同时能将钠排出体外，有利于高血压和肾炎水肿患者的康复。

土豆有调整情绪的功效。平时多吃土豆能缓解郁闷压抑、焦急自卑的情绪，使人心情开朗，摆脱烦躁。

土豆既可以凉拌，也可以熟食，适用于煎、炒、烹、炸，也可烧、煮、炖、扒，食用方法花样百出，味道也绵密可口，无论是当主食还是当配菜都很不错。土豆凉拌最能体现土豆的营养价值，如凉拌土豆丝和土豆沙拉，凉

食疗方

1. 地三鲜

材料：茄子、土豆、青椒各适量，盐、酱油、白糖、葱、姜、味精各适量。

做法：将茄子、土豆洗净后去皮，切成滚刀块；青椒洗净切成菱形块；葱、姜分别切末备用。炒锅置火上，倒油烧热，将茄子块、土豆块分别过油备用。锅内留底油，放入葱末和姜末，爆锅炒香，再放入刚刚过好油的土豆块和茄子块，翻炒一下。放入酱油、白糖、盐、适量水，待食材渗入味后加入青椒片，翻炒均匀出锅即可。

功效：开胃健脾、通便利尿。

2. 醋熘土豆

材料：土豆2个，西芹3～4根，红辣椒1根，姜、盐、糖、白醋、香油、味精、食用油各适量。

做法：土豆去皮切丝，用清水泡5分钟，沥干水分。西芹切条状，红辣椒切丝备用。炒锅置火上，用少许油烧香姜丝、红辣椒，下西芹略炒，加盐、糖、味精，放土豆丝快速翻炒。熄火前，添加醋及香油调味即可。

功效：降压降脂、美容养颜。

3. 煎土豆饼

材料：土豆2个，鸡蛋1枚，面粉、食用油、盐、味精各适量。

做法：土豆去皮，切成细丝（最好用擦子加工），浸泡在清水中待用。取一大碗，放入鸡蛋、清水和面粉，将其混合拌匀，调成浓稠的面糊。土豆丝捞起沥干水，加入面糊中，一同搅拌均匀。加盐、味精，与土豆面糊一同拌匀入味。烧热平底锅，加入食用油烧热，舀入一半土豆面糊，用勺子摊平成饼状，煎至其底部凝固。翻面以中小火续煎，煎至双面呈金黄色，然后将剩下的土豆面糊煎熟。将两块土豆饼分别切成几块。将切好的土豆饼排放于盘中，即可食用。

功效：宽肠通便、缓解紧张情绪。

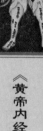

拌土豆丝最好用柿子椒、尖椒和香菜作辅料，而土豆沙拉则应加入一些绿叶蔬菜，达到中西结合，营养搭配。

食用土豆时，荤素搭配好，可以在享受美食的同时，达到保持苗条身材的目的。牛肉是土豆的"黄金搭档"。牛肉营养价值高，并有健脾胃的作用，但肉质较粗，有时会破坏胃黏膜。土豆与牛肉同煮，不但味道好，且土豆含有的丰富维生素能起到保护胃黏膜的作用。

现在洋快餐风靡全国，受到青少年及时尚一族的追捧，其中土豆泥、炸薯条很受欢迎，但土豆泥由于在加工过程中被氧化，破坏了大量维生素C，使营养成分大大降低。炸薯条反复高温加热，产生聚合物，且含有大量热量，所以要尽量少吃。

把土豆放入热水中浸泡一下，再入冷水中，则很容易削去外皮；去皮的土豆应存放在冷水中，再向水中加少许醋，可使土豆不变色，但不能浸泡太久，以免营养成分流失；粉质土豆一煮就烂，如果用于冷拌或做土豆丁，可以在煮土豆的水里加些盐水或醋，土豆煮后就能保持完整；土豆要用文火煮烧，才能均匀地熟烂，若急火煮烧，会使外层熟烂甚至开裂，里面却是生的。

食用土豆的禁忌

不削皮的土豆不能吃。薯类尤其土豆，含有一种叫生物碱的有毒物质，多集中在皮里，人体摄入大量生物碱，会引起中毒、恶心、腹泻等反应。

发芽土豆不能吃。土豆发芽后，芽孔周围就会含有大量的有毒龙葵素，这是一种神经毒素，可抑制呼吸中枢。如要食用，须深挖及削去芽附近的皮层，再用水浸泡一段时间，煮食时间也须长一些。

绿皮土豆不能吃。绿皮土豆其生物碱毒性大大高于土豆芽眼窝的毒素。土豆生芽，只要抹去芽胚，把皮刮掉，就可以食用。而绿皮土豆则不可食用。

常喝茶可摆脱冬季瘙痒的困扰

冬季寒冷干燥，很多人一到冬季就会发生皮肤瘙痒（冬痒症）。这种季节性瘙痒症主要由于皮肤过于干燥所致。一些老年人皮脂腺和汗腺分泌机能较差，在干冷的冬季更容易出现皮肤瘙痒。

饮茶可防冬痒症，这是因为茶叶中含有保护人体皮肤的微量元素锰。锰对皮肤的保护作用体现在三方面：

（1）锰能参与人体内很多酶促反应，促进蛋白质代谢，并能促使一些对皮肤有害物质的排泄，从而减少皮肤所受到的不良刺激。

（2）锰可促进维生素 B_6 在肝脏中的积蓄，加强皮肤抗炎的功能。

（3）锰可以增强多糖聚合酶和半乳糖转移酶的活性，催化某些维生素在人体内的代谢，这有利于皮脂代谢的正常进行，防止皮肤干燥。

茶叶中锰含量相当高。每克干茶中的含锰量因品种而异，如绿茶中的西湖龙井茶为 1.4 毫克、庐山云雾茶为 1 毫克；青茶中的安溪铁观音茶为 1 毫克；黄茶中的蒙山黄芽茶为 0.65 毫克；红茶中的祁门红茶为 0.6 毫克。茶汤中的含锰量多少也因茶而异。1 克茶叶用 100 毫升开水浸泡 10 分钟，西湖龙井茶汤中的含锰量为 0.506 毫克，庐山云雾茶汤为 0.4 毫克，安溪铁观音茶汤为 0.238 毫克，蒙山黄芽茶汤为 0.198 毫克，祁门红茶茶汤为 0.017 毫克。

如果人们每天饮用 4~6 克绿茶泡的茶汤，便可以从茶中摄取到人体所需锰量的 1/3，甚至更多。这对保护皮肤、防冬痒无疑是有益的。

第六节

24节气食养之道

🌸 岁首开年春意满——立春食养之道

"立"为开始之意,立春就是春天的开始,表明严冬已经过去,万物复苏的春季来临。中医认为,春季属于五行中的木,而人体五脏与五行对应的是"心肝脾肺肾"。肝属木,木的物性是生发,肝脏也具有这样的特征,所以从立春开始在精神养生方面,要力戒暴怒,更忌情怀忧郁,做到心胸开阔,乐观向上,保持恬静、愉悦的心态。

春寒虽不像寒冬腊月那样酷冷,但如果过早脱下棉衣,很可能使人体防御功能被摧毁,导致流感、肺炎、哮喘等呼吸道疾病的发生,或使原有的疾病加重,这时除了要保持穿暖少脱之外,特别要注意的是护好两头,即重点照顾好颈部和双脚。

立春进补食疗方:

(1)高粱粥

材料:高粱米100克,桑螵蛸20克。

做法:先将高粱米淘洗干净,用温水浸泡半小时左右;将桑螵蛸煎取浓汁,去渣将药汁与高粱米同入砂锅,再加水适量,以文火煮粥,至米熟烂粥稠为度。

功效:益气健脾、补肾固涩。脾胃气虚所致的食欲不振、食后欲呕、便溏腹泻、面色无华;肾气不固所致的遗尿、夜尿多、遗精阳痿等病者可用。

注意:高粱米不易熟烂,故宜适当久煮。素有习惯性便秘者不宜服。

(2)首乌粥

材料:制首乌15克,粳米50克,白砂糖适量。

做法：先将制首乌入砂锅，加水适量煮取药汁，再用药汁与粳米以文火共煮至粥熟烂后，调入白糖搅匀即成。

功效：益精血、补肝肾。治疗肝肾精血亏虚所致的面色萎黄、形体消瘦、腰膝酸软无力、头晕耳鸣、头发早白、肢体麻木等。

立春肺炎的药膳：

生脉茶

材料：人参9克，麦冬15克，五味子6克。

做法：将上3味水煎取汁，代茶饮用，每日一剂。

功效：益气敛阴。

适应证：气阴两虚型病毒性心肌炎，症见心悸气短、神疲力乏、胸闷自汗、口干舌燥等。

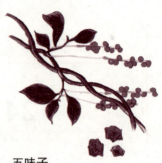
五味子

🌸 春回地暖草如丝——雨水食养之道

从雨水这一天开始，雨量会逐渐增加，湿邪之气也会随之而来。春寒料峭，湿气一般夹"寒"而来，因此雨水前后必须注意保暖，不要过早减少衣物以免受凉。同时少食生冷之物，以顾护脾胃阳气。

另外，雨水时节，人体血液循环系统开始处于旺盛时期，故易发生高血压、痔疮出血等疾病。所以雨水节气的养生重点是：摄养精神；继续进行春捂防春寒，并防止风湿；做适当的体育运动，提高身体免疫力；适当对脾胃进行补益。

俗话说"春困秋乏"，特别是春日的下午，人们工作学习时间长了，就感到特别疲乏，这个时候伸个懒腰，就会觉得全身舒展，精神爽快，即使在不疲劳的时候，有意识的伸几个懒腰，也会觉得舒适，伸懒腰可使人体的胸腔器官对心肺挤压，利于心脏的充分运动，使更多的氧气供给各个组织器官，同时，由于上肢、上体的活动，能使更多的含氧的血液供给大脑，使人感到清醒舒适。

雨水进补食疗方：

（1）山莲葡萄粥

材料：山药50克，莲子肉50克，葡萄干50克，粳米50克，白砂糖适量。

做法：将山药、莲肉、葡萄干洗干净，与粳米同入锅，加水适量，以文火煮粥，粥熟后即可放入白糖。

功效：益气健脾、补血养心。

（2）西洋参粥

材料：西洋参3克，麦冬10克，淡竹叶5克，

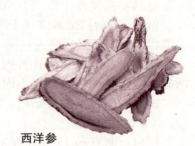
西洋参

粳米 30 克。

做法：先将麦冬、淡竹叶煎取药汁，后用药汁与粳米文火煮粥，待粥将熟时，加入西洋参，再稍煮片刻即成。

功效：益气养阴、生津止渴、宁心安神。

雨水感冒的药膳：

香菜汤

材料：香菜 50 克，黄豆 15 克，水 700～800 毫升。

做法：将香菜洗净，切碎，与黄豆同放入锅内，加水，煎煮 10～15 分钟，即可。

功效：散风祛寒、发汗、健脾益气宽中。

神州大地待惊雷——惊蛰食养之道

"蛰"在汉语里的解释就是藏的意思，此时天气回暖，春雷开始震响，惊蛰的意思就是，春雷响起，蛰伏的动物感受到了春天的温暖，就开始出来活动了，蛇虫鼠蚁、病菌等害人虫也会结束冬眠，所以这个时候我们要注意增强体质，以驱邪气。

饮食上应该多吃一些清淡的食物，如糯米、芝麻、蜂蜜、乳品、豆腐、鱼、蔬菜、甘蔗等；宜进补具有提高人体的免疫功能、调血补气、健脾补肾、养肺补脑的补品。

惊蛰进补食疗方：

（1）首乌丹参蜂蜜汁

材料：制首乌 20 克，丹参 15 克，蜂蜜 15 克。

做法：将制首乌、丹参洗干净，以清水文火慢煎，去渣取汁，调入蜂蜜搅匀即成。

功效：补血滋阴活血。适用于动脉硬化、高血压、慢性肝炎等属血虚兼有瘀血者。

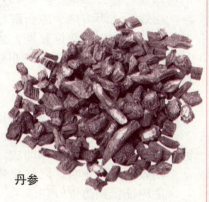

丹参

（2）炖龙眼党参鸽肉汤

材料：龙眼肉 30 克，党参 30 克，白鸽肉 150 克。

做法：先将鸽肉洗干净，切成小块，与龙眼肉、党参同入砂锅，加水适量炖汤，鸽肉熟后饮汤，吃肉。

功效：滋肝肾，益脾气。

惊蛰肝炎的药膳：

（1）珍珠草猪肝汤

材料：珍珠草（干品）30 克，猪肝 100 克。

做法：按常法加水煎汤，调味，吃肝喝汤。每日 1 剂，连服 5～7 剂。

功效：平肝清热、利水解毒。
适应证：急性传染性肝炎。
（2）柚皮汤
材料：新鲜柚皮2只，葱末30克，调料适量。
做法：先将柚皮用炭火烧焦，刮去外层，放入清水中浸泡1天，去除苦味，然后切块，加水炖熟，加入葱末、调料即可服食。每日1剂。
功效：疏肝理气。
适应证：肝炎胁肋疼痛。

春来遍是桃花水——春分食养之道

春分节气平分了昼夜、寒暑。所以，在保健上应注意保持体内的阴阳平衡，饮食上要禁忌大热、大寒的饮食，保持寒热均衡。可根据个人的体质选择搭配饮食，如吃寒性食物鱼、虾佐以温热散寒的葱、姜、酒等，食用韭菜、大蒜等助阳之物时，配以滋阴之蛋类，以达阴阳平衡之目的。

春分进补食疗方：
1. 银花生地绿豆汤
材料：银花、生地黄各20克，绿豆30克，白糖适量。
做法：将银花、生地加水煎汤，去渣，再入洗净的绿豆煮汤，熟后调入白糖即成。每日1剂，2～3次分服。
功效：滋阴清热、凉血解毒。
适应证：猩红热恢复期，症见丹痧布齐后1～2日，皮肤开始脱屑，此时身热渐退，咽部糜烂疼痛亦渐减轻，但尚有低热、唇口干燥，或伴干咳、食欲不振等。

2. 枇杷叶汤
材料：鲜枇杷叶15克，白糖适量。
做法：将枇杷叶洗净，用纱布包好，放入砂锅内，加水煎沸15～20分钟，弃枇杷叶，调入白糖即成。每日1剂，连服3日。
功效：清热止咳、降气化痰、和胃止呕。
适应证：预防猩红热。

佳节清明桃李笑——清明食养之道

每年的4月5日前后为清明节气。对于养生来说，清明时节基本上不会有寒流出现了，即使在天气交接中会出现几天的"倒春寒"现象，但气温的大趋势是不断升高的。清明前后，比较显著的气候特点是多雨，天气比较阴凉，养生重点应该放在补肾、调节阴阳虚亢等方面。

清明时节比较常见的阴阳失调证型有：

（1）阴虚阳亢证，常见的症状包括：头痛头晕，耳鸣眼花，失眠多梦，腰膝酸软，面色潮红，四肢麻木。

（2）肝肾阴虚证，常见症状有：头晕眼花，目涩而干，耳鸣耳聋，腰酸腿软，足跟痛。

（3）阴阳两虚证，这是非常严重的情况，常见的症状有：头目昏花，面色苍白，间有烘热，心悸气短，腰膝酸软，夜尿频多，或有水肿。

防治这些病症，应针对阴阳失调，本虚标实的病理，从调和阴阳，扶助正气着手，采用综合调养的方法，从饮食、起居、情志调摄等方面多下工夫。

清明进补食疗方：

（1）萝卜生姜汁

材料：萝卜、生姜各适量（萝卜10份，生姜1份），食盐少许。

做法：将萝卜、生姜洗净捣烂，取汁，加食盐调匀。每次服150毫升，每日2～3次。

功效：宽中下气、和胃止痛。

适应证：胃脘部阵发剧痛、腹胀等。

（2）玄参炖猪肝

材料：玄参15克，鲜猪肝500克，菜油、酱油、生姜、细葱、白砂糖、料酒、湿淀粉各适量。

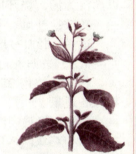

玄参

做法：将猪肝洗干净，与玄参同时放入锅内，加水适量，炖煮约1小时后，捞出猪肝，切成小片备用，将炒锅内放入菜油，投入洗净切碎了的姜、葱，稍炒一下，再放入猪肝片中，将酱油、白砂糖、料酒混合，兑加原汤适量，以湿淀粉收取透明汤汁，倒入猪肝片中，搅拌均匀即成。

功效：滋阴、养血、明目。

适用：肝阴血亏虚所致的两目干涩、迎风流泪、头晕眼花、视物模糊、视力下降、夜盲症以及慢性肝炎而属肝阴血虚者。

谷雨青梅口中香——谷雨食养之道

谷雨以后，雨量开始增多，空气湿度逐渐增大。待空气潮湿到一定程度就会引起人体的不适反应。此时的养生重点要放在调节人体内部环境以适应外部环境方面，从而保持人体各脏腑功能的正常。

另外要注意的是，此时虽然气温回升较快，天气不再寒冷，但是由于雨量较多，早晚还是较凉，因此，早晚出门时要注意增减衣服，避免受寒感冒。过敏体质的人这个季节则应防花粉症及过敏性鼻炎、过敏性哮喘等。应减少户外活动，避免与过敏源接触。在饮食上减少高蛋白质、高热量食物的摄入，出现过敏反应及时到医院就诊。

在饮食方面，这个节气应该多吃一些有滋阴养胃、降压降脂、抗菌消炎、清热解毒、祛除风湿、温补养血等功效的食物，如：菊花鳝鱼、草菇豆腐羹、生地鸭蛋汤等。

谷雨进补食疗方：

（1）鸡肝草决明蛋汤

材料：鸡肝50克，草决明10克，鸡蛋1个，味精、精盐各适量。

做法：将鸡肝洗干净，切成片；草决明入砂锅，加水适量，煎取药汁，以药汁为汤，烧开后，下入鸡肝片，打入鸡蛋，加入味精、精盐调味即成。

功效：补血、养肝、明目。

适用：肝血亏虚所致的目暗昏花、视物模糊，以及夜盲症而属肝血虚者。

（2）当归杞子汤

材料：鸡肉250克，制首乌15克，当归15克，枸杞子15克，味精、精盐各适量。

做法：将鸡肉洗干净，切成小块；制首乌、当归、枸杞子用纱布袋装好，扎紧口与鸡块同入砂锅，加水适量，先以武火烧开，后用文火慢炖，至鸡熟烂时，除去药袋，加入味精、精盐调味即成。

功效：补益精血。

适用：肝肾精血亏虚所致的形瘦体弱、面色萎黄、腰膝酸软、头晕眼花、视物模糊、须发早白、稀疏易脱、肢体麻木、月经量少色淡、爪甲枯脆等。

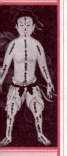

骤雨当空荷花香——立夏食养之道

每年的5月6日前后是立夏，立夏表示即将告别春天，是夏天的开始。在天气炎热的时候，心里会有莫名的烦躁，人也会变得暴躁易怒喜欢发脾气，这就是气温过高导致心火过旺所致，也是中医"心主神明"的表现。现代医学研究发现，人的心理、情绪与躯体可通过神经—内分泌—免疫系统来互相联系、互相影响。所以，情绪波动起伏与机体的免疫功能降低以及疾病的发生都是有关系的。特别是老年人，由生气发火引起心肌缺血、心律失常、血压升高甚至猝死的情况并不少见。所以，立夏要养心，就要做到精神安静、喜怒平和，多做一些比较安静的事情，如绘画、书法、听音乐、下棋、种花、钓鱼等，以保持心情舒畅。

在饮食方面，立夏以后天气渐热，应多吃清淡、易消化、富含维生素的食物，少吃油腻和刺激性较大的食物，否则易造成身体内、外皆热，而出现上火的痤疮、口腔溃疡、便秘等病症。还应该多喝牛奶，多吃豆制品、肌肉、瘦肉等对"养心"有好处的食品。

立夏以后虽然天气渐热，但毕竟还没到伏天酷热之时，所以不要急于换上单薄的衣服,晚上睡觉也不要盖得过少,以免夜里受寒感冒。老年人更要注意避免气血瘀滞,以防心脏病发作。

立夏进补食疗方:

(1) 荷叶荔枝鸭

材料:鸭子1只(1000～1500克),荔枝250克,瘦猪肉100克,熟火腿25克,鲜荷叶1片,料酒、细葱、生姜、味精、精盐、清汤各适量。

做法:将鸭子宰杀后,除尽毛、剁去嘴、脚爪,从背部剖开,清除内脏,放入沸水锅中氽一下,捞出洗干净,荷叶洗净,掰下花瓣叠好,剪齐两端,放开水中氽一下捞出;荔枝切成两半,去掉壳和核;将火腿切成丁,猪肉洗净切成小块;生姜、细葱洗净后,姜切片,葱切节。取蒸盆一个,依次放入火腿、猪肉、鸭、葱、姜、精盐、料酒,再加入适量开水,上笼蒸至烂熟,去掉姜、葱,撇去汤中油泡沫,再加入荔枝肉、荷花、清汤,稍蒸片刻即成。

功效:滋阴养血、益气健脾、利水消肿。

适用:阴血亏虚、气阴两虚所致的神疲气短、形体消瘦、烦热口渴、骨蒸劳热、午后低烧、不思饮食、消化不良、干呕呃逆、干咳少痰、小便不利、肢体浮肿、贫血等。

(2) 牛肚薏米粥

材料:牛肚100～150克,薏米100克,食盐适量。

做法:先将牛肚洗干净,切成细块,与薏米同入砂锅,加水适量,以文火煮粥,待牛肚熟烂,粥将熟时加入少量食盐,搅匀稍煮片刻即可。

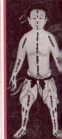

薏米

功效:益气、健脾、祛湿。

适用:脾胃气虚所致的食欲不振、神疲乏力、便溏腹泻、小便不利、肢体浮肿、白带量多,以及慢性胃炎、胃及十二指肠溃疡、慢性肠炎、慢性肝炎等属脾胃气虚者。

❀ 轰雷雨积好养鱼——小满食养之道

每年的5月21日左右是小满,小满以后,气温明显升高,降雨量也有所增加,温高湿大,如起居不当很容易引发风疹、汗斑、风湿症、脚气等病症。防治这些病症在饮食方面应常吃具有清利湿热作用的食物,如赤小豆、薏苡仁、绿豆、冬瓜、黄瓜、黄花菜、水芹、木耳、胡萝卜、西红柿、西瓜、山药、鲫鱼、草鱼等;住处的房屋应保持清爽干燥;易发皮肤病的人应勤洗澡勤换衣服,保持皮肤的清洁干爽,有条件的可以经常进行药浴和花草浴;精神方面,应注意保守内敛,忌郁闷烦躁。

小满进补食疗方:

（1）栗肉淮山粥

材料：栗子肉30克，淮山药15～30克，茯苓12克，炒扁豆10克，莲子（去心）肉10克，大枣5枚，粳米100克，白砂糖适量。

做法：将栗子肉、淮山药、茯苓、扁豆、大枣用清水洗干净，与粳米同入砂锅，加水适量，以文火慢熬成粥，待粥将熟时，加入白糖，搅匀稍煮片刻即可。

功效：益气健脾、祛湿止泻。

适用：脾胃气虚、水湿内停所致的食欲不振、神疲气短、腹胀水泻、小便不利、慢性水肿、白带量多、小儿疳积等。

（2）葛根粉粥

材料：葛根粉30克，粳米50克。

做法：先将葛根洗净切片，水磨澄取淀粉，晒干备用，每取30克，与粳米（先浸泡一宿）同入砂锅内，加水500毫升左右，以文火煮至米花粥稠为度。

功效：清烦热、生津液、降血压。

适用：阴津不足之烦热口渴及高血压、冠心病、心绞痛、老年性糖尿病、慢性脾虚泻痢等。

割稻季节尽喜色——芒种食养之道

每年的6月6日左右是芒种。我国江西省有句谚语说："芒种夏至天，走路要人牵；牵的要人拉，拉的要人推。"这是在讲芒种夏至时节人们都非常懒散，甚至走路都没精神。这是因为入夏气温升高，降雨增多，空气中的湿度增加，湿热弥漫空气，致使人体内的汗液无法通畅地发散出来，所以人们多会感觉四肢困倦，萎靡不振。要缓解这种懒散之情，首先应该在精神上保持轻松、愉快的状态，这样才能使气机得以宣畅，通泄得以自如。另外，要晚睡早起，多多呼吸自然清气，适当接受阳光照射，以顺应阳气的充盛，利于气血的运行，振奋精神。中午还可以小憩一会儿以解除疲劳的身体。

在饮食方面，养生家普遍认为夏三月的饮食应以清淡为主。大医家孙思邈认为"常宜轻清甜淡之物，大小麦曲，粳米为佳"，就是说应该多吃清淡的食物，还告诫人们食勿过咸、过甜。

芒种进补食疗方：

（1）清脑羹

材料：干银耳50克，炙杜仲50克，冰糖250克。

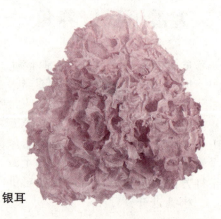

银耳

做法：将炙杜仲煎熬3次，收取药液待用。将干银耳用温水发透，除去蒂头、杂质，洗干净；冰糖置文火上溶化，熬至微黄色，备用。取一洁净锅，倒入炙杜仲药汁，下入银耳，视银耳泡发情况，可适量加入清水，置武火上烧沸后，改用文火久熬银耳熟烂，再冲入冰糖汁熬稠即成。

功效：补肝肾、降血压。

适用：肝肾阴虚所致的头目眩晕、眼胀昏花、腰膝酸软、耳鸣耳聋、心悸怔忡、烦躁失眠，以及高血压病、动脉硬化、高血压性心脏病等而属肝肾阴阳亢者。

（2）山楂益母茶

材料：山楂30克，益母草10克，茶叶5克。

做法：将上3味放入杯内，用沸本冲泡，代茶饮用。每日1剂。

功效：清热化痰、活血通脉、降脂。

适应证：气滞血瘀、心络受阻型冠心病。

昼长天地似蒸笼——夏至食养之道

6月21日左右为夏至日。夏至，由于气温过高，很多人会出现体倦乏力以及头痛头晕的症状，严重者甚至会晕厥。发生这些病症的原因是：一，夏季天气炎热，人体大量出汗导致水分过多流失，如果得不到及时补充，就会使人体血容量减少，继而大脑供血不足，引发头痛；二，人体在排汗时，更多的血压流向体表，使得原本就血压偏低的人血压更低，发生头痛；也有些人是因为睡眠不足，脾胃虚弱、食欲不振导致头痛。要避免这些情况就要注意多喝水，保证体内的充足水分，另外就是应选择适合自己的降温方式避免中暑，不要一味的吃冷饮，冷饮吃多了也会引发所谓的"冷饮性头痛"，而且容易导致肠胃疾病，损害健康。

饮食调养是夏至养生中的重要一环，应补充充足的蛋白质，这是体内供热的最重要的营养素；夏季在补充维生素方面，要比其他季节高至少一倍，因为大剂量的维生素B_1、维生素B_2、维生素C乃至维生素A、维生素E等，对提高耐热能力和体力有一定的作用；三是要补充水和无机盐。水分的补充最好是少量、多次，可使机体排汗减慢，减少人体水分蒸发量。而无机盐，可在早餐或晚餐时喝杯淡盐水来补充；四是要多吃清热、利湿的食物，如西瓜、苦瓜、鲜桃、乌梅、草莓、西红柿、绿豆、黄瓜等。

夏至进补食疗方：

（1）银杏叶茶

材料：银杏叶5克（鲜品15克）。

制用法：将银杏放入杯内，用沸水冲泡，代茶饮用。每日2剂。

功效：益心敛肺、化湿止泻。

适应证：冠心病。

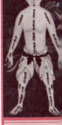

（2）萝卜蜂蜜方

材料：白皮大萝卜1个，蜂蜜60克。

做法：将萝卜洗净，挖空中心，纳入蜂蜜，封紧，置大碗内，隔水蒸熟饮服，每日一剂。

功效：清热解毒、润燥止咳。

适应证：胸膜炎。

蝉鸣正烦田丰盛——小暑食养之道

每年的7月7日左右是小暑。小暑以后，天气更加炎热，人常会感到心烦气躁，倦怠无力。所以这段时间的养生重点在于"心静"二字，以舒缓紧张情绪，保持心情舒畅。常言道"心静自然凉"就是这个道理。

此外尤其要提醒大家注意的是：夏季是消化道疾病多发季节，在饮食上一定要讲究卫生，注意饮食有节，不过饱过饥，还要注意饮食丰富，以保证人体对各种营养成分的需求。

另外，中医养生有"冬病夏治"之说，那些每逢冬季发作的慢性疾病，如慢性支气管炎、肺气肿等呼吸道疾病，风湿痹症等症状，可以通过伏天贴膏药的形式进行治疗。从小暑就可以开始贴敷了。

小暑进补食疗方：

（1）夏枯草炖猪肉

材料：夏枯草20克，瘦猪肉100克。

做法：将上2味加水炖熟，吃肉喝汤。每日1剂。

功效：滋阴润燥、清火散结。

适应证：胸膜炎。

（2）鸡冠花丁香汤

材料：鸡冠花10克，丁香3克。

做法：水煎服。每日1剂。

功效：清热收敛、凉血止血。

适应证：风湿性心脏病。

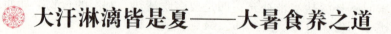

夏枯草

大汗淋漓皆是夏——大暑食养之道

每年的7月23日左右是大暑。这个节气的养生，首先要强调预防中暑，当出现持续6天以上最高气温大于37℃时，中暑人数会急剧增加，所以无论在家也好，外出活动也好，应尽量避开中午以及午后的最高气温时间段。此节气也是心血管疾病、肾脏及泌尿系统疾病患者的一大危险关头，因此这些病症患者更要格外小心。

大暑时节也应该适当进行运动,年轻人剧烈运动后的大汗淋漓会有种舒服的畅快感,中老年人则应选择一些平和的运动,如快走、爬山、游泳、太极拳、羽毛球、乒乓球等。

大暑进补食疗方:

强心茶

材料:老茶树根30~60克,糯米酒1小杯。

做法:将老茶树根洗净切片,与糯米酒一同放入砂锅内,加水煎汤,去渣。于睡前1次服下,每晚1剂。

功效:温阳利水、强心益肾。

适应证:心肾阳虚、水湿泛滥型风湿性心脏病,症见心悸气喘、倚息不得卧、头晕胸闷、口渴不饮、小便短少、全身浮肿、恶寒肢冷、面色无华等。

凉来暑退草枯寒——立秋食养之道

每年的8月8日左右是立秋。立秋以后,各种瓜果开始陆续上市,但民谚有"秋瓜坏肚"的说法,就是指立秋以后如生食大量瓜类水果易引发胃肠道疾患。因外,人们在夏天就生食了大量瓜果,立秋以后如果再这样吃下去,就会损伤肠胃,导致腹泻、下痢、便溏等急慢性胃肠道疾病。因此,立秋之后应慎食瓜类水果,脾胃虚寒者尤应禁忌。

立秋以后,因秋燥而起的疾病也会困扰一些人,在养生方面就要注意滋养津液,多喝水、淡茶等饮料,并吃些能够润肺清燥、养阴生津的食物,如萝卜、西红柿、豆腐、藕、秋梨等,少吃辛辣、油炸食物及膨化食物,少饮酒。

在起居方面,这一时节应"早卧早起,与鸡俱兴",虽然不至于和鸡起得一样早,但也应该早睡早起,多呼吸新鲜空气,在清晨安静广阔的空间里宣泄情绪,这对身体都是有好处的。

立秋进补食疗方:

(1)沙参枸杞粥

材料:沙参15~20克,枸杞15~20克,玫瑰花3~5克,粳米100克,冰糖适量。

做法:先将沙参煎汁去渣,后以药汁与枸杞、粳米同入砂锅,再加水适量,用文火煮粥,待粥将熟时,加入玫瑰花、冰糖,搅匀稍煮片刻即可。

功效:滋阴润燥、养血明目。

适用:阴血亏虚所致的干咳少痰、痰中带血、咽喉干燥、声音嘶哑、胃脘灼痛、饥而不欲食、干呕呃逆、头晕眼花、两目干涩、视物模糊、手足心低热等。

注意:外感风寒所致咳嗽不宜服。

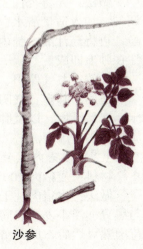

沙参

（2）人参百合粥

材料：人参3克，百合15～25克，粳米50克，冰糖适量。

做法：先将人参研末；百合剥皮去须，洗净切碎；后共与粳米同入砂锅，加水适量，以文火煮粥，待粥将熟时，加入冰糖，搅匀稍煮片刻即可。

功效：益气滋阴、润肺安神。

适用：气阴两虚所致的心悸气短、烦渴神疲、久病形瘦、失眠健忘、心神不宁、食欲不振、久咳声低、干咳少痰，以及神经衰弱、癔症、慢性支气管炎、肺气肿、肺结核、支气管扩张、百日咳等属气阴亏虚者。

伊人去处享清秋——处暑食养之道

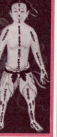

每年的8月23日左右是处暑节气。处暑以后，气温会逐渐下降，这时候人体容易出现的情况就是"秋乏"，俗话说"春困秋乏夏打盹"，人们经常会有懒洋洋的疲劳感，所以这个节气的养生首先是要保证睡眠充足。

在饮食方面，处暑时依然应该保持饮食清淡，少吃油腻、辛辣及烧烤类的食物，如辣椒、生姜、花椒、葱、桂皮等，多吃蔬菜水果，多喝水，多吃鸡蛋、瘦肉、鱼、乳制品和豆制品等。

为缓解秋乏，处暑时除去养成良好的生活习惯，还要加强锻炼，如登山、散步、做操等，以强健身心，减轻季节交替时身体的不适感。经常伸伸懒腰也可缓解秋乏，伸懒腰时人体的胸腔器官会对心、肺形成挤压，可以促进心脏的充分运动，使其提供更多的氧气供给各个组织器官。所以，即使在不疲劳的时候，有意识地伸几个懒腰，也会觉得舒适。

处暑进补食疗方：

（1）羊肺汤

材料：羊肺一具，柿霜、杏仁、绿豆粉各30克，白蜂蜜60克。

做法：先将杏仁去皮后研成细末，用柿霜、绿豆粉装入碗内，倒入蜂蜜调匀，加入适量清水，和成浓汁状，备用。将羊肺挤尽血污，用清水冲洗干净，再将药汁灌入肺内，装碗后加水适量，隔水蒸熟，取出后将碗中汤汁浇注在肺上即成。

功效：益气养阴、止咳平喘。

适用：肺虚、气阴两虚所致的形体消瘦、精神疲乏、心悸喘促、咳嗽不宁、口唇干燥，以及肺结核、老年慢性支气管炎、肺气肿、肺源性心脏病等属肺气阴亏虚者。

（2）炖猪肉黑豆汤

材料：瘦猪肉200克，黑豆30克，浮小麦50克，精盐、味精各适量。

做法：将猪肉洗干净，切成小块；浮小麦用细纱布袋包好扎紧。将猪肉与黑豆、浮小麦药袋同入砂锅，加水适量，先用武火烧沸，后改文火煨炖，待肉熟豆烂后，加入精盐、味精调味，除去药袋，饮汤食肉和豆。

功效：滋阴益气、壮体止汗。

适用：阴虚、气阴两虚所致的形体消瘦、皮肤干燥、自汗盗汗、神疲乏力、心烦气短、口渴多饮、唇舌干燥等。

碧汉清风露玉华——白露食养之道

每年的9月8日左右为白露。白露时节，支气管哮喘发病率很高，要做好预防工作，排除诱发因素，体质过敏的人应注意花粉、粉尘、皮毛、牛奶、鸡蛋、鱼、虾、螃蟹、油漆、药物等，尽量避免与之接触。另外，调整身体和精神状态，避免情绪压抑、过度劳累对缓解咳嗽、气喘、心悸等症状也有帮助。在饮食上也要慎重，少吃或不吃鱼虾海鲜、生冷炙烩腌菜和辛辣酸咸甘肥的食物，多吃青菜、萝卜、葡萄、柿子、梨、芝麻、蜂蜜等润肺生津、养阴润燥的食物。

天气转凉后，还容易导致胃部抽搐，引起腹泻、恶心等症状，尤其是那些身体比较瘦平时胃就不太好的人，胃部的保暖非常重要。因为身体较瘦的人通常胃壁较薄，在气温变化的情况下更容易产生痉挛，轻者导致胃痛和消化不良，重者则可能产生呕吐和腹泻等情况。胃部受凉还会导致"肠易激综合征"，直接表现就是严重腹泻，导致疲劳和浑身无力，甚至会发生脱水等情况。

所以，白露以后要注意为身体保暖，特别是一些年轻的女性，不要舍不得换下夏天单薄的裙子，也要少吃生、凉食物，多吃熟食和暖食，尤其不要在早上就吃水果和喝凉水，避免肠胃受到过度刺激。

白露进补食疗方：

（1）罗汉果猪肺汤

材料：罗汉果1个，猪肺250克，调料适量。

做法：将猪肺切成小块，挤出泡沫，洗净，罗汉果切块，共置锅内，加水煮汤，调味食用。每日1剂。

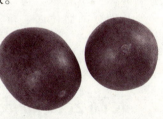
罗汉果

功效：滋阴润肺、利喉开音。

适应证：肺肾阴虚型慢性喉炎，症见声嘶日久、咽喉干燥、喉痒、干咳、痰少而黏、额红唇赤、头晕耳鸣、虚烦少寐、腰膝酸软、手足心热等。

（2）咖啡豆汤

材料：咖啡豆（炒）6～9克。

做法：将咖啡豆加水浓煎饮服。每日1剂。

功效：强心、利尿。

适应证：肺气肿、慢性支气管炎。

（3）人参核桃粥

材料：人参6克，核桃仁25克，生姜10克。

做法：水煎服。每日1剂，2次分服。
功效：补肺肾、定喘逆。
适应证：肺气肿属虚寒者。

✿ 凉意舒情果清芬——秋分食养之道

每年的9月23日左右是秋分节气，秋分正好是秋季的中分点，如春分一样，秋分这天阳光几乎直射赤道，昼夜时间的长短再次相等，秋分过后，北半球开始昼短夜长。

在饮食方面，中医从阴阳平衡角度出发，将饮食分为宜与忌，不同的人有其不同的宜忌，如对于那些阴气不足，而阳气有余的老年人，则应忌食大热峻补之品；对发育中的儿童，如无特殊原因也不宜过分进补；对痰湿质人应忌食油腻；木火质人应忌食辛辣；对患有皮肤病、哮喘的人应忌食虾、蟹等海产品；对胃寒的人应忌食生冷食物等。

这个时候，秋燥还没有结束，不过这时的"燥"，已经不是刚刚立秋时的温燥，而是凉燥，可以煮些健胃健脾，补肾强骨，而且软糯甜香，非常适口的栗子粥。润肺、清火、制燥咳，通便秘的百合粥、菊花粥，也是不错的选择，不仅可以温补身体，还可以缓解秋燥。

秋分进补食疗方：
山楂陈皮汤
材料：山楂30克，陈皮15克，红糖适量。
做法：水煎服。每日1剂。
功效：活血化瘀、行气祛痰。
适应证：气滞血瘀型慢性喉炎，症见声音嘶哑，日久不愈，讲话费力，或有少量黏痰附着，不易咯出，声带色暗，有小结或息肉等。

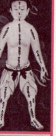

✿ 天高云淡雁成行——寒露食养之道

每年的10月8日左右是寒露。寒露是一个冷热交替的节气，此时，人体阳气慢慢收敛，阴精开始潜藏于内，故养生也应以保养阴精为主，也就时说，秋季养生不能离开"养收"这一原则。

在人体五脏中，肺对应秋，肺气与金秋之气相应，此时燥邪之气易侵犯人体而耗伤肺的阴精，如果调养不当，人体就会出现咽干、鼻燥、皮肤干燥等秋燥症状。因此，寒露时节的养生应以滋阴润肺为宜，多食用芝麻、糯米、粳米、蜂蜜、乳制品等柔润食物，少食辣椒、生姜、葱、蒜类等易损伤阴精的辛辣之食。

寒露以后，由于气温下降较快，感冒也成为此时的流行病，在城市，这个时间已经开始接种流感疫苗了。而在日常养生中,首先要做到感冒适时添加衣物,不要盲目坚持"秋冻",还要多加锻炼,增强体质。

寒露进补食疗方:

白果汤

用料:白果仁(炒)9~12克。

做法:将白果仁加水煎汤,调入白糖或蜂蜜服食。每日2剂。

功效:敛肺气、定喘咳。

适应证:支气管哮喘、肺结核咳嗽。

梅映红霞报晚秋——霜降食养之道

每年的10月23日左右是霜降,这是秋季的最后一个节气。霜降,顾名思义就是:由于天气寒冷,露水已经凝结成霜了。

天气逐渐变冷,风湿病、"老寒腿"、慢性胃病又成了常见病,防治这些病症主要是注意身体的局部保暖。老年人要适当多穿些衣服,膝关节有问题的可以穿上一副护膝,晚上睡觉时也要注意保暖。胃不好的人注意不要吃寒凉的东西,觉得胃部不适时,可以用热水袋暖一会儿,疼痛就会缓解。

深秋时节,正是枫树、黄栌树等植物的最佳观赏季,可以在晴朗的天气外出登山观赏美景。但老年人应注意不要运动过量,外出活动以颐养身心为宜,感觉劳累时不要硬撑,此外也要注意保暖防病,不要在大风天去爬山,以免感冒或者染上呼吸系统疾病。

霜降进补食疗方:

(1)桑叶茶

材料:经霜桑30克。

做法:将桑叶加水煎汤,取汁,代茶饮用。每日1剂。

功效:祛风散热、止咳平喘。

适应证:风热痰喘。

(2)山楂茶

材料:生山楂30克。

做法:将山楂加水煎汤,代茶饮用。每日2剂。

功效:破气行瘀、消积化滞。

适应证:脂肪肝。

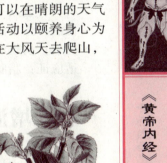

桑

万物收藏梅开红——立冬食养之道

每年的11月8日前后是立冬,这是冬季的第一个节气。在民间,立冬是进补的好时节,认为只有这样才足够抵御严冬的寒冷。

传统中医养生还有"冬时天地气闭，血气伏藏，人不可作劳汗出，发泄阳气"之说，意思是冬天天气闭藏，人体的气血也潜藏起来了，这时候人不可以过分劳作大汗淋漓，泄露阳气。立冬以后，天气还不是太冷，在衣着方面也要注意，不能穿得过少过薄，这样会容易感冒损耗阳气，当然也不能穿得过多过厚，否则腠理开泄，阳气不得潜藏，寒邪也易于侵入。

经常晒太阳对人体也有很多益处，特别是冬季，大自然处于"阴盛阳衰"状态，人体内部也不例外，所以在冬天常晒太阳，能起到壮人阳气、温通经脉的作用。

在饮食方面，冬季也是进补的最好季节，民间有"冬天进补，开春打虎"的谚语。冬季食补应注意营养的全面搭配和平衡吸收。元代忽思慧所著《饮膳正要》曰："……冬气寒，宜食黍以热性治其寒。"也就是说，少食生冷，但也不宜燥热，有的放矢地食用一些滋阴潜阳，热量较高的膳食为宜，同时也要多吃新鲜蔬菜以避免维生素的缺乏，如：牛羊肉、乌鸡、鲫鱼，多饮豆浆、牛奶，多吃萝卜、青菜、豆腐、木耳等。冬季进补还应因人而异，因为食有谷肉果菜之分，人有男女老幼之别，体质有虚实寒热之辨，故"冬令进补"应根据实际情况有针对性地选择进补方案，万不可盲目"进补"。

立冬进补食疗方：

蘑菇豆腐汤

材料：蘑菇250克，豆腐200克，调料适量。

做法：按常法煮汤服食。每日一剂。

功效：清热润燥、益气解毒。

适应证：脂肪肝。

保暖增温雪初降——小雪食养之道

每年的11月22日或23日是二十四节气中的小雪节气。关于小雪时节的养生，首先小雪前后，天气经常是阴冷晦暗的，一些容易受天气影响的人就会觉得郁闷烦躁，特别是本身就患有抑郁症的人还可能会加重病情，所以在这个节气要着重调养心情，保持开朗豁达，尽量少受天气的影响。也可以多参与一些户外活动，在晴朗的时候多晒太阳以增强体质，预防疾病。

冬季天气寒冷，在饮食方面应适当多吃些热量较高的食物，提高碳水化合物及脂肪的摄入量。全麦面包、稀粥、糕点、苏打饼干等均属碳水化合物，这些食物的摄入既有助于御寒，其中所含的微量矿物质硒还可以振奋情绪。要注意增加维生素的供给，多吃萝卜、胡萝卜、辣椒、土豆、菠菜等蔬菜；以及柑橘、苹果、香蕉等水果。动物肝、瘦肉、鲜鱼、蛋类、豆类等食品也可以保证身体对维生素 A、维生素 B_1、维生素 B_2 等的需要。

小雪进补食疗方：

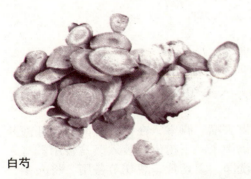

白芍

四物炖鸡汤

材料：母鸡1只（约1.5千克），当归10克，熟地黄10克，白芍10克，川芎8克，料酒、胡椒粉、生姜、细葱、味精、精盐、清汤各适量。

做法：宰杀后，除净毛，剁去脚爪，剖腹清除内脏，冲洗干净，入沸水锅中氽一下。将当归、熟地、白芍、川芎洗净，切成薄片，用纱布袋装好，扎紧口；生姜、细葱洗净，姜切片，葱切节，备用。将砂锅置武火上，掺入清汤，放入鸡、药袋烧开后，撇去浮沫，加料酒、姜、葱，改用文火炖至鸡肉烂熟，骨架松软，拣去药袋、姜、葱不用，加入精盐、味精、胡椒粉调好味即成。

功效：益血补虚。

适用：心肝血虚所致的面色无华、头晕眼花、心悸失眠、多梦健忘、视物模糊、两目干涩、手足麻木、屈伸不利、月经推后、经少色淡、经后小腹空痛等。

朔风怒吼飞瑞雪——大雪食养之道

每年的12月7日前后是二十四节气中的大雪。关于大雪节气的养生，从中医的角度来看，此时已到了"进补"的大好时节。这里的进补并不是一般狭义理解上的随便吃些营养价值高的食品，或者用点壮阳的补药，进补其实是养生学的一个分支内容，具体来说是要通过养精神、调饮食、练形体、慎房事、适温寒等综合调养达到强身健体益寿的目的。

但是进补要有所讲究，首先要注意适度原则，不可太过，不可不及。如若稍有劳作则怕耗气伤神，稍有寒暑之异便闭门不出，食之唯恐肥甘厚腻而节食少餐，这样不仅无异于补养，甚至会损害健康。所以，即使是补养也要注意动静结合、劳逸结合、补泻结合、形神共养，不可失之偏颇。

大雪进补食疗方：

（1）灵芝猪蹄汤

材料：灵芝30克，黄精15克，鸡血藤15克，黄芪18克，猪蹄250克，味精、精盐各适量。

做法：将猪蹄去净残毛，刮洗干净，剁成小块。将灵芝、黄精、鸡血藤、黄芪洗净，用纱布袋装好，扎紧口，与猪蹄同入砂锅，加水适量，先以武火烧开，后改文火慢炖至猪蹄烂熟，捞出药袋不用，加入味精、

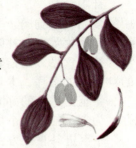

黄精

精盐调好味即成。

功效：益气补血。

适用：白细胞减少症而属气血两虚者。

（2）参蛤蒸鸭

材料：白鸭1只（1～1.5千克），人参10克，蛤蚧5克。料酒、细葱、生姜；味精、精盐、清汤各适量。

做法：将鸭子宰杀后，除净毛，剁去嘴、脚掌，在鸭的背面近尾部横开一刀，抠净内脏；冲洗干净；入沸水锅中氽一下捞出，装入蒸盆备用。将人参、蛤蚧烘脆研成细末；生姜、细葱洗净，姜切片，葱切节备用。将人参、蛤蚧粉末放入鸭的腹腔内，再加入姜片、葱结、料酒、清汤，上笼用武火蒸至鸭子熟烂，加味精、精盐调好味即成。

功效：补肺肾、定咳喘。

适用：肺肾气虚、肺肾气阴两虚所致的神疲气短、久咳声低、动则喘促、气不接续、常自汗出、腰膝酸软、咳则小便出，以及老年慢性支气管炎、支气管哮喘、肺气肿等而属肺肾气虚者。

日短阳生炉火旺——冬至食养之道

每年的12月22日左右是二十四节气中的冬至，在养生学上，冬至是一个重要的节气，因为"冬至一阳生"，冬至过后体内的阳气开始萌芽，这个时候人们应该顺应这一身体机能的变化，做好各方面的身体调养。

首先要做到静神少虑、畅达乐观、讲究生活情趣，适当进行锻炼，防止过度劳累，精神调养不论在任何节气都是养生的重点，拥有一个好的心态对于保持身体健康是很有益处的。

饮食调养。补气食品，是指具有益气健脾功效，对气虚证有补益作用的食品，如糯米、党参、黄芪、大枣、山药、胡萝卜、豆浆、鸡肉等。

补血食品，是指对血虚证者有补益作用的食品，如动物肝脏、动物血制品、红枣、花生、桂圆肉、荔枝肉、阿胶、桑葚、木耳、菠菜、胡萝卜、乌鸡、海参、鱼类等都有一定的补血作用。

补阳食品，是指具有补阳助火，增强性功能的功效，对阳虚证有补益作用的食品，如狗肉、羊肉、虾类、鹿肉等，核桃仁、韭菜、枸杞子、鸽蛋、鳝鱼、淡菜等也有补阳作用。

补阴食品，是指具有滋养阴液，生津润燥的功效，对阴虚证有补益作用的食品，如银耳、木耳、梨、牛奶、鸡蛋、葡萄等。

冬至是进补的好时节，日常饮食应对照上述分类，选择适合自己的食疗方，为来年打下一个好的身体基础。

冬至进补食疗方：

（1）红烧龟肉

材料：龟1只（750～1000克），菜油、料酒、生姜、细葱、花椒、酱油、冰糖各适量。

做法：将龟放入盆中；加热水（约40℃），使其排尿，宰去头、足，剖开去龟壳、内脏，将龟肉洗干净，切成块；姜、葱洗净切碎，备用。将锅中放入菜油烧热后，下入龟肉块，反复翻炒，再加入姜、葱、花椒、冰糖，烹以酱油、料酒，加适量清水，将锅置炉上，以文火煨烧至烂熟即成。

功效：滋阴补血。

适用：阴血亏虚所致的头晕目眩、午后低烧、骨蒸劳热、形体消瘦、心悸心烦、久咳咯血、便血等。

（2）山楂荷叶茶

用料：山楂15克，荷叶12克，茶叶3克。

做法：将上3味水煎取汁，代茶饮用。每日1剂。

功效：清热强心、活血化瘀。

适应证：中风。

冷风寒气冰天地——小寒食养之道

每年的1月5日前后是小寒节气。民间有句谚语：小寒大寒，冷成冰团。小寒表示寒冷的程度，从字面上理解，大寒冷于小寒，但在气象记录中，小寒却比大寒冷，可以说是全年二十四节气中最冷的节气。

寒冷的冬天有一种简单的方法可以健身——搓手。搓手的做法很容易：双手抱拳，从虎口接合，捏紧，再移动双手转动，在转动过程中使手的各部分互相摩擦。搓手的时间没有限制，时间稍长，两只手都会感到暖烘烘的。经常将双手在一起摩擦搓手，可以预防冻疮的发生，使手指更加灵活自如，同时对大脑也有一定的保健作用；对于经常待在室内的人，经常搓手，还能促进血液循环和新陈代谢，预防感冒。

小寒进补食疗方：

（1）灵芝粥

材料：灵芝10克，杜仲15克，糯米100克，冰糖适量。

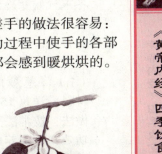

杜仲

做法：将灵芝、杜仲加水适量煎煮，去渣取汁，然后以药汁与糯米同入砂锅；水适量共煮成稀粥，加入冰糖搅匀即成。

功效：滋阴补肾、养心安神。

适应证：心肾阴虚所致的腰膝酸软、心悸心烦、失眠多梦、记忆力减退，以及神经衰弱、心动过速、贫血等而属心肾阴虚者。

（2）山药桂圆粥

材料：淮山药 50 克，桂圆肉 15 克，荔枝肉 15～20 克，五味子 3～5 克，粳米 350 克，白砂糖适量。

做法：先将五味子煎水，去渣取药汁与淮山、桂圆肉、荔枝肉、粳米同入砂锅，加水适量，以文火煮粥，待粥将熟时，加入白糖，搅匀稍煮片刻即可。

功效：滋补心肾、安神固涩。

适应证：心肾阴虚所致的腰膝酸软、潮热盗汗、手足心低热、心悸心烦、失眠多梦、消渴多尿、遗精早泄、头晕耳鸣等。

银装素裹腊梅飘——大寒食养之道

每年的 1 月 20 日左右是大寒。关于大寒节气的养生，依然要以温补为主，这是年尾调养身体的重要时刻，以养精蓄锐迎接新的一年。大寒虽然已经不像小寒那样酷寒，但天气还是比较寒冷，所以在衣着上还是要注意保暖，早晚天气较冷时尽量减少在户外的时间。

饮食仍然是温补的重要途径，不妨多吃红色蔬果及辛温食物，如红辣椒、红枣、红萝卜、樱桃、红色甜椒、红苹果等蔬果能为人体增加热能，使体温升高，多吃还能抵抗感冒病毒，加速康复，是冬季的首选食物。此外，一些辛温食物如：紫苏叶、生姜、青葱、洋葱、花椒、桂皮等，也对风寒感冒具有显著的食疗功效。

冬末气候寒冷干燥，许多人还容易出现嘴唇干裂、口角炎等问题，这主要是缺乏维生素 B_2 所致，可多食酸乳酪、花粉、酵母粉等，症状很快就会有所改善。

大寒进补食疗方：

（1）洋葱炒肉丝

材料：洋葱 150 克，瘦猪肉 60 克，调料适量。

做法：按常法烹制食用。每日 1 剂。

功效：滋阴养血、扩张血管。

适应证：动脉硬化、高血压、糖尿病等。

（2）双耳汤

材料：银耳、木耳各 10 克，冰糖适量。

适用：按常法蒸熟食用。每日 1～2 剂。

功效：滋阴益气、凉血活血。

适应证：动脉硬化、冠心病等。

第六章

不同人群的饮食调理

第一节

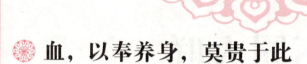
女子以血为本，避免形寒饮冷

❀ 血，以奉养身，莫贵于此

中医理论认为血是人体最宝贵的物质之一，它内养脏腑，外养皮毛筋骨，维持人体各脏腑组织器官的正常机能活动。李时珍认为，妇女以血为用，因为女性的月经、胎孕、产育以及哺乳等生理特点皆易耗损血液，所以女性机体相对容易处于血分不足的状态。正如"妇女之生，有余于气，不足于血，以其数脱血也"。

女性因其生理有周期耗血多的特点，若不善于养血，就容易出现面色萎黄、唇甲苍白、头晕眼花、乏力气急等血虚症。《本草纲目》记载，严重贫血者还容易过早出现皱纹、白发、脱牙、步履蹒跚等早衰症状。血足皮肤才能红润，面色才有光泽，女性若要追求面容靓丽、身材窈窕，必须重视养血。

那么，养血要注意哪几个方面呢？

（1）食养。女性日常应适当多吃些富含"造血原料"的优质蛋白质、必需的微量元素（铁、铜等）、叶酸和维生素 B_{12} 等营养食物，《本草纲目》记载，动物肝脏、肾脏、血、鱼虾、蛋类、豆制品、木耳、黑芝麻、红枣、花生以及新鲜的蔬果等是很好的造血食物。

（2）药养。贫血者应进补养血药膳。可用党参15克、红枣15枚，煎汤代茶饮；也可用首乌20克、枸杞20克、粳米60克、红枣15枚、红糖适量煮粥，有补血养血的功效。

（3）神养。心情愉快，保持乐观的情绪，不仅可以增强机体的免疫力，而且有利于身心健康，同时还能促进骨髓造血功能旺盛起来，使皮肤红润，面有光泽。

（4）睡养。充足睡眠能令你有充沛的精力和体力，养成健康的生活方式，不熬夜，不偏食，戒烟限酒，不在月经期或产褥期等特殊生理阶段同房等。

爱上补血食物，养出好气色

唐代诗人白居易在《长恨歌》中有："春寒赐浴华清池，温泉水滑洗凝脂。""凝脂"就是说杨贵妃的皮肤非常细嫩光滑。她为何有令众多女性羡慕甚至嫉妒的肌肤呢？为何能集三千宠爱于一身呢？原来贵妃经常吃一些补血食品。

女人要想从根本上唤起好气色，延缓衰老，使健康常驻，还要从内部调理开始，通过补血理气、调整营养平衡来塑造靓丽女人。而补血理气的最好办法就是食疗，因为红枣、阿胶、桂圆、山药、生姜、红糖、白果、枸杞子、花生等这些补血、补肾的食物能从根本上解决气血不足的问题，同时改善血红细胞的新陈代谢，加强真皮细胞的保水功能，这样就能实现女人自内而外的美丽。

红枣、阿胶这些补血食物，都具有滋阴润燥、补血止血、调经安胎的功效，还能使面色红润，肌肤细嫩，有光泽、弹性好，正适合女人的美容要求。

红枣是补血最常用的食物，生吃和泡酒喝的效果最好。红枣还可以在铁锅里炒黑后泡水喝，可以治疗胃寒、胃痛，再放入桂圆，就是补血、补气的茶了，特别适合教师、营业员等使用嗓子频率较高的女性。如果再加上4~6粒的枸杞子，还能治疗便秘。常喝红枣桂圆枸杞茶的女性朋友，皮肤白皙，精力充沛。枸杞子不要放多，几粒即可，红枣和桂圆也只要6~8粒就可以了，每天早上上班后给自己泡上一杯，不但补气益血，还能明目，特别适合长期对着电脑的女性朋友们。

下面给大家推荐一些补血食物的食法，可供女性朋友们参考：

（1）红枣、花生、桂圆，再加上红糖，加水在锅里慢慢地炖，炖得烂烂的，经常吃，补血的效果也很好。

（2）红枣、红豆放入糯米里一起熬粥，因红豆比较不易烧烂，可以先煮红豆，红豆煮烂了，再放入糯米、红枣一起烧，也是一道补血的佳肴。

（3）红枣10粒切开，白果10粒去外壳，加水煮15~20分钟，每晚临睡前吃，可以补血固肾、止咳喘、治尿频、治夜尿多，效果很好。

（4）红枣10粒切开，枸杞子10粒，煮水喝，补血补肾，专治腰膝酸软，长年吃，有养颜祛斑的作用。

（5）红枣10粒切开，生姜3片，煮水喝，是开胃的良方。

此外，用猪蹄加黄豆炖烂了吃；用甲鱼加上枸杞子、红枣、生姜炖烂了吃；牛肝、羊肝、猪肝做菜、炖汤，或与大米一同煮成粥；牛骨髓、猪骨髓加红枣炖汤喝；牛蹄筋、猪蹄筋加花生、生姜炖烂了吃，这些都是补血的好食物。

大家还要谨记中医的教导，多吃补血食物，这样的女人皮肤才会红润有光泽，才能延缓衰老，让自己的青春常在。

中医气血双补要方：十全大补汤

《本草纲目》中在提到瘰疬病的治疗时说："体虚者，可用夏枯草煎汁熬膏服，并以膏涂患处。兼服十全大补汤加香附、贝母、远志更好。"所谓瘰疬，就是现在的淋巴结核病。我们都知道结核病是容易让人虚损的，所以结核病人一定要注意补养身体。而十全大补汤具有气血双补的作用，适用于血气俱虚或久病体虚、面色萎黄、精神倦怠、腰膝乏力的人。下面就教你如何在家熬制十全大补汤。

材料：党参、炙黄芪、炒白术、酒白芍、茯苓各10克，肉桂3克，熟地、当归各15克，炒川芎、炙甘草各6克，墨鱼、猪肚各50克，猪肉500克，生姜30克，猪杂骨、葱、料酒、花椒、食盐、味精各适量。

茯苓

做法：将以上中药装入洁净纱布袋内，扎紧备用。将猪肉、墨鱼、猪肚洗净；猪杂骨洗净，捶破；生姜拍破备用。将猪肉、墨鱼、猪肚、猪杂骨、药袋放入铝锅内，加水适量，放入葱、生姜、花椒、料酒、食盐，置武火上烧沸；后用文火煨炖，待猪肉、猪肚熟烂时，捞起切条，再放入汤中。捞出药袋不用。服用时将汤和肉装入碗内后，加少许味精，食肉喝汤。早晚各吃1碗，每天2次，全部服完后，隔5天再服。

十全大补汤虽好，但风寒感冒者不宜食用。另外，一定要注意时间间隔，不能频繁地使用十全大补汤，曾经有因为过度食用此汤而上火严重的病例。患者太心急，连着喝了好久的汤，结果发烧、流鼻血。所以，汤水再好，也不能过量。

鸡肉馄饨补气血，马上"泻立停"

拉肚子这种小毛病很多人都碰到过。其实比较轻微的腹泻，可以排除体内的湿气和毒素，对人体是有好处的。比如你吃了太多油腻的东西，或者饮食不干净，腹泻就是身体正常的保护反应。但是长期频繁的腹泻，就要警惕了。一般人遇到这种情况就会吃止泻药，但有些人却没什么效果，这是为什么呢？

庄先生是一家大型合资企业的中方老总，前一阵子总是腹泻，去医院开了很多止泻药吃，却还是没什么效果。有几次在与重要客户谈判的时候，腹痛难忍，不得不中途退场。他既担心自己的健康，更担心因为身体原因影响了工作，所以抽空去看了中医。

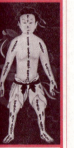

在大夫面前的庄先生，脸色苍白、精神疲乏。大夫询问之下得知他们公司最近受到金融危机的冲击，失去了很多重要客户。庄先生很着急，带着员工经常加班加点，忙个不停，饮食也不规律，有时忙到凌晨才吃东西。这样一段时间以后，他就开始腹泻了。

大夫告诉庄先生，他的腹泻与身体的虚损有很大关系。身体气血消耗太大，胃气也虚损，就很容易导致消化不良、腹泻等一系列的毛病。在这时单纯止泻是没有用的，必须要先补气血。大夫给他开了一个方子，让庄先生吃鸡肉馄饨。

鸡肉馄饨在《本草纲目》中有记载："黄雌鸡肉五两、白面七两，作民馄饨，下五味煮熟，空腹吃。每天一次。"可以治"脾胃弱乏，人痿黄瘦"。鸡肉是补气的食物，人参、黄芪、红枣都是补益气血的佳品。怎么做鸡肉馄饨呢？

材料：鸡肉150克，人参10克，红枣6枚（去核），黄芪10克。

做法：鸡肉剁碎做馅，和白面做成馄饨。人参、红枣、黄芪小火慢炖，然后用此汤煮馄饨。吃馄饨，喝汤。

在中医看来，腹泻是由于各种原因导致脾胃的运化失司，小肠受盛和大肠的传导功能失常所致。比如受到外界的风寒湿热的侵袭，会使脾胃失调。尤其是湿，你如果吃太多的冷饮，或者遇到雷雨季节，是很容易腹泻的。

另外，饮食不节与不洁也会导致腹泻。而情绪对肠胃的影响也很大，比如上文中的庄先生，很大的原因就是精神长期高度紧张，导致肠胃失调，最终造成脾胃虚弱，难以运化食物。没有了食物的滋养，气血就会受损。而气血失衡又加重了腹泻，如此恶性循环，当然会"一泻不止"。

桃红四物汤——活血养颜第一汤

公元1321年，元代名医朱丹溪出游路过桃花坞，见当地女子个个面若桃花、白里透红，经过一番调查之后，发现当地的女子都爱喝一种汤，即自制的桃红汤。他研究桃红汤的成分，发现里面有桃仁，还有红花，桃仁能健身心、养容颜，红花更能去暗黄、美白肌肤。朱丹溪由此创立了一个经典美容养颜妙方，叫做"桃红四物汤"。

这里的"桃红四物汤"，是朱丹溪根据晚唐蔺道人在《仙授理伤续断秘方》中提到的"四物汤"改进而来。

所谓"四物汤"，是由川芎、白芍、熟地、当归四味药组成，常规用量分别为6克、10克、12克、9克，水煎服，每日2次。川芎，性味属辛、温，作用于肝脏、胆，具有行气活血、镇定安神、祛风湿止痛、疏肝解郁等作用。白芍，性味酸苦、微寒，作用于肝、脾，具有补血滋润、缓解疼痛，以及疏肝健脾等作用。熟地含有甘露醇、维生素A等成分，与当归配伍后，可使当归的主要成分阿魏酸含量增加，使当归补血活血疗效增强，能治疗女性脸色苍白、头晕目眩、月经不调、量少或闭经等症。此汤被中医界称为"妇

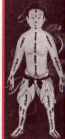

科养血第一方"。

而"桃红四物汤",则是在四物汤的基础上加上桃仁和红花研制而成,不仅专治血虚、血瘀导致的月经过多,还能对付先兆流产、习惯性流产,尤其对美容养颜有特别的功效。这也是为何在没有名牌化妆品的古代,很多美女能够拥有白里透红、水嫩细滑的肌肤。著名艺人杨采妮曾说过,多喝汤最能养人。不过,关于桃红四物汤中各成分的具体剂量,要先咨询一下专业中医,因为每个人的体质和情况不一样,所需的剂量亦有所区别。

此外,很多女性因脸上长痘痘而烦恼不已,其实,气血瘀滞才会长痘痘,气血通畅就不会长痘痘。所以,喝上桃红四物汤,补血活血,自然不用担心长痘痘了。

常见的菠菜、小米最能滋阴补血

28岁的某公司白领小张,生了孩子以后觉得自己的身体状况和皮肤都变差了。她看了电视广告后,花了很多钱买了某品牌口服液,扬言要从内调养,做个"健康美丽女人"。结果喝了一段时间后,朋友们没有从她身上看出有什么变化,倒是色斑多了一些。她很气恼地扔掉了那些所谓的名牌滋补品,朋友看她沮丧,就给她推荐了菠菜小米粥。

《本草纲目》记载菠菜可以通血脉,开胸膈,下气调中,止渴润燥。所以,菠菜可养血滋阴,对春季里常因肝阴不足引起的高血压、头痛目眩、糖尿病和贫血等都有较好的治疗作用。关于小米的功效,《本草纲目》认为小米味甘咸,有清热解渴、健胃除湿、和胃安眠等功效。"治反胃热痢,煮粥食,益丹田,补虚损,开肠胃。"现代医学研究证实,小米具有防止反胃、呕吐和滋阴养血的功效。

材料:菠菜20克,小米150克。

做法:菠菜洗净,沥干水分,切碎。小米淘洗干净,略微泡一下。将泡好的小米倒进开水锅里,煮到开花,然后按自己的口味略微加一点盐和调味料搅匀,再把菠菜放进去烫软即可。

其实,你身边最简单、最廉价的食物也许就是你最需要也是最有效的选择。例如菠菜和小米,大家对其视而不见,或者认为对于身体健康的作用不值一提,其实这道粥品是滋阴补血的佳肴。

需要注意的是,菠菜含草酸较多,有碍机体对钙的吸收。故单独吃菠菜时宜先用沸水烫软,捞出再炒。由于婴幼儿急需补钙,则应少吃或暂戒食菠菜。

经期饮食巧调理,还你好心情

月经是每个女人都要遭遇的,经前不适的人群占到80%左右:腹痛、胸闷、

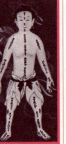

烦躁、长痘痘……每个月月经造访前都有这么几天，各种讨厌的症状群起而攻，叫人怎么能不烦恼？

营养专家发现，经前不适与营养素的缺乏有关，只要补充相应的维生素，你就能轻松愉快地度过这段时间。

1. 喜怒无常

有些女性每次月经前都会变得喜怒无常，容易哭泣，抑郁，情绪的变化连自己都不明白为什么会出现。

缺乏元素：维生素 B_6。研究表明，那些摄入了足够维生素 B_6 的女性，在经前也能够保持情绪的稳定，这是因为维生素 B_6 能帮助合成提升情绪的神经传递素，如多巴胺。还有一项研究表明，如果和镁制剂一起服用的话，维生素 B_6 还能缓解经前焦虑。

有这种症状的女性应多吃菜花、胡萝卜和香蕉。

2. 胸部不适

有些女性一到临近经期，就发现自己的胸部变硬，乳房胀痛到一点都不能碰。其实这也是经前综合征的常见症状之一。

缺乏元素：维生素 E。摄入维生素 E 的女性，胸部不适会降低 11%。这种营养物质能减低前列腺素的产生，而前列腺素是一种能引发一系列经前疼痛的物质。维生素 E 也能缓解腹痛。

有这种症状的女性应多食用蛋黄、生菜、辣椒、牛奶、小麦面包、白菜和花生。

3. 腹痛

有一部分女性在经前的一个星期就会感觉到断断续续的腹痛，当临近经期的 2～3 天，这种疼痛就变得更加剧烈。

缺乏元素：Ω-3 脂肪酸。腹痛是最为常见的经前问题，如果女性在每天的饮食中多摄入一些 Ω-3 脂肪酸就能缓解 40% 的腹痛。Ω-3 脂肪酸能减少女性体内一种荷尔蒙的分泌，而这种荷尔蒙可能在经前期加剧子宫收缩引起腹痛。Ω-3 脂肪酸还能缓解因经前综合征引起的焦虑。

有这种症状的女性应多食用深海鱼类，如三文鱼、金枪鱼。

4. 失眠，睡眠质量不高

有些女性从经前一周就开始失眠，即使睡着了也很容易惊醒，觉得疲惫不堪，体力不支。

缺乏元素：色氨酸。因为荷尔蒙的变化，大约有 60% 的女性在经前一周都不容易入睡。不过色氨酸能有效提高睡眠质量，身体会利用色氨酸来产生一种化学复合胺，帮助你安然入睡。

有这种症状的女性应多食用火鸡肉、牛肉和山核桃。

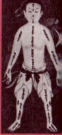

5. 痘痘

有一部分女性每个月都能准确地知道自己的来潮时间,因为在那之前,讨厌的痘痘总是准时出现在她们的脸上。

缺乏元素:锌。痘痘找麻烦是女人最烦恼的事,一项研究表明,不长痘痘的女人体内锌的含量明显比长痘痘的女人高。锌能阻碍一种酶的生长,这种酶能够导致发炎和感染。此外,锌还能减少皮肤油脂分泌,减少感染机会。所以要消灭小痘痘,给自己补点锌。

有这种症状的女性应多食用牛肉、小羊肉、虾和南瓜。

6. 嗜吃甜食

有一部分女性总是会在经前一周发胖,因为她们在这个时候特别容易觉得饿,而且对甜食有强烈的渴望。

温暖女人冰河时期的食疗方

现在女性月经不调十分普遍,特殊的那几天总是感觉身体发冷,有痛经的女性,一般来说是体内寒湿过重,如果不治好痛经,生下来的孩子也会多病。

经期正是女性身体免疫力最低下的时候,各种生理值也同时减弱。所以,经期的女性一定要注意保持清洁,每日要清洗外阴,不过不适宜盆浴,应采用淋浴的方式;经期不适宜过性生活,因为子宫腔内膜剥落,会形成创伤面,性生活容易将细菌引入,使其进入子宫腔内,引发感染;要注意禁食生冷,因为生冷食物会给身体刺激,降低血液循环的速度,从而影响到子宫的收缩及经血的排出,这就容易引发起生理疼痛;经期女性也不适宜喝浓茶、咖啡。因为这类饮料中所含的咖啡因,容易刺激神经和心血管,也会对行经产生不利影响。

有人认为女性经期要静养,其实完全不活动并不利于行经。女性在经期最好能进行一些柔和的运动,比如散步等,适当的运动可以加快血液循环,以利于经血的排出。

另外,月经期间,由于盆腔充血,多数女性会感到轻微不适,如腰酸、小腿肚或下腹部发胀、乳房胀痛、大小便次数增多、腹泻、便秘等,这些都是正常生理现象,经期过后便会自动消失,一般无须治疗。然而,不要因为腰酸就去捶腰背,否则会使局部受到震动刺激,导致盆腔进一步充血、血流加速,致使经量增多,从而引起月经过多或经期过长。另外,妇女在月经期,全身和局部的抵抗力较低,子宫黏膜剥脱形成创面,宫颈口松弛,如果经常捶打刺激,既不利于创面的修复愈合,还易受感染而患上急慢性妇科疾病。

现在介绍几个经典的温暖食疗方,希望对大家有所帮助。

(1)山楂红糖饮

材料:生山楂肉 50 克,红糖 40 克。

做法：山楂水煎去渣，冲入红糖，热饮。

功效：活血调经，主治妇女经期错乱。

服用方法：非妊娠者多服几次，经血亦可自下。

（2）浓茶红糖饮

材料：茶叶、红糖各适量。

做法：煮浓茶一碗，去渣，放红糖溶化后饮。

功效：清热、调经，主治月经先期量多。

服用方法：每日1次。

（3）黑木耳红枣茶

材料：黑木耳30克，红枣20枚，黑木耳红枣共煮汤服之。

功效：补中益气，养血止血。主治气虚型月经出血过多。

服用方法：每日1次，连服。

（4）茴香酒

材料：小茴香、青皮各15克，黄酒250克。

做法：将小茴香、青皮洗净，入酒内浸泡3天，即可饮用。

功效：疏肝理气。主治经期先期先后不定、经色正常、无块行而不畅、乳房及小腹胀痛等症。

服用方法：每次15～30克，每日2次，如不耐酒者，可以醋代之。

（5）山楂红花酒

材料：山楂30克，红花15克，白酒250克。

做法：将上药入酒中浸泡1周。

功效：主治经来量少、紫黑有块、腹痛、血块排出后痛减。注意忌食生冷勿受寒凉。

服用方法：每次30～45克，每日2次，视酒量大小，不醉为度。

女人以肝为天，荞麦养肝最当先

不知道女性朋友们有没有这种经历，突然无缘无故地脸色发黄，心情郁闷，看谁都不顺眼，总想找茬吵架，结果最倒霉的就是老公了，常常被没头没脑地"打骂"一顿，弄得他莫名其妙。

其实这也没法子，谁不知道女人是以肝为天的。女人每个月都要来月经，也就是每月都要失去一部分血，流产生孩子要大量地流血，当了妈妈以后，需要哺乳，而乳汁也是由体内最优质血液的精华凝练而成的。女人的一生，都在大量地流失血液，所以，中医一直强调："女子以养血为本。"

在女人的身体里，肝脏就是血库，负责血液的贮藏、调节和分配。所以，女人一定要养护好自己的肝，这样才能让自己时刻保持美丽的面容，优雅的姿态，健康的身心，也可以让自己的爱人少受一点耳朵和皮肉之苦。

在这里为大家介绍一款"银杞菊花粥"，它可以养肝、补血、明目、润

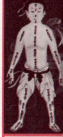

肤。其做法为：银耳、菊花各 10 克，糯米 60 克。同放锅内，加水适量煮粥，粥熟后调入适量蜂蜜服食。

还有，荞麦也是补肝的功臣。荞麦味甘，性微寒，在祛病方面有很老到的疗效，功能主要表现为下气利肠，清热解毒，《本草纲目》中记载："降气宽肠，磨积滞，消热肿风痛，除白浊白带，脾积泄泻。可以把荞麦做成粥来调养肝。

利肝荞麦粥

材料：荞麦、鸡腿肉、马铃薯、胡萝卜、扁豆。

做法：把荞麦米洗净，沥干水分。鸡腿肉片成小块；马铃薯去皮切小块；胡萝卜切成片。锅中倒入适量的水，放入荞麦煮 20 分钟，捞出沥水。把所有的调味料（高汤 4 杯、低盐酱油 10 克、盐 2 克）倒入锅中煮开，放入荞麦米、鸡腿肉片和马铃薯、胡萝卜、扁豆一起煮 20 分钟。直到所有的材料煮变软，就可以盛出来了。

功效：疏肝利胆，补充肝血。

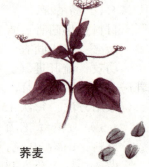
荞麦

另外，还有养肝护肝五项基本法则，需要经常"肝郁"的你牢记：

（1）多饮水少饮酒。人体容易因空气干燥而缺水，多喝水可补充体液，增进血液循环，促进新陈代谢。多喝水还有利于消化吸收和排除废物，减少代谢产物和毒素对肝脏的损害。而少量饮酒有利于通经、活血、化瘀和肝脏阳气之升发。但不能贪杯过量，因为肝脏代谢酒精的能力是有限的，多饮必伤肝。

（2）服饰宽松。宽松衣带，披散头发，形体得以舒展，气血不致瘀积。肝气血顺畅，身体必然强健。

（3）心情舒畅。由于肝喜疏恶郁，故生气发怒易导致肝脏气血瘀滞不畅而成疾。首先要学会制怒，尽力做到心平气和、乐观开朗，使肝火熄灭，肝气正常生发、顺调。

（4）饮食平衡。食物中的蛋白质、碳水化合物、脂肪、维生素、矿物质等要保持相应的比例；同时保持五味不偏；尽量少吃辛辣食品，多吃新鲜蔬菜、水果；不暴饮暴食或饥饱不均。

（5）适量运动。做适量的运动，如散步、踏青、打球、打太极拳等，既能使人体气血通畅，促进吐故纳新，强身健体，又可怡情养肝，达到护肝保健的目的。

第二节

助阳增寿，男人要养好后天之本

均衡饮食："吃饱"更要"吃好"

平衡膳食是营养的基本原则，平衡膳食也称均衡膳食，即指膳食多样化，所含营养素种类齐全、数量充足，营养素之间比例适当，膳食所提供的热能和营养素与机体需要量保持平衡，从而提高各种营养素的吸收和利用，达到合理营养的目的。简单地说，平衡膳食就是保证全面、平衡、适当。

所谓"全面"，是指各种营养素摄入要全面，食不厌杂，这是构成平衡膳食的基础。人体所需的营养素有七大类，四十多个小类，单靠一种或少数几种食物不能提供人体所需的全部营养素。例如鸡蛋是一种营养比较全面的食品，含有丰富的优质蛋白质、卵磷脂、胆固醇、B族维生素等，但是含维生素C和膳食纤维极少，如果吃西红柿炒鸡蛋就能够补充这些不足，达到全面的营养。这就是平衡膳食的一个简单例子。因此要求人们的食谱尽可能广泛，每日摄取食物的种类应尽可能地多，要注意荤素、粗细、主副食物搭配，花、果、根、茎兼顾，这样才有利于全面营养。

所谓"平衡"，是指各种营养素摄入与人体需要之间相对平衡。男人肌肉骨骼强壮需要大量的蛋白质、钙，运动员需要大量的高能量食物，一些病人补入大量维生素C能减轻病情，促进康复。一日不同时辰、一年不同季节、不同生活工作节奏和对不同环境的适应需要，男人对饮食营养的需要也有差异。对男人来说，营养摄入过少，不能满足需要，可发生营养不良性疾病；摄入过多，既是浪费又使机体产生负担，产生营养过剩性疾病。家中配置一个体重秤，经常观察自己体重变化，作为调节摄入量的参考，是很有意义的。

所谓"适当"，是指摄入各种营养之间的配比要适当，在全面和平衡的基础上制定合理膳食搭配。人体元素组成及人体不同状况下对各种营养素需要量是有一定配比的，只有符合人体需要的搭配才有利于更好地吸收和利用，过多或过少都会影响人体的健康。比如老年人饮食适宜低盐、低糖、低脂，高优蛋白、高纤维素、高维生素。另外，适当服用调节性保健食品是必要的。

只有保证膳食均衡，合理营养，才能更好地促进身体健康。

男人要食之有道：饮食因体质而异

现在涉及一日三餐的问题，可谓"公说公有理、婆说婆有理"。有人说只要遵循"一、二、三、四、五；红、黄、绿、白、黑"的原则，就可以及早登上"健康快车"；又有人说，国人吃豆浆比喝牛奶好，吃虾比吃肉好。如此等等，莫衷一是。然而，不论公有理还是婆有理都不如自己的体质有理，只有根据自己的体质确定饮食，才是最科学的。

华先生刚到不惑之年，正是大展雄才的年纪，却不幸被直肠癌击中。虽然发现较早，及时施行了根治手术，保住生命了，但肛门"迁移"到了肚皮上，给生活带来了不便。他去请教一位老中医，老中医仔细察看了他的脉象与舌象，又详细地询问了他的饮食起居，尤其注意到他喜欢吃麻辣烫、火锅等，告诉他错就错在饮食选择有误。按照中医辨证学原理，华先生属于热体质，应该多吃凉性或平性食物，少与热性食品打交道，而麻辣烫等食物，恰恰大多属于热性食品，如辣椒、胡椒、姜、蒜等，以致热上加热，形成热毒，热毒长时间作用于机体，自然麻烦不断，甚至发生癌症临身的灾难。华先生恍然大悟，自己活了几十年了，对吃饭这门学问还没有入门，原来只凭口感好恶来选择食品是不科学的，按体质进餐才是获取健康的不二法门。

中医学把人体的体质分成4种主要类型，即热体、寒体、实体与虚体，基本上涵盖了所有的人群。而食物则有寒热温凉4性与甜酸苦辣咸5味，不同的性味进入人体后将产生不同的生理作用。如番茄、西瓜、苦瓜等性寒；红椒、桂圆、核桃等性热。怕冷的人应吃桂圆、核桃等；怕热的人宜吃番茄、苦瓜等。吃对了有营养，吃错了人反受其害。

总之，必须抓住两个要点：一个是人体体质和食物性味之间的平衡，只有贯彻"寒则热之，热则寒之，虚则补之，实则泻之"的原则才能达到平衡，否则就会失衡；二是食物与食物之间的平衡，如一种菜如何搭配才能符合某个个体的体质状态，大有讲究。

多吃这些食物对男人健康有帮助

有的食物"偏爱"女性，但也有的食物更适合男性，那么，男人多吃哪些食物更有助于健康呢？

（1）牡蛎。这种"爱的食物"的确有奇效。只要每天吃两个，就可以获得男性一天所需的抗氧化剂——锌，帮助保护前列腺和修复受损的细胞。除牡蛎外，其他贝壳类食物也是锌的好来源。

（2）香蕉。含钾丰富的香蕉也被称为"能量之源"，对于心脏、神经系统都有好处，还有降低血压的作用。香蕉还含有丰富的维生素B_6，可以提高免疫系统的"工作效率"，促进血红细胞的形成。早餐和锻炼间歇，来根香蕉很不错。

（3）海鱼。肉要吃瘦的，但鱼一定要选越肥越好的深海鱼——三文鱼、金枪鱼等。这些鱼中的不饱和脂肪酸比河鱼多很多，可以帮助降低甘油三酯水平。挪威人每周至少吃4次三文鱼，所以很少得心血管疾病。

（4）花菜。十字花科蔬菜（西蓝花、花椰菜等）一直是蔬菜中的健康典范。花菜含有丰富的维生素C，可以让你在工作时保持清醒的头脑；其中的胡萝卜素可以保护你疲惫的眼睛。

（5）鹰嘴豆。这种坚果含有大量的镁，以及男性必不可少的硒，可以保护前列腺免受伤害，还可降低胆固醇和防止血栓。

（6）谷物。麦片、糙米都不错，谷物里的纤维不产生热量，还能帮助消化、保护肠胃。

植物甾醇强化食品：这种物质对心血管有卓越的保护作用，存在于所有的蔬菜、水果中。现在，制造商们还开始把它添加到果汁、酸奶、巧克力等食品中，让你随时都能获益。

（7）大豆。大豆中富含的植物激素异黄酮不仅对女性好，对男性的前列腺同样有益。除了大豆外，豆腐、豆奶和豆制的干酪都是不错的选择。

（8）樱桃。别小看那一粒粒樱桃，里面装满了对人体有益的抗氧化剂，可以为你提供全天候的营养。有条件的话，确保自己每天都能吃上这种水果。

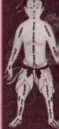
樱桃

（9）黄绿色蔬菜。青椒、南瓜、胡萝卜等蔬菜之所以呈黄绿色，是因为里面富含胡萝卜素，可以帮助修复皮肤细胞。对于在"面子工程"上不拘小节的男性来说，这也不失为一种由内养外的好办法。

❀ 看看这些让男人望而生畏的食物

蔬果、牡蛎、坚果等食物可以催情，可是下面这几种食物则会败"性"。

（1）莲子。莲子虽然具有治脾久泻、梦遗滑精等功效，但莲子心具有清心降欲的作用，所以不能过多食用莲子心。

（2）冬瓜。又名枕瓜。它含纤维素、尼古酸等。其味甘，性凉，能降欲火清心热。《本草经疏》说:"冬瓜内禀阴土气,外受霜露之侵,故其味甘,气微寒而性冷。"

(3)菱角。又名水菱、沙角。其味甘,性寒,有养神强志之效,可平息男女之欲火。《食疗本草》指出:"凡水中之果,此物最发冷气,人冷藏,损阳,令玉茎消衰。"

(4)芥蓝。又名玉蔓菁、苤蓝。它含纤维素、糖类等。其味甘,性辛,除有利水化痰、解毒祛风作用外,还有耗人真气的副作用。久食芥蓝,可抑制性激素的分泌。《本草求原》说它"甘辛、冷,耗气损血"。

(5)竹笋。系寒涩之品,且含有大量草酸,会影响人体对钙和锌的吸收和利用。如吃笋过多,会导致机体缺钙、缺锌,特别是缺锌,对性欲的影响极为显著。

(6)肥肉。红肉(牛肉、熏肉、香肠、午餐肉)所含的饱和脂肪和胆固醇让血管变窄,包括输送血液至性爱部位的血管,充血不充分,何况这些都是细小的血管,最容易堵塞。

(7)油炸食品。在植物油中加氢,可将油转化成固态,其所含脂肪即为反式脂肪。要论破坏度,反式脂肪比饱和脂肪有过之而无不及。薯条和油炸类食物、饼干、曲奇中都含有反式脂肪。

(8)精面粉。在全麦加工成精面包的过程中,锌元素会损失四分之三,而对于性欲的培养和生殖的健康,锌恰恰是至关重要的。人体中锌储量最高处也是在前列腺,一份高锌含量的饮食有助于防止前列腺增生。

(9)酒精。酒对性功能危害极大。长期大量酗酒者,会抑制雄性激素的代谢,使睾酮生成减少。男性表现为性欲减退、阳痿、射精障碍、睾丸萎缩、乳房女性化;女性则表现为性兴奋困难,性高潮次数、强度显著减少,甚至性高潮丧失,还可引起内分泌紊乱,导致月经不调,过早的闭经、绝经,乳房、外阴等性腺及器官萎缩,阴道分泌物减少,性交疼痛,对性生活淡漠,失去"性"趣。

命门之火温暖,男性不育自愈

夫妇同居两年左右,因男方的原因不能使女方受孕,为男性不育症。男子不育的原因很多,中医认为男士不育多为肾虚、血瘀、温热、肝郁、血虚所致。所以,男性应多吃温补肾阳的食物,以温暖命门之火。以牛鞭为例,可准备牛鞭25克,阳起石25克,板栗35克,粳米100克。先将阳起石用水煎煮,去药留汤,再将牛鞭切碎、板栗剥壳、研粉,与粳米一起放入阳起石汤中煮成粥食用,此粥可滋阴养肝。

喜爱小酌的男性还可以尝试以下药酒:

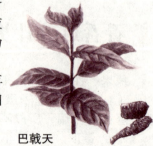

巴戟天

材料：熟地、何首乌、黄精、苁蓉各50克，巴戟天、杜仲、续断、鹿角胶、菟丝子、枸杞子各30克，熟附子、仙灵脾、肉桂各15克，蛤蚧1对，狗鞭2条，麻雀（剥净）4只，米酒3500克。

做法：将药浸泡入酒，50天后服，早晚各服15毫升，1剂可以连浸2次左右。

用法：服完1剂为1疗程，可以连服2～3个疗程。

另有汤剂一副：

组成：桑葚15克，菟丝子、枸杞子各20克，车前子、五味子、胡卢巴、蛇床子、焙附子、淫羊藿、覆盆子、韭菜子各10克。

用法：每日1剂，水煎，分2次服，连服10剂，然后每隔2天服用1剂。

锁阳，男人的"不老药"

提到锁阳，首先要说的应该是它的外形，锁阳的外形非常类似男性的阳根，其名称也是因此得来。依照中国人以像补像的观点，锁阳补肾壮阳的功效应该是毫无疑问了。

锁阳是一种神奇而名贵的天然野生植物，自古有"金锁阳、银人参"的美誉。它生于沙漠戈壁地带，自身无根系，寄生于蒺藜科植物白刺的根上，至今难以人工栽培，

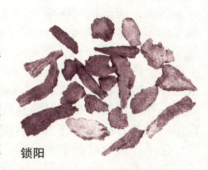

锁阳

有沙漠"不老药"之称。锁阳富含多种活性成分和对人体有益的17种氨基酸、糖、有机酸类、黄酮类、柑橘类、甾体类、三花类、聚酯类、矿物质元素等，油性足，味道鲜美。

锁阳可以滋阴壮阳，对于中老年尿频和阳痿早泄、便秘、腰膝酸软、失眠、脱发有着非常神奇的功效，故为历代名医所珍重。锁阳的作用早在明代

食疗方

1. 锁阳壮阳粥

材料：锁阳10克，精羊肉100克，大米100克。

做法：将羊肉洗净切细。先煎锁阳，去渣，后入羊肉与米同煮为粥，空腹食用。大便溏泻及早泄者慎用。

功效：温阳补肾。适用于平素体阳虚、腰膝酸软、肢冷畏寒、阳痿、老年便秘等症。

2. 锁阳酒

材料：锁阳30克，白酒500克。

做法：将锁阳洗净，切片，放入白酒瓶内浸泡，每日摇1次，7日后即可饮用。每次5～10毫升，每日2次。

功效：补肾助阳。用于肾虚火衰、阳痿、早泄、滑精、腰膝酸痛等症。

《本草纲目》就有"锁阳性温、补肾、润肠通便,用于骨蒸潮热、腰膝痿弱、筋骨无力、肠燥便秘"的记载。

现代研究发现:锁阳中的油酸及棕榈酸分别有抗肿瘤及抗炎作用。锁阳能够促进人体细胞再生和新陈代谢,增强免疫调节能力,具有抗胃溃疡、抑制血小板聚集、抗艾滋病病毒蛋白酶和抗癌等作用。锁阳生长之地,环境非常恶劣,但是生活在那里的人们的健康水平和平均寿命都大大高于其他地方,这就是锁阳的功劳。

锁阳的食用方法很多,可泡酒、煲汤、炖肉、做菜、泡茶、入药等。

淫羊藿:一只公羊带来的启示

淫羊藿又名仙灵脾、三枝九叶草、弃杖草、千两金等,它的来历非常有趣。

传说,南北朝时医学家陶弘景出去采药,恰好遇到一位老羊倌对旁人说他家的羊吃了一种很奇怪的草以后,公羊的阴茎极易勃起,老是赶着母羊进行交配,一天十来次,还有一只公羊一天之内竟然击败了24个性对手,非常厉害。陶弘景听了就过去与老羊倌攀谈,得知那种奇怪的草生长在树林灌木丛中,叶青,状似杏叶,一根数茎,高达一两尺。陶弘景暗想:这很可能就是一味还没被发掘的补肾良药。后来,经过反复验证,果然证实这种野草有很强的补肾壮阳的作用,后将此药载入药典,命名"淫羊藿"。

淫羊藿可促进荷尔蒙分泌,提高男女性欲,有壮阳增进性功能的效果。《开宝本草》记载淫羊藿:"味辛,寒,无毒。坚筋骨,消瘰疬,赤痈,下部有疮洗出虫。丈夫久服,令人有子。"《本草纲目》中论述淫羊藿:"仙灵脾、千两金、放杖、刚前,皆言其功力也。"中医认为,淫羊藿味辛、味甘甜、性温,入肝、肾二经,可作为强精、强壮药用。有补肝肾、强筋骨、

食疗方

1. 二仙粥

材料:淫羊藿9克,仙茅4克,粳米100克,冰糖20克。

做法:将淫羊藿、仙茅加水煎煮,先后煎、滤两次,将两次药液兑在一起,放入锅内,再加粳米、清水,武火烧混后,转为文火慢煮,待米烂后加入冰糖,几分钟后即成。

功效:温肾阳、补骨精、泻肾火。适用于肾阳不足而致阳痿、早泄、腰酸膝冷等症,但阴虚火旺者不宜食用。

2. 淫羊藿山药面

材料:干面条适量,淫羊藿10克,山药20克,龙眼肉20克,料酒、酱油适量。

做法:将淫羊藿洗净,煎煮取汁,药汁加水、山药、龙眼肉煎煮20分钟后,下面条,面条熟后加料酒和酱油即可。

每日1次,连服1周。

功效:补肾益血,增强记忆,安神定志,养颜美肤。

助阳益精、补肾壮阳、兴奋性机能、祛风寒湿、降血压、抗病毒的功效。主治阳痿、遗精、尿频、腰膝冷痛、腰膝痿弱、筋骨挛急、半身不遂、神经衰弱、健忘症、风湿痹痛、高血压等病，还可治疗健忘症。

现代病理研究认为，淫羊藿的功效主要分为：增强性机能、抗衰老、对机体免疫系统进行双向调节、调节心血管系统、镇咳祛痰平喘等。

淫羊藿性温，味辛，能补命门、助肾阳，是临床上治肾阳不足的常用药物。根据临床实践体会，本品性较温和，但感冒发烧、口干舌燥、皮肤干痒、大便干硬者不宜服用。

甲鱼，滋阴补阳之上上品

甲鱼又称鳖，俗称水鱼、团鱼、脚鱼、圆鱼，《养鱼经》中称"神守"。其味鲜，性平无毒，营养丰富，是滋补良品，现在越来越多的人开始食用它以滋补身体。

自古以来，甲鱼就是备受人们喜爱的滋补食品，战国时代的伟大爱国诗人屈原在《招魂》中写下了这样的诗句："胹鳖炮羔，有柘浆些；酸鹄膊凫，煎鸿鸧些，露鸡臛蠵，厉而不爽些。"大意是：文炖甲鱼，烧烤羔羊，调味有甘蔗的甜浆；醋烹天鹅，红烧野鸭，鸿雁灰鹤煎得酥黄，蒸凤鸡，焖肥龟，香味浓烈而又吃不伤。

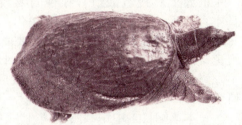

甲鱼

《本草纲目》中记载甲鱼"性平，味寒；滋补肝肾、益气补虚"。中医认为，甲鱼可滋阴补肾、清热凉血、益气健胃，对骨蒸劳热、子宫下垂、痢疾、脱肛等有很好的防治作用。它还有防癌的功效。甲鱼的壳、血都有很大的药用价值，甲鱼背壳可散结消痞、滋阴壮阳，对骨蒸劳热、闭经等功效明显；其血可作为滋阴退热的良方。

甲鱼肉及其提取物能有效地预防和抑制肝癌、胃癌、急性淋巴性白血病，并用于防治因放疗、化疗引起的虚弱、贫血、白细胞减少等症。

甲鱼亦有较好的净血作用，常食者可降低血胆固醇，因而对高血压、冠心病患者有益。

食疗方

枸杞甲鱼肉

材料：甲鱼1只，枸杞60克。

做法：将甲鱼放入瓦锅，加入枸杞、水，用小火煮熟，加调料。吃甲鱼肉，每天吃两餐，连服一周。

功效：滋阴潜阳、补虚扶正，对神经衰弱很有疗效。

甲鱼还能"补劳伤，壮阳气，大补阴之不足"。

食甲鱼对肺结核、贫血、体质虚弱等多种病患亦有一定的辅助疗效。

注意：凡脾胃虚弱、消化功能低下及便溏腹泻之人忌食甲鱼肉。孕妇及产后便秘的人也不宜食用。另外，食用甲鱼时不能同时吃苋菜、薄荷以及鸡蛋、鸭蛋、兔肉等。幼甲鱼有毒，不可食，严重者可致人死亡。

鳗鱼被誉为壮阳补肾的"鱼类软黄金"

鳗鱼又称鳗鲡，分为河鳗和海鳗。它肉质鲜美、细嫩，纤维质很少，营养价值高，属于高蛋白食用鱼类，有"水中人参""鱼类软黄金"的美誉。

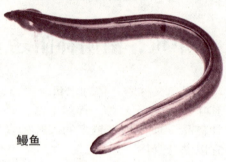

鳗鱼

世界上对鳗鱼最情有独钟的要数日本，还形成一种独特的吃鳗文化：每年7月鳗鱼节的时候，家家都要吃鳗鱼，就像中国端午节吃粽子一样。日本人认为：唯鳗鱼最"壮阳补肾"，不吃鳗鱼为"人生一大遗憾"。二战后日本人的身体素质明显提高，有专家研究认为，这跟吃鳗鱼很有关系。

《本草纲目》中记载鳗鱼"性平，味甘；强肾壮精、祛风杀虫"，鳗鱼壮阳补肾的功效在李时珍的论述中得到了证实。

现代研究表明，鳗鱼具有补虚养血、祛湿、抗结核等功效，是久病、虚弱、贫血、肺结核等病人的良好营养品。鳗鱼体内含有一种很稀有的西河洛克蛋白，具有良好的强精壮肾的功效，是年轻夫妇、中老年人的保健食品。

鳗鱼也是富含钙质的水产品，经常食用，能使血钙值有所增加，使身体强壮。

鳗鱼的肝脏含有丰富的维生素A，是夜盲人的优质食品，还具有滋阴润肺、补虚祛风、杀虫等作用。适用于防治肺结核、妇女劳损和白带过多等症。但是，患有慢性疾病和水产品过敏史的人应忌食。

食疗方

清蒸鳗鱼

准备材料：河鳗300克，猪油（板油）50克，火腿肠50克，大葱5克，姜5克，料酒5克，盐3克，味精2克，胡椒粉3克。

做法：鳗鱼宰净，切段，放开水锅中氽一下，捞出，用清水洗净；猪油（板油）切丁；火腿切末。盘中放鳗鱼，放入猪板油丁、火腿末、葱、姜、料酒、盐、味精、胡椒粉，上笼用旺火蒸20分钟取出，除去葱、姜即可。

功效：补虚养身。

虾——带给肾阳亏者的福音

一直以来,虾被很多人认为是雄性力量的象征。虾主要分为淡水虾和海水虾。我们常见的膏虾、河虾、草虾、小龙虾等都是淡水虾;对虾、明虾、琵琶虾、龙虾等都是海水虾。虾的肉质肥嫩鲜美,老幼皆宜,备受青睐。

虾的补益与药用价值极高,中医认为,虾性温,味甘,入肝、肾二经,具有补肾、壮阳、通乳等作用。《本草纲目》中称"虾,性温,味甘,有补肾、壮阳和通乳的功效"。由此可见,虾为补肾壮阳的佳品,对肾虚阳痿、早泄遗精、腰膝酸软、四肢无力、产后缺乳、皮肤溃疡、疮痈肿毒等症有很好的防治作用。因此,凡是久病体虚、气短乏力、不思饮食的人,都可以将其作为滋补珍品,经常食用可以强身健体。虾皮也是儿童保健食品之一。

现代营养学家也一致认为,虾营养价值丰富,脂肪、微量元素(磷、锌、钙、铁等)和氨基酸含量甚多,还含有荷尔蒙,有助于补肾壮阳。在西方,也有人用白兰地酒浸虾以壮阳,鉴于此,便不难知道为何扶阳不可缺少虾了。但有一点需要注意:虾无疑对肾阳亏者有效,但阴虚阳亢者不宜多吃,急性炎症和皮肤疥癣及体质过敏者也应忌食。

吃虾时,要注意虾背上的虾线,这是虾未排泄完的废物,若吃到嘴里,会有泥腥味,影响食欲,所以应去掉;变质的虾不可食,色发红、身软、掉头的虾不新鲜,尽量不吃。虾皮补钙效果最佳,凡骨质疏松症患者、各种缺钙者特别是孕妇、老人及小孩更适宜经常食用虾皮。

吃虾时,还有很多禁忌:不要同时服用维生素,否则可能会危及生命;吃海虾后,1小时内不要食用冷饮、西瓜等食品;食用海虾时,最好不要饮用大量啤酒,否则会产生过多的尿酸,从而引发痛风。

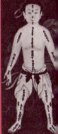

食疗方

1. 茄酱对虾

材料:对虾500克,番茄酱、黄油各适量,熟精制植物油、麻油各适量,白糖、味精各适量。

做法:先洗净对虾,然后将对虾的长须剪掉。把对虾排列在盘中,加调味料番茄酱、黄油、熟精制植物油、白糖、味精,然后放于微波炉高功率档加热,5分钟后取出,最后淋上麻油即可。

功效:滋阴壮阳、益气通乳。

2. 清蒸龙虾

材料:龙虾600克,香菜、黄酒、麻油各适量,芥末酱、盐、味精各适量。

做法:龙虾洗净去须、头、尾后切段。将龙虾段放在碗中,头、尾、须放上面,然后加黄酒、盐、少量味精隔水蒸。蒸好后,将龙虾段摆在盘中,洗净的香菜放在盘中两旁,最后淋上麻油即可。食用时可蘸芥末酱。

功效:养心补肾、滋阴壮阳。

珍贵的"水中人参"海参,真男人的好选择

海参又名刺参、海鼠、海瓜,是一种名贵海产动物,因补益作用类似人参而得名。海参肉质软嫩,营养丰富,是典型的高蛋白、低脂肪食物,是久负盛名的名馔佳肴,是海味"八珍"之一,与燕窝、鲍鱼、鱼翅齐名,在大雅之堂上往往扮演着"压台轴"的角色。

中国食用海参有着悠久的历史,有资料记载,早在两千多年前,秦始皇就已食用海参进补养生。明朝时海参进入皇家宫廷的御膳,开国皇帝朱元璋就是位喜食海参的人。

《本草纲目》中记载,海参"性温,味甘、咸;补肾益精、除湿壮阳、养血润燥、通便利尿"。中医认为,海参堪称补肾壮阳的佳品,经常食用海参,对男子肾虚引起的羸弱消瘦、梦遗阳痿、小便频数、腰膝酸软、遗精、遗尿、性机能减退者,能起到较好的食疗效果。

海参的胆固醇含量很低,脂肪含量相对较少,是典型的高蛋白、低脂肪、低胆固醇食物,对高血压、冠心病、肝炎等病人及老年人堪称食疗佳品,常食可治病强身。海参含有硫酸软骨素,有助于人体生长发育,能够延缓肌肉衰老,增强机体的免疫力。海参中微量元素钒的含量居各种食物之首,可以参与血液中铁的输送,增强造血功能。美国的研究人员从海参中萃取出一种特殊物质——海参毒素,这种化合物能够有效抑制多种霉菌及某些人类癌细胞的生长和转移。经常食用海参,对再生障碍性贫血、糖尿病、胃溃疡等病症均有良效。

要提醒的是:患急性肠炎、菌痢、感冒、咳痰、气喘及大便溏薄、出血兼有瘀滞及湿邪阻滞的患者应忌食海参。另外,海参不宜与甘草、醋同食。

食疗方

葱烧海参

材料:葱白100克,水发海参500克,植物油、酱油、黄酒、白糖、味精、淀粉各适量。

做法:将海参洗净,切成两条,下沸水锅中烫透沥干。把葱白切成4厘米长、1厘米宽的段。锅置火上烧热,加适量底油,下葱段煸炒出香味,烹入黄酒,加酱油、鲜汤、白糖、味精,放入焯过的海参,武火烧沸,除沫,转用文火烧至入味。见汤汁稠浓时,淋明油,翻炒均匀,出锅装盘上桌即可。

功效:滋肺补肾,益精壮阳。

利尿通闭是治疗前列腺增生的王道

男性如果出现尿频、尿线变细、尿流无力,终末仍旧滴沥等症状,千万不要掉以轻心,应及时去医院检查,你很有可能是患了前列腺增生。前列腺

增生古称"癃闭"，是老年人常见病之一。明代医家岳甫嘉认为，前列腺增生虽病位在膀胱，却涉及肺脾肾。肾元虚亏，浊瘀阻塞或热结下焦，致膀胱气化不利才会导致前列腺增生。

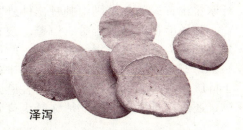

泽泻

患前列腺增生者要调节饮食，不要过食肥甘刺激之物，不过度饮酒，还要注意个人卫生，勤换内裤，以免皮肤和尿路感染，另外不要憋尿。

治疗此病要温补脾肾，活血化瘀，利尿通闭。取黄芪20克，莪术15克，泽泻15克，肉苁蓉15克，熟地15克，当归15克，穿山甲12克，盐知母12克，盐黄檗12克，仙灵脾12克，木通9克，肉桂9克，地龙9克，水煎服，每日1剂，日服2次。

我国民间有吃什么补什么的说法。买猪肾1只，洗净、剖开，洗净切成小片，沸水中浸泡10分钟，去浮沫，再沸水煮开1分钟，调入白醋20克，再加入适量葱、姜，拌匀即食。此菜鲜香脆嫩，温肾利尿，尤其适合怕冷肢寒者食用。

● 日常小食物是消除疲劳的首选

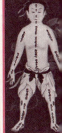

对于中医来说，任何一种病都有很多方法来治，区别只是在作用大小而已。在养生祛病方面，传统医学有一个重要原则：药食相兼，针灸相配。从原则上说是这八个字，但方法却有无数种，或者可以说"战术"良多。预防疲劳综合征，不仅要注意劳逸结合，适当参加体育锻炼，睡眠时间要充足，减轻心理压力，而且最重要的是在饮食上也应多吃些碱性食物和富含维生素C、B族维生素的食物。

一般性的疲劳，我们可以通过一些食物来缓解。疲劳由于身体的环境已经出现偏酸的情况造成，适当补充一些碱性食物可以帮助消除疲劳，多食水果、蔬菜这类碱性食物能中和酸性环境，降低血液、肌肉的酸度，增加耐受力，消除疲劳。大脑正常工作需用多种维生素，维持人体的生长发育也不可缺少维生素。绿色带叶蔬菜（例如莴苣、野苣、菠菜等）、甜瓜和草莓中叶酸的含量最高。维生素C有助于保持认识活动（记忆和学习）的有效进行。维生素C含量多的蔬菜和水果有石榴、香芹、甜椒、猕猴桃、草莓和橙子等。所以每天保证要吃1～2个水果和约500克的蔬菜。

1. 醋，帮你卸下肩上的疲劳感

醋具有独特的预防和消除疲劳的奇效。正常情况下，人体内环境是维持在一个中性或弱碱性状况中的。当劳动和工作时间长了或是休息不好时，会有大量乳酸产生，人就会产生疲劳感。醋中的醋酸进入人体参与代谢后，有利于乳酸进一步氧化，变为水和二氧化碳，水继续参与机体代谢或变成尿和汗水排出，二氧化碳则由肺呼出体外。

醋还能帮助肝脏排毒、解毒。夏季天气炎热，各种细菌、毒素易在体内聚集，使人容易感染胃肠道疾病。吃凉拌菜或熟菜时加入老陈醋，可以杀灭病菌，避免胃肠道疾病的发生。醋中的氨基酸、醋酸、乳酸、苹果酸等有利于肝脏自身排毒、解毒。所以，在感到疲劳的时候吃点醋，不仅可以增进食欲，还可以排毒、解毒，帮你赶走疲劳。

2. 及时调整饮食，就能活得轻松

平时我们适量饮用矿泉水对于补充矿物质十分有效。矿泉水中或多或少都含有矿物盐（钙、钠、镁的含量各不相同），因此可以满足我们日常的营养需要。镁有助于体内物质的转化，钙能补充奶制品的不足，钠能避免身体脱水。含咖啡因的饮料如茶饮、咖啡等，能增加人体的呼吸频率和深度，促进肾上腺素分泌，兴奋神经系统，因而能增强抗疲劳能力。如果疲劳到了一定程度，可能就需要补充一些具有良好滋补作用的营养品如人参、银耳等，可以达到补气活血、改善神经系统、减轻疲劳的功效。适当的食用高蛋白食物，如豆腐、猪牛羊肉、家禽肉、鱼类等，可及时补充体内损失的热量；因为热量消耗过度也会使人疲劳，所以及时补充热量可很快消除疲劳感。

3. 疲劳的上班族宜多吃馒头

在写字楼比较集中的区域，大概有90%以上的上班族是以外卖来解决午餐，其中有80%的人选择盒饭，有10%的人是自己带饭的，不过，这些人的主食几乎全部是米饭。其实对于疲劳的上班族来讲，馒头比米饭更适合。人体缺乏维生素B_1会感到乏力，缺乏维生素B_2会感到肌肉运动无力，耐力下降，也容易产生疲劳。而馒头中富含维生素B_1、维生素B_6、维生素B_{12}等B族维生素，是缓解压力、营养神经的天然解毒剂，也是消除疲劳必不可少的营养素，对慢性疲劳综合征的人尤其有益。

钙是天然的压力缓解剂，缺钙的人会精疲力竭、神经高度紧张，工作产生的疲劳无法获得缓解。而发酵的馒头中钙含量比大米中高得多。国外最新研究究表明，多食用富含抗氧化物质的食物，对抗疲劳和缓解压力有显著作用。馒头中有比大米中多得多的硒、谷胱苷肽，它们具有抗过氧脂质的作用，阻断自由基对细胞的损伤，增强人体免疫能力，从而可以缓解心理和生理上的疲劳。

此外，馒头中脂肪和糖类含量比米饭更低，热量也比米饭低，前者只相当于后者的70%，所以爱美、希望保持身材的女士不必担心吃馒头会发胖。

第三节

加强营养，让小儿茁壮成长

🌸 宝宝千万选好"第一餐"

婴儿在一岁这个阶段生长发育特别迅速。连青春发育期也无法相比，所以婴儿期营养的补充比任何年龄段都更为重要。为此我们选择多种营养方案为婴儿有个良好的"第一餐"做好充足的准备。

1. 热能

一般来说，年龄越小，代谢越旺盛。为了适应这种高代谢，就必须摄入大量热能，以维持生长发育的需要。6个月以下的小儿，每天每千克体重需500千焦热能，7～12个月为420千焦。

2. 蛋白质

一般来说，1岁以内的小儿，母乳喂养每日每千克体重需供给蛋白质2～2.5克，牛奶喂养需供给3～4克，母乳、牛奶混合喂养需供给3克。用混合膳食的婴儿，动物蛋白质最好不少于蛋白质总量的一半。

3. 脂肪

婴儿对脂肪的需求量也高于成人，每日每千克体重新生儿约需7克，2～3个月婴儿约需6克，6个月后的婴儿约需4克，以后随年龄增长而逐渐减至3～3.5克。婴儿每日摄取脂肪的供给量约占总热量的30%。

4. 碳水化合物

最初3个月是靠乳糖来满足需要（乳糖含量：人乳为6%～7%，牛奶为4%～5%）。最初婴儿仅能消化乳糖、蔗糖、葡萄糖、果糖，对淀粉不易消化，故米、面类食物应在3～4个月后才开始添加。

5. 钙和磷

足够的钙、磷能促进骨骼、牙齿的生长和坚硬度。婴儿体内的钙约占体重的0.8%，至成年为1.5%，婴儿每日约需钙600毫克、磷400毫克。钙与磷摄入的比例为1：1.5较为相宜，这关系到它们的利用程度。母乳这个比例较为适当，故母乳喂养的婴儿患营养不良与佝偻病者明显少于人工喂养。

6. 铁

铁对婴儿营养极为重要，它是血红蛋白和肌红蛋白的重要成分，各组织的氧气运输亦离不开铁。婴儿生长发育快，对铁的需要和利用相应要多。胎儿在母体内最后1个月，肝内有较多的铁，但仅够出生后3～4个月的需要。周岁以内婴儿每日需铁10～15毫克，乳类所含的铁远远不能满足婴儿的需求。4个月以后的婴儿应从食物中供给铁，如蛋黄糊、猪肝泥、什锦猪肉菜末、豆豉牛肉末等。

7. 锌

锌虽为微量元素，但参与很多重要的生理功能，与蛋白质、核酸及50多种酶的合成有关。婴儿每日需锌3～5毫克，人乳中锌的含量高于牛乳，初乳含量尤高，鱼、肉、虾等动物性食物也含锌丰富，故一般不易发生锌缺乏。挑食的婴儿常可因锌缺乏而出现食欲减退，生长停滞。4个月后添加的西红柿、鱼、虾肉泥、猪肉小馅饼等，均含丰富的锌。

8. 维生素

维生素与婴儿生长发育关系极为密切，其中最主要的、需要从饮食中补充的有脂溶性维生素A、维生素D和水溶性B族维生素、维生素C等。

9. 水

水是人体最主要的成分，是不可缺少的营养素，人体内新陈代谢和体温调节都必须有水参加才能完成。婴儿生长发育迅速，代谢旺盛，活动量大，热能需要多，水的需要量也大，每日每千克体重需100～150毫升。

营养好了，孩子怎么还贫血

随着社会的不断发展，人们的生活水平日益提高。可是，仍有很多孩子

被医生诊断为营养不良性贫血。究其原因,主要有以下两个方面:

1. 食物搭配不合理

奶或奶制品吃得过多。孩子每日需铁 6～12 毫克,以供造血之需。奶或奶制品吃得过多时,可使食欲降低,铁的摄入势必减少。常言道:"巧妇难为无米之炊。"没有足够的铁作为造血原料,孩子怎能不贫血呢?

常吃高热量食品。有些孩子偏食、挑食,如常吃巧克力、奶油点心等一类高热量食品,容易缺乏饥饿感。由于进食量过少,必需营养素摄入就会减少。所以,常吃巧克力等高热量食品会导致贫血。

很少吃绿叶蔬菜。维生素 C 能促进机体对铁的吸收,而很多父母不注意给孩子搭配一定量的绿叶蔬菜,即使有蔬菜上桌,也不注意引导孩子多吃点蔬菜,以致维生素 C 供应不足,从而影响了铁的吸收。孩子缺乏维生素 C 时,体内叶酸和维生素 B_{12} 可代替维生素 C 参与核酸代谢。而叶酸和维生素 B_{12} 是细胞核中脱氧核糖核酸合成的必不可少的成分,若经常让叶酸和维生素 B_{12} 代替维生素 C 参与核酸代谢,就容易造成叶酸和维生素 B_{12} 缺乏,严重影响红细胞核的成熟,从而发生另一种大细胞贫血。

2. 营养素摄入不足

婴幼儿身体发育较快,对各种营养素的需求较迫切,尤其是超重和身体长得快的孩子对营养素的需求更多。如果不适当地予以补充,发生营养性贫血也就不言而喻了。

可见,要想使孩子不发生营养性贫血,必须注意食物搭配,合理加工和烹调,如紫菜、海带、虾、芝麻、蘑菇、木耳、豆制品及猪肝等都含有丰富的铁质,可以经常调换着吃。特别要注意鼓励和引导孩子多吃点绿叶蔬菜,纠正孩子的不良饮食习惯,使各类营养素摄入平衡,孩子就不会发生营养不良性贫血了。

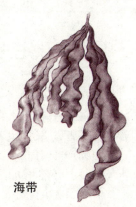
海带

流食最能养孩子娇嫩的脏腑

很多年轻的父母不懂得如何喂养孩子,在孩子很小的时候就给他吃干硬的食物,要不就跟着大人一起吃饭。小孩子的肠胃脆弱而窄小,过早吃干食、硬食就很容易生病。其实流食,也就是稀、烂、软的食物最能养孩子娇嫩的脏腑。

刚出生不久的婴儿,因消化酶发育不完全,特别是淀粉酶很少,是不能吃大米、面粉、玉米、小米、红薯、马铃薯、芋头等含淀粉较多的食物的。但是以前的人们并没有充足的牛奶、奶粉给孩子喝,另外还有母亲缺乳或母乳不足时,都是给孩子喂米汤、面汤等流食,孩子一样长得好好的。

我们知道消化的目的是将食物磨碎，分解成小分子物质，顺利通过消化道的黏膜进入血液，而大分子的物质只能通过粪便排出。

西方营养学中有种叫"要素饮食"的方法，就是将各种营养食物打成粉状，进入消化道后，就是在人体没有消化液的情况下，也能直接吸收。由此看来，食物的消化吸收与食物的形态有很大关系，液体的、糊状的食物因分子结构小就可以直接通过消化道的黏膜上皮细胞进入血液循环来滋养人体。

想想喂养孩子的过程，其实也是这个道理。孩子出生时喝母乳、奶粉等液体的食物，不需要任何帮助就直接进入血液。6个月后，增添的稀饭、肉泥等同样在进入消化道后被顺利地吸收化生成血液。

越细碎的食物越能滋养孩子的脏腑，固护孩子体内的阴气，但是现在许多家长图省事，孩子才几个月，就大人吃什么，孩子也跟着吃什么。孩子牙齿都没长全，胃肠又虚弱，哪能将食物消化、磨碎，只能是通过粪便排出来。所以，很多孩子的喂养问题都出现在10个月后开始增添固体食物的时候：以前不爱生病的孩子容易生病了，以前胖乎乎的健康孩子变得消瘦了、气色也暗淡了，这就说明孩子的胃、肠还没发育到能消化固体食物的程度。这时候孩子必须回到吃流食的过程中去。

大一些的孩子，生病后胃口不好，消化、吸收功能减弱，家长也应给孩子吃一些有营养的、糊状的、稀烂的、切碎的食物，能很快帮助孩子恢复健康。

孩子一定要少吃桂圆和虾

现在的父母对孩子是宠爱有加，觉得什么食物对身体好就通通给孩子吃。有的小孩个子瘦小，家长以为桂圆补血，就天天给吃桂圆，孩子爱吃海鲜，就常常买虾。家长也不去了解孩子该不该吃，吃的分量又是多少。

桂圆产于南方。南方多热，七月的夏日更骄阳似火，桂圆在那时成熟，得火气，也必然增加人体火气，偶尔食用无妨，可天天吃它，体内必然火旺。《本草纲目》记载："虾，甘，温，有小毒。"

暂且不说古代医家的经验，单纯看虾，它的形状如同人体的脊柱，虾是水中动物，肾主水，所以吃虾能激发人体的肾气从经络外泄。肾脉沿脊柱循行，负责脊柱的营养供给。足少阴肾经本与督脉相通，食虾可抽提督脉之气，使其沿足少阴肾经外泄，所以古人用虾来壮阳。

因为人体本该储存的督脉与肾脉的精气被虾激发向外以供人体挥霍，所以人们吃了虾之后，往往会感觉仿佛生命更有了活力，但从长久的角度看，等于是提前预支了人体的精气，有害而无益，长期这样下去，会为身体埋下隐患。

桂圆和虾会直接导致孩子内热，所以孩子遇到风寒，或者皮肤的散热功能稍有障碍，身体里的大量内热便无处可泄，就会表现为高烧不退。

遇到这种情况的时候，家长就要给孩子吃骨头汤、青菜粥等常规食品，尽量不吃鱼、虾、桂圆、炒制与烤制食品。改变饮食习惯，平衡孩子的体质，一段时间后，孩子自然就不容易发烧了。

虾味道鲜美，孩子难免受到诱惑。健康的孩子，平时偶尔吃一些也无妨，但绝不能每天都给孩子吃，而且一次也不能让孩子吃得过多。容易发高烧的孩子，则不管何时何地，都要严格禁止食用虾。

给孩子喝牛奶三注意

牛奶可以补充孩子成长发育时所需的钙，于是很多父母每天都让孩子喝牛奶，然而牛奶该不该喝，又该注意哪些事项，恐怕很少有父母了解了。

1. 能否喝牛奶的判断标准

身体寒湿较重、手指甲上的半月形比较少的，而且脾胃虚寒、容易发胀，大便溏不成形的，舌苔经常发白的孩子要少喝牛奶，特别是稀薄的鲜奶。

手指甲上半月形较多，平时吃蔬菜、水果不多，而吃荤食较多的孩子，父母应该给他们经常喝奶，能起到滋阴、润燥的作用。

2. 牛奶不能冲得太浓

许多年轻父母喂养婴儿时，往往为了图省事，不严格按照说明按比例冲配牛奶，甚至有的家长还将干奶粉直接喂给孩子吃。殊不知，牛奶如果长期冲浓了，不仅会导致孩子发生便秘，更为严重的是此举还可能引起一种能威胁孩子生命的疾病——氮质血症，治疗起来相当麻烦，只有通过透析方法才能让非蛋白氮"排"出体外。因此，喂养婴儿时，切不可图一时省事，换来孩子终生的遗憾。

3. 牛初乳绝不是高档营养品

牛初乳是母牛产犊后三天内的奶，一些父母认为喝牛初乳能防病，于是把牛初乳当成高档营养品给孩子吃，甚至代替母乳喂养婴儿。其实牛初乳能防的是牛的病。对于人，即使泡在牛初乳里也防不了病。拿牛初乳喂养婴儿，会造成婴儿营养不良，甚至可能喝出大头娃娃，所以父母不可以拿牛初乳给孩子喝。

保证孩子茁壮成长的饮食关键

幼儿时期的身体状况会直接影响到人的一生，所以，让孩子在发育阶段获得充分合理的营养是每个做父母的对孩子的责任。那么怎么才能让孩子全面健康地成长呢？

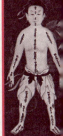

1. 让孩子少吃寒凉食物

小孩子是纯阳之体，火力比较大，所以爱吃凉的东西。但是生冷之物会直接伤害脾胃，让孩子气血两亏，最后导致体内寒湿过重，影响健康。所以对于正处在生长发育阶段的孩子，父母一定不要让他贪凉，而应该让他们多吃一些性温平的食物。

2. 给孩子吃应地应季的食物就会少生病

现在一年四季都能吃到反季节、跨区域的食物。父母要想让孩子保持健康，就要让孩子所吃的食物始终与所处的环境、季节保持一种平衡，因时、因地去选择不同属性的食物，这样才能让孩子不生病或少生病。

现在的孩子比以前更早面临学习的压力和更高的期望，10岁前的营养支持将决定孩子一生的头脑聪明，体力状况，所以父母一定要保障科学合理的饮食，不要让孩子错过一生中非常关键的脑力和体力成长时期。

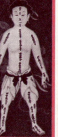

孩子怎样吃饭最健康

（1）饮食要注意酸碱平衡。人体内存在自动调节酸碱平衡系统，只要饮食多样化，吃五谷杂粮，就能保持酸碱平衡。

（2）饭前喝汤好。小儿饭前喝少量的汤，好比运动前做活动，使消化器官活动起来，使消化腺分泌足量的消化液，能使小儿很好地进食，饭后也会感到舒服。

（3）吃好早餐。一日之计在于晨，早餐的好坏关系到小儿生长发育。如不注意，小儿在上学时就会发生迟钝、精力不足等保护性抑制，发生低血糖。食物摄入总量中早餐占30%，午餐占40%，晚餐占30%。

（4）午餐前不要饮纯果汁。果汁易于吸收，营养丰富，但午餐前40分钟不要让小儿饮果汁。因为饮过果汁后小儿在午餐时会少吃一些主食，而一日之内摄入量并无增加，失去的却是在正常午餐中所获取的营养。

（5）馒头营养好。面包的色香味都比较好，但它是用烘炉烤出来的，会使面粉中赖氨酸在高温中发生分解。而用蒸气蒸馒头则无此弊，蛋白质含量高，从营养价值来看，吃馒头比吃烤面包好。

（6）鲜鱼与豆腐合吃提高对钙的吸收。鱼最好和豆腐一起炖着吃，因为鱼体内含丰富维生素D，豆腐则含有较多的钙，若单吃豆腐，人体对钙就不能充分吸收，若将其与鱼一起食用，借助鱼体内丰富的维生素D，可使人体对钙的吸收提高20倍。

（7）不易喝过多饮料。可乐里的咖啡因对中枢神经系统有较强兴奋作用，也是小儿多动症病因之一，而汽水降低小儿胃液消化力杀菌力，影响正常食欲。

（8）喝豆浆注意事项。鸡蛋中黏液性蛋白容易和豆浆中胰蛋白酶结合，产生不被体内吸收的物质，使豆浆失去营养价值。红糖有机酸能够和豆浆中蛋白质结合产生变性沉淀物。

（9）谨防婴幼儿牛奶贫血症。孩子断奶后，不可全部依赖于牛奶喂养，忽视其他营养食物，应适当添加辅食，如菜泥、蛋、胡萝卜等。否则时间长了孩子易得牛奶贫血症。

（10）不吃汤泡饭。汤和饭混在一起吃，食物在小儿口腔不嚼烂就同汤一起咽进胃里去了。舌头上神经没受充分刺激，使食物不能很好消化吸收，日子长了小儿变瘦，也会引起胃病。

别忘了给大孩子补钙

钙的重要性已众所周知，但对10多岁的大孩子是否需要补钙、如何保证足够的钙摄入，人们却知之不多，或不够重视。

青少年期的年龄范围为11～18岁。这个时期正是人类生长发育的第二高峰期（第一高峰期为婴儿期），尤其在11～15岁阶段生长更快，每年体重可增加4～5千克，身高增加6～8厘米。一般身高每增加1厘米，体内平均钙量要增加20克。因此，为了满足生长发育的需要，青少年对钙的需求比成人更多。

其次，人体的骨密度一般在30岁达到最高峰（称为骨峰值），以后随着年龄增大，骨内矿物质（主要是钙）会逐渐丢失，骨密度慢慢下降，最后出现骨质疏松。显然，骨峰值越高，老年时患骨质疏松症的危险性就越小，而骨峰值的高低主要取决于青少年时期摄入钙量是否丰富。可见，青少年的钙质补充是极为重要的，具有"历史"意义的。

钙质的补充主要应从膳食中得到，钙的食物来源以乳和乳制品为最好，乳制品不仅含钙量高（100毫升牛奶约含钙120毫克），而且容易被人体吸收利用。同时，乳制品还提供优质蛋白质、丰富的维生素，可供生长发育所需。因此建议青少年每天应喝1瓶牛奶。

此外，绿叶蔬菜、大豆和豆制品、芝麻酱、小鱼、小虾、海带、紫菜中都含有丰富的钙。尤其是虾皮含钙量最高，100克虾皮中含钙2000毫克，青少年应多选用这些食物以补充钙。有些食物则不宜多吃，如菠菜、笋、莴苣、茭白等因含草酸较多，易和钙结合形成不溶于水的草酸钙，影响钙的吸收。

维生素D可以促进肠道对钙的吸收，提高血浆钙的水平。补钙的同时适当补充含维生素D丰富的食物，可起到事半功倍的效果。维生素D也可由皮肤自行合成，皮肤形成维生素D的量与阳光的强度、皮肤暴露的面积和照射的时间成正比。因此青少年应多做户外活动，尤其在夏秋季，衣服穿得少，皮肤暴露面积大，可使体内蓄积较多的维生素D，有利于钙质吸收。

青少年还需要有一定的运动负荷，运动可以刺激青少年骨骼生长，促进骨质形成，提高骨密度。

人体每次摄入钙低于或等于50毫克时，吸收最好，所以每天尽可能地拉长每次的补钙时间,以达到最好的吸收效果。另外,碳酸钙的最佳服用时间是饭后半小时。补钙后最好多晒太阳,使体内生成维生素D,促进钙的吸收。补钙后不宜过多饮水,以免冲淡钙质。

健脾消积,掐断小儿腹泻的病根

婴儿期腹泻多为水样便或蛋花汤样便,有急性及慢性肠炎之分。婴儿腹泻病因很多,可为肠道内或肠道外感染、饮食不当及气候改变等引起,但重型腹泻多为肠道内感染引起。

如果孩子是急性腹泻,短期内禁食,减轻肠道负荷,适应于较重腹泻及有频繁呕吐者。禁食时间6~8小时,营养不良者禁食时间短些,禁食期间给予静脉输液。禁食后,给予部分母乳及米汤,米汤含有淀粉,易于消化吸收,可供给少量热量。然后给予脱脂奶。约7天左右过渡到全脂奶。再给予胡萝卜汤,因富有电解质及果胶,有利于大便成形。慢性腹泻:根据肠道功能逐渐增加营养素,特别是蛋白质供应。尽可能争取母乳喂养。除短期内用5%米汤、脱脂奶及稀释奶治疗外,争取蛋白奶喂养。

食疗方

山楂神曲粥
材料:山楂30克,神曲15克,粳米100克,红糖6克。
做法:将山楂洗净,神曲捣碎,一起放入砂锅,加水煮半小时,去渣取汁备用。将粳米洗净,放入砂锅,加少量水煮沸,改文火加入药汁煮成粥,加入红糖即可食用。
功效:健脾胃,消食积,适用于消化不良、小儿腹泻。

警惕孩子成为"小胖墩"

随着生活水平的提高,现在的"小胖墩"也是越来越多了,小孩子胖嘟嘟的会很招人喜爱,可是年轻的爸爸妈妈一定要注意,一旦6个月以上的婴儿发生肥胖,那孩子今后的肥胖概率就会很大。而且,肥胖儿童大多伴有血压、血脂异常,高度肥胖的儿童还有患糖尿病的危险,此外,大约三分之一的儿童肥胖会延续到成年,从而造成心血管疾病早发。

那么是什么原因导致儿童肥胖呢?

1. 饮食习惯

在城市,很多儿童从小就接触了各种各样的西式快餐:麦当劳、肯德基、必胜客……这些高热量、高脂肪的西式速食很容易导致儿童肥胖。

2. 缺少运动

据统计，7～12岁的小孩每天平均花两个小时看电视、半个小时用电脑、40分钟看漫画，到了假日，看电视的时间更长达3小时50分钟，很少有户外活动或体能运动行为。这也是导致儿童肥胖的一个主要原因。

针对这些问题，专家给出了几个办法，既能让你的孩子营养均衡，又能"保持身材"。

3. 喂奶要定时

在满月以后，尽量间隔3～4个小时，定时给宝宝喂奶。如果宝宝吵闹要吃东西，你就可以在奶中加些水，降低浓度，或者妈妈和宝宝分开睡，避免奶香"引诱"孩子。

4. 添加辅食有讲究

待宝宝4个月以后再添加菜泥、米粉等辅食，如果孩子已经偏胖，就多加菜泥，少加米粉。从宝宝6个月开始，就应该用勺子一点点喂，训练孩子的咀嚼吞咽能力。这样可以帮助宝宝养成良好的饮食习惯，防止他将来偏食挑食。

5. 宝宝也要活动

对于6个月以下的宝宝，爸爸妈妈可以帮他经常翻翻身，七八个月可以开始练习爬，宝宝微微出汗了，运动的效果便达到了。

总之，无论是在婴儿阶段还是孩子大一点以后，家长都要把握以下8条原则，以避免孩子肥胖：

（1）一日三餐，规律饮食，营养全面。

（2）拒绝煎炸食物和西式快餐。

（3）菜以蒸、煮为主，清淡、少油、少盐、不油腻。

（4）培养孩子细嚼慢咽的习惯。

（5）保证维生素和植物蛋白营养素的摄入，多吃新鲜蔬菜、低糖水果、豆制品等。

（6）晚餐不要吃得太迟和太饱，餐后应适当活动，不宜立即长时间看电视、看书或做作业。

（7）经常陪孩子一起锻炼，针对孩子的情况选择他感兴趣的运动。

（8）杜绝糖果、巧克力、薯片等高热量食物，包括一些含糖的口香糖，不要给孩子饮用碳酸饮料和一些所谓的果汁类饮料。

❀ 青春期饮食要诀

孩子进入青春期后，生长发育的速度会达一个高峰，而青春期发育的好坏，直接影响着以后的健康状况，那么为了使孩子青春期的身体发育良好，家长在饮食上应该注意些什么呢？

1. 强调平衡膳食

食物中含有人体所需的各种营养成分，但每种食物的营养成分及其数量差别很大，一般来说，米、面等主食中含糖类较多，蔬菜、瓜果中各种维生素、无机盐较多，鱼、肉、蛋、牛奶、大豆含蛋白质和脂肪多一些。三餐热量的合理比例是：早餐约30%，午餐约40%，晚餐约30%。蛋白质、脂肪、碳水化合物的比例应分别占总热量的12%～14%、20%～25%、55%～60%。

2. 蛋白质

每日膳食中蛋白质的供给量，青春期男性为80～90克，女性为80克。饮食中蛋白质主要来源于动物性食物、粮食和大豆。蛋白质也不是摄入越多越好，因为食物中多余的蛋白质都会转化为热能散失掉，或转变为脂肪贮存起来，大量氮转化为尿素排出体外，还会加重肾脏的负担。

3. 碳水化合物

碳水化合物的主要功能是供给人热量。一个成年人每天需要的热量中有20%用于大脑。青春期孩子需要的热量比成年人更多，除满足能量消耗外，更重要的是用于脑组织的补充和修复。碳水化合物的主要来源就是米饭和面食。

4. 脂肪

脂肪产热量要比碳水化合物、蛋白质高出一倍。脂肪能促进脂溶性维生素的吸收，供给人体需要的必需脂肪酸。一个人每天所需的脂肪量是因体重而异的，一般每千克体重每天需要1克就够了。

5. 矿物质

发育成长中的青少年矿物质需要量特别大。钙和磷是造骨成齿的主要原料。铁构成红细胞，缺少了就会造成贫血。含钙丰富的食物有豆类、蛋类、牛奶等。含磷丰富的食物有豆类、马铃薯、谷类等。含铁丰富的食物有动物性食品、豆类、菠菜等。动物性食物铁的吸收率高于植物性食物。

6. 维生素

维生素有利于青少年身体发育，增强抵抗力，促进新陈代谢，帮助消化与吸收人体所需要的各种营养。人体所需要的维生素绝大部分来自于蔬菜和水果。

7. 水

青少年身体的需水量要比成年人多7%左右。饮用足够的水，有益于消化，调节体温，滋润皮肤，排出废物，促进身体健康成长。

青少年的营养均衡搭配

青少年时期,特别是 11～18 岁阶段,正处于青春发育期,身高和体重都在迅速增长,对营养物质消耗大,需求多。这一阶段的孩子机体对能量和营养需要比成人高出 25%～50%。青春期孩子的营养搭配应注意以下几方面:

(1) 吃多种不同的食物。每天选择不同类型的食物,能确保获得所需要的蛋白质、维生素和矿物质。

(2) 维持健康的体重。多余的体重能够增加高血压、心脏病、脑血管病、某些肿瘤和常见类型的糖尿病的发病风险。

(3) 选择低脂肪、低饱和脂肪酸、低胆固醇膳食。脂肪含有的热量是相等重量蛋白质或碳水化合物热量的两倍多,能够增加心脏病和某些肿瘤的发病风险。

(4) 选择包含足够的蔬菜、水果和谷物的膳食。这些食物能够提供维生素、矿物质、膳食纤维和碳水化合物。

(5) 食用蔗糖要有节制。蔗糖,相对于它所提供的热量,所提供的营养物质很少,并且会导致蛀牙。

(6) 食用盐和钠要有节制。过多摄入盐和钠,可增加高血压病的发病风险。

青少年养好大脑,才能有好成绩

青少年处于生长发育的快速期,不仅身体迅速成长,而且智力也处在快速发育阶段,是获得科学文化和社会知识的黄金时期。

当今时代,科技和信息的发展很快,需要青少年掌握更多的知识与技能,需要得到更多的营养补充,获得足够能量,保证以充沛的体力和脑力去更好地学习。这个时候怎么能让大脑缺乏营养呢?只有把大脑"伺候"好,才能保证大脑有效工作。

1. 脂类是构成脑细胞的主要成分

脑干重的 50%～60% 是由脂类构成的,其中的 40%～50% 是人体自身无法合成的多不饱和脂肪酸。如亚油酸、亚麻酸和花生四烯酸,因此必须由食物不断地供给,它们能促进脑神经发育和神经髓鞘的形成,并保证它们有良好的功能。

食品中富含大脑所需的脂类食物有大豆制品、蘑菇、核桃、芝麻、葵花子、松子仁、

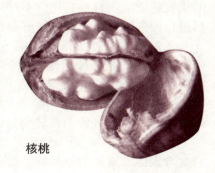

核桃

花生、植物油及动物脑、骨髓、蛋黄等。

2. 蛋白质是脑细胞的物质基础

蛋白质占脑干重的30%~50%，主持着大脑的兴奋剂和抑制过程，并在记忆、语言、思考、运动、神经传导等方面起着重要作用。

益智类食物中含蛋白质较多的有芝麻、芡粉、鸡心、木耳、瘦肉、鸡蛋、豆制品、鱼类、淡菜、绿豆、乳酪、火腿、羊肾等。

3. 碳水化合物是脑活动的能量来源

碳水化合物在体内分解为葡萄糖后，即成为脑的重要能源。食物中主要的碳水化合物含量已可以基本满足机体的需要。糖质过多会使脑进入高度疲劳状态，诱发神经衰弱或抑郁症等。最佳食物有杂粮、糙米、红糖、糕点等。

4. 钙是保证脑持续工作的物质

钙可保持血液呈弱碱性的正常状态，防治人陷入酸性易疲劳体质。充足的钙可促进骨和牙齿的发育并抑制神经的异常兴奋。钙严重不足可导致性情暴躁、多动、抗病力下降、注意力不集中、智力发育迟缓甚至弱智。最佳食物有牛奶、海带、骨汤、小鱼类、紫菜、野菜、豆制品、虾皮、果类等。

青少年正处在勤奋学习的时期，大部分时间是用脑力劳动，怎样才能使学习的效率高，收到的效果好呢？那就需要有一个好脑子。

人的脑子是世界上最复杂、最灵敏的一个器官，人每天要接受成千上万的各种各样刺激（信息），有些刺激对人是有害的，有些是对人有利的。人能准确地避开有害的，及时利用有利的来保卫自己，发展自己。不仅这样，人还能学习前人的经验，预见将来的发展规划自己的工作，进行发明创造。

常用脑的人，大脑的活动就比较频繁和紧张，活动的时间也比较长。如果脑的营养不足，人就会出现注意力不集中，想问题不深入。严重的时候，还会发生头昏脑涨，不能再继续学习和思考问题了。那么大脑究竟喜欢吃些什么，而什么才是对它最好的呢？

（1）牛奶：牛奶是一种近乎完美的营养品。它含有丰富的蛋白质和钙，尤其是大脑所必需的氨基酸。牛奶中的钙最易被人吸收，是脑代谢不可缺少的重要物质。而且，它还含对神经细胞十分有益的维生素B_1。另外，如果用脑过度而失眠时，睡前喝一杯热牛奶有助尽快入睡。

（2）大蒜：大脑活动的能量来源主要依靠葡萄糖，要想使葡萄糖发挥应有的作用，就需要有足够量的维生素B_1的存在。大蒜本身并不含大量的维生素B_1，但它能增强维生素B_1的作用，因为大蒜可以和维生素B_1产生一种叫"蒜胺"的物质，而蒜胺的作用要远比维生素B_1强得多。因此，适当吃些大蒜，可促进葡萄糖转变为大脑能量。

（3）鸡蛋：鸡蛋中所含的蛋白质是天然食物中最优良的蛋白质之一，它富含人体所需要的氨基酸，而蛋黄除富含卵磷脂外，还含有丰富的钙、磷、铁以及维生素等，适于脑力工作者食用。

（4）豆类及其制品：优质蛋白和8种必需氨基酸，这些物质都有助于增强脑血管的机能。另外，大豆还含有卵磷脂、丰富的维生素及其他矿物质，特别适合于脑力工作者。大豆脂肪中含有85.5%的不饱和脂肪酸，其中又以亚麻酸和亚油酸含量最多，它们具有降低人体胆固醇的作用，对中老年脑力劳动者预防和控制心脑血管疾病尤为有益。

（5）核桃和芝麻：现代研究发现，这两种物质营养非常丰富，特别是不饱和脂肪酸含量很高。因此，常吃它们，可为大脑提供充足的亚油酸、亚麻酸等分子较小的不饱和脂肪酸，以排除血管中的杂质，提高脑的功能。另外，核桃中含有大量的维生素，对于治疗神经衰弱、失眠症、松弛脑神经的紧张状态，消除大脑疲劳效果很好。

（6）水果：菠萝中富含维生素C和重要的微量元素锰，对提高人的记忆力有帮助；柠檬可提高人的接受能力；香蕉可向大脑提供重要的物质酪氨酸，而酪氨酸可使人精力充沛、注意力集中，并能提高人的创造能力。

（7）深色绿叶菜：蛋白质食物的新陈代谢会产生一种名为类半胱氨酸的物质，这种物质本身对身体无害，但含量过高会引起认知障碍和心脏病。而且类半胱氨酸一旦氧化，会对动脉血管壁产生毒副作用。维生素B_6或维生素B_{12}可以防止类半胱氨酸氧化，而深色绿叶菜中维生素含量最高。

（8）鱼类：鱼肉脂肪中含有对神经系统具备保护作用的$\Omega-3$脂肪酸，有助于健脑。研究表明，每周至少吃一顿鱼特别是三文鱼、沙丁鱼和青鱼的人，与很少吃鱼的人相比较，老年痴呆症的发病率要低很多。吃鱼还有助于加强神经细胞的活动，从而提高学习和记忆能力。

（9）全麦制品和糙米：增强机体营养吸收能力的最佳途径是食用糙米。糙米中含有各种维生素，对于保持认知能力至关重要。其中维生素B_6对于降低类半胱氨酸水平最有作用。

（10）生姜：常吃生姜能使人思路开阔，因为生姜中含有姜辣素和挥发油，能够使体内血液得到稀释，血液更加通畅，这样会给大脑提供更多的营养物质和氧气，从而有助于激发人的想象力和创造力。脑力工作者常吃姜也可提高工作效率。

第四节

中老年人饮食要注重固守精气神

固守精气神，是中老年健康长寿的秘诀

古人认为，天有三宝"日月星"，地有三宝"水火风"，人有三宝"精气神"。养生，主要养的就是人的"精气神"。古代养生家遵循正确的修炼方法，往往能够获得健康和高寿。中医有"精脱者死""气脱者死""失神者亦死"的说法，可见"精气神"三者，是人体生命存亡的关键所在。只要人能保持精足、气充、神全，自然会祛病延年。《灵枢·本藏篇》云："人之血气精神者，所以养生而周于性命者也。"（人体血气精神的相互为用，是奉养形体，维护生命的根本。）可见古人对这三方面的调护、摄养极为重视。

那么，精气神到底是什么呢？"精"就是食物的精华，说明养生首要在于良好的饮食，充沛的营养；"气"可以当作是外在之气，如"地气""清气"等，代表了人们生存的外在环境，气还可以当作是人体的元气；而神则代表了人的思想、心灵、精神和灵魂及其表现。

精气神，构成中国传统养生和生命学说的重要部分。那么，我们如何来养护我们的精气神呢？可以说方法有很多种，而食补则是其中极为重要的一环。

所谓"食补"，就是根据身体的需要，调整膳食结构，科学配餐。注重蛋白质、碳水化合物、脂肪、矿物质、维生素、水、膳食纤维等营养素的比例，粮食、果蔬和动物性食物的合理搭配。"五谷宜为养，失豆则不良，五畜适为益，过则害非浅，五菜常为充，新鲜绿黄红，五果当为助，力求少而数，气味合则服，尤当忌偏独，饮食贵有节，切切勿使过。"这是中华民族对传统膳食结构的精辟论述。

此外，膳食应结合四时气候、环境等情况，做出适当的调整。

比如，夏季暑热兼湿，肌腠开泄，出汗亦多，因此，炎暑之季，宜食甘寒、利湿清暑、少油之品，如西瓜、冬瓜、白兰瓜等，常饮绿豆汤，并以灯芯、竹叶、石膏、酸梅、冰糖煎水代茶饮，取其清热、解暑利湿、养阴益气之功。盛夏季节，平素为阳虚体质，常服人参、鹿茸、附子等温补之品的人，也应减少服用或暂停服用。

还有，人到中年后感觉人生却好像进入了一个不断失去的过程，健康的退化、子女的成家、婚姻的冷漠、时代的变迁，这些使得中年人心情长期处于郁闷，感到灰色，也影响了健康。中年人要保住健康还要有个良好的心态。

1. 释放忧郁

巴西医学家戈麦斯说："长期处于忧郁状态，会引起过多的肾上腺素和糖皮质激素的产生，它除了降低机体的抵抗力外，还会加速产生单胺氧化酶，加快衰老进程。"实践充分说明，忧郁是人生的一个隐形杀手，而消除这个杀手的最好方式，就是将长期积郁在胸的忧愤、抑郁释放出去。

2. 培养信心

在人生的道路上，信心的重要性是不言而喻的。不但人生道路是如此，就是养生益寿也如此。芬兰的流行病学专家断言，长期对自我前途和未来持冷淡态度，是身体健康不良的预兆。长期持有这种绝望意识的人，其死亡率高于心脏病、癌症和其他病因造成的平均死亡率。绝望情绪与诱发冠心病和癌症关系密切。因此，培养信心是防治衰老、保持身体健康的前提。培养自信的方法很多，以下是专家们的部分建议，可供参考。

（1）树立一个明确的奋斗目标。

（2）不要逼迫自己产生信心。树立信心固然重要，但不能勉强自己一心一意要产生自己所需要的信心，那样会增加自己的心理负担和精神压力。

（3）不要向恐惧屈服，因为这是一种消极的心理现象，必须在进行重大行动之前加以克服，否则只会失败。

（4）不要认为自己什么都能干，因为一个人的能力是有限的。许多人之所以失败，没有信心重新奋斗，就是因为当初过于自信，选择目标不加分析。

（5）保持良好的感觉。

（6）从失败中吸取教训，有信心的人不仅不害怕它，反而会从失败中吸取教训，增强智慧，迈上一个新的台阶。

（7）对信念要持之以恒。对于别人的批评当然要虚心接受，认真对待，但对于恶意的攻击或嫉妒，则不必理会，千万不要因此而改变自己的信心与奋斗目标。

3. 笑口常开

俗话说："笑一笑，十年少。"笑口常开，青春常在，这是有一定道理的。

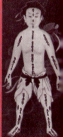

笑可以治病，增进健康。哲学家卡拉肖夫认为："笑的时间是一段特殊的时间。"这段时间完全改变人和世界之间惯常的关系。笑能治愈气喘、偏头痛、背痛及某些性障碍；笑还可以增强心脏功能，降低血压，刺激消化和促进睡眠。法国心理学家认为，笑能够使人的机体返老还童。1分钟的笑，抵得上45分钟的松弛活动，能起到服用维生素的作用。

笑的时候，可使人机体产生一场真正的"生物化学暴风雨"。这场"暴风雨"能消除疲劳，改善血液循环。笑是肠道健康的保健操。女人常笑，可使其终生永葆青春，皮肤可保持弹性，不起皱纹。正因为笑可以治病，目前有些国家专门设立了"笑疗医院"，由幽默大师和医师共同承担对病人的"笑疗"，效果甚好。

有了好的心情才能应对所有的困难，才不会给自己造成更大的麻烦，中年人要保持活力的话不妨释放你的心情。

强壮中年人身体的六大宝

人到中年，机体便会开始滑坡，由盛而衰。要消除和减轻这种衰老则要关注养生保健的各个环节，除生活保健与运动锻炼外，饮食调理亦很重要，不但要做到饮食有节、营养均衡，还要重视"食补"环节。营养学家推荐中年时期需要适量补充的食物有下列几种：

1. 坚果

坚果中的果实，如核桃仁、松子仁含有丰富的蛋白质及不饱和脂肪酸等，有益于增强体质及预防动脉粥样硬化，长期服食可延年益寿，中年人可将这些食品作为饭后茶点来吃。

2. 藻类

紫菜、海带等藻类食物，含有藻胶酸、海带氨酸、钾、磷、钙、胡萝卜素和维生素B_1、维生素B_2、维生素C、维生素P及多种氨基酸，具有软化血管，预防冠心病、脑动脉硬化、肿瘤和老年痴呆等作用。藻类食物中还含碘，可预防碘缺乏症，有利于能量代谢。

3. 豆类

大豆含优质蛋白达40%以上，并且有多种人体必需的氨基酸，以精氨酸及赖氨酸为最，是人体合成蛋白质的重要原料。大豆含有丰富的维生素E和大豆皂苷，可防止氧化脂质生成，延缓衰老并降低血清胆固醇，防止动脉粥样硬化。大豆中的磷可补充脑的需要，铁、钙含量丰富，可防止贫血和骨质疏松。这些对中年人保持身体健康是十分必要的。一般而言，大豆及豆制品易于消化吸收，坚持每日适量进食有很大益处。

4. 水果蔬菜

大枣、刺梨、苹果、香蕉、猕猴桃、柑橘、葡萄等水果含有丰富的维生素和有益微量元素，可增强机体免疫功能，改善物质代谢。冬瓜、黄瓜、南瓜、胡萝卜、番茄、大蒜、洋葱、油菜、芹菜、韭菜、扁豆、辣椒、生姜、芦笋、红薯等蔬菜也含有丰富的维生素、纤维素，有利于消化吸收和防止便秘。

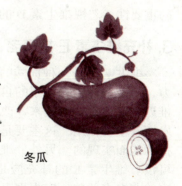

冬瓜

5. 菌类

如香菇、蘑菇、木耳、银耳等含有多种氨基酸，能够提高机体抗病毒、抗血栓形成及防止动脉硬化和抗癌的能力，菌类食物还有助于增强消化功能，对消化不良、食欲不振有所帮助。所以，经常买些菌类食物来吃，对中年人来说是必要的。

6. 鱼类

鱼肉中含有丰富的氨基酸，可促进人体蛋白质、酶、激素的合成，构成机体活动和调节的物质基础。鱼还含有磷、硒、钙等人体必需的矿物质，可延缓衰老，防止发生骨质疏松。

因此，中年人要注意多吃鱼，每周至少吃2～3餐鱼类及其他水产品（如虾、蟹）为好。

适当补充维生素

中年，是人的机体衰退老化的开始，这一阶段的养生保健对于延缓衰老、保持较高的生命质量十分重要。除了坚持运动锻炼、纠正不良习惯、保证平衡膳食之外，人从中年开始，适当补充三大维生素是十分必要的。

1. 补充维生素C 预防白内障

白内障是老人常见的眼部疾患，严重时可致完全失明，引起阅读障碍，影响日常生活。专家认为，白内障的形成是由于晶体的氧化所致，维生素C可抑制这种氧化作用，每日服用维生素C三片（每片100毫克）就可起到保护效果。除此之外，服用维生素C对于保护肝脏、预防胃癌还有积极作用。

2. 补充维生素D 预防骨质疏松

骨质疏松是中年人的常见疾病，特别是那些缺乏运动锻炼、终日限于办公室中的职业女性更是多见。过去，许多人只是强调补钙对于预防骨质疏松

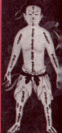

的重要性，忽视维生素 D 的作用，结果钙吸收并不尽如人意。

3. 补充维生素 E 抗衰老、防癌症

维生素 E 是一种优秀的抗氧化剂。一是有助于延缓衰老，增强机体免疫力，帮助人体清除积累的自由基，使皮肤更细腻、更富有弹性。二是有助于推迟女性更年期的到来，改善性欲，提高夫妻生活质量。三是在预防癌症中发挥着重要作用，这主要是通过对抗自由基的致突变作用和完善机体免疫监控功能而实现的。另外，维生素 E 在防治心血管脑病、糖尿病等方面也功不可没。维生素 E 的补充应是每日 50～100 毫克。当然，服用大量维生素 E 也并非多多益善，应根据具体情况具体对待。另外，各种维生素尽管抗氧化补益作用好，也不宜高浓度超量服用，不然会弄巧成拙，影响健康。

适合中年人的八大钻石级食物

人到中年，需要在饮食上引起重视，切忌肥甘厚腻，暴饮暴食。这时应适当地控制体重，多吃植物性食品，针对自己的身体状况，挑选一些适合自己的食品。在补充全面营养素的同时，利用食品的偏性来调整机体的功能。

1. 柿子预防心脏病

柿子含有大量纤维素、矿物质和苯酚（一种抗氧化剂），这些都是阻止动脉硬化的要素。柿子的纤维含量比苹果多一倍，苯酚和钾、镁、钙、铁、锰等元素的含量均比苹果高出许多，只有铜、锌含量略低于苹果。因此，人到中年多吃点柿子，对预防心脏病大有裨益。

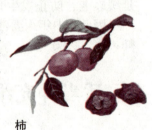

柿

2. 生吃番茄抗血栓

番茄抗血栓的作用显著，对于预防脑梗死和心肌梗死等疾病有很高的价值。每天晨起正值体内水分不足之际，血液容易凝结，这时正是生吃番茄的好时机。为最大限度地发挥番茄的这一作用，以生吃最佳。

3. 常喝骨汤延衰老

随着年龄的增长，人体骨髓内造血细胞的功能逐渐衰退，此时人们就需要从食物中摄取造血物质，来增强骨髓制造血细胞的能力，而富含造血物质的食物首推各种脊椎动物的骨头。只要持之以恒，常喝骨头汤可延缓人的衰老速度。

4. 喝葡萄酒防治胃病

葡萄酒的杀菌能力相当强，可杀死引起胃病的螺旋杆菌。因为葡萄酒在

酿制过程中产生了一种被称为"多酚"的物质，正是这种物质起到了杀菌的作用，给胃在无形之中增添了"保护膜"。

5. 黑木耳防治尿道结石

尿道结石症患者，若能坚持每天吃黑木耳，会缓解疼痛感。其中的奥妙在于：黑木耳含发酵素与植物碱，可刺激腺体分泌，润滑尿道，促进结石排出。

6. 草莓医治失眠症

医治失眠的方法除了依赖药物，多吃草莓也有医治失眠的神奇功效。这种功效主要得益于草莓所含丰富的钾、镁两种元素，钾有镇静功能，镁有安抚机体的作用，两者结合就可达到安眠的功效。

7. 南瓜子防治前列腺病

前列腺肥大是50岁以上男性的一大苦恼。经常食用南瓜子可使前列腺肥大第二期症状恢复到初期，并且明显改善第三期病情。因为南瓜子中的活性成分可消除前列腺初期的肿胀，同时还有预防前列腺癌的作用。

8. 鱼肉预防糖尿病

鱼肉中含有丰富的 $\Omega-3$ 脂肪酸，可增强人体对糖的分解、利用能力，维持糖代谢的正常状态，鳗鱼、墨鱼、金枪鱼等皆为预防糖尿病的佳品。

❀ 是否人到中年就一定要补肾

随着年龄的增长，加上现代人生活节奏快，工作压力普遍比较大等因素，再加上诸多广告所宣传的"十男九虚""疲劳就是肾虚""肾虚就要补肾"，使得不少疲于生计的中年人总觉得自己"虚"。因此有许多人买补药吃。那么，人到中年就一定得补肾吗？

肾虚一般会表现出与肾相关的机能减退。比如脑子反应慢、性功能低下、容易骨折、贫血、憋不住尿、腰腿发软等。虽然这些症状在中年人中比较常见，但中年人出现上述症状的原因多是因心理压力过大造成的，而并非真正意义上的肾虚。因此这些患者是不需补肾治疗的。

其实很多人根本就没必要去补肾，因为疲劳、年龄都不是界定补肾的标准。如果本来不需要补肾的人吃了补肾药，不但对身体无益，还会破坏人体内各脏器的阴阳平衡，加重病情。而且肾虚也有"肾阴虚"和"肾阳虚"之分。如果该补"阴虚"的时候补了"阳虚"，也会使病情加重。

因此，中年人不一定要补肾，而是要注意保护肾气。适宜的运动能改善体质，强壮筋骨，从而使肾气得到巩固；性生活要适度，不可放纵；充足的睡眠也是恢复肾气的重要保障。

中医常讲"药补不如食补",我们常吃的食品中就有补肾的功能,比如猪腰花、牡蛎、核桃等。猪腰花和牡蛎含有大量的锌,对补肾很有好处。当然,如果怀疑自己肾虚,为保险起见,最好找医生确诊后再对症治疗。

营养素助中年人防衰老

大脑的衰退,主要表现为智力减退、记忆力下降、思维紊乱和反应迟钝等。通过饮食调整可以推迟大脑衰老的进程。饮食调整的关键是营养素的摄入要平衡,要多吃新鲜蔬菜、水果,多吃植物性蛋白、含钙食品,适量补充维生素E,少吃肉、少吃糖等。下列营养素都具有健脑作用,而且都可以通过饮食得到补充。

1. 维生素C

维生素C在促进脑细胞结构的坚固,防止脑细胞结构松弛与紧缩方面起着相当大的作用,并能防止输送养料的神经细管堵塞、变细、弛缓。摄取足量的维生素C能使神经细管通透性好转,使大脑及时顺利地得到营养补充,从而使脑力好转,智力提高。猕猴桃、鲜枣、草莓、金橘、辣椒、青蒜、小白菜、菠菜等食物中含维生素C较丰富。

2. 钙

钙可抑制脑神经的异常兴奋,保持脑的正常状态。摄入充足的钙还能减轻精神疲劳。海带、芝麻、牛奶及其制品、大豆及其制品、金针菜、野菜、茶叶、大黄鱼、虾等食物中含钙丰富。

3. 蛋白质

蛋白质是脑细胞的主要成分之一,约占脑重量的35%,仅次于脂质。蛋白质在脑神经的兴奋与抑制方面起重要作用。蛋白质中的氨基酸被脑使用3小时就要更新,所以要经常从饮食中摄取蛋白质。优质蛋白质食品有鱼、禽、蛋、大豆及其制品、花生、核桃、芝麻等。

4. B族维生素

B族维生素在脑内帮助蛋白质代谢。维生素B_1可防酸性体质,保障脑的正常功能,防精神疲劳和倦怠,防多发性神经炎和急性出血性脑灰质炎;维生素B_2是增进脑记忆功能不可缺少的物质。小米、玉米、大豆等谷类、豆类食物和黄色蔬菜、水果中B族维生素含量较丰富。

5. 维生素E

维生素E是强抗氧化剂,维生素E供应不足会引起各种智能障碍或情绪障碍。小麦胚芽、大豆油、芝麻油、玉米油、豌豆、红薯、禽蛋、黄油等含维生素E较丰富。

此外，中年人谨防衰老还要注意下面六个方面：

一戒懒惰。人到中年，不知不觉感到两腿沉重，身心疲劳，因而不爱运动，这说明"衰老"已悄悄降临。因此，人到中年力戒懒，应经常参加一些力所能及的体育活动，如慢跑、散步、打拳、做操、游泳等。

二戒过劳。人到中年肩挑工作、家务两副重担。如若生活、学习、工作等安排不妥，则身体各组织器官得不到适当休息，时间久了就会积劳成疾，诱发睡眠不好、饮食不振、体重减轻，甚至血压升高、心肌缺氧而诱发心脏病。

三戒烟。人到中年，由于懒或劳累使人易想吸烟，但吸烟这种不良生活方式是威胁中年人健康和生命的元凶。尤其是大量吸烟，患慢性病的危险迅速增加。所以人到中年应力求戒烟或少吸烟。

四戒发怒。人到中年家庭琐事多、工作任务重，情绪易波动，特别易动"肝火"。人在发怒时，情绪剧变，交感神经极度兴奋，肾上腺素分泌增加，心跳加剧，血压升高，体内血液循环需重新调配，各器官的正常生理功能受到干扰，容易诱发胃肠溃疡、高血压、冠心病等。故中年人要善于控制自己的情绪。

五戒纵欲。人到中年，夫妻情深意浓，往往此时易引起冲动多欲，这对健康极为不利，易感到头晕眼花、腰膝酸软，甚至危及生命。故只可有情，不可纵欲。

六戒多食。多食会增加体重，导致肥胖。而肥胖者往往有"四高"，即高血糖、高血压、高三酰甘油、高胆固醇，这"四高"又与动脉粥样硬化的形成有密切关系，动脉粥样硬化是造成心脏血管疾病的祸根。同时，每餐食过饱还会使血液过多地集中于胃肠而诱发其他疾病。为了健康，人到中年必戒多食。

据医学专家多年的研究成果证实，英年早逝者有91%属后天自身因素造成。世界卫生组织指出：人的健康长寿，60%取决于自己，如果你有了强烈的自我保健意识，防病重于治病，那么健康长寿并非神话。

用好老年人的"膳食金字塔"

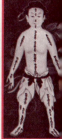

世界上好多国家都有居民"膳食金字塔"来指导人们的膳食。其实老年人也有适合自己的膳食金字塔。20多年来，营养学家们不断更新知识。近年来，美国托福大学研究人员对70岁以上老年人的膳食"金字塔"做了修订和补充。

原有金字塔的底部由占份额最大的谷物组成，包括玉米、米饭、面包和面条等。现今，金字塔的基底部以8个份额的水、果汁或汤组成，与谷类粮食仅占6个份额的上一层相比，水分占的位置更为重要。因为老年人的生理特点是即使口渴对水分的要求也不如年轻人那样明显，时常有体内缺水的危险。新的金字塔强调老年人应多饮水，以防止大便秘结和机体缺少水分。

充足的特殊营养物质。老年人活动量与食入量日渐减少，为了保持老年人机体的体重和健康状态，金字塔严格要求每日必须提供充足的特殊营养物质，例如抗氧化物质以防止伴随老年产生的自由基损害；提供足够的维生素D和钙质来保护骨骼的健壮；提供丰富的叶酸来维护脑力活动的充沛并减少脑卒中和心脏病的发生。金字塔还提醒老年人要注意摄入营养密度高的食物，主要指蔬菜、水果，如菠菜、橘子、黄色的红薯和南瓜、色泽鲜艳的水果等。水果往往含有大量的维生素A、维生素C和叶酸，如草莓、芒果等。

高纤维素的摄入。在新的金字塔中，几乎每层都尽可能加入纤维素的象征性标志。多吃全谷类粗粮，选择糙米而不是精米，多吃胡萝卜、橘子而不仅是喝胡萝卜汁和橘子汁，每周至少两次吃豆荚类食物，用大豆、扁豆来代替肉类食品。由于老年人大多数存在肠功能逐日衰退的问题，这些高纤维食物同时含有较低的胆固醇，从而减少了老年人患心血管疾病和癌症的危险性。

某些营养素需要额外补充。新的金字塔尖部竖起一面小旗以示提醒。由于老年人机体代谢功能的减弱而影响了部分老年人所必须营养物质的摄入和吸收，因此老年人额外补充一些机体需要的营养素是必不可少的。比如钙和维生素D的补充对防止骨质疏松是必要的。补充维生素B_{12}能帮助机体维持正常神经功能以及减少痴呆的发生。有1/3的老年人会逐渐出现萎缩性胃炎和胃酸、胃蛋白酶的分泌减少，并由此导致对食物中维生素B_{12}吸收减少，而纯维生素B_{12}补充剂则能很好被吸收。但大多营养学家都认为维生素的补充不能取代健康食物的选择，如每日一杯牛奶是钙、钾和维生素B_{12}最好的来源。

和传统金字塔相同的是，塔的顶尖部分是份额最小并提倡限制的脂肪、油类和甜食的摄入，如蛋糕、饼干、快餐和各种小吃。这些食品热卡高但营养物质少，老年人不宜多吃。蛋白质的供给要注意相互搭配，如谷类、豆类、瘦肉、蛋禽的相互搭配以减少饱和脂肪和胆固醇的摄入，从而做到平衡膳食。

老年人不要盲目补铁，小心中毒

老年人常因各种原因导致贫血，但有的人误认为贫血都是缺铁引起的，因此，盲目服用补铁药物，大量食用含铁丰富的食物或各种补铁保健品。其实这样做是不正确的，因为日常的合理膳食完全可以满足人体对铁的需要，如果不是因为缺铁导致的贫血，不要盲目补铁。

如误服大量硫酸亚铁，或食用铁器煮的海棠、山里红等酸性食品，可能导致急性铁负荷过重；如长期给非缺铁性贫血患者补充铁剂或高铁饮食，则会出现慢性铁负荷过重。即便是缺铁性贫血患者，补铁也要适可而止，并不是补得越多越好，否则会引起恶心、呕吐、腹泻、昏迷等急性铁中毒症状，严重者会致人休克、死亡。

虽然贫血患者中缺铁性贫血者占多数，但除此以外，还有巨幼细胞贫血、溶血性贫血、再生障碍性贫血等，如果不论贫血原因就盲目补铁，不仅不利于病情改善，反而危害身体健康。

据了解，成年人一般每日从食物中摄取铁量为 10～15 毫克。老年人因消化功能减退，可能会影响对食物中铁元素的吸收。另外，患有各种消化道疾病，如十二指肠溃疡、慢性胃炎、肠道肿瘤等疾病，同样易使铁的吸收减少，进而出现缺铁性贫血症状。不过，对于非缺铁因素引起的贫血，没有必要大量补铁。

人体内铁的代谢处于平衡状态，从食物中摄取的铁与丢失的铁保持动态平衡。成人需要的铁，约95%来自衰老的红细胞释放出的血红素铁，仅5%来自于食物，每天从食物中摄取的铁，足够补偿所丧失的少量的铁。

由此可见，老年人发生贫血，先要查清引起贫血的病因，然后对症施治，不可盲目补铁。正常情况下，用食物补铁是最安全有效的，当患有营养不良性缺铁性贫血时，除按医师指导用药外，多食用含铁高的食物是最好的"补血"佳品，比如血豆腐、豆制品等。

饮食保健，预防中老年人疾病

人到中年，人体各系统功能逐渐由盛而衰。中医认为，年四十阴气自半，年五十耳目不聪。中年人的新陈代谢减慢，体重增加，免疫功能降低，记忆力减退，如不注意合理调配饮食，科学安排膳食营养，势必会加速衰老，致患肥胖症、糖尿病、冠心病、高血压、中风甚至癌症。

为了降低中年人上述疾病的发病率，国内外很多专家对中年人的膳食构成进行了研究，提出了一些具体要求。

1. 控制总热能，避免肥胖

中年人脂肪组织逐渐增加，肌肉与运动组织相应减少，所以中年人的饮食应做到摄取的热能与消耗应大致相等。资料表明，从事轻体力劳动的干部、知识分子或技术工人，从事站立时间较长的轻体力劳动的教师、营业员，他们所消耗的热能，加上每日步行、睡眠、娱乐及其他家庭活动等，采用下面的食谱，就可做到摄取与消耗大致相当。每日早餐：豆浆1碗，馒头100克；午、晚餐：共吃馒头（或米饭）400克，肉类100克，油25毫升，蔬菜250克。

2. 要进低脂肪、低胆固醇饮食

冠心病的发病原因虽很复杂，但饮食中过量摄入饱和脂肪酸则是不可忽视的重要因素。饱和脂肪酸在猪油、肥肉、动物内脏中含量较高，摄入过多会使血浆中的甘油三酯与胆固醇增加，导致动脉硬化、冠心病。中年人每日

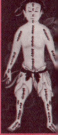

摄取脂肪的热能，以占每天摄取总热能的 20%～25% 较为合适。每日吃肉类 100 克，恰好相当于这个水平。为了增进饭菜滋味，可多用含不饱和脂肪酸的植物油。不饱和脂肪酸可促进胆固醇的分解代谢，防治动脉硬化和冠心病。

3. 摄取适量的蛋白质

蛋白质是生命的物质基础，是构成人体组织的重要成分。人体中与生命活动有关的活性物质，如与代谢有关的酶、抵抗疾病的抗体、与生理功能有关的激素，都是蛋白质的衍生物。此外，它还参与体内酸碱的调节、体液的平衡、遗传信息的传递等。中年人每天需摄入 70～100 克，其中优质蛋白质不得少于 1/3。含蛋白质丰富的食物有牛奶、禽蛋、瘦肉、豆类与豆制品。

4. 控制糖的食用量

吃糖过多不仅容易肥胖，而且由于中年人的胰腺功能减退，甜食吃得过多，会增加胰腺负担。特别是蔗糖、果糖在体内比葡萄糖更容易转变成脂肪，因而应严加控制。

5. 少食盐

每天进盐量不宜超过 8 克，以防治脾胃疾病和高血压。

6. 多吃新鲜蔬菜、水果和粗粮

这对于预防贫血，增加血管韧性，降低胆固醇，都有一定作用。另外，要吃低盐膳食，以免引起脑血管疾病和高血压等。

7. 多吃含钙质丰富的食物

如牛奶、海带、豆制品等，对预防骨质疏松，预防贫血和降低胆固醇等都有作用。中年人膳食的合理安排，对于消化器官的保健和人体健康尤其是减少疾病的发生都有十分重要的意义。因此，中年人的合理膳食与健康长寿有极大的关系。

老年人日常生活中一定要注意以上七点，才能保持一个健康的身体。还有老年人随着年龄的增长，常常会出现耳鸣、听力下降的现象，尤其是耳鸣，使老年人的生活备受滋扰，容易引起头痛、失眠、健忘、脾气暴躁等不适症状。

耳鸣是一种在没有外界声、电刺激条件下，人耳主观感受到的声音，是发生于听觉系统的一种错觉，其声响有高有低、音调多样，或如蝉鸣，或如风声，或如流水声夹杂蟋蟀的叫声。耳鸣可为阵发，亦可为持续性，有的耳鸣伴有耳聋，也有的单有耳鸣而不耳聋。中医认为，老年人耳鸣、听力下降主要是由于老年人肝肾亏虚造成的。

我们经常说"年老气虚"，其实这里主要就是说肾气虚。为什么肾虚与耳鸣、听力下降有关系呢？

首先，肾为人体的先天之本，肾阴肾阳是全身各个器官的阴阳之本，所以，若肾气虚了，全身器官的能源供应就跟不上了，自然器官的功能就下降了。因此，补肾就是增加全身器官的"能源"，肾气充足了，力量强大了，耳朵就能多获得一些气血，供维护其功能之用。

其次，中医认为，我们身体上的五官九窍都和不同的脏腑有着密切的联系，而耳朵和肾的形状十分相似，因此，"肾主耳"，耳为肾之外窍。老年人肾中的精气随着年龄的增长也正在逐渐衰弱，耳朵得不到足够的精气来濡养，自然会出现耳鸣、听力下降。

因此，要治疗老年人耳鸣、听力下降，根源就在于补肾，涌泉、太溪都是补肾的重穴，只要每天在家里按揉两侧太溪、涌泉穴3～5分钟，一周之后，耳朵就没事了。

另外，我们也可尝试一下中医传统的自我按摩方法"鸣天鼓"。此法简单易学，是一种以手叩击风池穴的方法，对年老肾亏引起的耳聋、耳鸣、健忘、头晕、思维能力下降等有一定的疗效。

唐代"药王"孙思邈的养生铭中就明确提到"亥寝鸣天鼓，寅兴嗽玉津"。孙思邈活了100多岁，百余岁时仍视听不衰，神采甚茂，是历史上有名的健康长寿老人，可见其养生得法。他发明的养生十三法中有一法名"耳常鼓"：双手掩耳，将耳朵反摺，双手食指按住中指，以食指用力弹后脑风池穴，咚咚有声。

具体的操作方法是：双肘支在桌子上，闭目低头，用两掌心紧贴双耳，十指放于后脑，食指抬起，搭放于中指之上，两食指同时用力，从中指上滑下弹击脑后枕骨的凹陷处（风池穴），此时会发出"咚、咚"的声音，犹如鸣鼓一样。

鸣天鼓每天可做3次，每次可做60下左右，动作的轻重程度视耳鸣、耳聋的情况而定，如听力较差，动作可适当重一点，反之则轻些。此法动作简单，易学易行，可作为老年人日常护耳的保健方法。

❀ 老年人健康饮食"十要"

人到老年，体内会发生一系列的变化，各种内脏器官的机能下降，免疫力也随之降低，此时健康合理的饮食至关重要。

因为老年人消化功能降低，心血管系统及其他器官都有不同程度的变化，因此对老年人的饮食应有特殊的要求。为保持身体健康，应注意以下十个方面：

（1）饭菜要香：老年人味觉、食欲较差，吃东西常觉得缺滋少味。因此，为老年人做饭菜要注意色、香、味。

（2）质量要好：老年人体内代谢以分解代谢为主，需用较多的蛋白质来补偿组织蛋白的消耗。如多吃些鸡肉、鱼肉、兔肉、羊肉、牛肉、瘦猪肉以及豆类制品，这些食品所含蛋白质均属优质蛋白，营养丰富，容易消化。

（3）数量要少：研究表明，过分饱食对健康有害，老年人每餐应以八九分饱为宜，尤其是晚餐。

（4）蔬菜要多：新鲜蔬菜是老年人健康的朋友，它不仅含有丰富的维生素 C 和矿物质，还有较多的纤维素，对保护心血管和防癌防便秘有重要作用，每天的蔬菜摄入量应不少于 250 克。

（5）食物要杂：蛋白质、脂肪、糖、维生素、矿物质和水是人体所必需的六大营养素，这些营养素广泛存在于各种食物中。为平衡吸收营养，保持身体健康，各种食物都要吃一点，如有可能，每天的主副食品应保持十种左右。

（6）菜肴要淡：有些老年人口重，殊不知，盐吃多了会给心脏、肾脏增加负担，易引起血压增高。为了健康，老年人每天吃盐应以 6～8 克为宜。

（7）饭菜要烂：老年人牙齿常有松动和脱落，咀嚼肌变弱，消化液和消化酶分泌量减少，胃肠消化功能降低。因此，饭菜要做得软一些、烂一些。

（8）水果要吃：各种水果含有丰富的水溶性维生素和金属微量元素，这些营养成分对于维持体液的酸碱度平衡有很大的作用。为保持健康，每餐饭后应吃些水果。

（9）饮食要热：老年人对寒冷的抵抗力差，如吃冷食可引起胃壁血管收缩，供血减少，并反射性引起其他内脏血循环量减少，不利健康。因此，老年人的饮食应稍热一些，以适口进食为宜。

（10）吃时要慢：有些老年人习惯于吃快食，不完全咀嚼便吞咽下去，久而久之对健康不利。应细嚼慢咽，以减轻胃肠负担促进消化。另外，吃得慢些也容易产生饱腹感，防止进食过多，影响身体健康。

老年人饮茶要"浓淡"适宜

由于茶有提神醒脑、促进消化、有益健康的作用，所以许多人尤其是老年人都喜欢喝茶。然而，如果饮茶过浓，就会伤害身体。老年人经常性地大量饮用浓茶容易出现下列身体不适状态：

造成胃液稀释，不能正常消化。一个人每天正常分泌胃液是 1.5～2.5 升，这些胃液能够对一个人每天所摄取的食物进行合理消化。但大量饮用浓茶后就会稀释胃液，降低胃液的浓度，使胃液不能正常消化食物，从而产生消化不良、腹胀、腹痛等症，有的甚至还会引起十二指肠溃疡。

阻碍人体对铁的吸收。茶叶中含有鞣酸，红茶约含 5%，绿茶约含 10%。当人体大量饮用浓茶后，鞣酸与铁质的结合就会更加活跃，给人体对铁的吸收带来障碍和影响，使人体表现为缺铁性贫血。

易产生便秘症。茶叶中的鞣酸不但能与铁质结合，还能与食物中的蛋白质结合生成一种块状的、不易消化吸收的鞣酸蛋白，导致便秘症的产生。对于患有便秘症的老年人就会使便秘更加严重。

导致血压升高和心力衰竭。浓茶中的咖啡因，能致使人体心跳加快，从

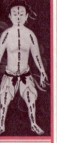

而使血压升高；同时，浓茶液大量进入血管，能加重心脏负担，产生胸闷、心悸等不适症状，加重心力衰竭程度。

凡事有度。饮淡茶可以养生，饮浓茶则有损健康。为了延年益寿安度晚年，老年人饮茶应弃"浓"择"淡"。

❀ 高维生素C食物——抗击中老年白内障的首选

白内障是眼球内的晶状体由于受到某种原因的影响而发生混浊，透明度降低，或者变得完全不透明的一种眼病。45岁以上的中老年人是白内障的高发人群。白内障有很多种，最多见的是老年性白内障，此外还有先天性、外伤性、并发性、中毒性、电光性、辐射性白内障等。在白内障的发展过程中，饮食具有非常重要的作用，倘若能科学安排饮食，可有效减缓或防止白内障的发展。

高维生素C的食物是首选，维生素C有利于减弱光线和氧对晶状体的损害，从而可以防止白内障的发生和发展。白内障患者应适当多进食一些高维生素C的食物，如西红柿、大枣、刺梨，以及新鲜绿色蔬菜等。人体内含锌量不足，就容易导致白内障的形成，因而白内障患者要多摄取锌，多吃青鱼、沙丁鱼、瘦肉、花生、核桃、牡蛎等含锌丰富的食物。同时，缺硒也是白内障的高发因素，预防白内障应适当多吃一些富含硒的食物，如芦笋、蘑菇、谷物、鱼、虾等。茶叶中含有的一种鞣酸物质具有抗氧化反应作用，故经常饮茶可防止白内障的发生。

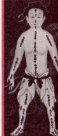

食疗方

1. 枸杞龙眼
材料：枸杞子20克，龙眼肉20枚。
做法：将枸杞子和龙眼肉一起加水煎煮服食，连续服用有效。
功效：能益精养血，滋补明目。

2. 猪肝枸杞
材料：猪肝150克，鲜枸杞叶100克。
做法：先将猪肝洗净切条，同枸杞叶共煎煮。饮汤吃肝，日服2次。
功效：猪肝富含铁、蛋白质、维生素A等，能益目明目。

❀ 食疗有法宝，老年痴呆症"束手就擒"

老年痴呆症与脑萎缩密切相关。人到老年，全身各系统器官都有不同程度的退化性萎缩改变，大脑尤其明显。80岁老人脑重与青壮年相比可减少6.6%～11%。老年性痴呆的症状主要表现为：最初多从健忘开始，严重的记忆力减退是其主要症状，如迷路、不识家人、不能进行简单计算等智力下降现象。然后出现精神症状和性格改变，如自私、性情暴躁、吵吵闹闹、打骂别人、毁弃衣物等反常行为，最后发展到缄默、痴呆、生活不能自理，以致卧床不起。

针对老年痴呆症患者，要让他们多进食含维生素C、维生素E、胡萝卜素和富含微量元素硒的抗氧化食品，含维生素C较多的食物如柑橘、柚子、鲜枣、香瓜、西蓝花、草莓等，含维生素E较多的食品如麦芽制品、葵花子油、甜杏仁等，含有胡萝卜素的食物如胡萝卜、甘蓝、菠菜等，含硒较多的食物如洋葱、卷心菜、海鲜等。又如鲜豌豆、豇豆、紫苜蓿嫩芽等，都含有较多的过氧化物酶，也能对抗自由基。此外，一些发酵食物如发面馒头、酿造醋中均含氧化酶较多，也有益于延缓脑衰老。

老年痴呆症患者还要多进食能合成胆碱的食物，从而加强神经细胞功能，有益于老年痴呆症的防治，故宜多食豆制品。人体缺铜可引起贫血、皮肤毛发异常（如白癜风）、骨质疏松，也可引起脑萎缩。故缺铜者宜适当补充含铜丰富的食物，如坚果类、叶菜类、甲壳类水产品。如病人胆固醇不高，也可进食动物肝、肾等肉食品。同时多补充维生素 B_{12} 和叶酸，多吃豆类、奶类和蔬菜，增强免疫球蛋白生成率和抗病毒能力，避免对神经细胞的损伤，缓解病情。

患有老年痴呆症的患者应忌甜食过量，因过量的甜食会降低食欲，损害胃口，从而减少对蛋白质和多种维生素的摄入，进而导致机体营养不良，影响大脑细胞的营养与生存；忌食含铝食品，比如油条等加铝的膨化食品；忌嗜酒，少量的乙醇利于老年痴呆症的防治，但嗜酒就极大损害了身体，加快脑萎缩。

下面为这类患者推荐一些保健作用比较好的食物：

核桃：含丰富的不饱和脂肪酸——亚油酸，吸收后成为脑细胞组成物质。

芝麻：补肾益脑、养阴润燥，对肝肾精气不足、肠燥便秘者最宜。

莲子：养心安神，益智健脑，补脾健胃，益肾固精。

花生：常食可延缓脑功能衰退，抑制血小板凝聚，防止血栓形成，降低胆固醇，预防动脉硬化。

大枣：养血安神，补养心脾，对气血两虚的痴呆病人较为适宜。

桑葚：补肾益肝，养心健脾，对肝肾亏损、心脾两虚的痴呆病人尤为适宜。

松子：补肾益肝，滋阴润肺，对肠燥便秘、干咳少痰的早老性痴呆病人尤为适宜。

山楂：活血化瘀，富含维生素C，适于早老性痴呆并高血脂、糖尿病、痰浊充塞、气滞血瘀患者。

鱼：痴呆病人脑部的DHA不饱和脂肪酸水平偏低，而鱼肉中这种脂肪酸含量较高。此外，桂圆、荔枝、葡萄、木耳、山药、蘑菇、海参等，对痴呆症患者均有益。

第七章

《黄帝内经》的治病食疗方

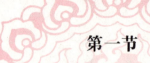

第一节

常见内科疾病的饮食调养

胸膜炎的饮食调理方案

胸膜炎是由各种原因引起的壁层胸膜与脏层胸膜之间的炎症。主要症状表现为轻、中度发热，胸痛，干咳，呼吸急促，也有症状不明显者，当胸腔积液时，胸痛消失，出现胸闷及呼吸困难。

1. 营养方案

多食大蒜。蒜头含有蒜辣素，对结核杆菌有很强的杀菌作用，可防止结核性胸膜炎的形成。饮食要清淡，以易消化、富有营养的清淡食物为宜。有胸水时，应当限制食盐量，进食低盐、低脂肪、高蛋白的食物，如肉类、蛋类、豆腐、黄豆、豌豆等。

多吃绿色蔬菜，如大白菜、卷心菜、菠菜等。

多吃水果，如柑橘、梨、苹果等。

2. 营养食补

（1）百合粥

材料：鲜百合50克，粳米100克，冰糖100克。

做法：将鲜百合洗净、去皮，或是将干百合磨成粉，备用。将粳米淘洗干净，倒入锅内，加清水200毫升，先置大火上煮沸，再用小火煮至粥将成。加入百合，继续煮至粥成，再加入糖调匀，待糖溶化即可。

功效：润肺止咳，养心安神，对结核性胸膜炎有辅助治疗作用。

（2）银贝雪梨汤

材料：水发银耳 20 克，雪梨 1 个，川贝母 5 克，冰糖 30 克。

做法：将水发银耳除根蒂及杂质，洗净，撕成小片。将雪梨洗净削去皮，除去核与子，切成小丁块。川贝母洗净，将上述处理好的原料一同放入盅内，加入糖水 1 杯，上笼蒸约 1 小时，取出即成。每日 1 剂，早晚空腹食用。

功效：清热补肺，止咳化痰，补充营养。

动脉硬化的饮食调理方案

动脉硬化是动脉的一种非炎症性病变，可使动脉管壁增厚、变硬，失去弹性和管腔狭小。动脉硬化的原因中最重要的是高血压、高脂血症、抽烟。肥胖、糖尿病、运动不足、紧张状态、高龄、家族病史、脾气暴躁等都有关系。

1. 营养方案

补充膳食纤维，适当增加蛋白质营养，适量食用海鲜、瘦肉、去皮禽类和富含植物蛋白的豆制品，多吃绿叶蔬菜、新鲜水果和粗杂粮。

忌吃各种动物的内脏，包括脑、肝、肾。忌吃各种动物性脂肪。忌吃各种高胆固醇食物，如禽蛋的蛋黄。不吃或少吃奶油、糖果或碳酸饮料，少吃甜食。

2. 营养食补

（1）豆浆粥

材料：新鲜豆浆 500 克，粳米 50 克，冰糖适量。

做法：将粳米淘洗干净后与豆浆一起煮成粥，加冰糖调味。

功效：具有健脾补虚的作用。适用于年老体弱，营养不良。对动脉硬化、高血压、冠心病等均有较好的防治作用。

（2）大蒜粳米粥

材料：紫皮大蒜 50 克，粳米 100 克。

做法：将大蒜用清水煮沸约 1 分钟后捞出，再取淘洗净的粳米放入煮蒜的水中煮成米粥，然后再将蒜放入同煮片刻即可。

功效：软化血管，降血压，降血脂。

消化不良的饮食调理方案

消化不良是胃肠紊乱的一组症状。一般是由于饮食过快，食物太油腻或吃得太多，以及精神紧张或抑郁等引起。主要症状为胀气、腹痛、腹胀、恶心、呕吐和饭后烧心，也会有胃灼热或口腔出现酸液、苦味等现象，还可能经常打嗝。

1. 营养方案

多吃高纤维食物，如新鲜水果、蔬菜和全谷食物。

多吃消化酶多的水果。如新鲜木瓜、菠萝，这是消化酶的最好来源。

避免燥热、辛辣食品。如烧烤、煎炸食品，咖啡，碳酸饮料，橘汁，脂肪食品，面食，胡椒，马铃薯片，红肉，西红柿以及辛辣食品。

消化不良者的饮食宜温和，无刺激。进餐时忌饮水，以免稀释胃液，妨碍消化。

2. 营养食补

（1）白术菊花胗

材料：鸭胗200克，白术20克。A料：盐，味精，太白粉，黄酒，醋，酱油各适量。B料：葱末，姜末，青蒜各1大匙，麻油适量。

做法：将鸭胗洗净，每个切成四块，在切口处划出交叉口，放沸水中氽一下，待胗花翻开时捞起。将白术加水1杯煎煮30分钟，滤取药汁约1大匙，放在小碗中，加入一部分A料拌匀备用。炒锅下油烧热后，放入胗花翻炒至熟，再加剩余A料拌炒至汁稠，加入B料，炒匀即可。

功效：健脾和胃，补中助气。适合脘腹胀闷，消化不良等。

（2）山楂肉粥

材料：山楂30～40克，粳米60克，红砂糖10克，肉末60克。

做法：先将山楂煎取浓汁，去浮渣后加入粳米、肉末一同煮成粥，食用时加红糖，空腹食用效果更佳。

功效：消食降气。

腹泻的饮食调理方案

腹泻可能是单独的疾病或是其他疾病的一种表现。

腹泻表现为排便次数增加，粪便稀薄，时发时止，时轻时重。多因食物中毒、细菌和病毒感染或肠炎所引起。

1. 营养方案

食物类	忌食	宜食
蔬菜类	花菜，荠菜，韭菜，芹菜，洋葱，青椒，毛豆，生菜，榨菜，金针菜，四季豆，苦瓜，丝瓜	蔬菜嫩叶，菜泥，马铃薯，冬瓜，黄瓜，苋菜，油菜，香菜

水果类	经油炸、油煎的肉类，蛋，火腿，香肠，腌肉，肥肉	鸡，鱼，牛肉，嫩猪肉，动物内脏，蛋
肉类	番石榴，梨，凤梨，杨桃，柿饼，生冷瓜	香蕉，葡萄，西瓜，橘子，过滤的果汁
五谷	油煎物，玉米，糙米饭，芋头，胚芽饼等	白米，米制品，面粉及其制品
其他	含粗纤维的核果，干果，烈酒，油煎炸食物，过甜糕点，果冻	盐，糖，蜂蜜，茶，豆浆，豆花，米汤

2. 营养食补

（1）鲜藕饮

材料：鲜嫩藕1500克。

做法：新鲜嫩藕洗净，捣烂后取汁，分2次用开水冲服。

功效：清热凉血，开胃止泻。用于肠炎泄泻，食欲不振，发热者。

（2）苹果方

材料：苹果100克，洗净，去皮核，捣烂如泥，每日4次，每次100克。

做法：苹果1只，洗净去皮，切成薄片，放入碗中加盖，隔水蒸熟，分2次饮用。

苹果1只，去皮核，切碎；粳米30克，炒黄，加入煎煮，饮用。

功效：对脾虚纳呆、泄泻有很好的作用。

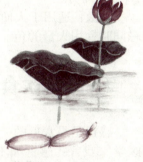

莲藕

便秘的饮食调理方案

便秘是指大便秘结不通，排便时间延长（隔两日以上排便一次）或虽无时间延长而粪质干燥坚硬排便困难。

1. 营养方案

多吃新鲜蔬菜，每天加食糠皮、麦麸、粗粮等，可增加饮食中纤维的摄取量，以促进肠蠕动，减少便秘发生。大量饮水，对保持肠道清洁通畅，软化粪便大有益处。

适量食用产气蔬菜及有软化作用的果胶食品。适量食用易产气蔬菜，如土豆、萝卜、洋葱、黄豆、生黄瓜等。气体在肠内鼓胀能增加肠蠕动，可下气利便。食用果胶含量多的食品，如苹果、香蕉、胡萝卜、甜菜、卷心菜、柑橘等可软化大便，减轻症状。

常食用蜂蜜、淀粉，增加B族维生素食品。尽量选用天然、未经加工的食品，如粗粮、豆类、酵母等。

2. 营养食补

（1）蜂蜜麻油汤

材料：蜂蜜50克，麻油25克。

做法：蜂蜜放入碗内搅拌起泡沫，边搅边将麻油缓缓掺入蜂蜜中，再搅匀即可。用开水冲饮（可冲开水约1000克），代茶饮。

功效：肠燥便秘者食之即可见效。

（2）香蕉粥

材料：香蕉200克，粳米50克。

做法：香蕉切成薄片，粳米淘洗净后煮粥，粥成时加入香蕉皮再煮约10分钟即可。

功效：适用于大便干结，小便短赤，身热，心烦，腹胀腹痛，口干口臭。忌同时食用大量的鱼、肉、蛋等高蛋白食物，以免形成胃石症。

感冒的饮食调理方案

感冒是最常见的一种传染性疾病，由病毒引起的，俗称"伤风"。有位医学家戏言：感冒如不服药，14天可自愈；如果服药，则需2周。虽是幽默调侃，但是实情。所以我们就从食补上下功夫。

1. 营养方案

给予充足的水分，可多喝酸性果汁如山楂汁、猕猴桃汁、红枣汁、鲜橙汁、西瓜汁等，以促进胃液分泌，增进食欲。

饮食宜清淡、稀软少油腻，如白米粥、牛奶、玉米面粥、米汤、烂面、蛋汤、藕粉糊、杏仁粉糊等。高热、食欲不好者，适宜流食、半流食如米汤、蛋花汤、豆腐脑、豆浆等。流感高热、口渴咽干者，可进食清凉多汁食物，如莲藕、百合、荸荠等。

多食蔬菜、水果等富含维生素的食物。这样可补充由于发热造成的营养素损失，增强抗病能力。蔬菜、水果能促进食欲，帮助消化，同时可补充大量人体需要的维生素和各种微量元素，补充因感冒食欲不振所致的能量供给不足。风寒感冒，可多食生姜、葱白、冬瓜、丝瓜、黄瓜等；邪热内伏时，则宜多食西红柿、藕、柑橘、苹果、杏、鸡蛋、枇杷、甘蔗等。

风寒感冒忌食生冷瓜果及冷饮。风热感冒发热期,应忌用油腻荤腥及甘甜食品;风热感冒恢复期,也不宜食辣椒、狗肉、羊肉等辛辣的食物;暑湿感冒,除忌肥腻外,还忌过咸食物如咸菜、咸带鱼等。

2. 营养食补

(1) 苦参鸡蛋

材料:鸡蛋1枚,苦参6克。

做法:将鸡蛋打碎搅匀,苦参水煎水取汁,用沸水冲鸡蛋,趁热服。

功效:对流行性感冒有良效,对轻症头痛、发热、咳嗽、咽痛见成效。

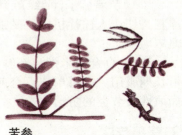

苦参

(2) 生姜白萝卜汤

材料:生姜5片,白萝卜片适量,红糖少许。

做法:一同煎汤,睡前饮服。

功效:可治感冒引起的头痛。

痛风的饮食调理方案

痛风是人体内嘌呤代谢紊乱,尿酸生成过多或排泄减少,致使血中尿酸含量增高,尿酸盐沉积于关节、肾脏、血管壁而引起相应病变的一种全身性疾病。它会引起多种并发症,累及关节引起痛风性关节炎,累及肾脏形成痛风性肾病,累及血管壁引起高血压和心血管疾病等。

中医学认为,脾位于中焦,其生理功能主要是运化、统血、主肌肉和四肢。脾为"后天之本",主运化水谷精微,人身的肌肉四肢皆赖其煦养,清阳之气靠脾气的推动以布达,所以脾脏的功能健旺与否,往往关系到肌肉的壮实和衰萎。所以,关节炎、脚趾痛等均为疾病的症状或称为表象,而不是病因,脾脏患病才是痛风疾病的病因所在。在治疗时重点在于治疗脾脏,恢复脾脏的运化功能,使其经脉滑利、气血流畅、代谢加快,促使病情逐渐好转。同时还要对其他脏腑的经络做全面调整,避免并发症的发生,有利于痛风病症的恢复。

对于痛风,可以采取以下方法调治:

1. 按摩疗法

每天用手指指腹或指节向下揉压脾腧穴和阳陵泉,并以画圆的方式按摩;用拇指的指腹向下按压外关穴,并以画圆的方式按摩,左右手交替进行。外关穴是三焦经的络穴,具有联络气血、补阳益气的功效。脾腧是补脾气虚的要穴。阳陵泉属足少阳胆经,是五输穴之合穴,具有舒肝利胆、强健腰膝、促进血液循环的功效。

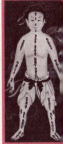

2. 饮食疗法

(1) 土豆萝卜蜜：马铃薯 300 克，胡萝卜 300 克，黄瓜 300 克，苹果 300 克，蜂蜜适量。原料均切块榨汁，加蜂蜜适量饮用，可治痛风。

(2) 芦笋萝卜蜜：绿芦笋 80 克，胡萝卜 300 克，柠檬 60 克，芹菜 100 克，苹果 400 克。然后用蜂蜜调味饮用，适用于痛风，有利尿和降低血尿酸作用。

(3) 芦笋橘子汁：绿芦笋 60 克，胡萝卜 300 克，橘子 200 克，苹果 400 克。原料均切块入榨汁机中，酌加冷开水制成汁饮用，适用于痛风，可利尿降低血尿酸。

(4) 百合粳米粥：新鲜百合 50～100 克，粳米适量。加适量水煮粥，可长期服用。也可单味百合煎汁长期用，因百合中含一定量的秋水仙碱，对痛风性关节炎的防治有效。

3. 草药疗法

(1) 二妙散：取黄柏（炒）、苍术（米泔浸，炒）各 15 克，研为末，煎沸服，二物皆有雄壮之气，表实者，可用少量酒佐之。有清热燥湿止痒之功效，主治湿热下注证，适用于筋骨疼痛、下肢痿软无力、足膝红肿疼痛，或湿热带下或下部湿疮等症。另外，若气虚者加补气药，血虚者加补血药，痛甚者加生姜汁，热服。

(2) 四妙散：取威灵仙（酒浸）15 克、羊角灰 9 克、白芥子 3 克、苍耳（一云苍术）4.5 克。上药研末。每服 3 克，水煎去滓，用生姜 1 大片擂汁，入汤调服。主治痛风走注。

(3) 龙虎丹：取草乌、苍术、白芷各 30 克（碾粗末，拌，发酵，合过入后药），乳香、没药各 6 克（另研），当归、牛膝各 15 克。上为末，酒糊为丸，如弹子大。每服 1 丸，温酒化下。主治走注疼痛，或麻木不遂，或半身痛。

(4) 八珍丸：乳香 15 克，没药 15 克，代赭石 15 克，穿山甲（生用）15 克，羌活 25 克，草乌（生用）25 克，全蝎 21 个（炒），川乌（生用，不去皮）50 克。上为末，醋糊为丸，如梧桐子大。每服 21 丸，温酒送下。主治一切痛风、脚疾、头风。

泌尿系统结石的饮食调理方案

泌尿系结石生长是一个较漫长的过程，结石一旦生成，肾脏将会发生继发性损害，主要表现为尿路梗阻、继发感染和上皮病变。结石很小时不为患者所察觉，也有的会在正常运动时被排出体外。

1. 营养方案

补充维生素 A、维生素 C。当食物和水中的钙、磷等无机盐含量较高而维生素 A、维生素 C 摄入过少时，易发生结石，因此，多吃新鲜蔬菜和水果，增加维生素 A、维生素 C 十分必要。其中，西瓜、冬瓜、黄瓜、西红柿、胡萝卜和梨等瓜果蔬菜含丰富的维生素 A、维生素 C，而水果的皮、各种豆类和谷物的种皮中维生素 A 的含量都较高，可一起食用。

忌食含钙丰富的食品，如牛奶、黄豆、豆腐、绿叶蔬菜等。含磷高的食物如动物蛋白、动物内脏及脑髓等，也应少吃。

禁食高嘌呤食品。常见的高嘌呤食品有：猪肉、牛肉及猪肝、猪肾等动物的内脏及各种肉汤；沙丁鱼、蛤蜊、蟹等；蔬菜包括豌豆、扁豆及其他豆类、龙须菜等。

尿结石病人饮水要适量。保证体内有足够的水分是预防尿结石的重要措施之一，但可乐、汽水、啤酒中含有丰富的糖或酒精，会使尿液酸化，促进结石的形成。饮水量一般每天 2.5 升足够，饮用太多易增加泌尿系统负担，削弱泌尿系统的防御功能，引起泌尿系统感染性疾病。

2. 营养食补

（1）冰糖核桃饮

材料：冰糖 120 克，核桃仁 120 克。

做法：核桃仁入热油锅中炸熟，研成细粉。冰糖捣碎，碾为细末。每次各取 30 克，用温开水送服，日服 4 次。

功效：益肾化石。适用于肾结石症状轻微、肾气亏虚、经常腰酸微痛者。

（2）米酒炒田螺

材料：田螺 500 克，米酒 150 克，葱丝、姜丝、盐、味精各适量。

做法：田螺用清水养 3 天，吐尽泥沙，剪碎田螺尾部。炒锅烧热，加油烧热，入田螺爆炒，加葱丝、姜丝、米酒、盐爆炒至熟，出锅时加味精，拌匀即可。

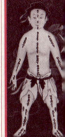
田螺

功效：清热利尿。适用于尿道结石，小便不利、涩痛者。

第二节

常见外科疾病的饮食调养

背痛的饮食调理方案

机体肌肉收缩过程中产生的酸是导致背痛的主要原因,如果乳酸等产物过量堆积,将刺激肌肉产生疼痛。

1. 营养方案

多食含钙丰富的食物。如奶类、海产品、蛋类、豆类和绿叶蔬菜等。

维生素D能辅助钙、镁的吸收。多食富含维生素D的食物,如动物肝脏、禽蛋、鱼肝油等。

补充维生素C。维生素C可用于修复组织,减轻背部肌肉紧张。常见的豆芽、辣椒、新鲜绿叶蔬菜及水果都富含维生素C。

适量饮水,以免酸类废物过量堆积。

2. 营养食补

(1) 羊肉糯米粥

材料:肉苁蓉30克,葱白3节,羊肉90克,糯米30克。

做法:将羊肉、肉苁蓉切细,与米一起煮粥,将熟时入葱白调味,后食用。

功效:补肾通阳,活血止痛,补充营养。

(2) 乌鸡生地汤

材料:乌鸡1只,生地120克,饴糖120克。

做法:将鸡去毛和内脏,洗净,入生地及饴糖于鸡腹内,用水炖至鸡熟烂时,去生地吃肉。每月2只。

功效：补益肝肾，强腰背。

白癜风的饮食调理方案

白癜风是最常见的发生于皮肤或黏膜的一种原发性、局限性或泛发性的色素脱失症，每100人中至少有1～2个人发病。

1. 营养方案

推荐食物：黑木耳、海带、海参、芹菜、茄子、香椿芽、韭菜、发菜、黑米饭、榆树叶均有预防白癜风的作用，可经常食用。平时多吃一些含有赖氨酸及矿物质的食物，如肉、动物肝脏、蛋类、豆类、花生、黑芝麻、核桃、葡萄干及贝壳类食物。

限量食物：尽量避免服用维生素C，少吃或不吃富含维生素C的蔬菜和水果，如青椒、番茄、柑橘、柚子等。忌食草莓、杨梅、酸辣食物及鸡、羊、虾等发物。

2. 营养食补

（1）冰糖花生

材料：花生仁15克，红花15克，女贞子15克，冰糖30克。

做法：将女贞子打碎，加花生仁、红花、冰糖及水煎汤代茶饮，每日1剂，并吃花生仁。

功效：补充铜、铁、锌等元素。

（2）芝麻糊桃膏

材料：胡桃仁500克，黑芝麻300克，白糖适量。

做法：将胡桃仁、黑芝麻磨成泥状，搅匀，储存备用。每次食用取50克加入500毫升豆浆中，煮沸后加适量白糖服用，早晚各一次，常服有显著疗效。

功效：补充微量元素。

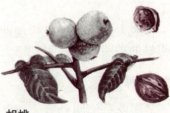
胡桃

痤疮的饮食调理方案

痤疮是日常生活中最常见的皮肤病，又称粉刺。通常是由于皮脂分泌、毛囊角化过度、细菌或真菌感染而使皮脂腺管与毛囊孔堵塞，致使皮脂不能外流或外流不畅引发本病。

1. 营养方案

多吃含锌丰富的食物，如瘦肉、肝类、玉米、扁豆、豌豆、绿豆、萝卜、茄子、大白菜等。

宜多食富含维生素 A 的食物，如胡萝卜、豆类、豆制品、牛奶、鲫鱼等。

少选用含碘量高的食物，如海带、紫菜等。

少吃甜食，过多吃甜食会使体内的脂肪异生作用加强，从而使皮脂的排泄量增加，促使痤疮的皮疹增多。

饮食宜清淡，多选用蔬菜类食物，如绿豆芽、大白菜、小白菜、大头菜、竹笋、番茄、白萝卜、胡萝卜、冬瓜、丝瓜等；亦可多食水果类，如梨、苹果、香蕉、无花果、山楂、桑葚、西瓜等。

2. 营养食补

（1）山楂瓜仁荸荠糊

材料：生山楂、冬瓜仁各 15 克，荸荠粉 30 克。

做法：上三料煮成糊后加冰糖适量饮食。

功效：对丘疹型、囊肿型痤疮有治疗效果。

（2）齿苋百合汤

材料：马齿苋、鱼腥草、地骨皮、百合各 15 克。

做法：水煎去渣，加冰糖适量代茶饮。

功效：对脓疱型、结节型、聚合型痤疮有治疗效果。

脱发的饮食调理方案

脱发是由生理或病理性原因造成头发脱落过多，以后出现轻微乃至十分明显的秃头。正常脱发每天 40～80 根，旧发不断地被新发所代替。

1. 营养方案

多吃些滋阴补肾、益气养血的食物。如鳖鱼汤、龟肉百合红枣汤、大枣粥、水果等。

每天摄入足够的蛋白质和维生素，即多吃些豆类食物和蔬菜、水果，可有意识地多吃红枣、黄豆、青豆、土豆、黑豆、芝麻等。

少吃油荤、甜食、浓茶、咖啡等刺激性食品。

饮食宜多样化，含锌、维生素 E、维生素 B_6 丰富的食物都可多食用。

2. 营养食补

（1）红枣芝麻粥

材料：红枣、芝麻、黑豆、粳米各适量。

做法：各料放在一起煮成粥，可常食用。

功效：补养气血，益肾生发。

（2）核桃桑葚子粥

材料：核桃肉1000克，桑葚子500克，黑芝麻250克，蜂蜜25克。

做法：前三者加蜂蜜搅匀，储瓶内备用。每次服50克，开水送下。

功效：填精补髓，乌发，生发。

痔疮的饮食调理方案

痔疮的常见症状是"血、脱、痛"，即便血、脱出、坠痛。

1. 营养方案

增加高纤维饮食，可使大多数患者的症状缓解或消失。"食不厌粗"，粗加工的食品含有较多的营养素和食物纤维，适合便秘或痔疮患者食用，有利于大便通畅。

痔疮病人应选择的食物：竹笋、甜菜、卷心菜、胡萝卜、绿豆、韭菜、芹菜、茭白、豌豆苗、马铃薯、麦麸面包、油菜、荷兰豆；水果类如苹果、橘子、猕猴桃、葡萄、西瓜、香蕉等；肉类如猪、牛、羊的瘦肉、鱼肉、鸡、鸭、鹅肉（去皮，去油）。

2. 营养食补

（1）黄瓜生姜拌海蜇

材料：鲜嫩黄瓜200克，水发海蜇皮200克，生姜15克，精盐、味精、香油、米醋各适量。

做法：将水发海蜇皮洗净，切成细丝，入清水中浸泡30分钟，洗去盐分和明矾，再用开水烫一下，捞出，用清水过凉，沥干水分，放入盘内，备用。将黄瓜、生姜分别洗净，切成细丝，放在海蜇丝上，加精盐、味精、香油、米醋拌匀即成。

功效：清热解毒，凉血润肠，适用于痔疮、慢性肠胃炎、便秘等。

（2）无花果炖猪肉

材料：无花果（干果）100克，猪瘦肉200克。

做法：上二者加清水适量，用砂锅盛，隔火炖熟，调味即可。每日2次。

功效：健胃理肠，消炎解毒。可辅助治疗痔疮以及慢性肠炎。

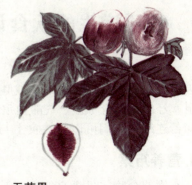

无花果

骨质疏松症的饮食调理方案

骨质疏松症是绝经后妇女和老人最常见的骨代谢性疾病,特征是骨头变得疏松脆弱,使得骨骼容易破裂和骨折。这个时候,尤其要注意营养的搭配来预防与缓解骨质疏松。

1. 营养方案

首先,应选择含钙、蛋白质高的食品,如排骨、蛋、豆类及豆制品、虾皮、奶制品,还有海带、海菜、乳酪、芹菜、木耳等。其次,适当补充维生素D。再次,应多吃蔬菜、水果,保证足够的维生素C。

减少动物蛋白、盐、糖的摄入量,尽量少用含太多镁、磷的饮料和加工食品。同时,咖啡因、酒精也会造成钙的流失,所以在日常生活当中应尽量避免。

2. 营养食补

(1)鱼头炖豆腐

材料:鲢鱼头500克,豆腐块500克,生姜、蒜瓣、食醋、精盐、麻油各适量。

做法:鱼头去鳃,肠洗净,从鱼骨中间横向剁成2大块,放入砂锅中,加姜片、蒜瓣、食醋和适量清水,用大火烧开,改用小火炖45分钟,加入豆腐块、麻油、盐,再炖10分钟,至豆腐入味,食用。

功效:鱼头和豆腐中均含有较高的钙质,有利于补充人体钙元素。

(2)牛肉粥

材料:新鲜牛肉100克,粳米250克,调料适量。

做法:新鲜牛肉洗净,切成小块,加水及调料煮熟,再放入粳米,加水煮粥,待肉烂粥熟,加作料煮沸即可,每日早餐热食。

功效:有滋养脾胃、强筋壮骨之功效,对骨质疏松症有良好作用。

骨质增生的饮食调理方案

骨质增生又叫骨刺或骨赘,是骨关节边缘上增生的骨质。发生本病的外因多为跌打骨折、整复不良或膝足畸形、脊柱侧弯等因素,内因是风寒湿邪、阻塞经络、肝肾亏虚、气滞血瘀等。骨质增生虽不会危及生命,但病程甚长,痛苦连绵。我们可以从饮食上与它"抗战"。

1. 营养方案

推荐食物:进食高钙食品,如牛奶、蛋类、豆制品、蔬菜和水果。增加维生素的摄入,如维生素A、维生素D等。多食新鲜蔬菜及含糖量较少的水果及香菇、蘑菇、黑木耳、海带等食物。

限量食物：肥胖患者宜控制高能量饮食，增加活动，减轻体重，以利于减轻关节负重，有助于本病的恢复。

2. 营养食补

（1）红烧海参

材料：水发海参300克，冬笋100克，葱段、姜片、食用油、精盐、鸡精、白糖、料酒、酱油、淀粉各适量。

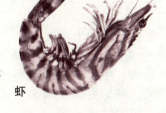
虾

做法：将海参清洗干净，切成小段；冬笋洗净切成片，入开水中焯后捞出，控干水分。锅内注油烧热，加入葱段、姜片爆香，调入精盐、鸡精、料酒、白糖、酱油，倒入高汤，待汤开后下入海参、冬笋片，撇去浮沫，用小火烧10分钟，水淀粉分数次加入汤中，待汁收浓时，淋入香油即可。

功效：益气养血，养肝明目，和肝理气。

（2）虾仁烩豆腐皮

材料：虾仁200克，豆腐皮500克，笋片20克，木耳10克，葱白、精盐、鸡精、香油、料酒、水淀粉各适量。

做法：将豆腐皮泡好，洗净；木耳发好，撕成小朵；虾仁洗净，与精盐、葱白、料酒一起烧开后加入鸡精，用淀粉勾芡后，淋入香油即可。

功效：补肾填精，养血益气。

❀ 关节炎的饮食调理方案

关节炎是机体的一处或多处关节发炎，其主要特征是关节疼痛、肿胀、僵硬、变形或活动范围受限。

1. 营养方案

多食含硫的食物，如芦笋、鸡蛋、大蒜、洋葱。因为骨骼、软骨和结缔组织的修补与重建都要以硫为原料，同时硫也有助于钙的吸收。

多食稻米、小麦和黑麦，有利于清除机体过剩的金属。

经常吃新鲜的菠萝，可减少患部的感染。

少食或不食花椒、茄子、番茄、土豆等茄属蔬菜，禁食牛奶、乳制品、香蕉、肥肉、多糖食品。

2. 营养食补

（1）黑豆红糖粥

材料：黑豆30克，大米60克，红糖30克。

做法：将黑豆用清水泡软，大米淘洗干净，备用。锅内加水放入适量黑豆、大米煮粥，快热时加入红糖，再煮两三沸即成。每日两次，长期食用。

功效：黑豆性平味甘，有滋补肝肾、活血利尿、祛风解毒等功效，红糖有补血、祛寒等功效，适用于风湿性关节炎。

（2）四辛粥

材料：姜丝、葱末、辣椒末各9克，胡椒粉6克，大米60克，精盐1克，味精2克。

做法：将大米淘洗干净，备用。锅内加水适量，放入大米、姜丝、葱末、辣椒末、精盐共煮粥，熟后调入胡椒粉、味精即成。每日2次，连服15～20天。

功效：生姜有温中散寒、发汗解表等功效，大葱有通阳开窍、祛风活络等功效，辣椒有温中散寒、祛湿通络等功效，胡椒有开胃、祛寒等功效，适用于类风湿性关节炎。

腰椎间盘突出症的饮食调理方案

椎间盘是含水分很高的胶状体和富于弹性的软骨组织。人到中年，椎间盘的纤维就逐渐失去弹性，还会发生退行性改变，再加上外力因素的损伤，很容易导致椎间盘突出症的发生。

1. 营养方案

推荐食物：保证足够的营养物质。多摄入一些能增强骨骼强度、肌肉力量的营养成分，如钙、磷、蛋白质、B族维生素、维生素C、维生素E含量较高的食品，有利于病情的好转。

限量食物：慎食煎炸、生冷的食物，这类饮食不易消化，易导致便秘，使腹压增高，加重腰腿痛症状。少吃或不吃辣椒等刺激性食物，这些食物易引起咳喘而使腰腿痛症状加重。

2. 营养食补

（1）羊肾杜仲

材料：新鲜羊肾1对，杜仲30克，精盐适量。

做法：将羊肾剖开，洗净，把杜仲夹于剖开的羊肾内，用细线将羊肾缠紧，放入碗内。碗内加少量水及精盐，置锅内隔水慢火蒸2小时取出。分次食用羊肾，可连续食用。

功效：补肾强腰，养精益髓。

（2）腰花粥

材料：猪腰子1副，粳米65克，葱白、姜片、料酒、精盐、鸡精各适量。

做法：将猪腰子洗净，去筋膜，切成小块，放入沸水中烫一下。将粳米洗净，放入锅中，加清水适量，用小火熬成粥，调入腰花、精盐、料酒、葱

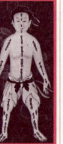

白、姜片、鸡精，煮沸后即可食用。

功效：适用于腰椎间盘突出兼有腰膝软弱，酸痛，行路艰难的患者。

肥胖症的饮食调理方案

肥胖症是指脂肪不正常地囤积在人体组织，使体重超过理想体重的20%以上的情形。

1. 营养方案

以低热量饮食为原则。应多食卷心菜、菜花、萝卜、菠菜、黄瓜、生菜、胡萝卜、芹菜、南瓜、洋葱、藻类。苹果、葡萄柚、草莓、甜瓜、西瓜是很好的食物。应限食香蕉、樱桃、玉米、红薯、玉米粥、菠萝、无花果、葡萄、绿豆、梨、山芋和白米等。

饮食勿过急。进食速度过快不利健康，会增加心脏病的发病率，并且使快速减肥极易反弹，还可导致胆固醇增高损伤重要器官。

2. 营养食补

（1）绿豆海带粥

材料：绿豆50克，海带50克，大米100克。

做法：将绿豆用清水泡软；海带反复漂洗干净，切成小块；大米洗净，备用。锅内加水适量，放入绿豆、大米煮粥，半熟时加入海带，再煮至粥熟即成。每日1次，连服20～30天。

功效：绿豆有祛热解暑、利尿消肿等功效，海带有痛经利尿、化瘀软坚、消痰平喘等功效，适用于肥胖症、高血压等。

（2）冬瓜白米粥

材料：冬瓜150克，大米100克。

做法：将冬瓜洗净，切成小块，大米淘洗净备用。锅内加水适量，放入大米煮粥，八成熟时加入冬瓜块，再煮至粥熟即成，每日1次，可长期食用。

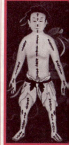

冬瓜

功效：冬瓜有清热解毒，利尿消肿，止渴除烦等功效，可用于肾炎水肿，痔疮疼痛，妊娠水肿，暑热烦渴，肥胖症诸症。

膀胱炎的饮食调理方案

膀胱炎是指膀胱由于细菌感染造成炎症。导致膀胱感染的主要细菌是大肠杆菌，与男性相比，女性患膀胱炎的概率更高，这主要由生理结构不同所致，因为女性尿道较短，所以细菌容易到达膀胱。

膀胱炎的症状一般是小便次数增多，小便冲动强烈，排尿时尿道有烧灼感或疼痛，即所谓尿频、尿急、尿痛。

1. 营养方案

多吃利尿性食物，如西瓜、葡萄、菠萝、芹菜等含维生素丰富的食物。多进食田螺、玉米、绿豆等，可帮助缓解尿频、尿急、尿痛等症状。

少吃柑橘，因柑橘可导致碱性尿产生，导致细菌生长。少饮咖啡，咖啡含有咖啡因，能导致膀胱颈收缩而使膀胱产生痉挛性疼痛。忌食酸辣刺激性食物，如烈酒、辣椒、酸味水果等。

2. 营养食补

芹菜大枣车前粥

材料：芹菜 150 克，大枣 9 枚，大米 100 克，车前草 20 克。

做法：将芹菜洗净，切成碎末；大枣、大米去杂，洗净；车前草洗净，用干净纱布包好，备用。锅内加水适量，放入大米、大枣、车前草袋煮熟，八成熟时加入芹菜末，再煮至粥熟。拣出车前草袋，即可食用。每日两次，连服 5～7 天。

功效：芹菜有平肝祛风，解热利湿，养神益力等功效；大枣有补中益气，养胃健脾等功效；车前草可清热利尿，适用于膀胱炎。

第三节

常见五官科疾病的饮食调养

 青光眼的饮食调理方案

青光眼是由眼压升高引起眼内组织损伤的一种常见的易致盲性眼病。其发病原因常与情绪波动、受精神刺激、失眠、疲劳或者误用阿托品类药物散瞳等因素有关。

1. 营养方案

推荐食物：宜吃利水、舒肝、安神的食物，并以之配成药粥经常食用。夏天可多食清热利水的食物，如绿豆粥、冬瓜汤、丝瓜汤、西瓜等。

限制食物：忌食动物性脂肪及含胆固醇高的食物，要少吃肥肉和煎炒食物；不宜食辛辣食物，如辣椒等。

2. 营养食补

（1）冬瓜粳米粥

材料：鲜冬瓜60克，粳米60克。

做法：将冬瓜洗净，切成小块，同粳米煮粥，空腹食用。

功效：清热利水，消热化湿。

（2）丝瓜汤

材料：丝瓜2个，精盐少量、花生油、小葱适量。

做法：将丝瓜去皮切成片，待锅内油烧至八分热时，放少量盐入锅，再加少量水，入锅中煮沸，然后把丝瓜放进锅内煮熟，将汤盛碗中，撒上点小葱粒即可食用。

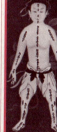

功效：清热、利水。

白内障的饮食调理方案

眼睛的晶状体变厚、浑浊，同时有阴翳出现，有不透明区域，不能正常地聚焦或使光线进入，这种病症就是白内障。

1. 营养方案

推荐食物：保证维生素 C 的摄入量。喝优质水，最好是蒸馏水。多食胡萝卜、薯类、绿叶蔬菜及动物肝脏，多食豆类、谷类、酵母发酵品。

限量食物：不要食用乳制品、饱和脂肪，少食油腻、高胆固醇类食物、辛辣食物。

2. 营养食补

（1）肝脾双补粥

材料：菟丝子、夜明砂各 8 克，淮山药 60 克，糖 50 克，糯米 80 克。

做法：将菟丝子、夜明砂、淮山药三者用纱布包好，加清水适量煎煮，成浓汁去渣留汁。加粳米入汁，小火焖煮，粥熟时加糖，即可食用。

功效：补肝健脾，明目去翳，适用于老年性白内障。

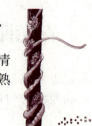

菟丝子

（2）猪肝菠菜汤

材料：猪肝 150 克，菠菜 250 克。

做法：将猪肝洗净后切成片，放入已调好味的汤中煮，然后再将菠菜洗净放入锅中，稍煮一下就可起锅食用。

功效：补肝明目，治视力减退、老年性白内障等。

近视眼的饮食调理方案

近视眼除部分高度近视与遗传因素有关外，绝大多数的近视主要由后天用眼的不良习惯和环境因素所造成。

1. 营养方案

可多吃些富含优质蛋白、钙、磷、维生素的食物，如猪肝、羊肝、鸡肝、猪腰等。多吃新鲜蔬菜，如胡萝卜、菠菜等。另外，像瘦肉、鸡蛋、大米等也须多吃。

2. 营养食补

（1）炒猪腰

材料：枸杞子30克，猪腰1对。

做法：将猪腰去腰臊，切成薄片，同枸杞烧炒食用。

功效：养血明目。

（2）羊肝粥

材料：羊肝2副，青菜、粳米、红糖适量。

做法：把羊肝切片，与青菜烧汤食用，或将羊肝切片与粳米同煮成粥，加红糖食用，每天2次，每次1碗。

功效：补肝明目，能有效预防近视。

鼻出血的饮食调理方案

鼻出血是鼻腔因感冒或其他感染病变而发生的出血症状，轻者涕中带血，重者可引起失血性休克，反复出血则导致贫血。

1. 营养方案

推荐食物：多吃新鲜蔬菜、水果，多吃维生素C及维生素C含量丰富的食物。

限量食物：不要过食辛辣及煎炒熏制等一般所谓"火气"重的食物。忌食生冷饮食。

2. 营养食补

（1）双耳芹菜

材料：木耳、银耳各15克，芹菜300克，味精、盐、麻油、黄酒各适量。

做法：木耳、银耳用温水泡开洗净，去根，撕成碎片。芹菜洗净，去根、叶后切成小段。将三者入沸水氽烫，加味精、麻油、黄酒及盐拌食。

功效：适用于肺燥引起鼻出血的患者。

（2）蚕豆花

材料：蚕豆花6～9克。

做法：将蚕豆花煎汤内服，或用鲜蚕豆花捣汁内服。

功效：止血效果颇佳。

慢性鼻炎的饮食调理方案

慢性鼻炎是一种常见的鼻腔黏膜和黏膜下层的慢性炎症，通常包括慢性单纯性鼻炎和慢性肥厚性鼻炎，表现为鼻塞、多涕。

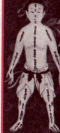

1. 营养方案

推荐食物：多吃一些富含维生素 A 、B 族维生素的食物，如杏、菠萝、柿子、胡萝卜、西红柿、油菜、动物肝脏、鸡蛋等。

限量食物：不宜吃羊肉、辣椒、虾蟹等食物，忌煎、炸食品。

2. 营养食补

（1）桃仁粥

材料：桃仁 10 克，当归 6 克，粳米 50 克。

做法：当归煎水取汁，桃仁去皮研碎，与淘洗干净的粳米一起放入当归汁中煮粥食用。

功效：活血化瘀，养胃利窍。适用于气滞血瘀型慢性鼻炎。

（2）丝瓜藤煲猪瘦肉

材料：近根部的丝瓜藤 3～5 克，猪瘦肉 60 克，盐适量。

做法：丝瓜藤洗净，猪瘦肉洗净切块，同放锅内煮汤，至肉熟加盐调味，饮汤吃肉。每天 1 剂，连服 5～15 天。

功效：清热消炎，解毒通窍。适用于慢性鼻炎急性发作、萎缩性鼻炎、鼻流浓涕。

口臭的饮食调理方案

口臭主要表现为口中有异味，多由肺胃蕴热、阴虚火旺、宿食停积、口齿疾患以及口腔不洁等引起。

1. 营养方案

推荐食物：喝新鲜的柠檬水对清肠禁食有益，可防治口臭。每天放几片茶叶在口中不断咀嚼，可使口中经常保持清香。

限量食物：少吃脂肪类食物，多吃蔬菜和水果。

2. 营养食补

（1）佩兰汤

材料：佩兰适量。

做法：将佩兰煎煮成汤饮用，也可用此汤漱口，每天一次。

功效：芳香化湿，除臭爽口。

（2）老丝瓜汤

材料：老丝瓜 1 条，盐少许。

做法：将丝瓜洗净，连皮切断，加水煎煮半小时，放盐再煮半小时即成，每天喝两次。

功效：清热降火。

牙周病的饮食调理方案

牙周病是发生在牙龈、牙周韧带、牙骨质和牙床部位的慢性破坏性疾病,是口腔内科的常见病、多发病。

1. 营养方案

推荐食物:补充高蛋白饮食,可以增强机体抵抗力及抗炎能力,提供损伤组织修复必需的原料。补充矿物质,尤其是钙、磷、锌的摄入量及其比例关系。多食豆制品、鸡蛋、牛奶、绿豆、麦片和新鲜蔬菜、瓜果等,时常吃些肉类和全谷物。

限量食物:少食油炸煎熬油腻食品以及糟货、海货、大蒜、韭菜等刺激性食品。少吃糖和精制糖,因为糖类易导致菌斑形成并阻止白细胞消灭细菌。

2. 营养食补

(1) 石膏粳米汤

材料:生石膏 60 克,粳米 60 克,水 3 大碗。

做法:将生石膏、粳米入锅加 3 大碗水煮至米熟烂,煮至汁剩约 2 碗时即可趁热食用。

功效:清热、泻火、消炎。

(2) 丝瓜姜汤

材料:丝瓜 500 克,鲜生姜 100 克。

做法:将丝瓜洗净切断,生姜洗净切片,然后将二者加水共煎煮 2~3 小时后饮用。

功效:清热解毒,可治牙龈肿痛。

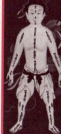

口腔溃疡的饮食调理方案

口腔溃疡俗称"口疮",是发生在口腔黏膜上的表浅性溃疡,大小可从米粒至黄豆大小,成圆形或卵圆形,溃疡面凹陷,周围充血,可因刺激性食物引发疼痛,一般一至两个星期可以自愈。

1. 营养方案

推荐食物:饮食要清淡,适当增加蛋白质饮食,多饮水,多吃新鲜水果和蔬菜。口腔溃疡的发生与体内缺锌有关,这时要食用含锌丰富的动物肝脏、瘦肉、鱼类、糙米、花生等。

限量食物:少吃粗糙的、坚硬的食物,少吃辛辣、厚味的刺激性食物,减少口疮发生的机会。

2. 营养食补

（1）蜂蜜疗法

材料：蜂蜜适量。

做法：用蜂蜜水漱口，或将蜂蜜涂于溃疡面上。

功效：消炎、止痛，促进细胞再生。

（2）木耳疗法

材料：白木耳、黑木耳、山楂各10克。

做法：所有材料洗净煎汤，喝汤吃木耳，每天1～2次。

功效：适用于口腔溃疡。

牙痛的饮食调理方案

牙齿及牙龈红肿疼痛为主要表现的病症，多因平素口腔不洁或过食膏粱厚味、胃腑积热、胃火上冲，或风火邪毒侵犯、伤及牙齿，或肾阴亏损、虚火上炎等引起。

1. 营养方案

推荐食物：多吃富含维生素的新鲜水果和红、黄、绿色蔬菜，适当饮用有清热解毒作用的绿茶、绿豆汤等。吃些清胃泻火、凉血止痛的食物，如牛奶、贝类、芋头、南瓜、西瓜、荸荠等。

限量食物：忌辛辣、刺激性食物，如辣椒、洋葱等。不要吃粗糙、坚硬以及煎炸熏烤类食物，否则易损伤牙齿，刺激牙髓。

2. 营养食补

（1）生姜粥

材料：生姜片3片，粳米50克。

做法：粳米淘洗净，煮粥，粥熟后加入生姜片，略煮片刻，空腹趁热食用。

功效：辛温散寒，适用于寒凝牙痛。

（2）三花茶

材料：金银花、野菊花各20克，茉莉花25朵。

做法：三种花洗净，用开水冲泡，代茶饮。

功效：清热解毒，适用于胃火牙痛。

第四节

常见儿科病的饮食调养

● 小儿感冒的饮食调理方案

小儿感冒是由病毒或细菌等引起的鼻、鼻咽、咽部的急性炎症，以发热、咳嗽、流涕为主症。其突出症状是发热，而且常为高热，甚至出现抽风。

1. 营养方案

严格限制含脂肪和糖多的食品。少吃精米和精面粉，多吃粗纤维食品如蔬菜、水果。保证饮食中蛋白质的含量，可以吃瘦肉、鸡肉、鱼肉和各种豆类食品。少吃乌梅、杨梅、青梅等酸涩食品，忌食辛燥、油腻之品。

2. 营养食补

（1）瓜皮茶

材料：西瓜皮 1000 克，绿茶 10 克，薄荷 15 克。

做法：西瓜皮切碎，加水适量，煮沸 20 分钟后加入茶叶、薄荷，再煮 3 分钟，滤出液汁当茶饮。

功效：祛暑解表。适用于小儿暑湿感冒发热等。

（2）葱豉粥

材料：白米 50 克，葱白 6 克，豆豉 10 克。

做法：以常法煮米成粥，熟时加入葱、豆豉，每日一剂，分早晚 2 次食用。

功效：疏风解表清热，适用于风热感冒之发热、头痛、咽痛、眼干赤。

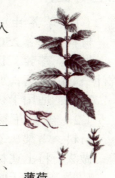

薄荷

小儿百日咳的饮食调理方案

百日咳是由百日咳嗜血杆菌引起的小儿急性呼吸道传染病,飞沫传染。临床以阵发性痉挛性咳嗽,咳后有深长的"鸡鸣样"回声为特点,常伴呕吐。婴儿无回声,常发生窒息及合并肺炎。6岁以下小儿易受感染。

1. 营养方案

如果父母在孩子咳嗽未愈期间注意饮食宜忌,可以收到事半功倍的效果。一般来说,当孩子咳嗽时,应该注意以下饮食四忌:

(1)忌吃肥甘厚味:中医认为咳嗽多为肺热引起,儿童尤其如此。日常饮食中,多吃肥甘厚味可产生内热,加重咳嗽,且痰多黏稠,不易咳出。所以父母不能给咳嗽的孩子吃肥甘厚味,不能让孩子吃得太咸。

(2)忌吃寒凉食物:咳嗽时不宜吃冷饮或冷冻饮料,中医认为"形寒饮冷则伤肺",就是说身体一旦受了寒,饮入寒凉之品,易伤及人体的肺脏。咳嗽多因肺部疾患引发肺气不宣、肺气上逆所致,此时若饮食仍过凉,就容易造成肺气闭塞,症状加重,日久不愈。不论是儿童还是成人,咳嗽多伴有痰,痰多少又跟脾有关。脾是后天之本,主管人体的饮食消化与吸收,如过多进食寒凉食物,就会伤及脾胃,造成脾的功能下降,聚湿生痰。

(3)忌吃甜酸食物:酸食常敛痰,使痰不易咳出,以致加重病情,使咳嗽难愈。咳嗽严重时连一些酸甜的水果,如苹果、香蕉、橘子、葡萄等也不宜吃,多吃甜食还会助热,使炎症不易治愈。民间有"生梨炖冰糖"治疗咳嗽的习惯,这种吃法对咳嗽初起(新咳)是不利的。

(4)忌吃橘子:很多父母认为橘子是止咳化痰的,于是孩子咳嗽时便给他们吃橘子。实际上,橘皮确有止咳化痰的功效,但橘肉反而生热生痰,而一般的孩子不可能不吃橘肉只吃橘皮。

此外,孩子咳嗽时需忌"发物",父母不能给他们吃鱼腥,也不能给他们吃补品。

2. 营养食补

(1)荸荠甘蔗饮
材料:荸荠250克,甘蔗250克,雪梨1个,冰糖少许。
做法:荸荠、甘蔗去皮洗净,绞汁,雪梨洗净去核,切块,与荸荠、甘蔗汁一起隔水蒸,加冰糖调味,熟后吃梨饮汁。
功效:适用于初咳期。

(2)雪梨芹菜饮
材料:雪梨、荸荠、白萝卜、芹菜各200克。
做法:将上述材料洗净绞汁,混合后隔水蒸约10分钟即可饮用。
功效:适用于咳嗽恢复期。

小儿营养不良的饮食调理方案

营养不良是由于摄入的营养物质不能满足生长发育需要引起的，因小儿乳食不能自制，一旦长期喂养不当，或病后失于调养，摄食减少而消耗增加，或存在先天性营养不足和生活能力低下，均易发展为营养不良。

小儿营养不良主要表现为水肿，生长发育迟缓，严重者全身功能紊乱，免疫力下降，易患肺炎、腹泻等疾病。

1. 营养方案

开始以米汤、稀米糊提供碳水化合物，以脱脂奶供给少许脂肪，以脱脂奶或蛋白奶、鱼蛋白、豆浆供给蛋白质。补充维生素，特别要补充脂溶性维生素 A 及维生素 D。

2. 营养食补

（1）猪肚大米粥

材料：猪肚 250 克，大米 100 克，盐少许。

做法：先用盐将猪肚搓洗干净，切小丁，与大米煮成烂粥，加盐调味，分次食用。

功效：具有健脾养胃之功，适用于小儿食欲缺乏、病后虚弱、四肢乏力。

（2）当归羊肉羹

材料：羊肉 500 克，黄芪、党参、当归各 25 克，生姜片、食盐少许。

做法：羊肉洗净，切成小块，黄芪、党参、当归包在纱布里，用线捆扎好，共放在砂锅里，加水适量，以小火煨煮至羊肉将烂时，放入生姜片、食盐，待羊肉熟烂即可。分顿随量喝汤吃肉。

功效：适用于小儿营养不良、气血虚弱所致的疲倦乏力、面黄肌瘦、多汗、纳少。

小儿肥胖症的饮食调理方案

如今，很多父母都觉得孩子胖乎乎的比较可爱，认为孩子胖一点没关系，长大以后就会恢复正常，所以对孩子肥胖不但不予以重视，还希望自己的孩子吃得胖胖的。殊不知，等孩子长大成人后，这种肥胖会越来越明显，而且很难控制。不但外形不再可爱了，更重要的是高血压、糖尿病、脂肪肝等会悄悄地在孩子身上埋下隐患。

孩子长得太胖，对身体是一种伤害，对心灵的伤害更大。有的孩子因为年龄太小，不太懂得尊重他人，经常歧视和嘲笑比较胖的孩子。这样一来，比较胖的孩子就会变得自卑和孤僻，时间长了，心理发育肯定会受到严重影

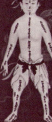

响。

小儿肥胖症除环境、遗传、生长发育、疾病等原因外，绝大多数与进食热量过多或营养不平衡有关。很多小孩喜欢进食甜食和油腻的肉类食物及碳酸类饮料等，这样就容易造成能量过剩，使脂肪堆积，从而导致肥胖。

1. 营养方案

在饮食上，多为孩子选择瘦肉、鸡肉、鱼肉和各种豆类食品。多吃粗纤维食品，如蔬菜、水果等。同时，肥胖症的孩子要少吃精米、精粉、精制糖等高脂高糖食品；油炸、烧烤的食品缺乏维生素和矿物质，容易使热量聚集而引起肥胖，所以应限食。

2. 营养食谱

冬瓜烧香菇

材料：冬瓜250克，水发香菇50克，精盐、味精、植物油各适量。

做法：将冬瓜切成小方块，香菇浸泡后切块。锅中加油烧热，倒入冬瓜、香菇及泡香菇的水煸炒，加食盐、味精等调味，至熟即可。

功效：清热健脾，消积轻体。

小儿贫血的饮食调理方案

小儿贫血主要是由于缺铁、铅中毒、钩虫病、慢性肾炎等引起的。

1. 营养方案

推荐食物：可选用含铁量高且易吸收的食物，如动物肝脏、瘦肉、鱼等。另外，可多食用富含维生素C的食物，如橘子、猕猴桃、西红柿等。

限制食物：小儿贫血不要只用蛋黄补，应同时吃些蔬菜等。

2. 营养食补

（1）鸡汁粥

材料：母鸡1只，粳米60克。

做法：母鸡去毛及内脏，洗净，放在锅内加清水，煎煮出鸡汤。以原汁鸡汤加洗净的粳米，大火烧开，改小火煮成粥。

功效：补脾益阴，养血强身，主治年幼体弱、气血不足、营养不良等，可防治贫血。

（2）薏枣糯米粥

材料：糯米300克，薏仁米50克，大枣20克，莲子20克，山药30克，白扁豆30克。

做法：上述材料洗净，共同煮粥食用。

功效：辅助治疗小儿缺铁性贫血。

（3）当归羊肉汤

材料：当归30克，生姜50克，羊肉150克，盐适量。

做法：羊肉、生姜分别洗净，切片，与当归同入锅，加清水，煎煮约30分钟，加盐调味，趁热喝汤。每2天1剂，连服2个月。

功效：温热散寒，温中和胃，补气生血。主治小儿贫血伴食欲不振、怕冷。

小儿厌食症的饮食调理方案

厌食是指小儿长期食欲不振，甚至拒食的一种病症。长期厌食可致小儿体重减轻甚至营养不良，使小儿免疫功能下降等，不但影响生长发育，还会影响小儿身心健康。

1. 营养方案

合理搭配饮食，要做到荤素、粗细、干稀搭配。饭菜做到细、软、烂。定时进餐，适当地控制孩子吃零食，零食不能排挤正餐，更不能代替正餐。

2. 营养食补

（1）健脾消积饼

材料：茯苓面、山药面、麦芽面各30克，鸡内金末、黑芝麻末各15克。

做法：将上料和匀，加水适量，和成软面，做成薄饼，用文火烙熟黄。每餐适量，每日两餐，经常食用。

功效：小儿厌食、脾虚食积症。

（2）小儿消食粥

材料：山楂片10克，高粱米50克，奶粉、白糖适量。

做法：将山楂片和高粱米一起置于铁锅，文火炒焦，取出压碾成粗粉，置于砂锅，加水煮成粥。不满1岁者，每次取10克消食粥，每日3次；2～3岁，每次取20克消食粥；4～5岁，每次取30～40克消食粥食用。调味可加适量的奶粉和白糖。

功效：健脾消食。适用于小儿厌食、小儿消化不良。

小儿麻疹的饮食调理方案

冬春两季，1～5岁的小儿常发麻疹，发麻疹的小儿发热、咳嗽，全身布满红色疹子。清代儿科专家邓旒认为，麻毒由口鼻入、侵犯肺脾，伤于肺卫，所以会发热、咳嗽、流涕、热兴于脾，外发肌肤，所以会出现红疹。故医治麻疹应托麻透发，清热补阴。

出疹前期，应凉透表，清宣肺卫：

组成：升麻 6 克，葛根 10 克，荆芥 10 克，防风 6 克，牛蒡子 10 克，薄荷 6 克（后下），连翘 10 克，桔梗 6 克，前胡 10 克，杏仁 10 克，甘草 6 克。

用法：水煎服，每日 1 剂。

出疹期要清热，解毒，辛凉透疹：

组成：金银花 10 克，连翘 10 克，蝉蜕 10 克，升麻 10 克，葛根 10 克，紫草 10 克，淡竹叶 10 克，芦根 10 克，菊花 10 克，牛蒡子 10 克，甘草 6 克。

用法：水煎服，每日 1 剂。

出疹末期治疗要以养阴益气，清解余邪为主：

组成：沙参 10 克，麦冬 10 克，桑叶 10 克，石斛 10 克，天花粉 10 克，玉竹 10 克，扁豆 10 克，甘草 6 克。

用法：水煎服，每日 1 剂。

另外，麻疹患者宜吃清淡、稀软、易消化的食物，最好是流质或水分较多的食物。忌吃生冷、酸涩、辛辣、油腻、煎烤食物。

小儿支气管炎的饮食调理方案

冬春季节是小儿支气管炎多发期，患病小儿常常有不同程度的发热、咳嗽、食欲减退或伴呕吐、腹泻等症状，较小儿童还可能有喘憋、喘息等表现。此外，小儿支气管炎多并发于其他疾病，如流感、百日咳、麻疹、伤寒等急性传染病。

医生将小儿支气管炎分为两类：风寒型和风热型，强调辨证施治。

1. 风寒型

症状：咳嗽、喉痒、痰稀色白。

（1）组成：取苏叶 3 克，陈皮 3 克，半夏 4.5 克，薄荷 3 克，肺风草 9 克，白芷 3 克，前胡 4.5 克。

用法：水煎服，1 日 2 次。

（2）组成：杏仁、半夏、荆芥各 6 克，前胡、苏叶各 10 克，麻黄 3 克，生姜 3 片。

用法：水煎温服，每日 2 次，每日 1 剂。

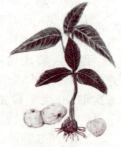

半夏

2. 风热型

症状：咳嗽痰黄，不易咳出。

（1）组成：麻黄 2 克，苦杏 3 克，苏子 6 克，桑白 9 克，竹茹 15 克，鱼腥草 15 克，桔梗 6 克，胆星 3 克，黄芩 6 克。

用法：水煎服，1 日 2 次。

（2）组成：麻黄 3 克，生石膏 15～20 克，杏仁、黄芩、前胡、苏子各 6 克，川贝母、瓜蒌仁各10克，芦菔子5克。

用法：水煎，每日1剂，分2次服，必要时可每日2剂。

另外，家长还可以给孩子煮一些花生大枣汤喝，孩子久咳不止，肺气虚，花生大枣汤是益气润肺的。取花生米、大枣、蜂蜜各30克。水煎，食花生、枣，喝汤，1日2次。

小儿风疹的饮食调理方案

风疹也是儿童较常见的传染病，经过呼吸道飞沫传染，如果孕妇感染了风疹，那么可能导致孩子出现先天性畸形。风疹多发生在冬春两季。如果孩子患上了此病，会出现发烧、厌食、流涕、打喷嚏、结膜充血、腹泻、呕吐等症状。

唐代的药王孙思邈曾经用蜂蜜酒来治疗风疹等疾病，因此李时珍在《本草纲目》中把蜂蜜酒列为专条，并提供了蜂蜜酒的土方。那么到了现代，人们是怎样制作蜂蜜酒的呢？

（1）蜂蜜酒

配方：蜂蜜120克，糯米120克，干曲150克，冷开水1500毫升。

做法：将糯米蒸煮至半熟，沥干；加入蜂蜜、曲和水，一同盛瓷罐内，密封，置温处7～10天；启封后，压渣取液，装瓶备用。每日3次，每次饭前温服10～15毫升。

适应证：和血疏风润肺。适用于风疹、风癣等。

蜂蜜酒主要适用于大人患风疹，对付小儿风疹，最好采用以下食疗方：

（2）梨皮绿豆汤

材料：梨皮15克，绿豆6克。

做法：水煎服。每日1剂。

功效：清热解毒、透疹。

适应证：邪热内盛所致的小儿风疹。

（3）竹笋鲫鱼汤

材料：鲜竹笋60～100克，鲫鱼1条（200克），调料适量。

做法：按常法煮汤服食，每日1剂，有促使速透早愈之功。

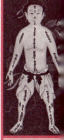
竹笋

功效：补中益气、除热消痰。

适应证：小儿风疹、麻疹或水痘初起、发热口渴、小便不利等。

（4）双根香菜汤

材料：鲜芦根、鲜茅根各30克，香菜10克，白砂糖适量。

做法：将前2味加水煎汤，去渣，加入切碎的香菜，再煮二三沸，调入白砂糖即成。每日1剂。

功效：疏风清热、透疹。

适应证：外感风热所致的小儿风疹。

（5）银花竹叶粥

材料：银花30克，淡竹叶10克，粳米50克。

做法：将银花、淡竹叶加水煎取浓汁，兑入已熟的粳米粥内，再煮数沸即成。每日1剂，2次分服，连服3~5日。

功效：清热解毒、透疹。

适应证：邪热内盛所致的小儿风疹，症见高热、口渴、心烦不宁、疹色鲜红或紫黯、疹点较密、小便黄少等。

小儿水痘的饮食调理方案

水痘是一种急性传染病。呼吸道飞沫或直接接触传染是它的主要传播途径，也可由于接触污秽的用物而间接感染。水痘多发在冬春季节，患者一般为2~10岁的儿童，但得过一次后，终生都不会再得。

李时珍在《本草纲目》中就有介绍："虾子作羹，托痘疮。"鸽蛋能"解痘毒"。"绿豆治痘毒。绿豆消肿治痘之功虽同赤豆，而清热解毒之力过之。"由此可见，如果孩子患了水痘，最好吃绿豆、虾子、鸽蛋等食物。此外，还可以给孩子吃青菜、白菜、苋菜、荠菜、莴笋、茭瓜、马兰头、枸杞头、黄瓜、西瓜、鲫鱼、豆腐、豆浆、木耳、菠菜、菊花脑、茼蒿、番茄等食物。

常用于治疗小儿水痘的方子有以下几种：

（1）双花绿豆茶

材料：腊梅花、金银花各15克，绿豆30克。

做法：将前2味加水煎汤，去渣，加入洗净的绿豆煮熟，代茶饮用。每日1剂。

功效：清热利湿、泻火解毒。

适应证：水痘中期。

（2）虾汤

材料：鲜虾、调料各适量。

做法：按常法煮汤服食。每日1剂。

功效：滋补强壮、托里解毒。

适应证：小儿水痘、麻疹。

（3）黄豆外用方

材料：黄豆、香油各适量。

做法：将黄豆以文火炒熟，研为细末，用香油调匀，涂敷患处。每日2次。

功效：利水消肿、润燥生肌。

适应证：水痘病后生疮。

（4）胡萝卜香菜茶

材料：胡萝卜缨90克，香菜60克。

做法：将上2味洗净切段，加水煎汤，代茶饮用。每日1剂。

功效：祛风解毒、化滞下气。

适应证：水痘初期，症见疱疹稀疏、浆液透明、红晕色鲜。微痒不痛，伴有发热、头痛、咳嗽、喷嚏、鼻塞等。

小儿腮腺炎的饮食调理方案

5～9岁的小孩子，是腮腺炎的高发人群，10～14岁和成人也有发病的。腮腺炎就是我们通常说的"痄腮""蛤蟆瘟"，俗称"大嘴巴"，发病时患儿双腮疼痛肿胀，几乎不敢吃东西，因此常用汤水食疗法。

腮腺炎是一种急性的呼吸道传染病，全年均可发病，但冬天和春天尤其要注意，此病易传染，一般上小学的孩子发病后，会请假在家，与其他学生隔离，避免更多人被传染。

李时珍称红小豆为"心之谷"，他在《本草纲目》中记载了用红小豆治愈痄腮。红小豆有解毒排脓、利水消肿、清热祛湿、健脾止泻的功用。可消热毒、散恶血、除烦满、健脾胃。将红小豆研末用醋或蜂蜜调成膏状热敷，可治疗一切疮毒之症。平常多吃些红小豆，可净化血液、解除内脏疲劳。将红小豆20克捣碎研末，用鸡蛋清一个或用醋少许调匀后敷于患处可以治腮腺炎。也可以将马铃薯洗净，去皮捣烂，加入食醋调匀，绞取汁液涂搽患处，干了再搽，不令间断。除此而外，以下几种食疗方也能帮孩子解除腮腺炎带来的痛苦：

（1）四味绿豆茶

材料：银花、芦根、鱼腥草、绿豆各30克，白糖适量。

做法：将前3味加水煎汤，去渣，加入绿豆煮熟，调入白糖，代茶饮用。每日1剂。

功效：疏风解表、清热解毒。

适应证：腮腺炎初期。

（2）大青叶茶

材料：大青叶15克。

做法：将大青叶制为粗末，放入杯中，用沸水冲泡，代茶饮用。每日1～2剂。

功效：清热泻火、凉血解毒。

适应证：腮腺炎中、后期。

（3）黄花菜汤

材料：黄花菜20克，精盐少许。

做法：按常法煮汤服食。每日1剂。

功效：清热、利尿、消肿。

适应证：腮腺炎。

第五节

常见妇科病的饮食调养

🏵 乳腺增生的饮食调理方案

乳腺增生的发病原因与卵巢机能失调有关，常同时或相继在两侧乳房内出现多个大小不等、圆形、较硬的结节，可被推动，有乳房胀痛感，月经期前更甚。

1. 营养方案

多食豆制品，因为豆制品中的植物雌激素进入人体内可抑制人体雌激素的分泌，对乳腺组织有一定的保护作用，并可防止乳腺癌的发生。多食理气食品，如柑橘、丝瓜、桃、鲜藕等。多吃蔬菜和水果，多吃粗杂粮、黑豆、黄豆，多吃核桃、黑芝麻、黑木耳、蘑菇等。

忌高热量、高脂肪、低膳食纤维的食物，不吃用雌激素喂养的禽、畜肉。

2. 营养食补

（1）虫草川贝炖瘦肉

材料：冬虫夏草3克，川贝母粉5克，猪瘦肉100克，料酒、葱段、姜片、盐各适量。

做法：将冬虫夏草洗净，与川贝母粉、猪瘦肉片一起放入砂锅，加清水、料酒、葱段、姜片，共煨约1小时至熟，加盐调味即可。

功效：调理冲任二脉，补肾散结。适用于乳腺小叶增生，证属冲任二脉失调的患者。

（2）橘饼饮

材料：金橘饼50克。

做法：将金橘饼洗净，沥水后切碎，放入砂锅，加适量清水，用中火煎煮约15分钟即成，饮汁食金橘饼，早晚分服。

功效：疏肝理气，解郁散结。适用于乳腺小叶增生，证属肝郁气滞的患者。

月经不调的饮食调理方案

月经不调表现为月经周期或出血量的异常，或是月经前、经期时的腹痛及全身症状，为妇科常见病。中医一般将月经失调称为月经不调，又将月经不调归纳为月经先期、月经后期、月经过多或月经过少。

一般症状是：

（1）不规则子宫出血。包括：月经过多或持续时间过长；月经过少，经量及经期均少；月经频发，即月经间隔少于25天；月经周期延长，即月经间隔长于35天；不规则出血，即出血全无规律性。以上几种情况可由局部原因、内分泌原因或全身性疾病引起。

（2）功能性子宫出血。指内外生殖器无明显器质性病变，而由内分泌调节系统失调所引起的子宫异常出血。这是月经失调中最常见的一种，常见于青春期及更年期。

（3）绝经后阴道出血。指月经停止6个月后的出血，常由恶性肿瘤、炎症等引起。

（4）闭经。指从未来过月经或月经周期已建立后又停止3个周期以上。

1. 营养方案

推荐食物：在行经期间及经后，应多摄取一些铁、镁、钙，同时补充维生素D、维生素C，以助于钙的吸收，锌、铜的补充量应避免高于正常水平。中医认为山楂具有活血化瘀的作用，是血瘀型痛经、月经不调患者的最佳食品。另外，还要多食用一些有缓解精神压力作用的食物，如香蕉、卷心菜、土豆、虾、巧克力、火腿、玉米、西红柿等。还可以食用瘦肉、全谷类、深绿叶蔬菜、牛奶、奶酪等。

限量食物：减少盐的摄取。避免生冷、不易消化和刺激性食物，如辣椒、烈性酒、烟等。

2. 营养食补

（1）韭菜炒羊肝

材料：韭菜250克，羊肝200克，姜片10克，盐、水淀粉各适量。

做法：韭菜择洗干净，切段。羊肝切片，加水淀粉挂浆。锅中放油烧热，加姜片炒香，入羊肝片爆炒，放韭菜段炒熟，加盐调味即可。

功效：温肾固精，补肝明目。适用于月经不调、经漏带下等。

（2）当归补血粥

材料：黄芪30克，当归10克，粳米或糯米100克，红糖适量。

做法：黄芪切片，与当归共煎，去渣取汁，再与洗净的粳米或糯米同入砂锅，加清水共煮为粥，加红糖调味。温热食。

功效：益气补血。适用于气血不足型月经失调，量多色淡，质地清稀等。

痛经的饮食调理方案

痛经多数在月经初潮或初潮后不久发病。下腹痛是痛经的主要症状，疼痛常于经前数小时开始，大多数妇女是轻度痛经，表现为月经时下腹部轻度疼痛、堕胀。

1. 营养方案

多食B族维生素、铁、钾、镁含量丰富的食物，如动物肝脏、金枪鱼、沙丁鱼、大豆、蘑菇、瘦肉、柑橘、西红柿、牛肉、绿叶蔬菜、蜂蜜、果仁等。

2. 营养食补

（1）补血养颜黑米粥

材料：红枣、枸杞各25克，黑米50克，红糖适量。

做法：将红枣、枸杞、黑米洗净后，放入锅中，加水，用旺火煮沸后改文火煨煮，粥成时加入红糖调匀即可。

功效：此粥养肝益血，补肾固精，丰泽肌肤，适用于营养不良、缺铁性贫血者。

（2）乌骨鸡汤

材料：当归、黄芪、茯苓各9克，乌骨鸡1只，红枣、枸杞、板栗各少量，盐少许。

做法：将当归、黄芪、茯苓放入洗净的乌骨鸡腹内，将鸡置于砂锅内加水煮开，然后改小火慢慢炖煮，加红枣、枸杞、板栗一起，出锅前加少许盐调味即可。

功效：此汤健脾养心、益气养血。

流产的饮食调理方案

流产为妇产科常见疾病，如处理不当或处理不及时，可能遗留生殖器官炎症，或因大出血而危害孕妇健康，甚至威胁生命。此外，流产还易与妇科某些疾病混淆。妊娠于20周前终止，胎儿体重少于500克，称为流产。流产发生于孕12周前者，称为早期流产；发生于12周后者，称为晚期流产。

流产的主要症状为出血与腹痛。流产大多有一定的发展过程，虽然有的阶段临床表现不明显，且不一定按顺序发展。但一般不外几种过程，即先兆流产、难免流产、不全流产和完全流产。

1. 营养方案

流产后应重视饮食的补养，这对女性身体健康有很大的影响。因为流产对身体有一定的损伤，丢失一定量的血，加上流产过程中心理上承受的压力和肉体上的痛苦，使流产后的身体比较虚弱，有的人还会有贫血倾向。因此，适当进行补养是完全必要的，补养的时间以半月为宜，平时身体虚弱、体质差、失血多者，可酌情适当延长补养时间。

2. 营养食补

（1）鸡蛋枣汤

材料：鸡蛋2个，红枣10个，红糖适量。

做法：锅内放水煮沸后打入鸡蛋，水再沸下红枣及红糖，文火煮20分钟即可。

功效：具有补中益气和养血作用。适用于贫血及病后、产后气血不足的调养。

（2）荔枝大枣汤

材料：干荔枝、干大枣各7枚。

做法：共加水煎服，每日1剂。

功效：适用于妇女贫血及流产后体虚的调养。

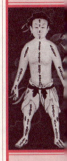

荔枝

（3）糖饯红枣

材料：干红枣50克，花生米100克，红糖50克。

做法：将干红枣洗净后用温水浸泡，花生米略煮，去皮备用。枣与花生米同入小铝锅内，加水适量，以文火煮30分钟，捞出花生米，加红糖，待红糖溶化收汁即成。

功效：具有养血、理虚作用。适用于流产后贫血或血象偏低者。

经前期综合征的饮食调理方案

经前期综合征又称为"经前期紧张综合征"，是一些妇女在月经来潮前出现的一组症状。主要有两类表现，一类为精神症状，患者于月经来潮前会出现精神紧张，情绪不稳定，注意力不集中，烦躁易怒或抑郁焦虑，甚至失眠，全身乏力等；另一类表现为手足颜面浮肿、腹胀等，因人而异，不尽相同。

1. 营养方案

应尝试着食用低糖饮食。大剂量的维生素 A 对经前期综合征的症状有减轻作用，如维生素 A 含量高的食物，杏、桃、甜薯、西蓝花、甜瓜、南瓜、胡萝卜、芒果和菠菜等。

2. 营养食补

（1）木耳炖豆腐

材料：木耳 30 克，豆腐 3 块，核桃（去皮）7 个。

做法：三味加水共炖汤服之。

功效：有镇静、安神、定志的功效，适用于经前烦躁、易怒、情绪激动等精神症状。

（2）银耳参

材料：银耳 15 克，太子参 25 克，冰糖适量。

做法：水煮饮用。每日一次。

功效：用于经前期心烦不寐、心悸不宁、头晕目眩等症者。

阴道炎的饮食调理方案

阴道炎是由于病原微生物（包括淋病双球菌、霉菌、滴虫等微生物）感染而引起的阴道炎症。还有一方面就是清洁成癖，频繁使用妇科清洁消毒剂、消毒护垫造成的，因为那样会破坏阴道本身的微环境，使霉菌易于入侵而引发疾病。

1. 营养方案

推荐食物：宜食用清淡而有营养的食物，如牛奶、豆类、鱼类、蔬菜、水果类。饮食宜稀软清淡，可选用粳米、糯米、山药、扁豆、莲子、薏米、百合、大枣、动物肝脏等补益脾肾的食物。

限量食物：忌食葱、姜、蒜、辣椒等辛辣刺激性食物。忌油腻食物和甜食、海鲜发物、腥膻之品。

2. 营养食补

（1）银杏莲子冬瓜子饮

材料：银杏 8 粒，去心莲子 30 克，冬瓜子 40 克，白糖 15 克。

做法：莲子先浸泡 10 小时左右。将银杏去壳，与洗净的莲子、冬瓜子同入锅中，加清水，用小火炖约

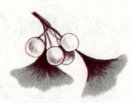

银杏

30分钟，至莲子熟烂后加入白糖即成。

功效：健脾益气，利湿止带，适用于阴道炎，证属脾虚者。

（2）熟地黄芪芡实羹

材料：熟地黄、黄芪各20克，芡实粉100克，蜂王浆20克。

做法：将熟地黄、黄芪洗净，晒干，切片，放入砂锅，加清水浸泡约30分钟，以小火煎煮约1小时，去渣取汁。将芡实粉逐渐加入锅中，边加热边搅拌成羹，离火后调入蜂王浆即成，早晚各2次。

功效：益肾补脾，收涩止带，主治老年性阴道炎，证属肝肾阴虚者。

子宫肌瘤的饮食调理方案

子宫肌瘤是指由子宫平滑肌细胞增生而形成的良性肿瘤，也是女性生殖器官中最常见的肿瘤之一。其中有少量结缔组织纤维仅作为一种支持组织而存在，所以不能根据结缔组织纤维的多少而称为子宫纤维肌瘤、肌纤维瘤或纤维瘤，其确切的名称应为子宫平滑肌瘤，通称子宫肌瘤。

临床上常见的现象是子宫出血、乳房胀痛、小腹部有隐痛、邻近器官的压迫症状、白带增多、不孕、肛门有下坠感、月经量增多或淋漓不尽、腰部酸痛、面部有色素沉淀或黄褐斑、眼圈发黑、面黄肌瘦、贫血、心脏功能障碍、盆腔检查可摸到子宫体增大和质硬。

1. 营养方案

推荐食物：饮食宜清淡，以新鲜蔬菜及高蛋白、低脂肪的食物为主，坚持每天吃一定量的水果。多吃谷类、豆类及其制品、瘦肉、动物肝脏、鸡蛋、鹌鹑蛋、海带、白菜、香菇、苹果等。

限量食物：忌食虾、蟹等海鲜发物。忌食辣椒、白酒等辛辣刺激性食物。禁食桂圆、大枣、蜂王浆等热性、凝血性和含激素成分的食物。

2. 营养食补

（1）桃红鳝鱼汤

材料：桃仁12克，红花6克，鳝鱼丝250克，料酒、姜片、葱段、盐、味精、高汤各适量。

做法：桃仁、红花加清水煎约30分钟，去渣取汁。姜片、葱段入热油锅中爆香，加鳝鱼丝和料酒略爆炒后，加高汤及桃仁、红花煎汁同煮，熟后加盐和味精调味即可。

功效：活血消瘀，补肾养血。适用于子宫肌瘤、月经不畅者。

（2）核桃仁粥

材料：核桃仁15克，鸡内金12克，粳米100克。

做法：将核桃仁、鸡内金捣成粉，加清水研汁去渣，同淘洗净的粳米煮粥食用。分顿食用，连服10天。

功效：破瘀行血，通络消瘕，适用于子宫肌瘤，证属气滞血瘀，腹中瘀滞疼痛，月经量不多者。

女性性冷淡的饮食调理方案

有些女性随着年龄增长，加上家务劳累、哺乳、感情转移到子女身上等原因，性兴趣会减弱；有的因性激素水平下降，影响了性欲；也有些女性体弱多病，全身乏力，性爱肌肉衰退而导致性冷淡。

1. 营养方案

女性性欲冷淡，除了心理治疗外，配以适当的食疗法对改善性功能，提高性欲有较好的效果。猪腰、未生蛋的小母鸡、乌鸡、鸽肉、甲鱼、乌梅、葡萄、大枣、桑葚、枸杞、桂圆、蜂王浆、油菜子等都是有助于提高女性性兴奋的食物。

千万要记住，滥用降压药、抗胆碱类药等可使女性性兴奋受到抑制。

2. 营养食补

（1）拌羊肉

材料：羊瘦肉500克，蒜末、姜末、葱花、豆豉、茴香、盐、酱油、香油各适量。

做法：羊肉洗净、煮熟切片，加蒜末、姜末、葱花、豆豉、茴香、盐、酱油、香油拌食。

功效：益气补虚。

（2）鲜虾炖豆腐

材料：鲜虾50克，豆腐250克，葱白、姜片、盐各适量。

做法：鲜虾洗净，豆腐切块，葱白切段。虾、豆腐块、葱白段、姜片一起入砂锅，加清水炖约30分钟至熟，加盐调味即可。

功效：补肾壮阳。

（3）枸杞炖鸽子

材料：枸杞子30克，鸽子1只，盐适量。

做法：鸽子去毛及内脏，洗净，枸杞子塞入鸽肚内，放入炖盅，加清水隔水炖熟，加盐调味，吃肉喝汤。

功效：补气，滋补肝肾。

（4）虫草鸡汤

材料：冬虫夏草4～5个，鸡肉300克，盐适量。

做法：鸡肉洗净，切块，与冬虫夏草一起入砂锅，加清水炖至鸡肉熟烂，加盐调味，吃肉喝汤。

功效：补虚，平补阴阳。

女性更年期综合征的饮食调理方案

女性更年期综合征是指妇女在绝经前后，因卵巢功能逐渐衰退或丧失，以致雌激素水平下降所引起的以植物神经功能紊乱及代谢障碍为主的一系列症候群。

1. 营养方案

多食含B族维生素的糙米、豆类等。此外，白菜、油菜、芹菜、西红柿、柑橘、山楂以及皮蛋和动物肝也含有丰富的维生素A、维生素C，宜多食。多吃补血养血食物，如奶类、蛋类、瘦肉和动物肝、肾等。

更年期要补充优质的蛋白质、维生素和必要的微量元素，注意用大枣、龙眼、红豆、糯米、莲子制品作补食进餐。对浮肿的更年期妇女，要限制主食，适量饮用绿茶，以利消肿降压。对发胖的更年期妇女，要选食茄子、菠菜、瘦肉、鱼虾、豆类及植物油。

2. 营养食补

（1）人参猪腰子

材料：人参15克，猪腰子1只，当归15克。

做法：将猪腰子洗净，用水750毫升煮至500毫升，将腰子切细，与参、归同煎，用文火炖至腰熟烂即可。吃腰子，以汤汁送下，连用数日。

功效：对妇女更年期综合征心脾两虚、气血不足，症状为心悸怔忡、自汗频出者有效。

（2）胡桃莲肉猪骨粥

材料：猪骨200克，胡桃肉50克，莲肉50克，大米100克。

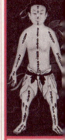

人参

做法：将胡桃肉、莲肉、大米洗净，猪骨洗净斩小块。先把胡桃肉、猪骨、莲肉一起入锅内，加水用武火煮开，改用文火煮30分钟，再加大米煮至粥成，调味温热服食。

功效：适用于更年期综合征，脾肾两虚所致的头昏耳鸣、腰膝酸软、夜尿频数、面浮肢肿、月经紊乱等。

第六节 常见男科病的食物调养

前列腺炎的饮食调理方案

中医认为前列腺炎为肾虚、膀胱气化不利所致。症状是尿频、尿急、尿痛、尿不尽、尿等待、血尿，早期伴有少许白色液体滴出，在腹部、会阴部或直肠内出现疼痛。

1. 营养方案

推荐食物：饮食宜选用具有补气益肾功效，营养丰富、清补的食物，如荸荠、甘蔗、葡萄、杨梅、猕猴桃、绿豆、猪瘦肉、乌鸡等都是前列腺炎患者理想的食物。

限量食物：忌食或少食煎炒油炸、辛辣燥热之物，如咖啡、可可、烈酒等。

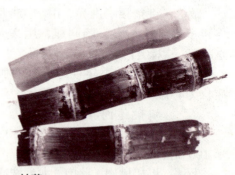
甘蔗

2. 营养食补

（1）板栗炖乌鸡

材料：乌鸡1只，板栗100克，海马2只，盐、姜片各适量。

做法：乌鸡去毛及肠杂，洗净切块，与板栗、海马、姜片、盐同放碗内，隔水蒸熟。

功效：补益脾肾，适用于前列腺炎。

（2）车前绿豆高粱米粥

材料：车前子60克，橘皮15克，通草10克，绿豆50克，高粱米100克。

做法：绿豆、高粱米用清水浸泡4～5小时，车前子、橘皮、通草洗净，用纱布袋装好，煎汁去渣，加入泡好的绿豆和高粱米，煮粥食用。空腹喝，连服数日。

功效：利尿通淋，适用于老年人前列腺炎，小便淋痛。

前列腺肥大的饮食调理方案

前列腺肥大又称前列腺良性肥大或前列腺增生，是老年人常见的疾病之一。病发初期常发生尿频，夜间更显著，严重时出现排尿困难症状。

1. 营养方案

多食用栗子、干贝、草莓、胡桃等食物，能缓解尿频、夜间尿失禁等症。

限制高脂肪饮食，以避免诱发老年人的心血管疾病。

忌烟酒、辛辣、酸、凉等刺激性食物，能有效地减少前列腺的充血与肿胀，有助于排尿通畅。

注意补充具有补肾助阳和利尿作用的食物，如狗肉、鹿肉、羊肉、虾、冬瓜、赤豆、银耳等食物。

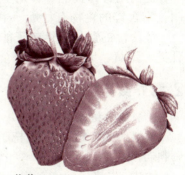

草莓

2. 营养食补

（1）黄酒糯米饼

材料：黄酒、糯米粉适量。

做法：糯米粉用温水和成面团，按常法烙饼，临睡之前以黄酒送服，连吃数日。

功效：补中益气，主治前列腺增生、尿频。

（2）葵菜葱白粥

材料：葵菜500克，葱白1把（去须，切细），粳米100克，浓豉汁适量。

做法：葵菜择其叶及嫩心，切细，加水煮5～10分钟，取其浓汁，然后下米及葱白煮熟，加入少许浓豉汁为粥。每天空腹食用，三次分食。

功效：此方可温肾祛湿。

不育症的饮食调理方案

酗酒会使男子精子缺乏活力去穿透卵子,缺锌会导致精子数量下降。另外,长期吸烟也是造成男性不育症的重要原因之一。偏食、挑食会造成营养不良甚至失调,不仅影响体质,而且食物中缺乏钙、磷、锌、维生素A等物质,会影响到精子的质量、数量,而导致不育。

1. 营养方案

多食动物内脏。适量食用肝、肾、肠、肚、心等动物内脏,有利于提高体内雄激素的分泌,增加精子数并促进生殖功能。

多食富含精氨酸的食物。精氨酸是精子组成的必要成分,食物有鳝鱼、泥鳅、海参、墨鱼、鸡肉、豌豆等。

宜食用含锌食品。锌对男子生殖系统的正常结构和功能的维持有重要作用。富含锌的食物有牡蛎、牛肉、鸡肉、肝、猪肉等。

多食含钙食品。钙离子能刺激精子成熟,改善男子生殖能力。如虾皮、乳类、蛋黄、大豆、海带等食物含钙均较多。

2. 营养食补

(1)枸杞炖牛肉

材料:牛肉500克,枸杞子30克,姜片,调料若干。

做法:先将牛肉煮至八分熟,切成方块,下姜片煸炒。然后放入枸杞,加入清汤与调料烧开,小火炖至肉烂。

功效:补肾阳,遗精血。适于肾阳虚衰、精少精冷的不育症者。

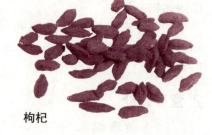

枸杞

(2)炖羊肉

材料:羊肉500克,茴香、桂皮、花椒、生姜、胡椒各5克,盐适量,酒20毫升。

做法:将羊肉及调料入锅,加水煮熟可食。

功效:主治男子不育症。

阳痿的饮食调理方案

阳痿属功能性障碍者,可通过心理治疗并配合适当的饮食,收到很好的效果。

1. 营养方案

推荐食物：遵循温阳补肾、益精壮阳的原则。多吃益肾壮阳的食物，如狗肉、羊肉、驴肉、猪腰、甲鱼、鹌鹑、大枣、芝麻、花生等。此外，虾、海参、泥鳅、黄瓜、豆腐等食物都有利于防治男子性功能早衰。

限量食物：不宜吃油腻食物。

2. 营养食补

（1）甲鱼炖鸡

材料：甲鱼1只，母鸡1只，料酒、葱段、姜片、盐、清水各适量。

做法：甲鱼活杀，去内脏，洗净，切成小块。母鸡去毛及内脏，洗净，切块。甲鱼块、鸡块同置锅中，加清水500克，加料酒、葱段、姜片、盐，隔水清炖约1小时至熟即可。

功效：滋阴降火，适用于阳痿，属阴虚火旺，伴五心烦热、小便短赤、大便干结、耳鸣腰酸者。

（2）莲子桂圆饮

材料：莲子、桂圆各30克。

做法：莲子、桂圆分别洗净，置锅中，加清水，大火煮沸约3分钟，改小火煨约30分钟即可。

功效：益肾宁神，适用于阳痿。

遗精滑精的饮食调理方案

《黄帝内经》中说："男子二八，肾气盛，天癸至，精气溢泻。"意思是成年男子在无正常性生活时偶尔出现遗精，属于正常现象，但次数过多过频就要想办法了。

1. 营养方案

推荐食物：宜吃补肾温阳、收涩止遗的食物。肝胆火盛、湿热内蕴者，宜吃清热利湿的食物，如山药、豇豆、黑豆、大枣、莲子、狗肉、羊骨、鸡肉、泥鳅、甲鱼、蚕蛹、韭菜、银耳等。

限量食物：忌辛辣香燥、温热助火的食物，如葱、姜、蒜、辣椒、胡椒等。肾虚不固者，忌生冷滑利、性属寒凉之物，如各种冷饮、田螺、柿子、绿豆等。

2. 营养食补

（1）甲鱼枸杞百合汤

材料：甲鱼500克，莲子60克，芡实60克，枸杞子20克，百合30克，米酒15克，盐、味精、香菜各适量。

做法：莲子、芡实、枸杞子、百合洗净，甲鱼生宰，去肠杂洗净，切成小块。上述材料共入锅中，加清水，大火煮沸，加入米酒和盐，改小火煮约3小时，至龟肉熟烂，调入味精、香菜即可。

功效：补脾益肾，滋阴祛湿。用于遗精滑精、脾虚腹泻等。

（2）桃仁炒腰花

材料：核桃仁20克，猪腰1只，料酒、姜片、葱段、盐各适量。

做法：核桃仁洗净。猪腰去筋膜洗净，切片，开水浸泡约2小时，去浮沫。锅中放油烧热，放入核桃仁、猪腰片同炒，加料酒、姜片、葱段、盐煸炒片刻至熟即可。

功效：补肾益气，涩精。适用于遗精，属肾气虚损、精关不固、遗精频作、耳鸣腰酸者。

早泄的饮食调理方案

恣情纵欲、房事过度而使精气损伤、命门大衰，会导致早泄。早泄的治疗原则一是节制性欲，二是益肾补精，在日常饮食中应合理选择有温肾壮阳作用的食物。

1. 营养方案

推荐食物：可多食用韭菜、核桃、蜂蜜、蜂王浆、狗肉、羊肉、羊肾、猪腰、鹿肉、牛鞭等食物。多吃新鲜的蔬菜、水果，以保证维生素的供给，特别是维生素 B_1 能调节神经系统兴奋与抑制的平衡。

限量食物：跟遗精滑精患者一样，不能吃辛辣香燥、温热助火的食物，也别吃生冷滑利、性属寒凉之物，如冷饮、苦瓜等。

2. 营养食补

（1）枸杞炖鹌鹑

材料：枸杞子20克，鹌鹑2只，料酒、葱段、姜片、盐各适量。

做法：枸杞子洗净，鹌鹑去毛、头爪、内脏，洗净。枸杞子、鹌鹑同置炖盅里，加料酒、葱段、姜片、盐、少量清水，隔水清炖约30分钟至熟即可。

功效：温补中气。适用于早泄，属心脾两虚型，伴失眠多梦、身倦乏力者。

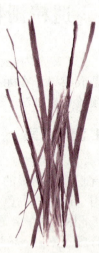

韭菜

（2）山药羊肉羹

材料：山药50克，羊腿肉50克，料酒、姜末、葱花、盐、味精、菱粉（或淀粉）各适量。

做法：山药去皮洗净，切丝。羊腿肉洗净，开水浸泡约2小时，去浮沫，切丝。山药丝、羊肉丝同置锅中，加料酒、姜末、葱花、盐、味精，大火煮沸约10分钟至熟，加菱粉调成羹即成。

功效：适用于早泄，属肝经湿热型，伴胁痛烦闷、小便赤黄、淋浊尿痛者。

性欲低下的饮食调理方案

男子性欲减退，表现在对性生活要求减少或缺乏。长期性欲减退多少会影响夫妻感情。要想改善这种现象，有个最简单的方法就是——美食。

1. 营养方案

富含锌、硒等矿物质的肉类能有效提高男性精子活性，增加精子数量。如牛肉、狗肉、羊肉、兔肉和蛇肉等，以及海螺、生蚝、鲍鱼等海鲜、韭菜、大蒜等蔬菜，还有人参、枸杞、杜仲等补药都是提升男性性欲的食物。

2. 营养食补

（1）羊肾粥

材料：羊肾100克，粳米200克，盐适量。

做法：粳米淘洗干净，羊肾剖开，剔去白色筋膜，洗净，放入锅内，加清水煮沸，再将粳米倒入汤内，大火煮沸，改小火熬约30分钟，米化汤稠即可。

功效：补肾益气，养精填髓。用于肾虚劳损型性欲低下。

（2）公鸡糯米酒

材料：公鸡1只，糯米酒500克，盐适量。

做法：公鸡去毛、去内脏，洗净剁块，锅中放油烧热，放鸡块大火炒熟，加盐调味，盛入大碗内加糯米酒，隔水蒸熟即可。

功效：补肾益精，用于肾虚精亏型性欲低下。